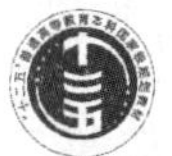
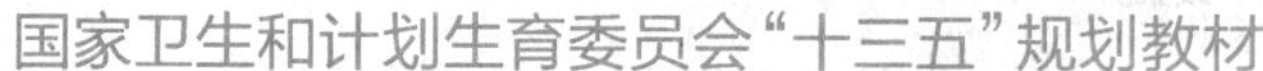
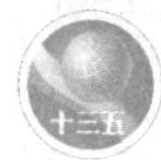

“十二五”普通高等教育本科国家级规划教材

国家卫生和计划生育委员会“十三五”规划教材

全国高等中医药教育教材

供护理学等专业用

急救护理学

第2版

主　编　许　虹

副主编　吕　静　陈偶英　廖晓琴

编　委（按姓氏笔画为序）

王惠峰（北京中医药大学）
戎有和（南京中医药大学）
吕　静（长春中医药大学）
齐　丽（齐齐哈尔医学院）
许　虹（杭州师范大学医学院）
孙　莉（大连医科大学附属第一医院）
张传英（安徽中医药大学）
张春梅（天津中医药大学）
陈偶英（湖南中医药大学）
徐建宁（浙江中医药大学）
黄　琳（成都中医药大学）
楼　妍（杭州师范大学医学院）
廖晓琴（上海中医药大学）

秘　书　楼　妍（兼）

人民卫生出版社

图书在版编目（CIP）数据

急救护理学/许虹主编. —2 版. —北京：人民卫生出版社，2016

ISBN 978-7-117-22569-4

Ⅰ. ①急… Ⅱ. ①许… Ⅲ. ①急救-护理-中医学院-教材 Ⅳ. ①R472.2

中国版本图书馆 CIP 数据核字（2016）第 122274 号

急救护理学

第 2 版

主　　编：许　虹
出版发行：人民卫生出版社（中继线 010-59780011）
地　　址：北京市朝阳区潘家园南里 19 号
邮　　编：100021
E - mail：pmph @ pmph.com
购书热线：010-59787592　010-59787584　010-65264830
印　　刷：三河市延风印装有限公司
经　　销：新华书店
开　　本：787×1092　1/16　　印张：22
字　　数：507 千字
版　　次：2012 年 6 月第 1 版　　2016 年 8 月第 2 版
2021 年 3 月第 2 版第 7 次印刷（总第 13 次印刷）
标准书号：ISBN 978-7-117-22569-4/R · 22570
定　　价：45.00元
打击盗版举报电话：010-59787491　E-mail：WQ @ pmph.com
（凡属印装质量问题请与本社市场营销中心联系退换）

《急救护理学》网络增值服务编委会

主　编　许　虹

副主编　楼　妍　廖晓琴　陈偶英

编　委（按姓氏笔画为序）

王惠峰（北京中医药大学）
戎有和（南京中医药大学）
吕　静（长春中医药大学）
齐　丽（齐齐哈尔医学院）
许　虹（杭州师范大学医学院）
孙　莉（大连医科大学附属第一医院）
张传英（安徽中医药大学）
张春梅（天津中医药大学）
陈偶英（湖南中医药大学）
徐建宁（浙江中医药大学）
黄　琳（成都中医药大学）
楼　妍（杭州师范大学医学院）
廖晓琴（上海中医药大学）

修订说明

为了更好地贯彻落实《国家中长期教育改革和发展规划纲要(2010-2020)》《医药卫生中长期人才发展规划(2011-2020)》《中医药发展战略规划纲要(2016-2030年)》和《国务院办公厅关于深化高等学校创新创业教育改革的实施意见》精神,做好新一轮全国高等中医药教育教材建设工作,全国高等医药教材建设研究会、人民卫生出版社在教育部、国家卫生和计划生育委员会、国家中医药管理局的领导下,在上一轮教材建设的基础上,组织和规划了全国高等中医药教育本科国家卫生和计划生育委员会"十三五"规划教材的编写和修订工作。

本轮教材修订之时,正值我国高等中医药教育制度迎来60周年之际,为做好新一轮教材的出版工作,全国高等医药教材建设研究会、人民卫生出版社在教育部高等中医学本科教学指导委员会和第二届全国高等中医药教育教材建设指导委员会的大力支持下,先后成立了第三届全国高等中医药教育教材建设指导委员会、首届全国高等中医药教育数字教材建设指导委员会和相应的教材评审委员会,以指导和组织教材的遴选、评审和修订工作,确保教材编写质量。

根据"十三五"期间高等中医药教育教学改革和高等中医药人才培养目标,在上述工作的基础上,全国高等医药教材建设研究会和人民卫生出版社规划、确定了首批中医学(含骨伤方向)、针灸推拿学、中药学、护理学4个专业(方向)89种国家卫生和计划生育委员会"十三五"规划教材。教材主编、副主编和编委的遴选按照公开、公平、公正的原则,在全国50所高等院校2400余位专家和学者申报的基础上,2200位申报者经教材建设指导委员会、教材评审委员会审定和全国高等医药教材建设研究会批准,聘任为主审、主编、副主编、编委。

本套教材主要特色包括以下九个方面:

1. 定位准确,面向实际 教材的深度和广度符合各专业教学大纲的要求和特定学制、特定对象、特定层次的培养目标,紧扣教学活动和知识结构,以解决目前各院校教材使用中的突出问题为出发点和落脚点,对人才培养体系、课程体系、教材体系进行充分调研和论证,使之更加符合教改实际、适应中医药人才培养要求和市场需求。

2. 夯实基础,整体优化 以培养高素质、复合型、创新型中医药人才为宗旨,以体现中医药基本理论、基本知识、基本思维、基本技能为指导,对课程体系进行充分调研和认真分析,以科学严谨的治学态度,对教材体系进行科学设计、整体优化,教材编写综合考虑学科的分化、交叉,既要充分体现不同学科自身特点,又应当注意各学科之间有机衔接;确保理论体系完善,知识点结合完备,内容精练、完整,概念准确,切合教学实际。

3. 注重衔接,详略得当 严格界定本科教材与职业教育教材、研究生教材、毕业后教育教材的知识范畴,认真总结、详细讨论现阶段中医药本科各课程的知识和理论框架,使其在教材中得以凸显,既要相互联系,又要在编写思路、框架设计、内容取舍等方面有一定的区分度。

4. 注重传承,突出特色 本套教材是培养复合型、创新型中医药人才的重要工具,是中医药文明传承的重要载体,传统的中医药文化是国家软实力的重要体现。因此,教材既要反映原汁原味的中医药知识,培养学生的中医思维,又要使学生中西医学融会贯通,既要传承经典,又要创新发挥,体现本版教材"重传承、厚基础、强人文、宽应用"的特点。

5. 纸质数字,融合发展 教材编写充分体现与时代融合、与现代科技融合、与现代医学融合的特色和理念,适度增加新进展、新技术、新方法,充分培养学生的探索精神、创新精神;同时,将移动互联、网络增值、慕课、翻转课堂等新的教学理念和教学技术、学习方式融入教材建设之中,开发多媒体教材、数字教材等新媒体形式教材。

6. 创新形式,提高效用 教材仍将传承上版模块化编写的设计思路,同时图文并茂、版式精美;内容方面注重提高效用,将大量应用问题导入、案例教学、探究教学等教材编写理念,以提高学生的学习兴趣和学习效果。

7. 突出实用,注重技能 增设技能教材、实验实训内容及相关栏目,适当增加实践教学学时数,增强学生综合运用所学知识的能力和动手能力,体现医学生早临床、多临床、反复临床的特点,使教师好教、学生好学、临床好用。

8. 立足精品,树立标准 始终坚持中国特色的教材建设的机制和模式;编委会精心编写,出版社精心审校,全程全员坚持质量控制体系,把打造精品教材作为崇高的历史使命,严把各个环节质量关,力保教材的精品属性,通过教材建设推动和深化高等中医药教育教学改革,力争打造国内外高等中医药教育标准化教材。

9. 三点兼顾,有机结合 以基本知识点作为主体内容,适度增加新进展、新技术、新方法,并与劳动部门颁发的职业资格证书或技能鉴定标准和国家医师资格考试有效衔接,使知识点、创新点、执业点三点结合;紧密联系临床和科研实际情况,避免理论与实践脱节、教学与临床脱节。

本轮教材的修订编写,教育部、国家卫生和计划生育委员会、国家中医药管理局有关领导和教育部全国高等学校本科中医学教学指导委员会、中药学教学指导委员会等相关专家给予了大力支持和指导,得到了全国50所院校和部分医院、科研机构领导、专家和教师的积极支持和参与,在此,对有关单位和个人表示衷心的感谢!希望各院校在教学使用中以及在探索课程体系、课程标准和教材建设与改革的进程中,及时提出宝贵意见或建议,以便不断修订和完善,为下一轮教材的修订工作奠定坚实的基础。

全国高等医药教材建设研究会
人民卫生出版社有限公司
2016年3月

全国高等中医药教育本科
国家卫生和计划生育委员会“十三五”规划教材
教材目录

1	中国医学史(第2版)	主编　梁永宣
2	中医各家学说(第2版)	主编　刘桂荣
3	* 中医基础理论(第3版)	主编　高思华　王　键
4	中医诊断学(第3版)	主编　陈家旭　邹小娟
5	中药学(第3版)	主编　唐德才　吴庆光
6	方剂学(第3版)	主编　谢　鸣
7	* 内经讲义(第3版)	主编　贺　娟　苏　颖
8	* 伤寒论讲义(第3版)	主编　李赛美　李宇航
9	金匮要略讲义(第3版)	主编　张　琦　林昌松
10	温病学(第3版)	主编　谷晓红　冯全生
11	* 针灸学(第3版)	主编　赵吉平　李　瑛
12	* 推拿学(第2版)	主编　刘明军　孙武权
13	* 中医内科学(第3版)	主编　薛博瑜　吴　伟
14	* 中医外科学(第3版)	主编　何清湖　秦国政
15	* 中医妇科学(第3版)	主编　罗颂平　刘雁峰
16	* 中医儿科学(第3版)	主编　韩新民　熊　磊
17	* 中医眼科学(第2版)	主编　段俊国
18	中医骨伤科学(第2版)	主编　詹红生　何　伟
19	中医耳鼻咽喉科学(第2版)	主编　阮　岩
20	中医养生康复学(第2版)	主编　章文春　郭海英
21	中医英语	主编　吴　青
22	医学统计学(第2版)	主编　史周华
23	医学生物学(第2版)	主编　高碧珍
24	生物化学(第3版)	主编　郑晓珂
25	正常人体解剖学(第2版)	主编　申国明

26	生理学(第 3 版)	主编 郭　健 杜　联
27	病理学(第 2 版)	主编 马跃荣 苏　宁
28	组织学与胚胎学(第 3 版)	主编 刘黎青
29	免疫学基础与病原生物学(第 2 版)	主编 罗　晶 郝　钰
30	药理学(第 3 版)	主编 廖端芳 周玖瑶
31	医学伦理学(第 2 版)	主编 刘东梅
32	医学心理学(第 2 版)	主编 孔军辉
33	诊断学基础(第 2 版)	主编 成战鹰 王肖龙
34	影像学(第 2 版)	主编 王芳军
35	西医内科学(第 2 版)	主编 钟　森 倪　伟
36	西医外科学(第 2 版)	主编 王　广
37	医学文献检索(第 2 版)	主编 高巧林 章新友
38	解剖生理学(第 2 版)	主编 邵水金 朱大诚
39	中医学基础(第 2 版)	主编 何建成
40	无机化学(第 2 版)	主编 刘幸平 吴巧凤
41	分析化学(第 2 版)	主编 张　梅
42	仪器分析(第 2 版)	主编 尹　华 王新宏
43	有机化学(第 2 版)	主编 赵　骏 康　威
44	*药用植物学(第 2 版)	主编 熊耀康 严铸云
45	中药药理学(第 2 版)	主编 陆　茵 马越鸣
46	中药化学(第 2 版)	主编 石任兵 邱　峰
47	中药药剂学(第 2 版)	主编 李范珠 李永吉
48	中药炮制学(第 2 版)	主编 吴　皓 李　飞
49	中药鉴定学(第 2 版)	主编 王喜军
50	医药国际贸易实务	主编 徐爱军
51	药事管理与法规(第 2 版)	主编 谢　明 田　侃
52	中成药学(第 2 版)	主编 杜守颖 崔　瑛
53	中药商品学(第 3 版)	主编 张贵君
54	临床中药学(第 2 版)	主编 王　建 张　冰
55	中西药物配伍与合理应用	主编 王　伟 朱全刚
56	中药资源学	主编 裴　瑾
57	保健食品研发与应用	主编 张　艺 贡济宇
58	*针灸医籍选读(第 2 版)	主编 高希言
59	经络腧穴学(第 2 版)	主编 许能贵 胡　玲
60	神经病学(第 2 版)	主编 孙忠人 杨文明

61	实验针灸学(第2版)	主编　余曙光　徐　斌
62	推拿手法学(第3版)	主编　王之虹
63	*刺法灸法学(第2版)	主编　方剑乔　吴焕淦
64	推拿功法学(第2版)	主编　吕　明　顾一煌
65	针灸治疗学(第2版)	主编　杜元灏　董　勤
66	*推拿治疗学(第3版)	主编　宋柏林　于天源
67	小儿推拿学(第2版)	主编　廖品东
68	正常人体学(第2版)	主编　孙红梅　包怡敏
69	医用化学与生物化学(第2版)	主编　柯尊记
70	疾病学基础(第2版)	主编　王　易
71	护理学导论(第2版)	主编　杨巧菊
72	护理学基础(第2版)	主编　马小琴
73	健康评估(第2版)	主编　张雅丽
74	护理人文修养与沟通技术(第2版)	主编　张翠娣
75	护理心理学(第2版)	主编　李丽萍
76	中医护理学基础	主编　孙秋华　陈莉军
77	中医临床护理学	主编　胡　慧
78	内科护理学(第2版)	主编　沈翠珍　高　静
79	外科护理学(第2版)	主编　彭晓玲
80	妇产科护理学(第2版)	主编　单伟颖
81	儿科护理学(第2版)	主编　段红梅
82	*急救护理学(第2版)	主编　许　虹
83	传染病护理学(第2版)	主编　陈　璇
84	精神科护理学(第2版)	主编　余雨枫
85	护理管理学(第2版)	主编　胡艳宁
86	社区护理学(第2版)	主编　张先庚
87	康复护理学(第2版)	主编　陈锦秀
88	老年护理学	主编　徐桂华
89	护理综合技能	主编　陈　燕

注:①本套教材均配网络增值服务;②教材名称左上角标有“*”者为“十二五”普通高等教育本科国家级规划教材。

第三届全国高等中医药教育教材建设指导委员会名单

全国高等中医药教育本科
护理学专业教材评审委员会名单

前　言

国家卫生和计划生育委员会“十二五”规划教材《急救护理学》自2012年出版以来，得到了使用院校的师生、同行及国家最高教育行政部门的认可，2014年10月被评上“十二五”普通高等教育本科国家级规划教材。在深感欣慰和自豪之时，感谢与我一同为之付出的全体编写人员，感激为该教材出版给予支持、帮助的人民卫生出版社和各编委学校！在“十三五”开局之年，迎来了国家卫生和计划生育委员会“十三五”规划教材的编写工作，来自12所医学院校的编写人员，凝心聚力，除旧布新，打造经典。

本次修订工作是在上版教材的基础上进行的。如何秉承上一版教材的精华，在内容、体例上更突出知识结构的优化和急救护理特色，更有利于激发学生的学习兴趣及培养学生的能力，是全体编写人员思考和践行的关键所在。

全书仍分为十六章，除对每章的知识点重新审视、修正、补充、完善外，重点修订的内容主要体现在如下几章：第二章“院前急救的组织与管理”增加了特殊人群的院前急救护理、大批灾难患者的安全转运、医疗优先分级调派系统等内容；第四章“心搏骤停与心肺脑复苏”在心搏骤停类型中增加了无脉性室性心动过速，同时根据2015AHA指南修订了知识链接——心搏骤停生存链的内容；第五章“灾难急救与护理”增加了台风的应急救援，灾民常见的心理问题及干预措施，个人、家庭、社区灾难准备健康教育；第六章“急诊科的组织与管理”增加了急诊信息化管理；第八章“重症监护病房的组织与管理”增加了ICU信息化管理；第九章“重症患者的监护”增加了重症老年患者持续评估和监测、重症产科妇女的持续评估和监测、重症儿童的持续评估和监测；第十章“重症患者监护技术”增加了脉搏指示连续心排量监测、呼气末二氧化碳分压监测；第十一章“危重病营养支持的护理”增加了脑损伤患者的营养支持；第十三章“创伤患者的急救”增加了战地创伤患者的急救；第十四章“急性中毒患者的急救”增加了百草枯中毒；第十五章“意外伤害患者的急救”在毒蛇咬伤部分增加了中医救护措施；第十六章“系统性炎症反应综合征患者的监护”增加了脓毒症诊断标准和严重脓毒症诊断标准列表、SIRS诊断方法，并根据2012版《拯救脓毒症运动：严重脓毒症和脓毒症休克管理指南》对支持治疗的内容进行更新和修订，还增加了中医护理的内容。对每章学习小结中的复习思考题进行了修整，多以案例形式来引导学生分析、思考。书后仍附有主要参考书目、网络资源及缩略语中英文对照，为学生提供学习资源。

本次修订虽然仍保留了原教材的特点，但编写中仍会存在不足和缺陷，望护理界同仁和广大师生批评、指正。

最后,作为该教材的主编,我再次感谢上一版教材的所有编委,衷心感谢人民卫生出版社和参编作者单位领导的大力支持,感谢编写组全体老师的辛勤付出,也感谢杭州市急救中心给予的帮助!

编者

2016 年 3 月

目　录

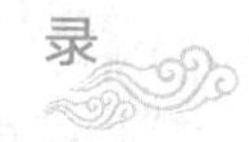

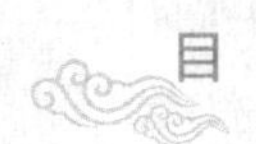

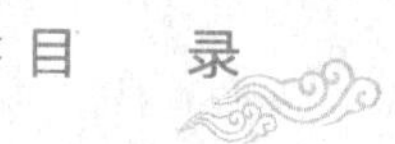

第一章 概述

学习目的

通过学习急救护理学的发展史及现状、研究范畴、急诊医疗服务体系及相关知识，为后续章节的学习奠定理论基础。

学习要点

急救护理学的定义、发展史及现状；研究范围；急诊医疗服务体系的任务、组织和管理。

急救护理学是现代护理学的重要组成部分，是一门以挽救患者生命、提高抢救成功率、促进患者康复、减少伤残率、提高生命质量为目的，以现代医学科学、护理学专业理论为基础，研究急危重症患者抢救、护理和科学管理的一门综合性应用学科。随着经济的飞速发展、现代医学的进步和社会医疗保健需求的提高，人类在享受现代文明的同时，也受到突发事件和急危重症的威胁，特别是近十几年来因意外伤害事故的增多、人口和家庭结构的改变、社会转型的影响、疾病谱及人们生活方式的改变，在社会医疗保健工作中，急救护理学发挥着极其重要的作用。目前，在全世界范围内已形成了由院前急救、医院急诊科（室）救治、重症监护病房（intensive care unit，ICU）救治三部分组成的急诊医疗服务体系（emergency medical service system，EMSS），在急危重症患者实施急救和特别监护中起着十分关键的作用。

第一节 急救护理学的起源与发展

急救护理学的起源可以追溯到远古时期。人类在自然界生存的过程中，总结了自身生存和与自然灾害、意外伤害及疾病作斗争的经验，经过反复实践，逐渐发展成为急救医学，也开始了急救护理的实践。在许多古代医学文献中有不少名医治疗、护理的记载，如春秋战国时期的《黄帝内经》、汉代的《神农本草经》、东汉张仲景的《伤寒杂病论》开创了急诊辨证论治的先河，并创造性地提出应用人工呼吸的方法抢救自缢的患者；东晋葛洪的《肘后备急方》、唐朝孙思邈的《备急千金要方》、元朝危亦林的《世医得效方》都记载了多种急症的医方和救治方法，这些丰富的医学遗产，体现了中医学在急诊理论和实践方面独特的见解和经验，为急诊医学和急救护理学的发展奠定了基础。

笔记

现代急救护理学起源于19世纪南丁格尔时代(F. Nightingale)。由于南丁格尔率领护士救护,使克里米亚战争伤员的死亡率由50%下降至2.2%,这充分说明急救护理技术在抢救危重患者中的作用,同时南丁格尔还倡导设立专门病房,将危重患者集中观察护理,这就是"监护病房"的雏形。20世纪50年代初,世界上出现了最早用于监护呼吸衰竭患者的监护病房;60年代始,随着电子仪器设备的发展,急救护理技术进入了有抢救、监护设备配合的阶段;心电示波装置、电除颤器、人工呼吸机和血液透析仪的应用,不仅使护理理论和护理技术得到了进一步的提高,还促进了ICU的建立;70年代中期,国际间统一了紧急呼救电话,形成了急诊医疗服务体系和急救网络,在强调现场救护的同时,越来越重视急救护理教育以及国际间急救经验的交流,这些促进了急救的标准化、国际化和互助化。

我国现代急诊、急救事业经历了从简单到逐步完善形成新学科的发展过程。20世纪50年代,各医院出现了将危重患者集中在靠近护士站的病房或急救室进行观察、护理的模式。70年代初成立了CCU病房,随后相继成立了各专科或综合监护病房。1980年10月卫生部颁发了"加强城市急救工作"的文件;1981年《中国急救医学》杂志创刊;1983年又颁发了"城市医院急诊科(室)建立方案";1986年11月通过了"中华人民共和国急救医疗法";1987年5月成立了全国急诊医学会,北京、上海等地正式成立了急救中心,各医院也先后建立了急诊科(室)和ICU,标志着我国急诊医学开始正式成为一门新的独立学科,同时也促进了急救护理学的发展。中华护理学会、各省市护理学会及护理教育中心定期举办各类急救护理新理论、新技术和重症监护学习班,组织全国性的急诊、急救和重症监护学术会议。恢复高等护理教育后,国家教育部将《急救护理学》确定为护理学科本、专科学生的必修课程。

随着我国急诊医疗服务体系、急救网络的建立健全,全民急救意识和要求提高,以及社区服务和家庭护理的出现,使得急救护理学的内容和工作范畴不断扩展,同时急救护理学在急诊医疗服务体系中已经显现出举足轻重的地位。

第二节　急救护理学的研究范畴

随着急救医学和电子科技的发展、仪器设备的更新,急救护理学的研究范畴也进一步扩大到院前急救、院内急诊救护、危重病救护、灾难救护、急诊医疗服务体系、急救护理教育等。

一、院前急救

院前急救(pre-hospital care)也称院外急救(out-hospital care),是指急、危、重症伤病员进入医院前的医疗救护,包括现场呼救和救护、途中监护和运送等环节。其中现场救护是院前急救的先导。

院前急救是社会的一项任务,也是社会的公益事业。其研究范围十分广泛,从宏观上讲,是研究院前急救与社会的关系、院前救护的社会地位和功能,以及与通讯、运输、信息、行政管理部门的协调与配合等;从护理工作的实际出发,院前急救的护理研

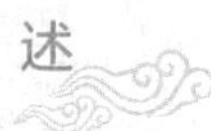

究侧重于以下五个方面:①开展对急危重症患者评估方法、标准和检伤分类的研究;②开展现场救护技术的研究;③开展院前急救护理仪器、设备开发利用的研究;④开展院前救护理论的研究;⑤开展对全民急救知识和技能培训的研究。

二、院内急诊救护

院内急诊救护是指院内急诊科(室)的医护人员接收各种急诊患者,对其进行抢救治疗和护理,并根据病情变化,对患者做出出院、留院观察、立即手术、收住专科病房或收住 ICU 的决定。由于急诊患者病情的特殊性,其救治工作常需多个科室和医护人员的高度协作。其研究范围主要包括三个方面:①开展多方位的急救护理理论和临床应用的研究;②开展提高护理技术水平和手段的研究;③开展急救护理管理的研究。

三、危重病救护

危重病救护是指受过专门培训的医护人员,在备有先进监护设备和急救设备的复苏室、抢救室、急诊监护室(emergency ICU,EICU),接受院外和院内的危重病患者进行全面监护和治疗护理。其研究范围包括三个方面:①危重患者的监护与治疗;②ICU 人员、设备的配备与管理;③ICU 技术。

四、灾难救护

灾难医学是急诊医学的一个组成部分,它主要包括灾前准备、灾时救援、灾后预防三部分。救护的内容包括寻找并救护伤病员、检伤分类、现场急救、运输和疏散伤病员。其研究范围包括两个方面:①自然灾难中伤病员的救护;②人为灾难的预防与救护。

五、战地救护

战地救护是指对在战场上负伤者进行及时的止血、包扎等抢救措施,使伤亡人数减少到最低程度,包括心肺复苏、止血、包扎、固定、搬运和空袭救护等。迅速、准确的战场救护,不仅可以挽救伤员的生命,还可以减少伤残、因此对恢复战斗力、巩固战斗意志和对伤员的进一步治疗、康复都有十分重要的意义。其研究范围包括对大批伤员实施紧急救护的组织措施和工作方法。

六、急诊医疗服务体系

急诊医疗服务体系是集院前急救、院内急诊科(室)诊治、重症监护病房(ICU)救治和各专科的"生命绿色通道"为一体的急救网络,即院前急救负责现场急救和途中救护,急诊科(室)和 ICU 负责院内救护。其研究范围主要包括四个方面:①急救医疗服务体系研究;②急救转运研究和灾害现场组织管理方法研究;③急救护理知识普及研究、救护质量研究;④急救护理理论、技术研究。

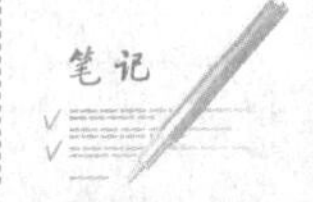

七、急救护理学教育

急救护理教育包括在校护理专业学生的专业教育、医护人员继续教育和居民急救知识的普及教育。其研究范围主要包括三个方面:①急救护理教育人才培养和管理研究;②急救队伍梯队建设研究;③急救护理继续教育研究。

第三节 急诊医疗服务体系

急救医学(emergency medicine)是一门新兴的、跨专业的综合学科,国际上正式承认它是一门独立学科至今才30余年。随着社会的进步、医学科学技术的发展,急救医学越来越受到人们的重视。旧的急救系统已不再适应现代社会的发展和人民大众求医的需求,这就需要建立一个崭新的急救体系,即"急诊医疗服务体系"。它不仅可以满足和平时期急诊医疗服务的需要,在战争或灾难出现时也可以应付紧急情况下急诊工作的需要,因而具有广泛的社会性,同时它使传统的仅仅在医院里等待患者上门的制度得到了根本性的改变。

一、急诊医疗服务体系的任务

急诊医疗服务体系的主要任务是从破坏性大、群体受伤较重的、自然或人为灾害所致的意外事故现场的急救,到院内对各类危重症患者的进一步及延续生命支持,以减少其致残率和减轻其伤亡程度。

二、急诊医疗服务体系的组织

为了提高各地区急救机构的总体救护水平,必须将综合医院与院前急救的部门组成上下相同、纵横相连、布局合理的急救网络。在城市各级卫生行政部门和所在单位直接领导下,落实现场急救、途中转运急救和医院各方面的急救工作。城市逐步建立健全急救站、医院急诊科(室),并与社区卫生服务中心等基层卫生组织相结合,组成医疗急救网。

三、急诊医疗服务体系的管理

健全、规范、完善的急诊医疗服务体系的管理是提高急诊、急救工作的前提和保障。急诊医疗服务体系的管理主要表现在六个方面:

(一)建立院前急救通讯网络

现代急救医疗已把通讯连同运输、急救技术称为院前急救的三大要素,其中通讯是第一要素。急救通信网络包括救护车派遣中心和急救呼叫、急救车以及医疗机构间利用专线电话、通讯卫星或无线电通讯等系统进行通讯联系,使急救通讯半径能满足急救医疗服务体系半径的需要,以确保在任何时间、地点和情况下通讯畅通无阻。我国目前院前急救机构统一使用的急救电话是"120",个别地区还积极探索"120"、"110"、"122"、"119"联动机制。

笔记

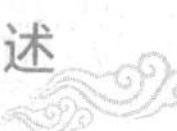

（二）改善院前急救运输工具

院前急救运输工具目前仍以救护车为主，救护车的装备水平现在已成为衡量一个国家或地区的急救水平的标志，但在沿海地区、林区、牧区以及有条件的城市，应因地制宜地根据急救需要发展急救直升机或快艇。输送患者的交通工具应由国家统一规定标准。各大、中城市的救护车内均装备无线对讲机，其覆盖半径与服务区域相一致，各城市实行统一受理、就近派车、按需送院的原则。不少城市急救车辆内还配备卫星定位系统（GPS）和电子地图系统（GIS），其车载台可接收短信息，有助于急救调度人员及时、动态地掌握值班车辆的运行及患者的呼救情况，从而更合理、有效地调派急救车辆，提高车辆利用效率，缩短急救反应时间，使急救信息的传递和调度指令更便捷、更清晰。

各级政府和急救医疗指挥系统，在特殊危急情况下，有权调动本地区各部门、单位、部队及个体运输工具，执行临时性急救运送任务，各级卫生行政部门要制定急救运输工具的使用管理制度，保证其正常良好的运转。

（三）现场急救人员的组成和保障物资供应

现场急救人员应是现场的第一目击者、城市急救医疗单位人员、二级或三级综合医院的各级医务人员和红十字会初级卫生人员。第一目击者应参与实施初步急救，并能正确进行呼救。调集的医务人员，要求有较丰富的临床经验和较强的应急能力，急救操作熟练，基本功过硬，具有独立操作能力，必要时配以药剂人员，以加强药品供应和管理。

卫生行政部门对救护车、通讯设施、急救医疗的器械、仪器设备和药品、相应的物资要统一要求，实行规范化管理。各医疗单位应根据要求装配齐全，平时准备就绪，放置固定地点，指定专人定期检查、定期维修、定期更换，做到即调即用。

（四）组织现场救援行动与转运

对于大批伤员的现场急救，应遵循现场急救的原则，在现场负责人的统一指挥下，根据伤情进行分类并给予不同的处理措施。

（五）开展社会急救工作

利用报刊、电视、电台、宣传栏、讲座、网络等手段，积极普及急救知识，提高全民的急救意识及现场急救知识、基本急救技术操作，如徒手心肺复苏、止血、包扎、骨折固定、搬运等简单处理方法。社会各部门或单位，接到急救求援信号时，必须从人力、物力、财力上给予援助，广大群众对各种场所发现的急危重患者，都有义务予以急救、送往医疗单位或向急救部门呼救。在易发生灾害的地区及工伤事故的厂矿，应组织专业性救援队伍或群众组织，当地的铁路、民航及交通运输部门也要同当地卫生部门建立急救医疗协作关系，一旦发现急危重症患者或发生意外伤害事故时，在专业队伍尚未到达现场之前能正确、及时地进行自救和互救。

（六）加强医院急诊科（室）的建设，提高其应急能力

医院急诊科（室）应有独立的“小区”，要有专门的医护人员编制、一定规模的装备和对内、对外的通讯联系设施。加强急诊科（室）的业务管理，首先要提高急诊科（室）医护人员的急救意识和群体素质，建立健全急诊科（室）的各项规章制度，推行急诊工作标准化管理，完善急诊科（室）的硬件设施。

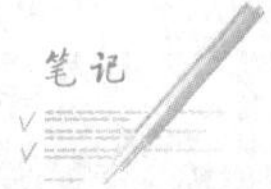

学习小结

1. 学习内容

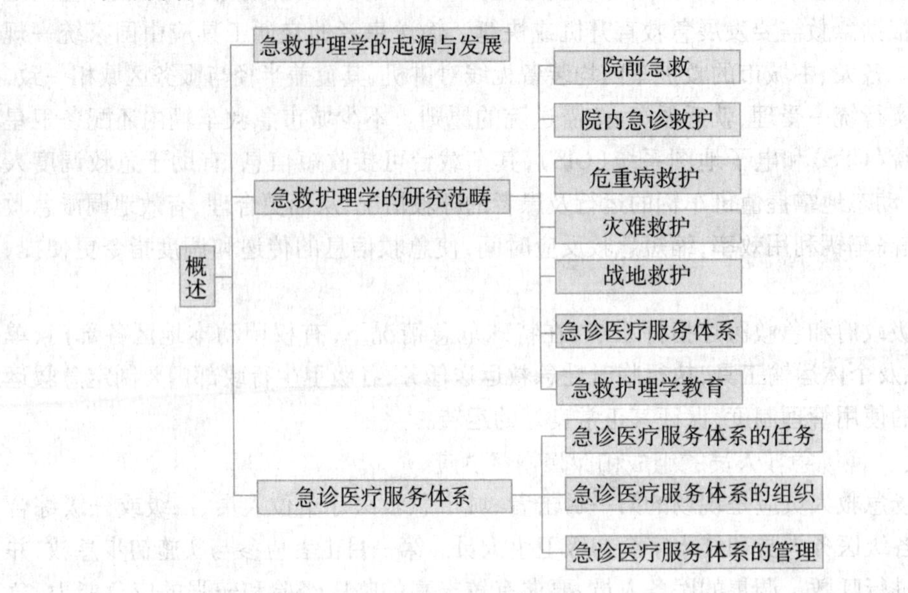

2. 学习方法　本章在教师理论授课的基础上，要结合查阅文献来拓展知识面及加深对教材知识的理解，区别急救护理学研究范畴中各研究方面的不同点，重点理解急诊医疗服务体系。

（许　虹）

复习思考题

1. 用你所学的知识，试述中医学对急救护理学产生的影响。

2. 急救护理学的研究范畴包括哪些？哪些领域在现在或未来可作进一步的探究？

3. 急诊医疗服务体系的管理包括哪几部分？结合实际，谈谈哪几部分目前还存在着薄弱环节及不足之处。

第二章

院前急救的组织与管理

学习目的

通过学习院前急救模式及院前急救护理的基本程序，使学生树立急救意识并为今后实施院前急救护理工作奠定理论基础。

学习要点

院前急救组织的质量标准、特点、任务和原则；院前急救的组织体系；院前急救护理的基本程序。

院前急救(pre-hospital emergency care)，也称院外急救(out-hospital emergency care)，是急诊医疗服务体系(EMSS)的重要组成部分，它是指经过专门受训的人员，在急救现场和途中对各种遭受危及生命的急、危重症伤病员进行的医疗救护，包括现场救护、转运和途中救护。其概念有广义和狭义之分，主要区别在于是否有公众参与。院前急救主要包括以下四层含义：①患者病情紧急、危重，必须立即进行抢救；②患者发病地点在院外，急救时间是在进入医院以前；③院前急救是患者进入医院之前的初期救治，以抢救生命为主，不是救治的全过程；④经抢救的患者需及时、安全地运送到就近的医院进行延续系统救治。它不仅仅是卫生服务行业的窗口，它的完善、改进与健全，更是衡量一个城市，乃至一个国家的社会安全保障体系、应急救援反应能力和急救医学水平的重要标志。

第一节　概　述

急救医疗模式的发展，使院前急救地点从医院走向家庭、社区或其他院外公共场所，使伤病员能在发生危急情况的第一时间就能得到及时的救治。院前急救固然短暂、应急，但及时有效的现场救护及安全转运可以为患者赢得宝贵的抢救时间，为院内的进一步救治打下良好基础。因此，一个健全的院前急救系统是确保伤病员能在最短时间内得到有效救治的前提，是提高抢救成功率、降低患者病死率、伤残率的有效保证。

当然，院前急救的成功率不仅取决于院前医疗救护水平，它还与公众的自我保护意识、自救与互救能力密切相关。为了提高全民的急救意识，需要在全社会中大力推广普及急救知识和技术，使公民增强自我保护意识，减少一切可能发生的伤害，掌握自

笔记

救及互救基本技能，在突发意外事故时能够运用医学常识采取紧急而正确的急救措施，这样才能真正降低伤病员的伤残率和病死率。

一、院前急救组织的质量标准

院前急救除应具备现场急救的能力外，还需有必要的装备，并能安全地将伤病员运送到附近有能力救治的医院进行确定性治疗。国内外多数急救专家认为，一个有效的院前急救组织必须具备以下四个标准：①用最短的反应时间到达患者身边，并根据具体病情转送到合适医院；②给患者提供最大程度的院前救护，使伤亡人数减少到最低限度；③平时能满足该地区院前急救需求，发生灾难事件时应急能力强；④合理配备和有效使用急救资源以获取最佳社会效益和经济效益。用上述标准衡量不同组织形式，可以比较客观地反映其院前急救能力。

由于目前全国城市院前急救模式不同，相对稳定性的经验也不够成熟，但就院前急救组织质量管理内容而言，其共性环节包括：通讯、运输、急救技术、急救器材装备、急救网络、调度管理等。其中，通讯、运输和急救技术是院前急救的三大要素。

（一）通讯网络

通讯是院前急救的第一环节，通讯管理的目标是建立并健全现代化急救通讯网络，确保在任何时间、任何地点急救通讯畅通无阻。

具体要求包括：①120 急救电话收接通畅，电话进线数要满足需要，并且每天 24 小时有专职指挥调度人员值守；②自动记录呼救时间，自动同步录音，这样既能提高工作效率，又能有效避免医疗纠纷发生；③自动显示急救呼救方位，自动显示救护车动态变化，自动推荐合适的急救分站值班车辆，大屏幕投影能随时显示急救现场地图和值班车辆；④急救资料计算机存储并统计，方便回顾查阅；⑤危重患者病情资料存储与提供医疗咨询，一旦遇到持卡者发病抢救，可通过计算机查询既往资料，从而提高抢救成功率。

（二）运输工具

在现代院前急救中，救护车、飞机等已不仅仅是运送患者的工具，更是抢救患者的“流动急诊室”。目前我国院前急救最常用的运送工具是救护车，保证车辆的完好状态是快速急救的重要保证。救护车分为普通型和危重病监护型，普通型救护车设备简单，有供氧装置、担架和急救箱等；监护型救护车除了有普通救护车设备外，还备有多功能监护仪、除颤器、起搏装置、气管插管、电动吸引器及多种急救药物，有的还备有自动呼吸器、自动胸外心脏按压机等。

对于救护车的管理工作，要求坚持车辆维修保养制度，保持车辆的完好状态；严格 24 小时值班制度，受理呼救电话后按规定时间内发车；坚持随车记录制度，准确及时记录患者病情和院前急救情况及效果；建立车内急救用品和仪器设备维护制度，确保救护质量。

（三）专业急救人员

院前急救工作的成效，很大程度上与急救人员的急救技术水平高低有关。因此，要建立院前急救专业人员的准入制度、培训与考核制度以及现代化院前急救管理制度。

在我国，院前急救人员上岗培训、资格考试尚无统一标准及规定，各地的标准在内

笔记

容和形式上也各有特点。基本要求如下：急救医师必须是持有执业医师资格证书，毕业后从事医疗工作3年以上，从事急诊科工作1年以上，参加过院前急救知识及操作技术培训并考试合格；急救护士必须是持有执业护士资格证书，毕业后在医院急诊科工作1年以上；紧急医疗技术人员（emergency medical technician，EMT）或称救护技术员（ambulance technician），是指包括救护车司机以及救护车内的救护人员，是国家劳动和社会保障部新批职业，可从大、中专护士及医师中选拔，必须接受急救医学系统培训，重点强调技术操作部分，要求必须取得驾照。

所有急救人员要身体健康、责任心强、服务态度好。上岗前均应接受心肺复苏、外伤止血、包扎、固定、搬运的培训与考核；掌握院前急救设备、器材的使用方法；掌握常用急救药品的数量、剂量及使用方法。

（四）急救用品

救护车内药品、器械配备是否完备与合理直接影响院前急救效果。目前全国还没有制定救护车内药品、器械数量配备的相关标准，因此，各地区院前急救组织应按照当地实际情况配备，以确保药品、器械满足急救需要。

（五）加强急救网络建设

1. 急救中心的设置原则　一个城市原则上只能设置一个急救中心。急救中心一般应设在城市中心，交通方便地带，有利于车辆出入。可设在医院内或医院外，在院外设置最好靠近大医院，便于形成EMSS体系。按照行政区域划分，省、市、县三级急救医疗急救中心应独立设置，形成三级急救医疗服务网络。20万～30万人口原则上可设置1个急救分站，分站再根据辖区人口分布、面积、急救反应时间设置相应的急救点。

2. 急救车辆与人员配备　急救车辆配备一般按5万～10万人口配备1辆急救车为宜，工作人员总数应根据车辆数设置，一般1辆急救车配编5人，即驾驶员、医生、护士、担架员等，经济发达区域、灾害多发区域可增加急救车比例，驾驶员数量与急救车辆数配比以5∶1为妥。

3. 急救半径和院前急救反应时间　急救半径是指急救单元执行院前急救服务区域的半径，它代表了院前急救服务范围的最长直线辐射距离。院前急救反应时间是指从医疗急救呼救开始，到急救单元抵达急救现场并展开抢救所需要的时间，包括通讯时间、出发时间、到达现场途中时间和到达患者身边时间。急救半径和急救反应时间的长短是判断院前急救服务功能优劣的重要综合指标之一。

知识拓展

院前急救网络的质量评估指标

一个运转良好的院前急救网络，其相应统计指标如下：城区急救半径≤5公里；平均院前急救反应时间≤15分钟；监护型急救车≥3辆；危重患者医疗处理达标率100%；救治显效、有效、稳定率≥90%；急救途中患者死亡率≤1‰；医疗责任事故发生次数0；现场心搏骤停复苏成功率≥5%；急救物品完好率100%；通讯设备完好率100%；急救车辆完好率≥85%；三年内行车重大交通事故次数0；万元以上设备仪器完好率≥95%；甲级病历率≥90%；一人一针一管一用一灭菌执行率100%；常规器械消毒灭菌合格率100%；一次性注射器、输液（血）器用后消毒并毁形率100%；患者对急救满意率≥85%；完成指令性任务100%；来信来访处理率100%；调度室3声呼救响铃接电话率100%；回车率≤3%；法定报告传染病漏报率0。

二、院前急救的特点、任务和原则

院前急救有其独特的特点，现场伤病员病种复杂，救护人员应遵循一定的原则，提高其抢救成功率。

（一）院前急救特点

1. 社会性强、随机性强　急诊医学属于医学领域中一门新兴边缘学科，院前急救活动涉及社会各个方面，使院前急救逾越了纯粹的医学领域，表现出较高的社会性；其随机性强则主要表现在患者何时呼救，重大事故或灾害何时发生都是未知数。

2. 时间紧急　主要表现在两个方面，一是急救人员对患者必须紧急处理，刻不容缓，必须充分体现"时间就是生命"的急救理念；二是表现在一些患者及其家属心理上的焦急，要求迅速将患者送往医院的心情十分迫切。

3. 病种、病情复杂　院前急救的疾病种类广泛，有常见病急性发作、自杀、伤残、突发灾害事故、传染病等，并且患者病情程度差异较大。

4. 以对症治疗为主　院前急救时间紧急，医疗环境差，部分患者病史不详、缺乏客观资料支持、仪器设备使用受限等，急救人员难以做出明确诊断，因此，院前急救以对症治疗为主。

5. 急救环境和条件差　有些急救现场地方狭窄、光线不清、围观人员多、噪音大；有的灾害现场险情未排除，如化学毒气、爆炸物、塌方等可造成人员再损伤；运送途中的马达声、车辆颠簸等可使听诊等物理检查受到干扰。

6. 流动性大　院前急救地点可以分散在城市的每个角落，患者流向也可以是区域内的每一家综合医院。如有突发特大灾害事故时，急救单元也可能会超越行政医疗区域分管范围，前往邻近其他省市县出事地点帮助救援。

7. 对急救人员素质要求高　急救现场流动性大、条件艰苦，人员复杂，医护人员不仅要承担抢救工作，还要维护现场秩序、疏散闲杂人员、协调各部门关系等，这一切都要求急救人员不仅有良好的专业素质，更要有良好的心理和身体素质。

（二）院前急救任务

根据院前急救的社会职能和功能定位，将院前急救的任务概括为四个方面：

1. 平时对呼救患者的现场急救和运送　这是院前急救的主要和经常性任务。呼救患者一般分两类：一类是短时间内有生命危险的患者，称为危重患者或急救患者，如心肌梗死、窒息、休克等，此类患者占呼救患者的10%～15%，其中进行就地心肺复苏抢救的特别危重患者<5%，对此类患者必须进行现场抢救，目的是挽救患者生命或维持其生命体征；另一类为病情紧急但短时间内尚无生命危险的患者，如骨折、急腹症、重症哮喘等患者，称为急诊患者，此类患者占呼救患者的85%～90%，现场处理的目的是稳定病情、减轻患者在运送过程中的痛苦和避免并发症的发生。

2. 灾难或战争时的院前急救　对伤病员除应做到平时急救要求外，还要注意在现场与其他救灾专业队伍、消防、公安、交通等部门的密切配合以及急救人员的自身安全。若遇特大灾难有大批伤病员时，应结合实际情况执行有关紧急抢救预案，做好现场指挥、现场伤病员分类和现场救护，区别不同情况，做到合理分流、运送工作。

3. 特殊任务时救护值班　指重要会议、国际比赛、外国元首来访及当地大型集会时的救护值班，执行此项任务应加强责任心，严防擅离职守。

笔记

4. 通讯网络中心的枢纽任务　通讯网络一般由三方面构成：一是市民与急救中心（站）的联络；二是急救中心（站）与所属分中心（站）、救护车、急救医院即 EMSS 内部的联络；三是急救中心（站）与上级领导、卫生行政部门和其他救灾系统的联络。在通讯网络结构中，急救中心（站）承担承上启下、沟通信息的枢纽任务。

5. 急救知识的普及教育　急救知识的普及教育可提高院前急救服务的抢救成功率，可通过网络、广播、电视、报刊对广大公众普及急救知识，定期开展有关现场急救技术及心肺复苏培训，提供公众的自救与互救能力。

（三）院前急救原则

院前急救总的目标是采取及时有效的急救措施和技术，最大限度地减少伤病员痛苦，减少病死率、降低伤残率，为医院内的进一步抢救打好基础。院前急救应遵守以下七条原则：

1. 快速评估现场环境，立即协助患者脱离危险区域，同时，快速评估伤（病）情。
2. 坚持先救命后治病的总原则，做到先救命后救伤，先重伤后轻伤，先复苏后固定，先止血后包扎。如果有大批伤病员出现时，在有限的时间、人力、物力情况下，在遵循“先重后轻”原则的同时，重点抢救有存活希望的患者。
3. 急救与呼救并重，有多人在现场时，急救与呼救同时进行，以尽快得到外援；现场只有一人时，应先施救，然后呼救。
4. 争分夺秒，就地取材。
5. 保留并正确储存好离断的肢体，并随患者一起送往医院。
6. 先救治后运送　注意搬运与医护一致性。
7. 加强转运途中的监护并及时做好记录。

第二节　院前急救的组织体系

院前急救是急诊医疗服务体系的重要组成部分，由于国情和经济实力的差距，世界各国在院前急救模式上也各有异同。

一、国外院前急救的组织形式

目前世界上主要的院前急救组织体系形式有美英模式和欧陆模式，这两种模式对于急救人员的要求不尽相同，各有优缺点。

（一）美英模式

以美国、英国、澳大利亚等为代表，是集医疗急救、消防和警察为一体的急救模式。该模式最显著的特征是在最短的时间内“将患者送到医院”，一般采用统一的急救电话号码。院前急救理念是在现场对伤病员进行简单处理，然后转送到附近医院，救护车上无医师参与，主要由急救士（EMT）、消防或警察组成，现场处理时间一般不超过 30 分钟，多采取对症治疗，只能使用少数指定药物。

（二）欧陆模式

以法国、俄罗斯等欧洲国家为代表，该模式显著特征是在最短时间内“把医院送到患者身边”，一般有专用的医疗急救电话号码。院前急救理念是把最好的急救医师送到现场，在现场稳定伤病员的病情并提供高水平的医疗救护，然后根据病情将伤病员送到

笔记

相关医院，救护车配备医师或助理医师、护士，设施配备也较齐全、高档，现场处理时间大多超过30分钟，抢救不限于简单的对症治疗，随车医师可以使用各种急救药品。

二、我国院前急救的组织形式

我国急救医疗服务事业到20世纪80年代进入了新的发展阶段，1980年卫生部在北京召开了新中国成立以来第一次急救工作会议并颁布了中华人民共和国卫生部《关于加强城市急救工作的意见》的文件。会后，许多大城市对院前急救体制、通讯联络方式、组织形式等问题进行了探索和实践，相继建立了急救中心或急救站。进入90年代以后，我国在发展急救机构、建立急救网络、形成急救医疗服务系统等方面开始与发达国家接轨，并形成自身特色，形成了包括院前急救、医院急诊科（室）、医院重症监护病房（ICU）和各专科的"生命绿色通道"的急诊医疗体系，并已在急危重病救治和大型灾难及意外事故的救助中起了重要作用，但由于各地在经济实力、城市规模、急救意识、服务区域以及传统观念影响等方面存在较大差异，在设立院前急救医疗机构时，所采取的院前急救模式亦各有特点。我国城市院前急救模式主要有：

（一）北京模式

1988年3月北京市急救中心正式成立，同时开通了120急救电话，当时设有院前急救和院内医疗两部分。2005年进行部分功能转型，撤销了院内医疗部分。目前主要承担全市120指挥调度、日常医疗急救服务和突发事件的紧急医疗救援、急救网络建设与管理、急救知识普及培训等任务。

（二）上海模式

上海市院前医疗急救采取独立型专职从事院前急救服务的运行模式，拥有独立的院前急救医疗机构、人员、急救装备及指挥调度运作系统。随着城市经济和社会的快速发展，市民对院前急救服务的要求不断提升，上海市院前急救服务功能，自20世纪80年代中期起，日益扩大与增强，由原来的"单纯运输"逐步转变为"院前急救与快速转运相结合"模式。市医疗急救中心和各郊区（县）急救中心（站）分别负责区域性日常急救工作，一旦发生重大灾难性事件，全市院前急救资源由市医疗急救中心实行统一指挥和调用。几十年的运作实践表明，此种院前急救运行模式是较为适应大都市发展要求的，也是我国目前大多数城市采取的模式。

（三）重庆模式

主要依托一所医院为主的急救模式，院外救护机构实质上是该医院的一个部门。1988年3月重庆市急救医疗中心正式挂牌，以重庆市第四人民医院作为急救医疗中心的依托医院，医院拥有现代化的急救仪器设备和救护车，经院前处理后可送到附近医院或收入自己的附属医院。此种模式一般多见于中、小城市和县中心医院兼急救中心。

（四）广州模式

由急救医疗指挥中心负责全市急救工作的总调度，以若干医院急诊科为区域，按医院专科性质分科负责急救的模式。其特点是急救指挥中心与各家医院没有行政上的隶属关系，但拥有广州市急救工作的调度指挥权，同时负责与其他急救系统、单位如公安、消防、人防、血液中心和防疫站等联系协作。

（五）中国香港模式

香港的院前急救机构由政府消防处管辖，由消防队监管，并与警察部门密切协作，

笔记

共同使用一个报警电话“999”。其特点是急救适应性强，除了承担疾病引起的急症救护外，还可承担工伤意外、化学品中毒、自杀、交通意外、淹溺等救治。由于配有先进的仪器设备，在急救中独立完成任务的水平很高，但是，要求经费投入量较大，对人员素质和装备水平要求也很高。

三、院前急救的护理管理

良好的院前急救护理管理是院前救护工作成功的重要保证，主要包括护理人员的组织管理和对急救药品、器械、医疗设备的管理。

（一）院前急救护理人员的组织管理

目前，无论哪一种形式的急救机构，院前急救护理人员都是接受科主任和护士长的双重领导，以护士长领导为主。护理人员数量的配备根据急救单位的规模、任务、服务半径等因素决定。根据院前救护的工作特点，对院前救护的护理人员要求如下：

1. 具有良好的职业道德和团队协作精神　这是最重要的一点，要求在时间、组织、纪律、技术等方面保持高度协调一致，和院前救护的所有成员齐心协力，配合默契。

2. 坚守岗位，能随时准备赶赴现场　院前救护往往无时间规律，紧急呼救随时出现。因此，护理人员应随时处于应急待命状态，接到指令后能立即赶赴现场展开抢救工作。

3. 掌握检伤分诊技术，实施有效救护　院前救护的任务首先是救命、对症处理，护理人员应与医生密切配合与协作，对伤病员迅速准确分诊，分秒必争地抢救生命，待病情稍稳定后再安全转运。

4. 掌握常见急危重症的救护理论和技术　院前救护所遇见的多数患者病种、伤情复杂多样，护理人员必须掌握全面的专业知识，具有对病情观察、判断的能力和过硬的操作技术，熟练使用各种抢救仪器和设备，才能给患者实施有效的救护。

5. 掌握急救药品的作用机制、给药途径和注意事项　现场抢救时，用药和治疗常常依据医生的口头医嘱，护理人员只有熟悉急救药品，才能在抢救患者的过程中准确无误地执行医嘱，达到抢救的目的，同时应遵循口头复述医嘱的原则，保存用药后的空安瓿，以便查对和记录，在病情允许的情况下，准确及时记录伤病员病情和院前急救情况及其疗效。

（二）院前急救药品、医疗器械的管理

1. 急救药品　严格交接班；药品的品种、基数要求固定，用后及时补充，注意药品的有效日期；无菌物品必须注明消毒日期，保持清洁与干燥，严格按照无菌要求进行保管；毒麻药品加锁保存，严格遵循使用制度。

2. 医疗器械　有专人负责，认真交班，妥善保管；救护车内的各种器械、医疗设备必须定数量品种、定点安置、定人保管、定期检查维修、定期消毒灭菌；所有的器械、仪器、物品都应登记，建立完善的档案；做好随车记录制度，坚持车辆维修保养制度，始终保持车辆的良好状态；对医疗器械，特别是贵重、精密仪器，使用前应组织培训，熟练掌握其性能和操作程序。

第三节　院前急救护理的基本程序

院前急救的目的是提高抢救生存率，降低伤残率和病死率。护理人员必须掌握急

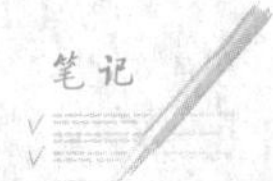

救护理的基本程序和基本抢救技能，才能快捷、准确、有效、安全地做好现场救护。

一、紧急呼救

国际上把呼救列为急危重症患者“生存链”的第一步，患者或第一目击者应立即启动救援系统，这对急危重症患者能否获得及时的救治至关重要。呼救网络系统的“通讯指挥中心”对急救电话应立即作出反应，根据患者所处的位置和病情，指令就近的急救站、急救中心或医疗部门立即赶赴现场救护患者，以节约救援时间，提高工作效率。

我国医疗急救电话号码为120。使用电话呼救时应用简练、准确、清楚的语言说明地点、患者目前的情况及严重程度、伤病员的人数及存在的危险。注意事项有：

1. 告知患者性别、年龄和病情，不舒适的具体症状，是否有神志不清、胸痛、呼吸困难、肢体瘫痪等症状，以便急救人员做好准备，到达后对症抢救。

2. 清楚、准确地讲明患者所在的详细地址、救护车进入的方向、位置、等救护车的地点，特别是夜间，以便急救人员可迅速、准确地到达现场。

3. 留下可联系的电话号码并保持电话畅通，以便救护人员随时通过电话联络，进一步了解病情和电话指导抢救。

4. 当遇到灾难事故、突发事件时，要说明伤害性质、严重程度、发生的原因、受伤人数等，以及现场已采取的救护措施。

5. 说清楚以上内容，得到“120”指挥中心示意挂机后方可挂机。

知识拓展

医疗优先分级调派系统

医疗优先分级调派系统（Medical Priority Dispatch System，MPDS）是由美国国际急救调派研究院专家（Jeff Clawson为主要创始人）开发研制的一套急救受理调度系统。MPDS已被翻译成18个语言版本，用于38个国家的3000多个急救中心，调度员需经过培训认证，有效期为两年。

①MPDS分为四个部分：事件登入（case entry），调度员询问患者情况，确定其人数、呼吸和意识是否正常，根据患者情况将其归入33种情况，包括腹痛/腹部不适、过敏/毒液蛰入、动物咬伤、暴力/性侵犯、呼吸问题、烧伤、有毒气体吸入、心跳或呼吸骤停、胸痛（非创伤性）、哽咽、抽搐、糖尿病问题、溺水、触电、眼科疾病、高处坠落、头痛、心脏问题、冷/热暴露、出血/锐器伤、无法接近的事故、服毒/中毒、妊娠/分娩/流产、精神异常/行为异常/自杀倾向、内科病人（特殊诊断）、刺伤/枪伤/贯通伤、中风（CVA）、交通/运输事故、创伤（特定）、昏迷/晕厥（接近）、问题不详（有人倒地）、转运/转院、临终关怀；②主诉协议（问诊）：针对33种情况，应用标准关键问题（key question，问题依照回答不同有不同的后续问题进行组合和判断），通过询问，确定事件编码，并有相应的救护车派出后指导（post-dispatch instruction，PDI）；③到达前指令：调度员通过与呼救者详细的交流，为呼救者提供直接针对性的指导，如CPR、海姆力克手法、分娩等都具有详细的指导脚本；④“事件登出”协议：为不同状况提供统一的指令，有关现场安全、出血控制和主叫挂机结束。

MPDS在电话受理过程中，通过精心设计的询问流程，可对患者病情做出准确评估；并在救护车到达之前，为呼救者提供清晰、易遵从的现场指令，以便于及时开展自救和互救，提高抢救成功率；在派车过程中，可根据患者的病情轻重缓急，派出相应的救护车，利于有效资源分配。MPDS设有持续质量改进软件，对调度员的每一次操作和对话进行回溯分析，帮助其改进工作质量。

在中国，MPDS的应用逐渐增多，在杭州、苏州、无锡、昆明、武汉、芜湖、鄂尔多斯、呼伦贝尔、惠州等城市急救中心得到应用和推广。

笔记

二、现场伤(病)情评估

救护人员赶赴现场后,首选应快速评估现场环境是否危险,是否会对救护者和伤病员造成危害。如果环境存在危险,应迅速撤离危险环境。对急危重症伤病员进行伤(病)情评估时,医护人员必须把抢救患者生命放在第一位,树立边评估边救护,边救治边进一步评估的观念。

(一)评估方法

伤(病)情评估包括询问病史、了解症状以及对伤病员进行体格检查,评估时尽量不要移动伤病员的身体,尤其是对不能确定的创伤和心肌梗死患者。

1. 病史　通过询问伤病员、目击者或家属,了解事情发生的经过,特别注意与病情有关的细节问题,病史的询问务求简单明确、有针对性。

2. 症状　在询问病史的同时迅速判断患者已出现的症状,包括疼痛、麻木、失去知觉、眩晕、恶心和抽搐等。

3. 体格检查　根据病情,通过视、触、叩、听等物理检查方法,对伤病员头颈部、胸部、腹部、骨盆、脊柱及四肢进行迅速检查,简单扼要,突出重点,尽早发现是否有直接危及患者生命的症状和体征。

(二)评估程序

评估的目的是迅速找出可危及伤病员生命的首要问题,目前常采用 ABCDE 程序。

1. A(airway)气道　判断伤病员意识是否存在;检查伤病员气道是否通畅,有无口腔内异物、血液分泌物和舌后坠等;

2. B(breathing)呼吸　观察伤病员的呼吸情况,注意其频率和幅度,考虑呼吸交换量是否足够。

3. C(circulation)循环　检查伤病员有无脉搏、脉搏的频率是否规则、有力、血压情况等,尤其应迅速判定有无心搏骤停,以便立即开始心肺复苏。

4. D(decision)决定　根据对呼吸、循环所做出的初步检查,迅速对伤病员的基本情况做出判断,并决定要进行哪些紧急抢救措施。

5. E(examination)检查　经过上述基本检查,如病情需要和许可,再做进一步检查。

评估时要求动作要迅速、轻柔,针对不同病因的伤病员评估的侧重点不同,绝不可因为评估而延误抢救及后送的时机。

三、伤病员现场分类

伤病员的现场分类是院前急救工作的重要组成部分,是保证加快伤病员救治和转送速度的一种有效组织手段。其主要目的是快速、准确地判断病情,掌握救治重点,确定救治和运送的次序。

(一)现场伤病员分类的要求

1. 评估、分类、抢救同时进行。

2. 指定由经过训练、经验丰富、有组织能力的人员承担。

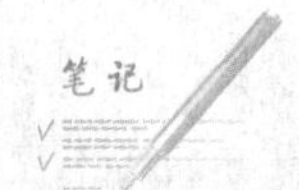

3. 分类应依先危后重，再一般（小伤势）的原则进行。

4. 分类应做到快速、准确、无误。

（二）伤病员现场分类的标准和方法

伤病员现场分类标准有两种：一种是以现场处理的时间先后顺序为标准的分类；另一种是以伤病员病情轻重程度为标准的分类。两种分类方法既有区别又有联系，使用时要有机结合，分类时要抓住重点，以免延误伤病员的抢救时机，判断伤病情要迅速，一个伤病员应在1～2分钟内完成。

（三）伤病员分类卡

在检伤分类的同时，要给伤病员挂上相应的病情分类卡，以便参加抢救的医护人员按分类卡片进行相应的处理。此卡由急救系统统一印制，卡片上的项目应包括：伤病员的姓名或编号、初步诊断、是否需要现场紧急处理等，卡片常挂在伤病员左胸的衣服上，卡片上的颜色代表不同伤情（表2-1）。

表2-1　伤病员分类

红色	危重伤	有生命危险需立即进行抢救
黄色	重伤	伤情较严重、不立即危及生命，短时间内可以等待治疗，不会导致生命危险或永久性损伤或致残
绿色	轻伤	伤情较轻、可行走
黑色	死亡或濒死伤	抢救费时又困难，治疗效果差，生存机会不大的危重伤员

（四）现场急救区的划分

当现场有大批伤病员时，最简单、有效的急救区域应设有以下四个（表2-2）。

表2-2　现场急救区划分

区域	收治伤病员类别
收容区	伤病员集中区，在此挂上分类标签，为急救人员的抢救工作提供方便，此区要提供必要的紧急复苏等抢救措施
急救区	用以接受危重伤和重伤患者，在此做进一步抢救治疗工作
后送区	接受能自已行走或较轻的伤病员
太平区	停放已死亡的伤病员

四、院前急救护理

在进行初步的病情评估和现场伤病员分类后，护士应配合医生对伤病员进行急救处理，并根据医嘱给予相应的治疗。

（一）一般患者的院前急救护理

1. 取合理体位　在不影响急救处理的情况下，可根据不同受伤部位和病情采取合适体位。最常用的是平卧位头偏向一侧或屈膝侧卧位，这种体位可以使伤病员最大程度地放松且保持呼吸道通畅，防止误吸发生；对疑有颈椎或脊柱、骨盆骨折者则宜平卧于硬担架上并做好固定；安置体位后，要注意保暖；如无必要，不要对清醒患者反复

笔记

询问,应尽量使患者安静休息以避免增加心理压力。

2. 维持呼吸功能,保持呼吸道通畅 对呼吸停止者,应迅速建立人工气道,如环甲膜穿刺、应用简易人工呼吸器、气管内插管等;窒息者要注意清除口、咽喉和气管内的异物及痰液等;昏迷者要防止舌后坠,可将患者头后仰或用口咽管通气或用舌钳牵出舌并固定;对缺氧者及时给予有效氧气吸入;对张力性气胸的患者,立即行胸腔穿刺排气减压;对开放性气胸者,应立即加压包扎封闭创口。

3. 维持循环功能 对心搏骤停患者,应立即行胸外心脏按压,有条件时应及时进行心脏电除颤、心电监测及药物治疗等。

4. 充分暴露患者身体,处理外伤 在院前急救现场中处理猝死、创伤、烧伤等患者时,为便于抢救和治疗,均需要适当地脱去患者的衣物,为避免操作不当加重伤情,需要掌握一定的技巧。

(1) 脱除头盔法:如伤病员有头部创伤,且因戴头盔而妨碍呼吸时,应及时去除头盔,对于疑有颈椎创伤者应十分慎重,必要时与医生合作处理。方法是:用力将头盔的边向外侧扳开,解除头部压力,再将头盔向后上方托起,即可去除;整个动作应轻稳,以免加重伤情;如伤病员无颅脑外伤且呼吸良好,去除头盔较为困难时,可不必去除。

(2) 脱上衣和长裤法:如患者有一侧肢体受伤,脱衣袖或裤腿时,应先脱健侧后脱患侧;如患者生命垂危或患者穿有套头式衣服较难脱去时,可直接使用剪刀剪开,为急救争取时间。

(3) 脱鞋袜法:托起并固定住患者的脚踝部,以减少震动,解开鞋带,向下再向前顺脚方向脱下鞋袜。

5. 建立有效的静脉通路 迅速建立两条静脉通道,静脉输液最好使用留置针,以保证快速、通畅地输入药物。

6. 对症治疗 针对不同伤(病)情,可针对性地采取止血、包扎、固定、止痛、解毒、降温、平喘、解痉等救护措施。

7. 维持中枢神经系统功能 强调在现场急救实施基础生命支持时,即开始注意脑保护,视条件可采用冷敷、冰帽、酒精擦浴、冰袋等降温措施,并及时应用脱水药物降低颅内压。

8. 防止差错事故 现场急救时医生只下达口头医嘱,护士必须执行"三清一核对"原则,严防差错事故发生,用过的安瓿应暂时保留,以便查对。

9. 心理护理 由于突遇意外伤害或急症,患者往往没有足够的心理准备,会出现紧张、焦虑、恐惧、忧郁等各种心理反应,护理人员镇静、有序地进行救护工作本身就可使患者产生一种心理慰藉和信任。所以,在进行救护的同时,要关怀、安慰患者,对于患者家属,应客观地介绍病情,取得其合作与理解,使抢救工作得以顺利进行。

(二) 特殊人群的院前急救护理

特殊人群主要是指老人、妇女和儿童。由于老人器官功能减退、妇女处在特殊的生理期、儿童器官尚未发育成熟,病情极易恶化。

1. 老人 由于器官的衰老和功能减退,心肺功能降低、骨质疏松、营养代谢和免疫功能低下,影响病情发展和预后。在院前急救工作应加强现场急救及运送中的监

笔记

护、交接工作等,提高老年患者院前抢救的成功率。

2. 妇女　妇女一生中有五个时期生理情况比较特殊,分别是青春期、妊娠期、分娩期、哺乳期和更年期。不同时期有着不同的心理与生理变化,因此应根据各期特点进行针对性处理。院前急救工作中遇到涉及个人隐私的问题应特别注意保护,以消除女性患者害羞、紧张、焦虑等心理问题;在妊娠期、分娩期和哺乳期,救护对象既包括母亲也包括其胎儿或乳儿,这两者在生理与病理变化上既相互独立也相互影响,院前急救护理时既要考虑保护孕产妇健康、安全,也要保障胎儿在宫内的正常发育及乳儿的健康,两者同样重要而且息息相关。

3. 儿童　儿童处于不断生长发育的动态变化中,各系统组织器官逐渐长大但功能尚未发育成熟,故儿童患病易出现起病急、来势猛、变化快的特点,院前急救应加强监护,避免病情恶化。另外,意外伤害,如气道梗阻、淹溺是造成我国儿童死亡的第一杀手,也是儿童院前急救的主要原因。因此,参与儿童院前急救的医务人员更应熟练掌握呼吸道异物梗阻、儿童心搏骤停、淹溺等常见意外伤害事件的现场紧急处理措施。

五、安全转运

院前转运是指将创伤或灾难患者从现场转送到医院的过程,是院前急救的重要组成部分,其转运的质量与伤者的死亡率和致残率密切相关。由于现场救护条件有限,在伤病员病情允许的情况下,应尽快、安全地将伤病员转送到医院内进行进一步的诊断和治疗。

(一)一般患者的安全转运

1. 转运前救护准备　在转运前,救护人员应进一步检查救护车上的急救药品、器械和设备,针对病情做好充分的准备工作,确保途中正常使用。搬运患者前应向患者、家属或与患者有关的人员进行转运前的解释,说明病情、途中可能出现的情况及可能发生的意外危险等,取得其同意、理解与合作。转运前再次测定各项生命体征,根据病情用药,维持循环、呼吸功能的稳定。

2. 选择合适的转运工具,做好转运途中的护理　转运伤病员所用的工具有担架、汽车、火车、轮船、飞机等,而救护车是最主要的运输工具,其性能好坏直接关系到转运的质量。转运既要迅速又要注意安全,转运过程中应加强对伤病员的病情观察并做好抢救、观察和监护记录。

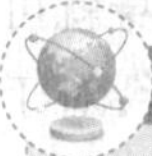

知识链接

担架转运护理要点

在担架的行进途中要保持步调一致,保持担架平稳,始终保持患者身体水平位置;患者足在前,头在后,上下坡路时,患者头部应在高处一端;妥善固定患者,避免跌落担架;运送途中注意做好防暑、防雨或防寒措施。

3. 认真交接伤病员　急危重症伤病员安全运送到达急救中心或接收医院的急诊

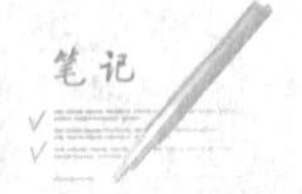

科时，院前急救人员应把伤病员的现场情况、已采取的急救措施、用药情况、各种安置的管道、途中状况及目前的情况等向接诊医护人员做详细介绍，以便其更好地展开对伤病员的进一步院内后续救治。

完成院前急救任务后，急救人员应及时补充救护车内的急救药品，维护急救仪器，并对救护车进行消毒处理，使其处于完好的备用状态。

（二）大批灾难患者的安全转运

灾难往往突然发生，具有极强的破坏性，其规模和强度常常超过受灾地区的自救能力或承受能力，重大灾难更是能在短时间内导致大量人员伤亡，而此时灾区自身的医疗条件往往相对不足，急需将大批伤病员快速转运，以获得更加有效的进一步救治。如何做好快速、平稳的转运工作，提高伤病员转送率，对降低伤病员的伤残率和死亡率有着重要作用，也是对医务人员、灾难管理人员的严峻挑战。

1. 重大灾难后大批伤病员转运的管理　重大灾难后大批伤病员需进行安全转运，而转运涉及的人、财、物等信息众多，如缺乏统一的指挥和得当的管理，必然导致整个转运秩序混乱以及工作效率降低，进而影响对伤病员的救治效果。伤病员转运管理的第一要务是在发生灾难的第一时间迅速建立灾区转运中心指挥部，由当地卫生行政部门担任总指挥，承担协调现场医疗卫生救援任务；由各医疗队队长担任分组长，承担医疗救援和伤病员转运任务。高效的管理、充分的准备、详尽的计划、周密的安排以及强有力的医疗保障是重大灾难医疗运送成功的前提和保证。

2. 重大灾难后大批伤病员转运的原则　由于重大灾难现场往往缺乏足够的医疗设备、人力资源和手术场地，迫切需要将伤病员快速转运、尽快开展深入治疗。但伤病员转运的最佳时机及转运顺序目前尚无统一规定，伤病员的转运一般遵从先“急症”后“轻症”的原则。

（1）转运分类：分类的目的是使伤病员能迅速到达确定性治疗机构。根据各类伤情救治措施的最佳实施时间、转运工具及转运环境特点，做好以下分类：①识别需要立即抢救的患者，同时将危害他人或环境的伤病员隔离；②做好伤病员伤情分类，以便确定救治优先权；③判断患者对转运的耐受力和转运的紧急性。

（2）明确转运顺序：危及生命需立即治疗的伤病员应优先转运；其次考虑需急诊救治可能有生命危险的伤病员；再次是需随时观察的非急性损伤；最后是不需医疗救援或现场已经死亡者。

（3）评估转运的安全性：伤病员转运应遵循 NEWS 原则：①Necessary：每一步骤是否必要？②Enough：治疗是否充分？③Working：治疗是否有效？④Secure：转运是否安全？

伤病员转运前应再一次全面评估转运的安全性。具体包括：①检查气道，明确是否需要气管插管；②观察呼吸状态，必要时可安置鼻胃管并妥善固定，以防因镇静剂或插管引起的误吸；③监测生命体征和血氧饱和度，转运时不可间断；④记录神经系统检查结果和 GCS 评分，必要时给予镇静剂。

确定转运目的地及完成转运前伤情评估后，还要根据伤情、到达医疗单位距离、当地地理及气候条件、伤情是否稳定和局部资源等综合决定转运方式，同时结合转运途

笔记

中可能出现的意外情况、沿途医疗单位及救治水平等作出转运中的安全评估。

（4）知情同意:待伤病员病情相对平稳适合转运时,向伤病员及家属交代伤情,并告知转运的必要性和转运途中可能发生的意外,征得同意并签字后实施转运。

（5）保持通讯线路畅通:转运前和接收医院做好电话沟通,接收医院应了解初步诊断及处理情况等,并随时与转运人员保持联系。需紧急检查、治疗或手术的伤病员,医院应通知相关科室或人员做好准备。

学习小结

1. 学习内容

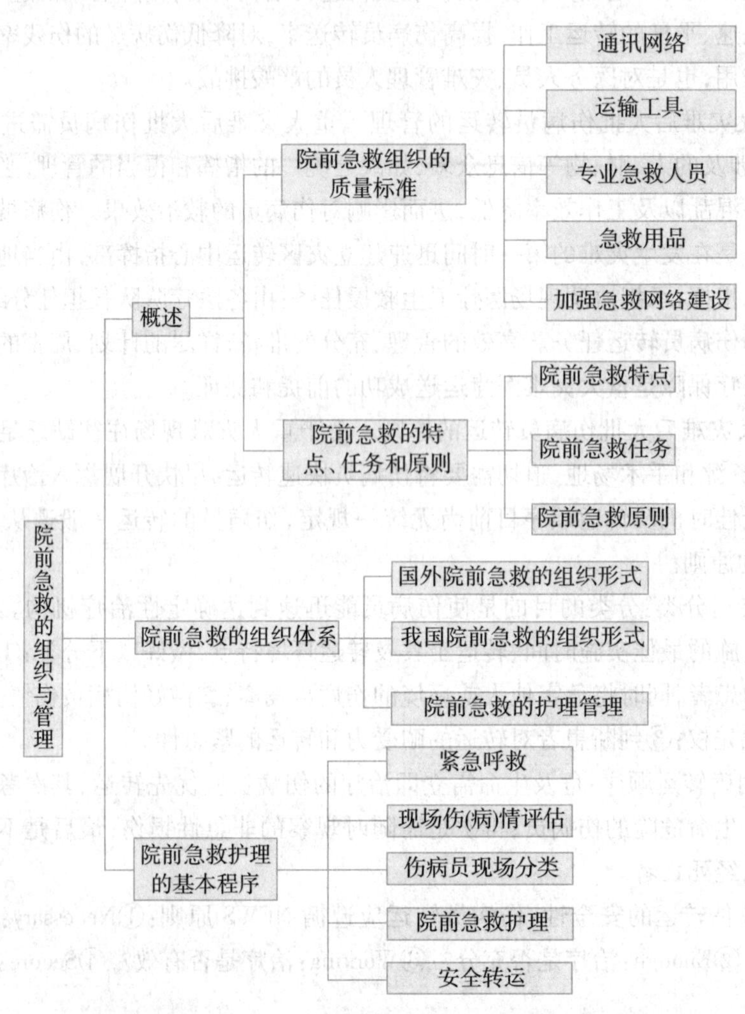

2. 学习方法　院前急救是急诊医疗服务体系的重要组成部分,学习本章内容应以急诊医疗服务体系为框架,通过教师的理论讲授、结合常见事故现场图片或视频,理解院前急救的特点、任务和原则。通过案例教学,让学生自己分析伤情,展开现场急救,进而更好的掌握院前急救护理的基本程序。

（吕静　张传英）

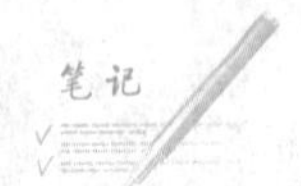

复习思考题

1. 结合你所在的地区特点，谈谈目前我国院前急救工作还有哪些方面需要进一步提高？

2. 在高速公路车祸现场，作为第一目击者，你应如何参与急救？

3. 重大灾难导致大批伤员时，如何确保安全转运？

笔记

第三章

院前急救技术

学习目的

通过学习止血、包扎、固定、搬运、人工气道建立、呼吸道异物的现场急救技术，使学生掌握院前急救基本技术，为在院前抢救急危重伤病员打下坚实的基础。

学习要点

止血、包扎、固定、搬运、口咽通气管、鼻咽通气管、环甲膜穿刺、环甲膜切开的适应证、禁忌证、操作方法和注意事项，呼吸道异物梗阻的病因、临床表现、判断方法、急救方法。

在我国，因突发伤病意外死亡的病例中，很多是由于没有得到及时、有效的现场急救处理而造成的。因此，普及院前急救知识和技术，是一项全民性的工作和任务，它可以极大地降低突发疾病或意外事故时患者的病死率和伤残率，提高其抢救成功率。

第一节　止血、包扎、固定、搬运

止血、包扎、固定、搬运是外伤救护的四项基本技术。在实施现场外伤救护时，通知就近医院的同时，要沉着、迅速地开展现场急救工作，在急救中，一般应本着先抢后救、先重后轻、先急后缓；先止血、包扎，再固定、搬运的原则开展急救工作。

一、止血

在各种突发外伤中，出血是最常见、最突出的症状。有效地止血，是挽救患者生命、降低病死率的一项重要技术。

（一）出血的分类

出血的分类见表3-1。

表3-1　出血的分类

类型	性状	颜色	速度	量
动脉出血	喷射状	鲜红	快	多
静脉出血	涌泉状	暗红	稍缓慢	较多
毛细血管出血	水珠状或片状渗出	鲜红	慢	少

笔记

（二）用物

止血可用的材料很多，在现场急救中可用无菌敷料、绷带，甚至干净的毛巾、衣物、布料等进行加压包扎止血，也可用充气止血带、橡皮止血带等制式止血带止血，在紧急情况下可用绷带、布带等代替，但禁止用电线或铁丝等物代替。

（三）止血方法

院外急救止血方法有加压包扎止血、指压止血、填塞止血、加垫屈肢止血、止血带止血等。一般的出血可以使用加压包扎法止血，但大的动脉出血最常用的是指压止血法和止血带止血法。

1. 加压包扎止血法　是最常用的止血方法，既可以止血，又可以达到包扎伤口的目的。方法是用无菌敷料将伤口覆盖，再用纱布、绷带作适当加压包扎，松紧度以能达到止血为宜，必要时可将手掌放在敷料上均匀加压。适用于小动脉，中、小静脉和毛细血管出血（图3-1）。

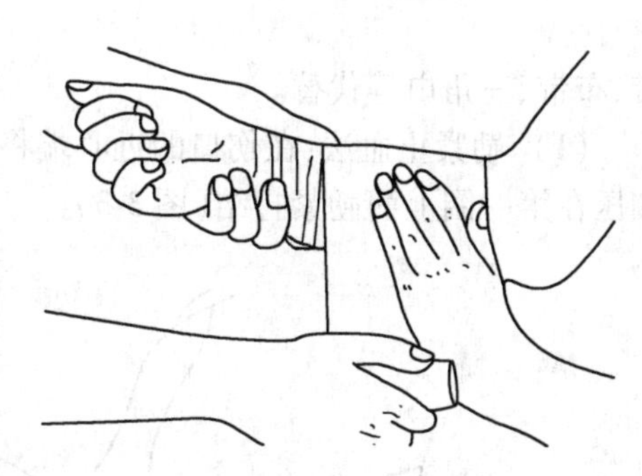

图3-1　加压包扎止血法

2. 指压止血法　是最简单的止血方法，根据动脉走行位置，用手指压迫伤口近心端的动脉，阻断其血运，能有效地达到快速止血的目的。适用于头、面、颈部和四肢的动脉出血（表3-2）。

表3-2　常见出血部位的按压止血方法

出血部位	按压部位	解剖部位
头顶部及前额出血	同侧耳屏上前方1.5cm处	压迫颞浅动脉
面部出血	下颌骨下缘、咬肌前缘凹陷处搏动点	压迫同侧面动脉
枕部出血	耳后乳突下稍往后的搏动点	压迫同侧枕动脉
颈部、面部、头皮部出血	气管外侧与胸锁乳突肌前缘中点之间	压迫同侧颈总动脉
肩部、腋部、上臂出血	锁骨上窝中部，胸锁乳突肌外缘的搏动点	压迫同侧锁骨下动脉
前臂出血	肱二头肌内侧沟中部搏动点	压迫同侧肱动脉
手掌、手背出血	手腕横纹稍上方的内、外侧搏动点	压迫同侧尺、桡动脉
大腿出血	大腿根部腹股沟中点偏内侧的下方搏动点	压迫同侧股动脉
足部出血	足背中部近脚腕处和足跟与内踝之间的搏动点	压迫同侧的胫前、胫后动脉

3. 加垫屈肢止血法　在肘窝、腘窝垫以棉垫卷或绷带卷，将肘关节或膝关节尽力屈曲，借衬垫物压住动脉，并用绷带或三角巾将该肢体固定于屈曲位，以阻断关节远端的血流达到止血的目的。多用于肘关节或膝关节远端肢体受伤出血，对疑有骨折或关节损伤时禁用此法（图3-2）。

4. 止血带止血法　一般适用于四肢较大动脉的出血，或采用加压包扎后不能有效控制的大出血。常用的有充气止血带和橡皮止血带两种，在紧急情况下也可用绷

笔记

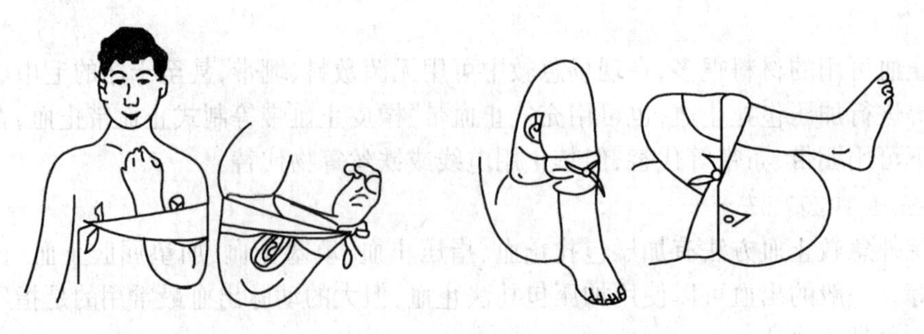

图 3-2　加垫屈肢止血法

带、布带、三角巾等代替。

（1）勒紧止血法：在伤口的近心端将叠成带状的三角巾绕肢体一圈为衬垫，第二圈压在第一圈上面勒紧打结（图 3-3）。

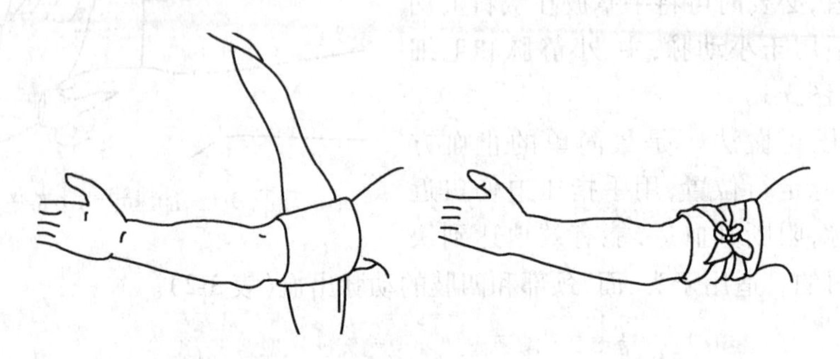

图 3-3　勒紧止血法

（2）绞紧止血法：将三角巾叠成带状，在伤口的近心端绕肢体一圈，两端向前拉紧打一活结，并在一头留出一小套，用小棍做绞棒，插在活结内绞紧，再将小棍另一头插入小套内，把小套拉紧固定即可。

（3）橡皮止血带止血法：抬高患肢，将衬垫物置于止血部位皮肤上。一手掌心向上，手背贴紧肢体，止血带一端用拇指和示指夹住，留出长约 10cm 的一段，另一手拉较长的一端，适当拉紧拉长，绕肢体 2 圈，用前一手的示指和中指夹住止血带的末端用力拉下，使之压在缠紧的止血带下面即可（图 3-4）。

（4）卡式止血带止血法：将涤纶松紧带绕肢体一圈，然后把插入式自动锁卡插进

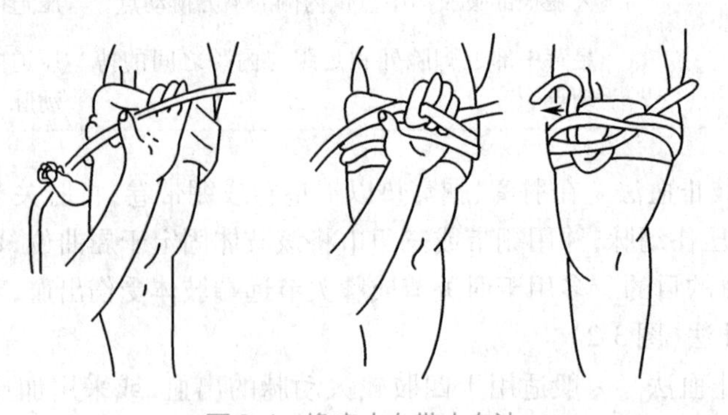

图 3-4　橡皮止血带止血法

笔记

活动锁紧开关内,一只手按住活动锁紧开头,另一只手紧拉涤纶松紧带,直到不出血为止。放松时用手向后扳放松板,解开时按压开关即可。

止血带是止血的应急措施,在使用过程中过紧会压迫损害神经或软组织,过松起不到止血作用,过久会引起肌肉坏死、厌氧菌感染,甚至危及生命。因此,使用时应注意:①部位要准确:止血带应扎在伤口的近心端,尽量靠近伤口;②皮肤与止血带之间要加衬垫,以免损伤皮肤,切忌用绳索或铁丝直接加压;③压力要适度,止血带的松紧以刚好远端动脉搏动消失为宜;④凡是上止血带的患者必须做标记,标明其日期、时间和部位,并贴放在醒目的位置以便观察;⑤定时放松:扎止血带的时间不宜超过 3 小时,且应每 30 ~ 60 分钟放松一次,每次 2 ~ 3 分钟,放松时可改用指压法临时止血。

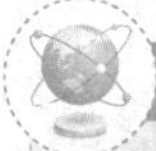
知识链接

止 血 法

止血的方法有很多种,下面几种止血方法在院外急救中使用较少。

1. 结扎止血法　一般在医院急诊室或手术室内于清创的同时应用。找到出血的血管断端,用血管钳夹闭以阻断血流,再用手术缝线结扎的方法。对于损伤组织辨认不清的,一般不宜采用,否则易造成重要的神经血管损伤。

2. 药物止血法　根据患者具体情况,采用各种外用止血药物和输入新鲜血液或各种凝血因子,以提高凝血作用。外用止血药有多种剂型,止血粉可加速创面血栓的形成;止血纸易黏附于创面,适用于较大创伤的渗血;止血栓吸血后膨胀,可起到填塞作用,适用于较深、空洞样伤口的止血。

3. 填塞止血法　指用无菌敷料填入伤口内,压住破裂的血管,外加大块敷料加压包扎。适用于大腿根、腋窝、肩部等难以用一般加压包扎处理的较大而深的伤口出血。

4. 充气止血带止血法　将袖带绑在伤口的近心端,充气后起到止血的作用。其有压力表指示压力的大小,作用平均,效果较好。

二、包扎

包扎在外伤救护中应用最广,使用的器材简便。其目的在于保护伤口,减少伤口感染和再损伤;局部加压,帮助止血;固定伤口上的敷料、夹板;扶托受伤的肢体,使伤部舒适安全,减轻痛苦。

(一)用物

1. 特制材料　绷带、三角巾、四头带、多头带、丁字带等。

2. 就便材料　洁净的毛巾、被单、丝巾、衣物等。

(二)包扎方法

1. 绷带基本包扎法　是用途最广、最方便的包扎方法,常用的基本方法有 6 种,根据包扎部位形状的不同而采用合适的方法(表 3-3)。

2. 多头带包扎法　多头带包括四头带、腹带、胸带、丁字带等,多适用于不易包扎和面积过大的部位。四头带常用来包扎下颌、鼻部、眼部等;腹带主要包扎腹部;胸带包扎胸部;丁字带包扎肛门和会阴。

笔记

表 3-3　常用绷带包扎方法

方法	步　骤	适用范围
环形包扎(图 3-5A)	将绷带环形重叠缠绕,下圈必须遮盖上圈,结束时用胶布固定尾端或将带尾分成两头,以此打结固定	绷带包扎的开始与结束,或包扎粗细相等的部位的小伤口,如颈、腕、胸腹等处
蛇形包扎(图 3-5B)	将绷带以环形法缠绕数圈后,以绷带宽度为间隔,斜行上缠,每圈互不遮盖	维持敷料或夹板固定
螺旋形包扎(图 3-5C)	将绷带环行缠绕数圈后,再斜行向上缠绕,每圈遮盖上一圈的 1/3 ~ 1/2	包扎直径基本相同的部位,如上臂、躯干、大腿等
螺旋反折包扎(图 3-5D)	每周均把绷带向下反折,遮盖上一圈的 1/3 ~ 1/2,反折部位应相同,使之成一直线	包扎直径大小不等的部位,如前臂、小腿等
“8”字形包扎(图 3-5E)	在伤处上下,将绷带由下而上,再由上而下,互相交叉包扎重复作“8”字形旋转缠绕,每圈遮盖上一圈的 1/3 ~ 1/2	包扎屈曲的关节,如肩、肘、髋、膝关节等部位
回返包扎(图 3-5F)	先将绷带以环形法缠绕数圈后,在中央来回反折,一直到该端全部包扎后,再作环形固定	包扎有顶端的部位如头部、断肢残端

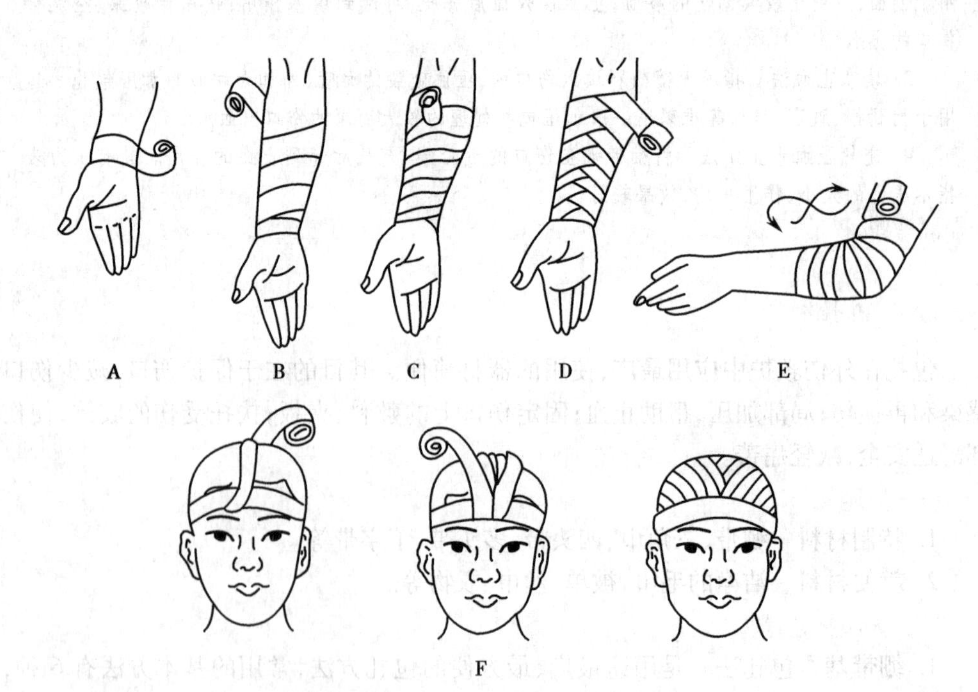

图 3-5　绷带包扎的基本方法

3. 三角巾包扎法　三角巾是各种创伤常用的现场包扎器材,其制作简单,应用方便,可灵活运用于身体各部位较大伤口的包扎。制式三角巾底边长 130cm,侧边长

笔记

85cm，高65cm，顶角有一条45cm的系带，使用时可根据需要折叠成不同形状，如可将三角巾顶角偏左或偏右的位置到底边中点，则将三角巾折叠成燕尾形，可根据包扎部位的不同调整燕尾巾夹角大小，也可折叠成带状作为悬吊带或用作肢体创伤及头、眼、膝、肘、手部等较小伤口的包扎。

（1）头顶帽式包扎法：将三角巾底边向上反折约3cm，然后将折缘放在前额与眉平齐，顶角越过头顶，拉向头后，两底角自两耳上方绕至枕后交叉，绕到前额打结固定，最后将顶角拉紧向上反折嵌入头后部交叉处内（图3-6）。

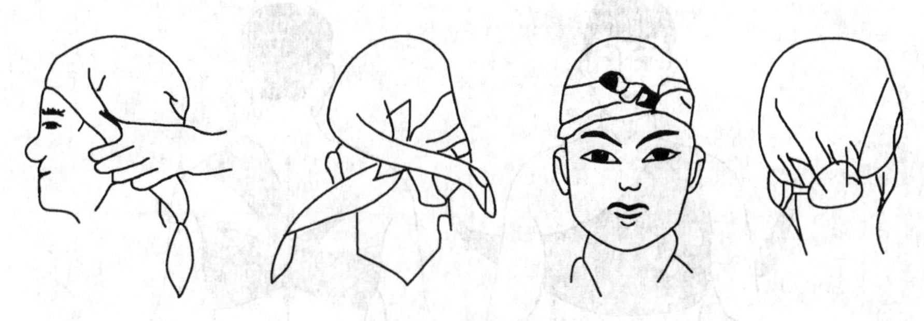

图3-6　头顶部包扎法

（2）单肩燕尾巾包扎法：把燕尾巾夹角朝上，放在伤侧肩上，向后的一角略大并压住向前的角，燕尾底边包绕上臂上部打结，然后两燕尾角分别经胸、背拉到对侧腋下打结（图3-7）。

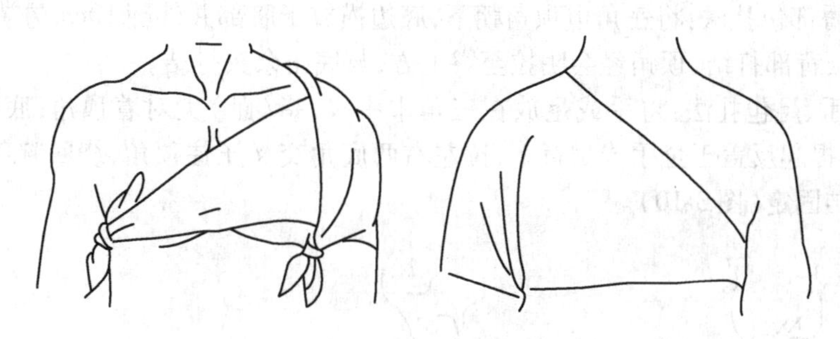

图3-7　燕尾巾包扎单肩

（3）双肩燕尾巾包扎法：两燕尾角等大，夹角朝上对准颈部，燕尾披在双肩上，两燕尾角分别经左右肩拉到腋下与燕尾底角打结（图3-8）。

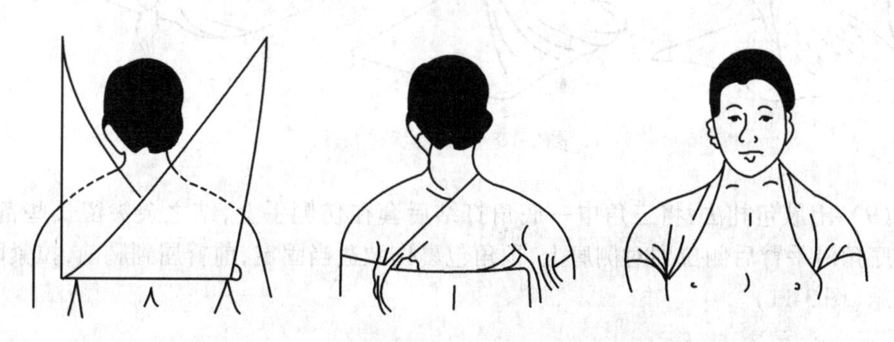

图3-8　燕尾巾包扎双肩

笔记

（4）胸部包扎法:将三角巾折叠成燕尾式,两燕尾角相等,夹角约100度,将其置于胸前,夹角对准胸骨上凹,顶角系带围腰与底边在背后打结,然后,将一燕尾角系带拉紧穿过打结的横带与另一燕尾角打结。

（5）侧胸部包扎法:将三角巾底边横放在胸部,约在肘弯上3cm,顶角越过伤侧肩,垂向背部,三角巾的中部盖在胸部的伤处,两端拉向背部打结,顶角也和此结一起打结(图3-9)。

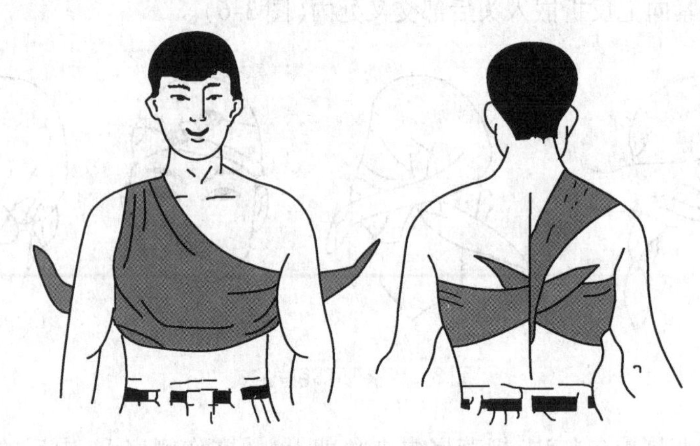

图3-9 侧胸部包扎法

（6）背部包扎法:方法与胸部相同,只是位置相反,结打于胸部。

（7）臀部包扎法:将三角巾顶角朝下,底边横放于脐部并外翻10cm左右宽,拉紧两底角至腰背部打结,顶角经会阴拉至臀上方,与底角余头打结。

（8）手、足包扎法:将手或足放在三角巾中央,指(趾)尖对着顶角,底边位于腕部,将顶角提起反盖于全手或足背上,拉左右两底角交叉压住顶角,绕回腕部,于掌侧或背侧打结固定(图3-10)。

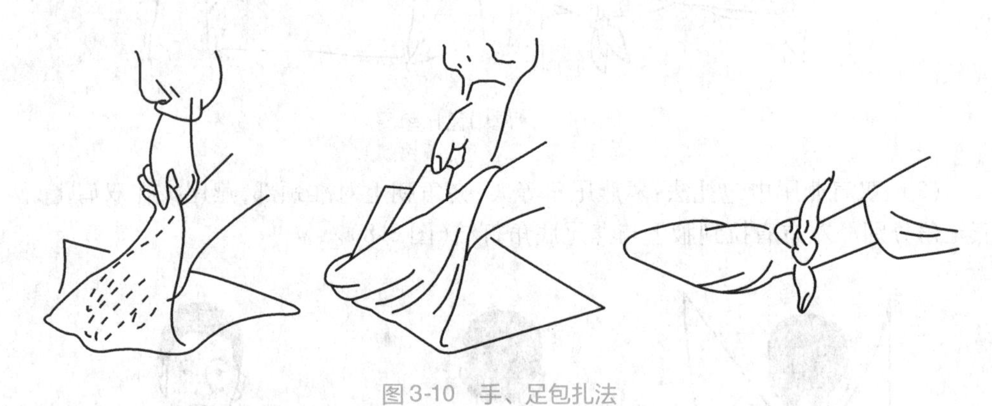

图3-10 手、足包扎法

（9）上肢包扎法:将三角巾一底角打结后套在伤侧手上,结之余头留长些备用,另一底角沿手臂后侧拉到对侧肩上,顶角包裹伤肢适当固定,前臂屈到胸前,拉紧两底角打结(图3-11)。

（三）注意事项

1. 包扎伤口前先进行简单清创并盖上无菌敷料,然后再进行包扎。包扎时注意

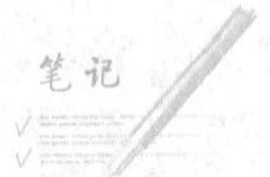

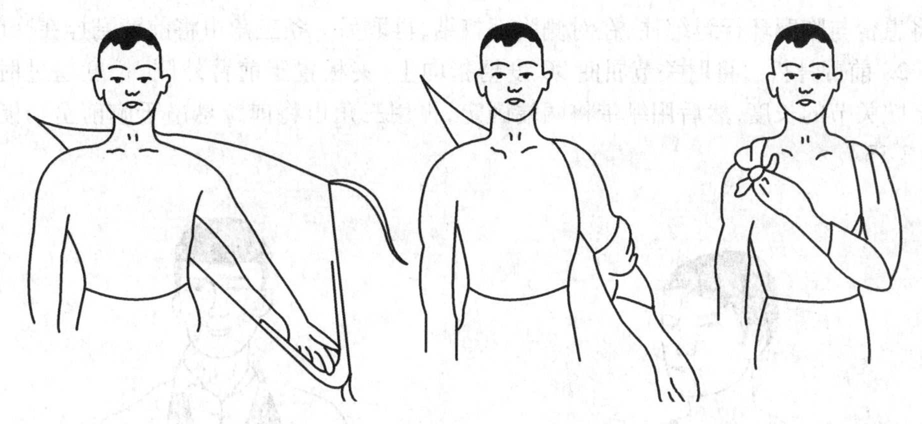

图 3-11　上肢包扎法

不用手或脏物触碰伤口，不用水冲洗伤口（化学伤除外），不轻易拔出伤口内异物，不把脱出的组织回纳。

2. 根据伤口大小以及所处的部位，选择合适的包扎材料及方法。

3. 包扎时在皮肤皱褶处（如腋下、腹股沟等处）及骨隆突处适当添加衬垫物，防止局部皮肤受压，并注意保持肢体的功能位置。

4. 绷带的环绕方向一般由左向右，从远心端向近心端，以利于静脉血液回流；包扎松紧要适当，注意露出肢体的末端，以便随时观察血液循环情况。

5. 绷带或三角巾打结固定时应避开伤口、骨隆突处或易于受压的部位，尽量将结放在肢体的外侧面。

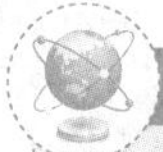

知识链接

包扎的基本要求

包扎动作的基本要求是快、准、轻、牢。快是指包扎的动作迅速敏捷；准是指包扎的部位要准确；轻是指包扎的动作要轻，不要碰到伤口，以免增加伤口的疼痛和出血；牢是指包扎要牢靠，松紧要适度。

三、固定

固定是对骨折患者进行保护和治疗的一种方法，对于院外骨折的患者，急救时应将骨折部位进行临时固定，其目的是限制骨折断端活动，防止骨折周围组织的继发性损伤，减轻疼痛。

（一）用物

1. 特制材料　夹板，有木质夹板、铁丝夹板、塑料制品夹板和充气性夹板等。

2. 就便材料　竹板、椅子、木棒等。紧急情况下，也可以利用健侧肢体或躯干进行临时固定伤肢。

（二）固定方法

1. 上臂骨折　将夹板放于伤臂外侧，在骨折部位上下两端固定，将肘关节屈曲 90 度，使前臂呈中立位，再用三角巾将上肢悬吊，固定于胸前（图 3-12），也可用一条三角

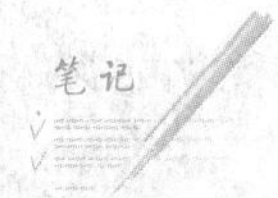

巾将患臂与胸廓环行缚绑住，在对侧胸部打结，再取另一条三角巾将前臂悬挂在胸前。

2. 前臂骨折 将肘关节屈曲90度拇指向上，夹板置于前臂外侧，长度超过肘关节至腕关节的长度，然后用绷带将两端固定，再用三角巾将前臂悬吊于胸前呈功能位（图3-13）。

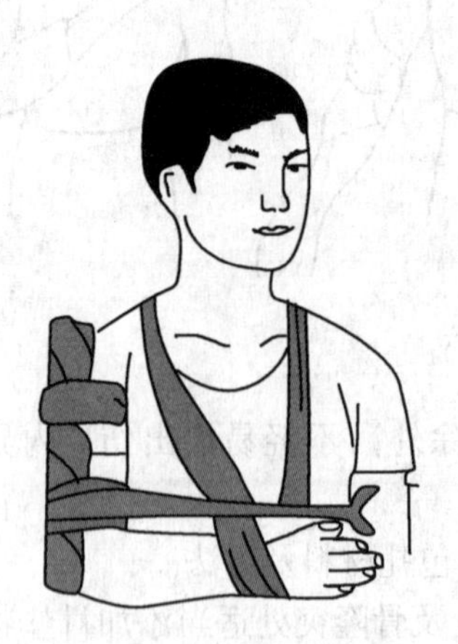

图3-12 肱骨骨折固定

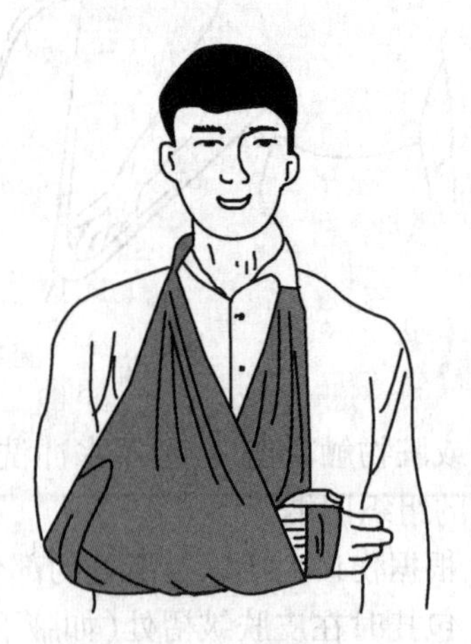

图3-13 前臂骨折固定

3. 脊柱骨折 将患者俯卧于硬板上，避免移动，必要时，用绷带将其固定于木板上（图3-14）。

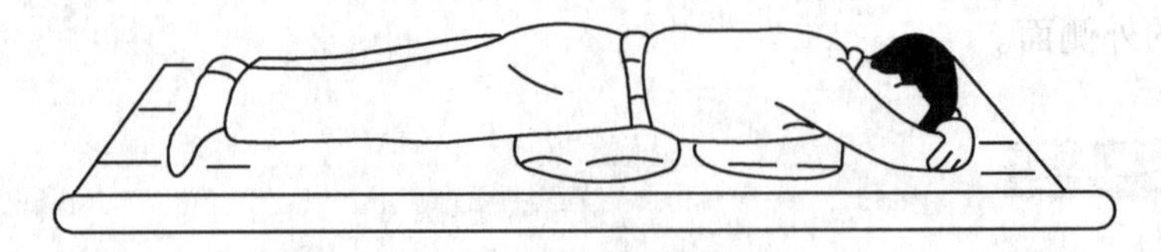

图3-14 脊柱骨折固定

4. 骨盆骨折 患者仰卧位，膝微曲，在两膝、两踝之间及下部放一衬垫，后在踝关节、膝关节及髋关节上用三角巾或绷带固定（图3-15）。

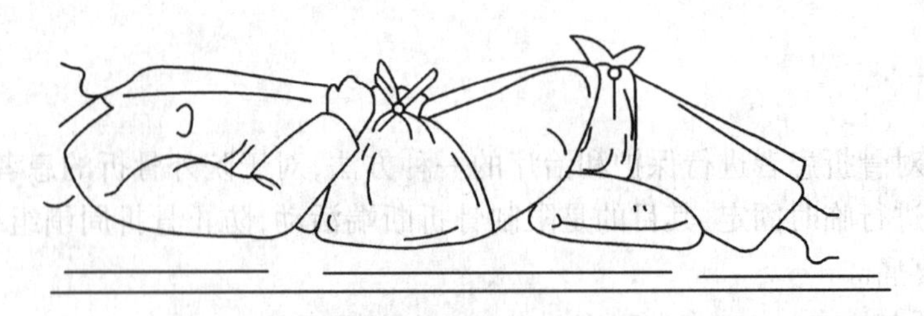

图3-15 骨盆骨折固定

5. 大腿骨折 取一长夹板置于伤腿的外侧，长度从腰部或腋窝至足跟，另用一夹板置于伤腿的内侧，长度从大腿根部至足跟，然后用绷带或三角巾分段将夹板固定，注意在关节和下肢间的空隙处垫以纱布或其他软织物（图3-16）。

6. 小腿骨折 将两块长短相等的夹板（从足跟至大腿）分别放在伤腿的内外侧，然后用绷带或三角巾分段扎牢。紧急情况下无夹板时，可将两下肢并紧，两脚对齐，然

笔记

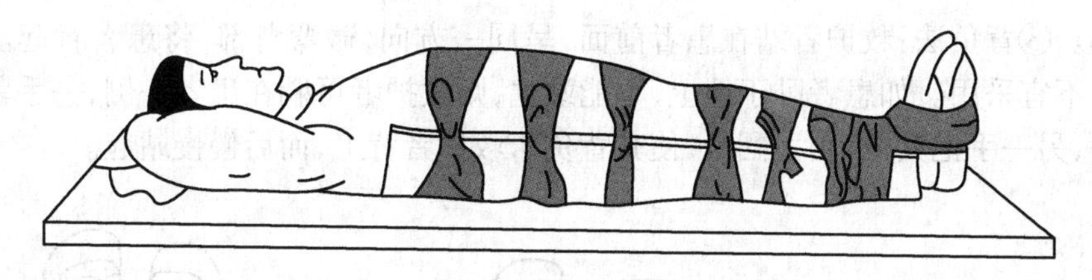

图 3-16　大腿骨折固定

后将健侧肢体与伤肢分段用绷带或三角巾固定在一起，注意在关节和两小腿间的空隙处垫以纱布或其他软织物（图 3-17）。

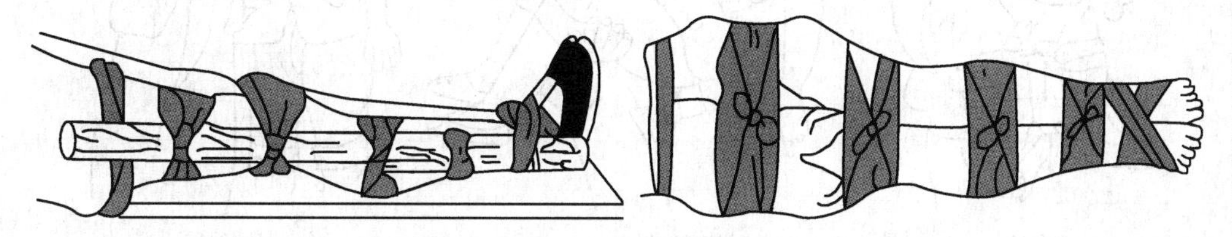

图 3-17　小腿骨折固定

（三）注意事项

1. 上夹板固定前，如有出血和伤口，应先止血、包扎，然后再固定骨折部位；处理开放性骨折时，不可将外露的骨折断端送回伤口，以免造成感染；若有休克，先进行抗休克处理。

2. 夹板的长度应适宜，必须超过骨折部位上下两个关节。

3. 夹板与皮肤之间应有衬垫，以免皮肤摩擦破损或固定不牢靠。

4. 固定松紧适宜，以免影响血液循环或失去固定的作用；固定时，一定要露出指（趾）端以便随时观察末梢血液循环情况。

四、搬运

搬运是急救医疗不可或缺的重要组成部分，正确、稳妥、迅速地将患者搬运至安全地带对患者的抢救、治疗和预后都至关重要。现场搬运多为徒手搬运，也可以用专用搬运工具或临时制作的简单搬运工具。

（一）用物

徒手搬运不需任何工具。搬运最常用的器械为担架。现场急救也可用椅子、门板、毯子、绳子等代替担架。

（二）搬运方法

1. 徒手搬运　救护人员不使用工具，而只运用技巧徒手搬运患者，包括单人搀扶、背驮、双人搭椅、拉车式及三人搬运等。适用于病情轻、路途近又找不到担架的情况。

（1）单人搬运法（图 3-18）：①扶持法：适用于病情轻，能站立行走的患者。救护者站在患者一侧，使其手臂揽着自己的头颈，然后用外侧的手牵着患者的手腕，另一手伸过患者背部扶持其腰部，使其身体略靠着救护者，扶着行走。②抱持法：救护者站在患者一侧，一手托其背部，一手托其大腿，将其抱起，患者若有知觉，可让手抱住救护者

笔记

的颈部。③背负法：救护者站在患者前面，呈同一方向，微弯背部，将患者背起。胸部创伤者不宜采用。如患者卧于地上，不能站立，则救护者可躺在患者一侧，一手紧握患者的手，另一手抱其腿，用力翻身，使其背负于救护者背上，而后慢慢站起。

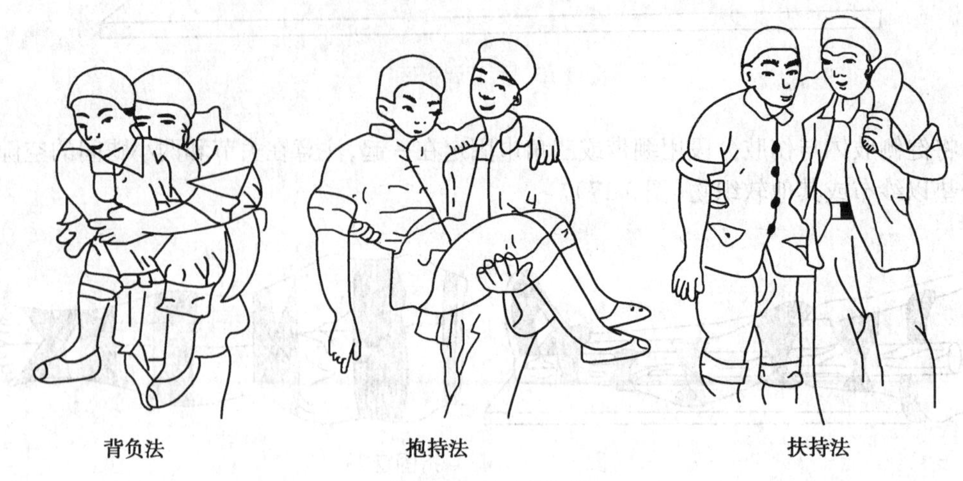

图 3-18　单人搬运法

（2）双人搬运法（图 3-19）：①椅托式：甲乙两人相对而立，甲以右膝，乙以左膝跪地，各以一手伸入患者大腿之下互相紧握，另一手彼此交错支持患者背部。②拉车式：两个救护者，一个站在患者头部，两手插到腋前，将其抱在怀内，一个站在其足部，跨在患者两腿中间，两人步调一致慢慢抬起。③平抱或平抬法：两人平排，将伤者平抱，亦可一前一后、一左一右将患者平抬。

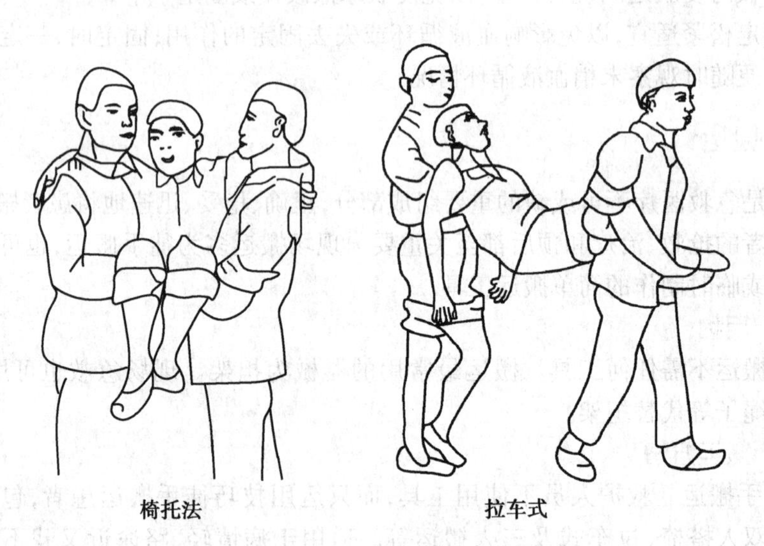

图 3-19　双人搬运法

（3）三人搬运或多人搬运法：可以三人平排，将患者抱起齐步一致前进。四人或以上，可面对站立将患者抱起（图 3-20）。

2. 担架搬运　最常用，较舒适平稳，一般不受道路、地形限制，适于病情重和运送远途患者的情况。常用的有适用脊柱损伤、骨盆骨折患者的铲式担架；适用于心肺复

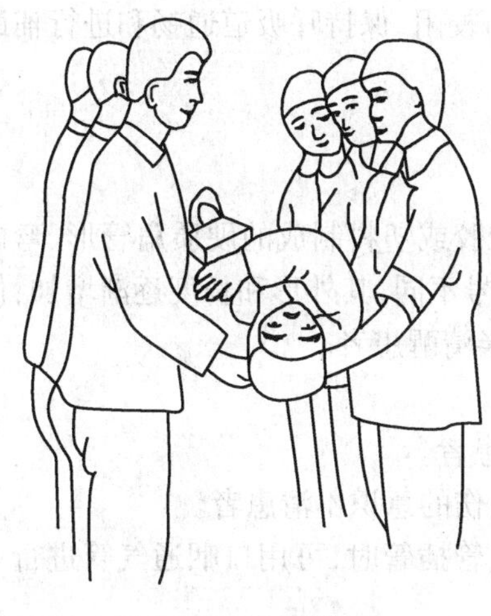

图 3-20 多人搬运法

苏及骨折患者的板式担架及四轮担架、帆布担架、可折叠式搬运椅等，也可以就地取材，用替代品如绳索、竹竿、梯子、被服、椅子、门板、毯子等制成简易而结实的担架。将患者水平托起，放在担架上，使其平卧位，头朝后，脚朝前，后面的救护者随时观察患者的情况，搬运途中尽可能使担架保持水平。上坡时，脚放低，头抬高；下坡时则相反。

3. 特殊伤员的搬运

（1）脊柱损伤：搬运方法是应先固定颈部，再用硬板搬运。搬运时应有 3～4 人一起搬动，严防颈部和躯干前屈或扭转，应保持脊柱伸直，避免加重脊柱、脊髓损伤，保护呼吸功能等。

（2）骨盆损伤：应用大块包扎材料将骨盆作环形包扎后，仰卧于硬板或硬质担架上，膝微屈，下面加垫。

（3）腹部内脏脱出：可用大小适当的碗扣住脱出部分，并用三角巾包扎固定，屈曲下肢，腹肌放松，并注意腹部保温，严禁将脱出的内脏回纳腹腔，以免引起感染。

（4）身体带有刺入物：应先包扎好伤口，固定好刺入物，方可搬运；应避免挤压、碰撞；刺入物外露部分较长时，要有专人负责保护刺入物；途中严禁震动，以防止刺入物脱出或深入。

（5）颅脑损伤、昏迷或有恶心呕吐：使患者侧卧或俯卧于担架上，头转向一侧，以利于呼吸道分泌物排出。

（三）注意事项

1. 搬运过程中，动作要轻巧、敏捷、步调一致，避免震动，以减少患者的痛苦。

2. 注意观察病情变化，搬运途中，要随时观察患者的伤情有无变化，如神志、表情、面色、脉搏、呼吸等。

3. 根据不同的伤情和环境采取不同的搬运方式，避免再次损伤和搬运不当造成的意外伤害。

4. 对骨折、脱位及大出血患者，应先固定、止血再搬运，输液患者要注意保持管路通畅。

5. 搬运途中注意保暖。

案例分析

患者，女，35 岁，因车祸致颈椎损伤、左小腿皮肤严重擦伤、肿胀，有较多出血，患者神志清，烦躁不安。

问题：你作为现场急救人员应如何实施救护？

第二节 人工气道通路的建立

人工气道（artificial airway）是指将导管经口腔或鼻腔插入呼吸道或直接在气管上

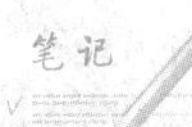

置入导管而建立的气体通道。它是迅速解除呼吸道梗阻，保持呼吸道通畅和进行辅助通气的有效途径，也是抢救危重患者的重要手段。

一、口咽通气管

口咽通气管（oral-pharyngeay，OPA）是由弹性橡胶或塑料制成的硬质扁管形、弯曲状人工气道，其弯曲度与舌及软腭相似。根据其型号不同，其外形和长度逐渐增加，供不同年龄及体型患者使用。OPA 不可用于清醒或半清醒患者。

（一）适应证

1. 完全性或部分上呼吸道梗阻且意识不清的患者。
2. 癫痫发作或痉挛性抽搐时保护舌、齿免受损伤的意识不清患者。
3. 当无条件对院外心搏、呼吸骤停患者进行气管插管时，可用口咽通气管进行口对口人工呼吸。
4. 缺乏咳嗽和咽反射的意识不清患者。
5. 同时有气管插管时，可取代牙垫作用。

（二）操作步骤

快速评估病情后根据具体情况适当解释操作目的，取得患者或家属合作，有条件时签署知情同意书，立即准备用物后实施操作（表 3-4）。

表 3-4　口咽通气管操作步骤

操 作 步 骤	要点与说明
①患者体位：仰卧位	• 头后仰，口、咽、喉三轴线尽量重叠
②选择合适规格的口咽通气管，用液状石蜡充分润滑	• 一般导管长度为门齿到下颌角的距离（图 3-21）
③反向插入法：先迫使患者张口，将口咽通气管的凸面沿患者舌面插入口腔，当导管插入全长的1/2 时，将导管旋转 180°，并继续向前推进至合适位置（图 3-22）	• 口咽通气管的禁忌证：张口困难、下颌骨骨折、上下中切牙松动、口腔创伤、口腔手术及口腔感染等
④直接放置法：用压舌板下压舌体将导管沿其上方顺势滑行入咽腔	• 插管时避免损伤牙齿
⑤胶布妥善固定	• 确认口咽通气管的位置适宜、气流通畅后再固定

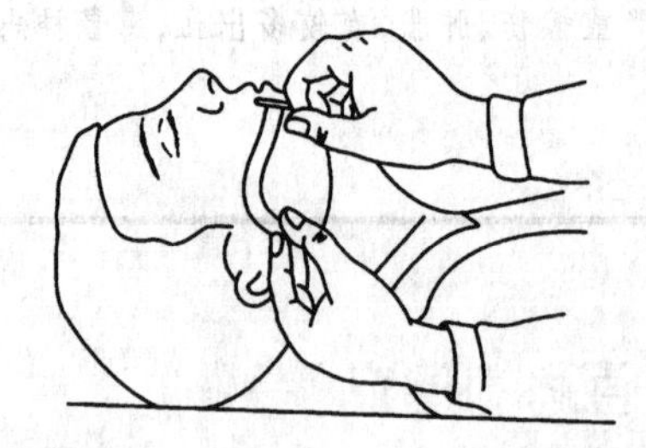

图 3-21　选择合适长度的口咽通气管

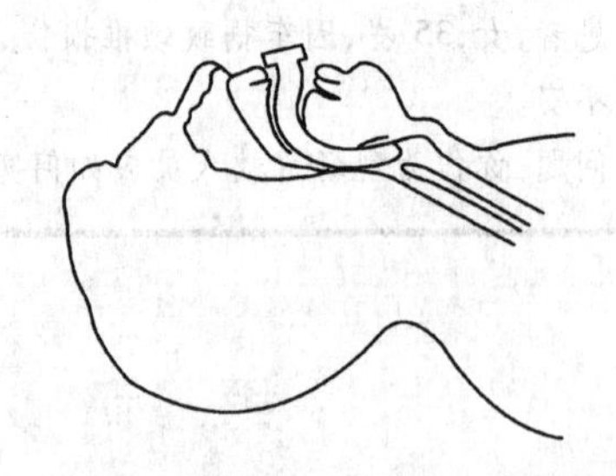

图 3-22　口咽通气管插入的正确位置

（三）注意事项

1. 选择 OPA 型号的原则是宁长勿短，宁大勿小。插管动作轻柔，避免对牙、舌造成损伤和出血，注意不要将两唇夹在导管与门齿之间，以免损伤出血。

2. 加强气道湿化管理，可在口咽通气管外口覆盖一层生理盐水纱布，同时起到防止吸入异物和灰尘的作用。

3. 及时清理呼吸道分泌物，预防窒息，密切观察有无导管脱出阻塞气道现象。

4. 严密观察病情变化并随时记录，备好各种抢救器械和物品，必要时配合医生行气管插管术。

二、鼻咽通气管

鼻咽通气管（nasopharyngeal airway，NPA）是一个由硅胶或塑料制成的长约 15cm 的软管道，操作简单，不需任何特殊器械协助，能在数秒内从患者鼻腔插入咽腔，迅速解除舌后坠所致的呼吸道梗阻。

（一）适应证

1. 各种原因导致的不完全性呼吸道梗阻，患者在临界昏迷状态下更易于耐受鼻咽通气管。

2. 牙关紧闭或下颌僵硬不能经口吸痰者，预防反复经鼻腔吸引导致鼻腔黏膜损伤者。

（二）操作步骤

快速评估病情后根据具体情况适当解释操作目的，取得患者或家属合作，有条件时签署知情同意书（表 3-5）。

表 3-5　鼻咽通气管操作步骤

操作步骤	要点与说明
①患者体位：同口咽通气管	
②选择合适规格的鼻咽通气管，用石蜡油充分润滑	• 鼻咽通气管的禁忌证：双侧鼻甲过度肥大、慢性阻塞性鼻炎、双侧鼻息肉、鼻咽纤维血管瘤、颅底骨折致脑脊液鼻漏、后鼻孔闭锁、鼻腔易出血、凝血功能异常等
③取与腭板平行的方向插入，直至感到越过鼻咽腔的转角处，再向前推进至气流最通畅处，插入深度约 13～15cm	• 必要时可用麻黄碱液滴鼻，收缩鼻黏膜血管，减少出血
④胶布或系带妥善固定在鼻侧部	• 确认鼻咽通气管的位置适宜、气流通畅后再固定

（三）注意事项

1. 选择合适的鼻咽通气道，比较鼻咽通气管外径和患者鼻孔内腔，使用尽可能大又易于通过鼻孔的导管，长度为鼻尖至耳垂距离。

2. 做好气道湿化，预防鼻黏膜干燥出血。

3. 及时清除鼻腔分泌物，做好鼻腔护理，保持鼻咽通气管通畅。

4. 保持吸氧管通畅，及时评价氧疗效果。

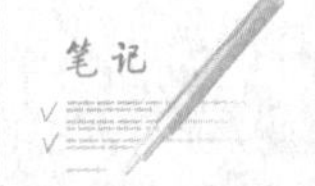

三、环甲膜穿刺、切开术

环甲膜穿刺或切开造口术是在确切的气道建立之前，迅速提供临时路径进行有效气体交换的急救技术，是上呼吸道梗阻时迅速开放气道的紧急抢救方法，可为正规气管插管、气管切开造口术赢得宝贵时间。

（一）环甲膜穿刺术

环甲膜穿刺是一种紧急的气道开放方法，主要用于现场急救，有出血倾向者禁用。

1. 目的　解除上呼吸道梗阻，迅速建立人工气道。

2. 适应证

（1）各种原因所致上呼吸道完全或不完全阻塞不能及时气管切开者。

（2）牙关紧闭经鼻气管插管失败者，为喉、气管内其他操作做准备。

3. 操作步骤　快速评估病情并根据具体情况解释操作目的，取得患者或家属合作，签署知情同意书。

（1）准备用物：环甲膜穿刺针或16号粗针头、套管针或T型管、氧气及氧气管道，消毒用物。

（2）操作方法（表3-6）：

表3-6　环甲膜穿刺术操作步骤

操作步骤	要点与说明
①携用物至患者身旁，核对确认患者	禁忌证：有出血倾向者禁用
②局部皮肤消毒	根据当时情况的紧急程度决定是否消毒
③患者仰卧，头尽量后仰并保持正中位	不需要局部麻醉
④操作者用左手示指和拇指固定环甲膜处的皮肤	环甲膜位于甲状软骨与环状软骨之间，在喉结下方凹陷处（图3-23）
⑤操作者用右手持16号针头垂直刺入环甲膜	穿刺时进针不要过深，注意止血
⑥判断环甲膜穿刺是否成功	有落空感，挤压患者双侧胸部有气体溢出，随即上呼吸道梗阻症状缓解，患者出现咳嗽反射
⑦固定针头于垂直位，用T型管的上臂一端与针头连接并通过T型管的下臂接氧气输氧	保证连接处紧密，不漏气

4. 注意事项

（1）环甲膜穿刺属于非确定性气道开放技术，一旦复苏成功应立即改为气管切开术或尽早进行消除病因的处理。

（2）穿刺时进针不要过深，避免损伤喉后壁黏膜。

（3）若穿刺部位出血较多，应注意止血，以免血液反流入气管内。

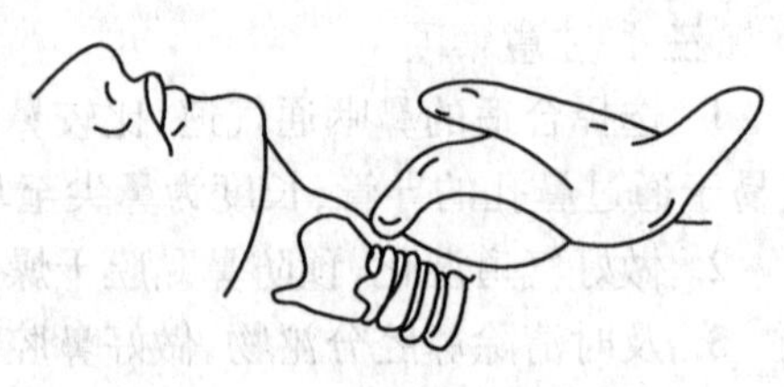
图3-23　环甲膜体表位置

（4）穿刺针留置时间不宜超过24

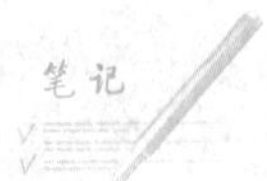

小时。

（二）环甲膜切开造口术

环甲膜切开造口术主要用于病情危急、需立即抢救者。待呼吸困难缓解后，再做常规气管切开术。

1. 目的和适应证　同环甲膜穿刺术。

2. 操作步骤　快速评估病情并根据具体情况解释操作目的，取得患者或家属合作，条件允许时，签署知情同意书。

（1）用物准备：根据当时条件备无菌小刀、止血钳、橡胶管或备气管切开全套用物。

（2）操作方法（表3-7）：

表3-7　环甲膜切开术操作步骤

操作步骤	要点与说明
①～④同环甲膜穿刺术	头后仰，喉头充分向前凸出
⑤操作者戴无菌手套，铺无菌巾，右手用小刀在甲状软骨和环状软骨间作一长约2～3cm的横行皮肤切口（图3-24）	进刀时用力不可过猛，以免损伤气管后壁
⑥在接近环状软骨处切开环甲膜约1～1.5cm，并迅速将刀背旋转90°，或用血管钳撑开切口	切口应尽量靠近环状软骨上缘，以免损伤环甲动脉吻合支
⑦插入橡胶管或塑料管或气管套管，建立人工气道，妥善固定	

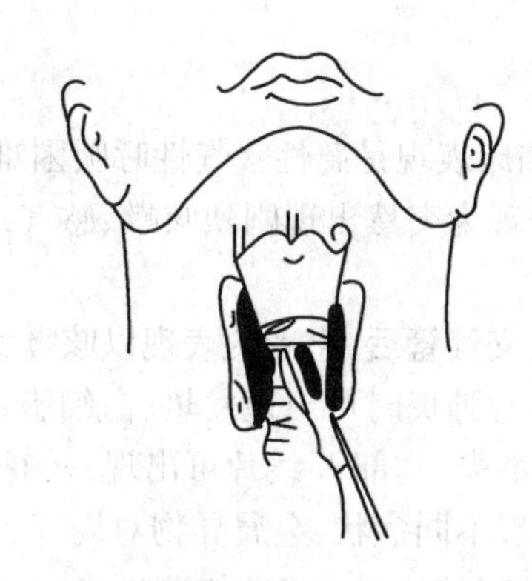

图3-24　环甲膜切开

3. 注意事项

（1）环甲膜切开置管术只是应急手术，带管时间要小于48小时，以免因发生感染或形成瘢痕组织而造成喉狭窄。患者呼吸困难缓解、危急情况好转后，应改为常规气管切开术。

（2）操作中勿损伤环状软骨，以免造成喉狭窄、发音困难等严重并发症。

笔记

第三节　气道异物梗阻的现场急救

气道异物梗阻(foreign body airway obstruction,FBAO)是指异物不慎被吸入喉、气管、支气管所产生的一系列呼吸道症状,多发生于小儿和老年人。病情严重程度取决于异物的性质和气道阻塞的程度,重者可造成窒息甚至死亡。因发病突然,病情危急,现场抢救以徒手抢救法为主,抢救的时间、方法正确与否,是挽救患者生命的关键。

一、病因

任何人突然出现呼吸骤停都应考虑到 FBAO。造成呼吸道异物梗阻的主要原因有三点,其中最主要的原因是误吸。

(一)各种原因造成的误吸

儿童含物玩耍或进食时运动、受惊、欢笑或哭闹;幼儿磨牙未萌出,咀嚼功能不完善,喉保护功能欠健全;患有哮喘、肺炎等呼吸道疾病的小儿,进食时因咳喘后紧接反射性深吸气等;老年人咽反射迟钝;成人通常在进食时易发生,肉类食物是造成 FBAO 最常见的原因。

(二)医源性异物

如口腔、咽喉部手术时,脱落的牙齿、切落的组织、折断的医疗器械、鼻腔异物后滑等。

(三)其他

全麻或昏迷患者吞咽功能不全,咳嗽反射减弱;异物由气管切开患者的气管套管处落入等。

二、临床表现

喉、气管异物最常见的临床表现是急性吸气性呼吸困难、咳嗽和喉喘鸣。

1. 异物吸入期　患者表现为突然出现剧烈咳嗽、憋气,如较大异物或卡在声门可引起窒息。

2. 阻塞期　当异物进入支气管后,患者的表现以咳嗽为主,并可出现哮鸣音。

3. 炎症期　当发生阻塞性肺炎时可出现发热、白细胞计数增多等感染表现,听诊可闻及一侧呼吸音降低甚至消失,胸部 X 线片可出现一侧肺不张或阻塞性肺气肿。

吸入不同种类异物可出现不同症状,金属异物对局部刺激较小,若不发生阻塞,可存留于支气管中数月且无症状;植物性异物(如花生米、豆类)对黏膜刺激较大,常出现高热、咳嗽、咯脓痰等急性支气管炎症状。

三、判断

可通过患者的表情、面色、咳嗽、呼吸音、胸部呼吸运动和全身反应等表现进行判断。

1. 部分气道阻塞表现

(1) 痛苦表情:患者常常用手呈“V”字型抓捏自己的颈部、喉部,表现出窒息的痛苦表情。

(2) 尚有较好的通气者,多有剧烈、有力的咳嗽,有典型的喘鸣音;阻塞严重致气

笔记

体交换不足时，表现为呼吸困难、明显气急、咳嗽无力，或有鸡鸣、犬吠样的喘鸣音。

（3）口唇和面色可能发生发绀或苍白。

2. 完全气道阻塞表现

（1）突然不能说话和咳嗽，有挣扎的呼吸动作，但无呼吸声音。

（2）面色立即出现苍白、灰白和发绀等。

（3）神志很快丧失，出现昏迷，随即出现心搏骤停。

四、救护措施

快速判断病情后，立即实施急救，目的是迅速清除呼吸道异物，恢复呼吸道通畅。

（一）操作步骤

1. 自救法　适用于意识尚清楚的成人（表3-8）。

表3-8　呼吸道异物自救法操作步骤

操作步骤	要点与说明
①咳嗽法：鼓励患者尽力呼吸和自行低头咳嗽，做促进异物排出的任何动作，重复进行，直至异物排出	• 适用于异物仅造成部分呼吸道阻塞，气体交换尚充足，患者尚能发音、说话、有呼吸和咳嗽时
②腹部手拳冲击法：患者一手握拳，拇指侧置于胸廓下和脐上的腹部，另一手紧握该拳，用力向内、向上作4～6次快速连续冲击，重复进行，直至异物排出	• 远离剑突，避免骨折
③上腹部倾压椅背法：患者将上腹部迅速倾压于椅背、桌子边缘、扶手栏杆等，快速向前冲击，重复进行，直至异物排出（图3-25）	• 造成人工咳嗽，驱出呼吸道异物

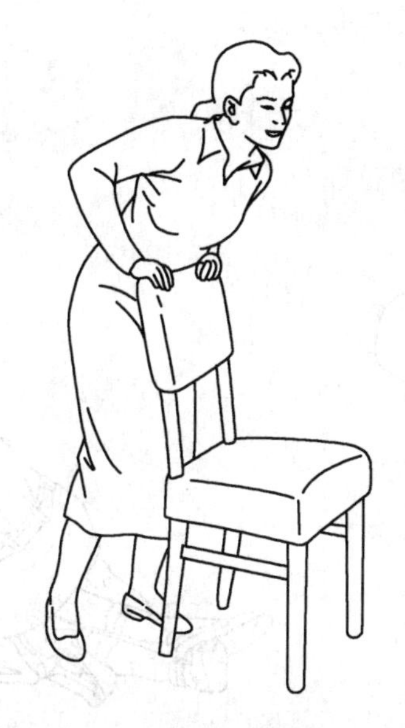

图3-25　腹部倾压椅背法

2. 手拳冲击法　又称Heimlich手法，是全球抢救异物吸入气管的标准方法（表3-9）。

笔记

表3-9 呼吸道异物 Heimlich 手法救护操作步骤

操作步骤	要点与说明
(1) 腹部冲击法	
①意识清楚的患者:使患者呈站立或坐位,抢救者站于其身后,双手臂环绕患者腰部,一手握拳将拇指一侧放在患者剑突下和脐上的腹部,另一手握住拳头,快速向内向上冲击患者的腹部6~8次,重复进行,直至异物排出(图3-26)	• 用力的方向和位置一定要正确,否则有可能造成肝脾损伤和剑突骨折 • 饱食后的患者可能出现胃内容物反流,应及时清除保持口腔清洁 • 施行手法时要突然用力才有效 • 如患者意识丧失,立即开始CPR
②昏迷患者:患者平卧位,头后仰,开放气道。抢救者面对患者,骑跨在患者的髋部,双膝跪地,上身前倾,一手掌根放在患者剑突下和脐上的腹部,另一手放在此手背上,快速向上向下冲击患者的腹部6~8次,重复进行,直至异物排出(图3-27)	
(2)胸部冲击法	
①意识清楚的患者:使患者呈站立或坐位,抢救者站于其身后,双臂经患者腋下环抱其胸部,一手握拳拇指侧顶住患者胸骨中下1/3交界处,另一手握住拳头,快速向下冲击6~8次,重复进行,直至异物排出	• 适用于腹围过大、肥胖和妊娠后期的患者,救助者无法环抱患者腰部 • 避开剑突和肋骨下缘
②昏迷患者:患者平卧位,头后仰,开放气道。急救者跪于患者一侧,相当于患者的肩胛水平,一手掌根置于患者胸骨中下1/3交界处,另一手放在此手背上,快速向下冲击6~8次,重复进行,直至异物排出	

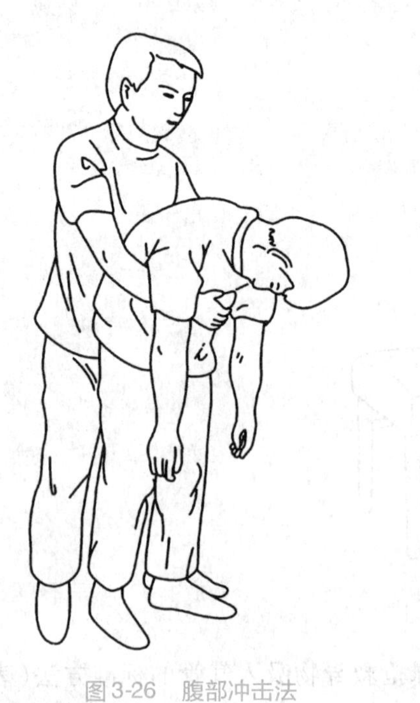

图3-26 腹部冲击法

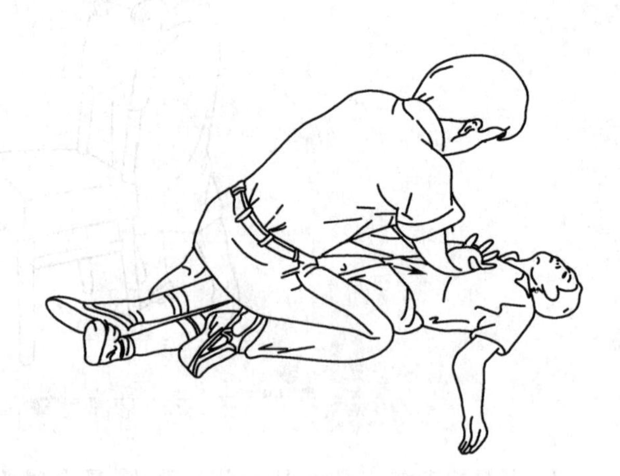

图3-27 腹部冲击法

3. 手指清除法　适用于异物在咽部以上的昏迷患者。将患者放置侧卧位或平卧头偏向一侧，抢救者一手握住患者的舌和下颌，使患者开口并上提下颌，另一手示指沿患者口角内插入，用钩取动作抠出异物。操作时注意：①清除时宜小心，以免异物落进气管或更深部位；②必要时与 Heimlich 手法配合应用；③急救人员应尽可能做好职业防护措施，如戴手套等。

呼吸道异物梗阻发生突然，病情危急、复杂，在紧急情况下，可灵活应用各种方法和程序。以上三种方法清除异物无效且呼吸困难严重者，立即行环甲膜穿刺或气管切开术。

（二）注意事项

1. 在抢救过程中，要密切观察患者的意识、面色、瞳孔等变化，如患者的意识由清楚转为昏迷、面色发绀进行性加重、颈动脉搏动消失、呼吸停止，应立即停止排除异物，迅速进行心肺复苏。

2. 及时寻求他人帮助，共同配合抢救，并酌情启动 EMSS。

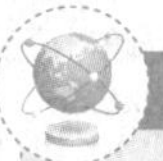

知识链接

婴儿（1 岁以内）气道异物的急救措施

1 岁以内婴儿气道异物梗阻急救方法是拍背压胸法。首先采取背部叩击：将患儿骑跨并俯卧于急救者的胳臂上，头低于躯干；抢救者一手握住其下颌固定头部，并将胳臂放在自己的大腿上，再用另一手的掌根部在患儿两肩胛区的脊柱中线处用力叩击 5 次，然后手指托住婴儿头颈部，小心地将婴儿翻转过来，再采取胸部手指叩击：患儿取仰卧位，抱持于急救者手臂弯中，头略低于躯干；急救者用两手指在患儿剑突和脐上腹部，快速向上冲击 5 次。如此重复进行，5 次一交替，直至异物排出。

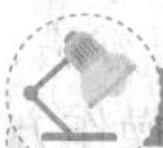

案例分析

患者，女，15 岁，进食时突然用手呈“V”字型抓捏自己的颈部，表现出窒息的痛苦表情，伴有剧烈、有力的咳嗽，有明显的呼吸困难、气急、有鸡鸣样的喘鸣音，口唇和面色出现发绀，患者意识尚清楚。

问题：

1. 患者发生了什么情况？

2. 应立即采取何种抢救措施？

学习小结

1. 学习内容

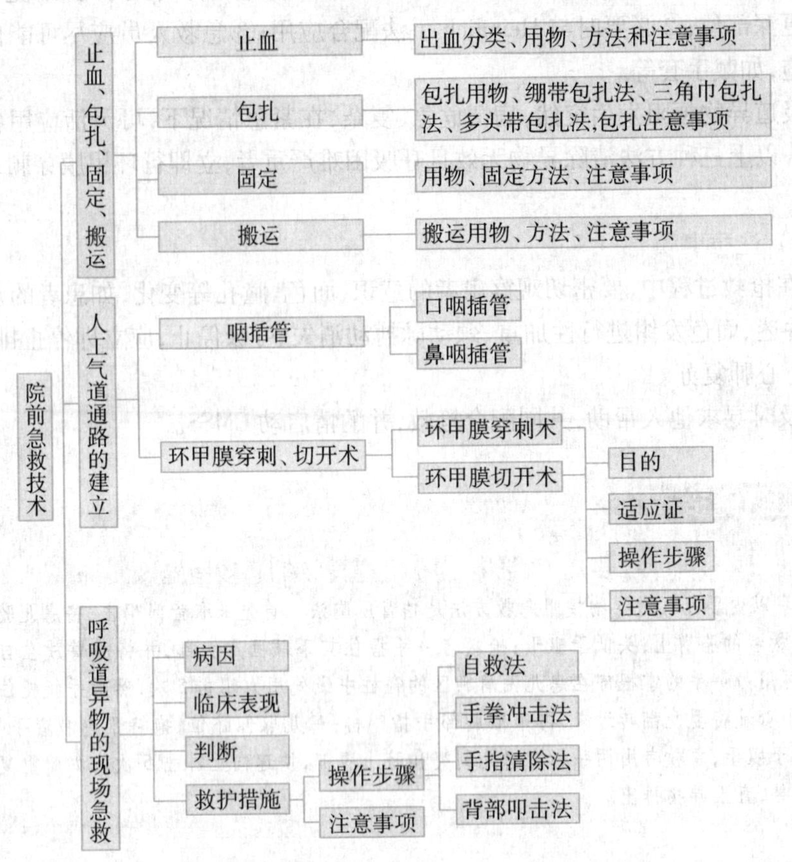

2. 学习方法　本章可通过理论教学、实训教学、课后操练、情景模拟等学习方法,掌握止血、包扎、固定、搬运、人工气道通路建立和解除呼吸道异物梗阻的正确操作方法及配合。

(吕静　戎有和)

复习思考题

1. 患者,男性,28 岁,因车祸致肢体外伤,6 分钟后救护人员到达现场,查体:患者意识清楚,呼吸急促,左上肢疼痛、畸形、活动受限,有伤口出血不止。

(1) 如何对该患者伤口进行止血,止血时应注意哪些问题?

(2) 如何对该患者进行左上肢骨折固定,固定时注意哪些问题?

2. 结合呼吸道异物梗阻的原因,谈谈日常生活中,如何预防婴幼儿呼吸道梗阻的发生?

笔记

第四章

心搏骤停与心肺脑复苏

学习目的

通过学习心搏骤停的病因、类型、临床表现、诊断及心肺脑复苏术，使学生学会如何正确判断患者有无心搏骤停，并能在急救现场实施正确的心肺复苏术。

学习要点

心搏骤停病因、类型、临床表现和诊断；基本生命支持、进一步生命支持、延续生命支持、复苏后监测。

心肺脑复苏（cardio-pulmonary-cerebral resuscitation，CPCR）是抢救心跳、呼吸骤停及恢复大脑功能的复苏技术。心跳突然停止后，循环及呼吸随即停止，全身组织细胞缺血、缺氧，脑细胞对缺血、缺氧最敏感，一般在循环停止后4～6分钟即可发生严重损害，10分钟后，脑组织出现不可逆性死亡。因此，对心搏骤停患者的抢救能否成功，关键取决于第一目击者在黄金时间内展开施救。复苏进行的越早，患者存活率越高。

第一节 概 述

心搏骤停（cardiac arrest）是指患者的心脏在正常或无重大病变的情况下，受到严重的打击，致使心脏突然停搏，有效泵血功能消失，引起全身严重缺血、缺氧。此时如能给予患者及时有效的心肺脑复苏措施，其存活率可高达70%～80%，但若抢救不及时，则必然从临床死亡发展到生物学死亡。

一、病因

引起心搏骤停的因素有多方面，包括可逆和非可逆病因，其中心源性原因是最常见的发病因素。

（一）心源性因素

心源性因素是指心脏自身病变所引起的。在心血管疾病中，引起心搏骤停的原因以冠状动脉粥样硬化性心脏病最为常见，由冠心病导致的心搏骤停男女比例为3～4∶1，多数发生在急性症状发作1小时内；其他疾病如心肌病变并发严重心律失常、主动脉疾病、心脏瓣膜功能不全等。

笔记

（二）非心源性因素

非心源性因素是指其他因素引起内环境改变，从而影响到心脏，引起心搏骤停。

1. 呼吸停止　包括各种原因导致的通气不足、上呼吸道梗阻和呼吸功能衰竭。如气管异物、烧伤或烟雾吸入致气道组织水肿、溺水和窒息等所致的气道阻塞、哮喘、肺水肿等。

2. 严重的电解质紊乱及酸碱平衡失调　如低钾或高钾血症、低镁或高镁血症和低钙血症；酸中毒时细胞内钾外移，心肌收缩力减弱，又使血钾增高，也可发生心搏骤停。

3. 中毒　包括药物中毒或过敏、毒品滥用和毒物中毒等，如一氧化碳、氰化物中毒等。

4. 意外事故和环境因素　如麻醉和手术意外、触电、淹溺、低温或高温等。

5. 其他　某些疾病如急性胰腺炎、脑血管病变等；某些诊断性操作如血管造影、心导管检查等。

二、心搏骤停的类型

室颤、无脉性室性心动过速、无脉性电活动和心室静止是心搏骤停最常见的四种心律失常。室颤和无脉性室速为可除颤心律，及早心肺复苏和除颤，复苏成功率比后两种高。四种心律失常心电图表现类型虽然在心电和心脏活动方面各有其特点，但共同的结果是心脏丧失有效收缩和泵血功能，使全身血液循环停止而引起相同的临床表现。

（一）心室颤动

心室颤动（ventricular fibrillation，VF）最为常见，约占心搏骤停的80%，是冠心病猝死的常见原因。室颤时心室肌纤维无协调一致收缩，呈极不规律的快速颤动，心电图表现为QRS波群消失，出现大小不等、形态各异的颤动波，频率为200～400次/分（图4-1）。

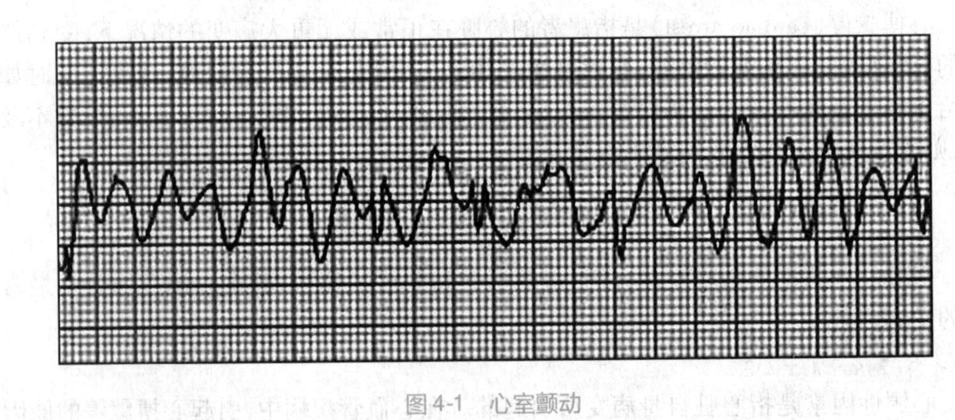

图4-1　心室颤动

（二）无脉性室性心动过速

无脉性室性心动过速（pulseless ventricular tachycardia，PVT/VT），心电图特点为

笔记

QRS 波群形态畸形,ST-T 波方向与 QRS 波方向相反,室性心动过速>150 次/分,无 P 波,无大动脉搏动(见图 4-2)。

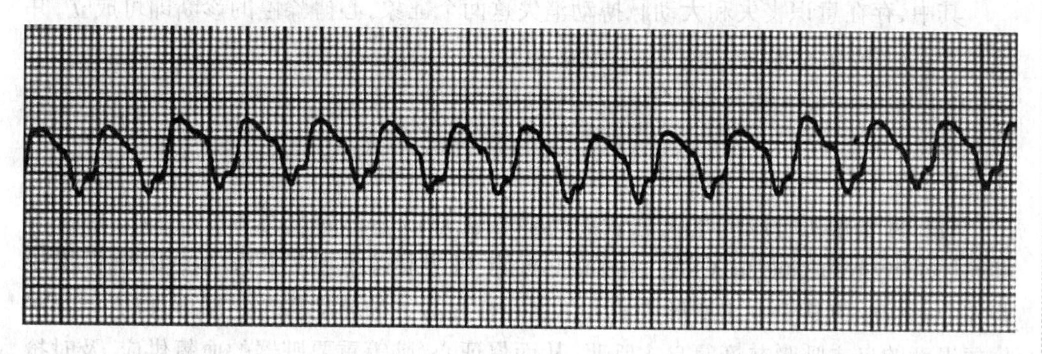

图 4-2　无脉性室速

（三）心室静止

心室静止(ventricular asystole),心脏大多处于舒张状态,心房、心室肌完全失去电活动能力,无任何动作,心电图呈一直线或偶见 P 波(图 4-3)。

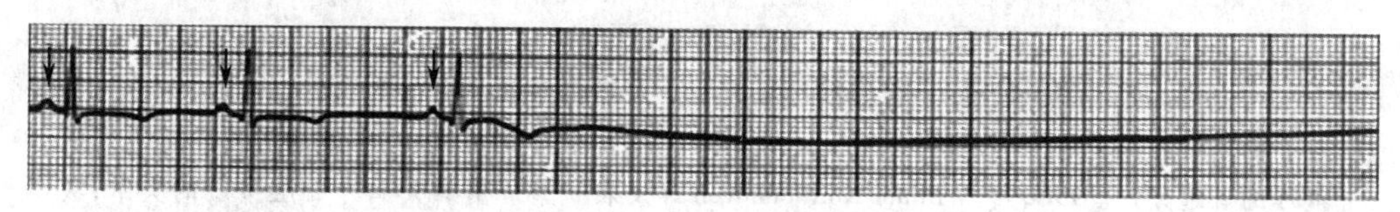

图 4-3　心室静止

（四）心脏电-机械分离

心脏电-机械分离(electro-mechanical dissociation,EMD),又叫无脉性电活动(pulseless electrical activity,PEA),心电图仍有低幅、缓慢的心室复合波,20～30 次/分,而心脏并无有效的搏血功能(图 4-4),易被误认为心脏仍在跳动,是死亡率极高的一种心电图表现。

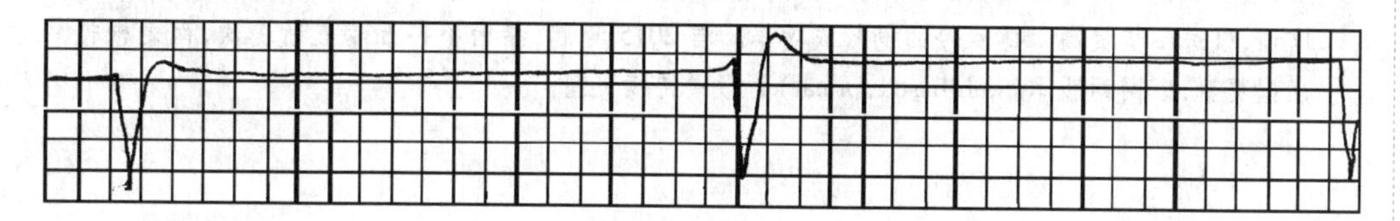

图 4-4　心脏电-机械分离

三、临床表现和诊断

心搏骤停后,血流运行立即停止。由于脑组织对缺氧最敏感,临床表现上以中枢神经系统和循环系统的症状最为明显,主要有:

1. 意识突然丧失或伴有短阵抽搐、大小便失禁。
2. 大动脉搏动消失。
3. 呼吸呈叹息样或停止,多发生在心搏骤停后 30 秒内。
4. 心音消失。

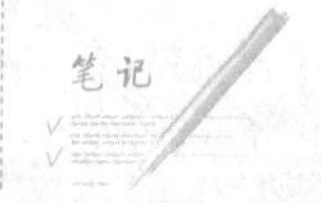

5. 双侧瞳孔散大。

6. 面色由苍白迅速呈现发绀。

其中,存在意识丧失和大动脉搏动消失这两个征象,心搏骤停的诊断即可成立,并应立即进行现场急救。

第二节 心肺脑复苏

对已处于濒死阶段的危重患者的抢救性医疗措施称为复苏术。心肺复苏(cardiopulmonary resuscitation,CPR)是对心搏骤停、呼吸骤停患者所采取的抢救措施,即以胸外心脏按压或其他方法所形成的人工循环恢复心脏的搏动和自主循环,以人工呼吸代替患者的自主呼吸并恢复自主呼吸,从而保证心、脑等重要脏器的血氧供应,及时抢救,以挽回患者的生命。脑复苏是在心肺复苏成功后,以保护脑组织,促进脑功能恢复为目的的治疗,目的是改善患者的生存质量。

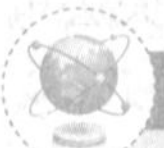

知识链接

心肺复苏的历史

1947 年,美国 Claude Beek 教授首次报道对一室颤患者应用电除颤获得成功,以后除颤器材不断改进。1958 年,Peter Safar 教授发明口对口人工呼吸方法,因简单易行而被确定为呼吸复苏的首选方法。1960 年 William Kouwenhoven 等发表了第一篇有关胸外心脏按压的文章,被视为心肺复苏(cardio-pulmonary resuscitation,CPR)的里程碑。

1974 年,美国心脏协会(American Heart Association,AHA)开始发布心肺复苏与心血管急救指南[Cardiopulmonary Resuscitation(CPR) and Emergency Cardiovascular Care(ECC)]。AHA 和国际复苏联合会(International Liaison Committee on Resuscitation,ILCOR)共同对文献进行评价,根据研究证据,每五年更新一次指南,逐步完善 CPR 的内容,扩展为心肺脑复苏(CPCR)。经过 1974、1980、1986、1992、2000、2005、2010 七个版本,最新 CPCR 指南于 2015 年 10 月由 AHA 颁布,在 *Circulation*(《循环》)杂志发表。新指南在 2010 年版本基础上,进一步澄清有争议的问题,结合最新的研究证据,优化 CPCR 操作流程,要求急救系统持续质量改进,增强和改进 CPR 培训,以进一步提高心搏骤停的抢救成功率。自 2015 年起,指南不再五年更新一次,而是根据证据更新,以网站版本(web-based format)的形式持续更新。

一、基础生命支持

基础生命支持(basic life support,BLS),又称现场急救,是指专业或非专业人员在发病和(或)致伤现场对患者进行病情判断评估和采取的徒手抢救措施,目的是使患者恢复自主循环和呼吸。

BLS 包括快速识别心搏骤停和启动急救系统、早期 CPR、需要时尽快除颤三个部分,是院外心搏骤停生存链中的前三个环节(图 4-5)。

笔记

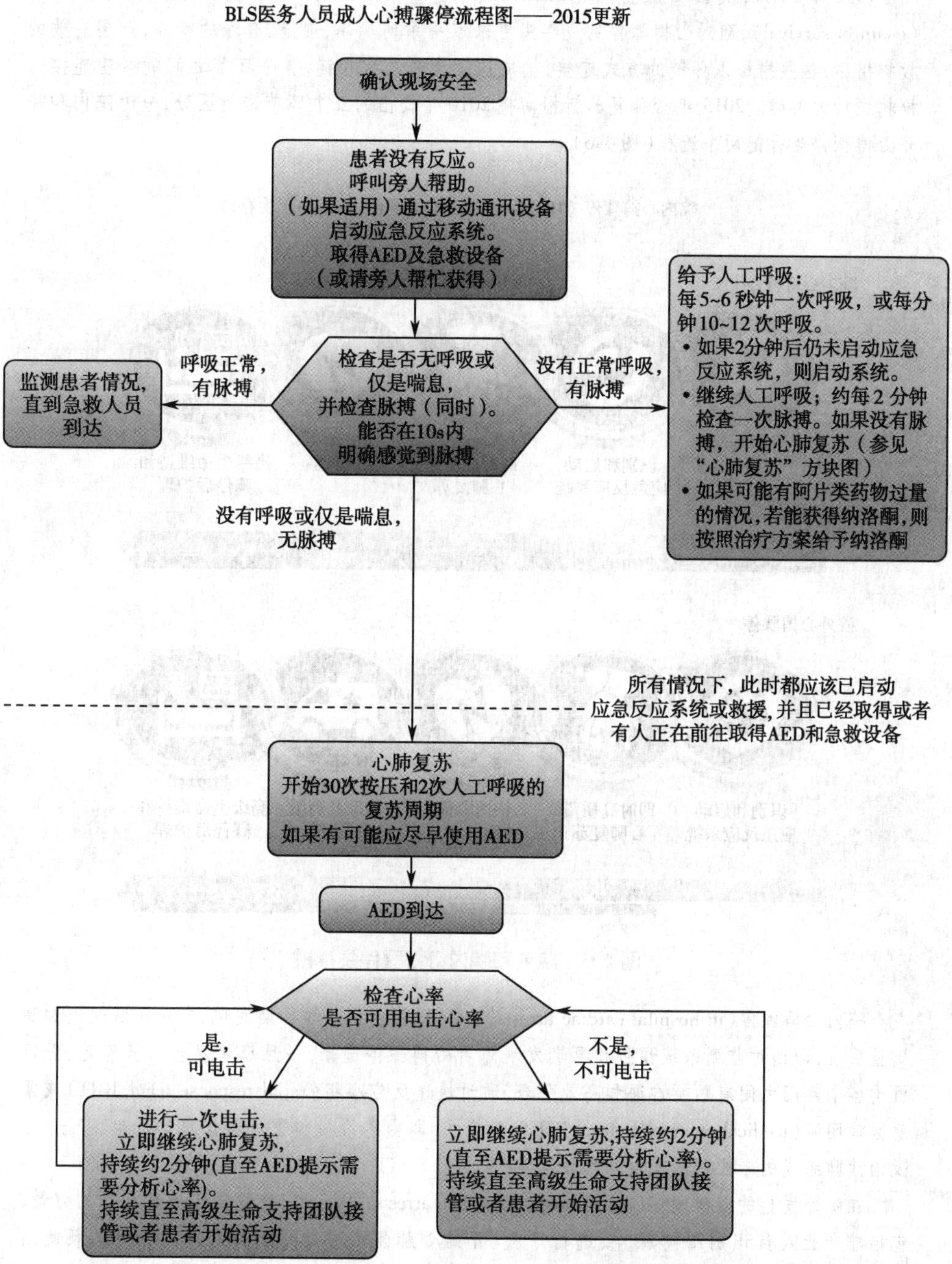

BLS医务人员成人心搏骤停流程图——2015更新

确认现场安全

患者没有反应。
呼叫旁人帮助。
（如果适用）通过移动通讯设备
启动应急反应系统。
取得AED及急救设备
（或请旁人帮忙获得）

检查是否无呼吸或
仅是喘息，
并检查脉搏（同时）。
能否在10s内
明确感觉到脉搏

呼吸正常，
有脉搏

监测患者情况，
直到急救人员
到达

没有正常呼吸，
有脉搏

给予人工呼吸：
每5~6秒钟一次呼吸，或每分钟10~12次呼吸。
- 如果2分钟后仍未启动应急反应系统，则启动系统。
- 继续人工呼吸；约每2分钟检查一次脉搏。如果没有脉搏，开始心肺复苏（参见“心肺复苏”方块图）
- 如果可能有阿片类药物过量的情况，若能获得纳洛酮，则按照治疗方案给予纳洛酮

没有呼吸或仅是喘息，
无脉搏

所有情况下，此时都应该已启动
应急反应系统或救援，并且已经取得或者
有人正在前往取得AED和急救设备

心肺复苏
开始30次按压和2次人工呼吸的
复苏周期
如果有可能应尽早使用AED

AED到达

检查心率
是否可用电击心率

是，
可电击

进行一次电击，
立即继续心肺复苏，
持续约2分钟(直至AED提示需要分析心率)。
持续直至高级生命支持团队接管或者患者开始活动

不是，
不可电击

立即继续心肺复苏，持续约2分钟
(直至AED提示需要分析心率)。
持续直至高级生命支持团队接管或者患者开始活动

图4-5　心搏骤停医务人员BLS流程图

笔记

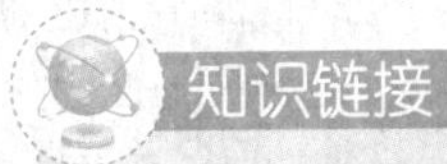

心搏骤停生存链

1992年10月，美国心脏协会（American Heart Association，AHA）提出心搏骤停生存链（chain of survival），即对心搏骤停的成年患者采取一系列规律、规范、有序的步骤，开展有效的救护措施，这些措施以环链的方式连接，构成抢救生命的生存链，各个环节之间的紧密连接是抢救成功的关键。2015年心肺复苏新指南将2010年提出的五个环节进行区分，分为院内和院外心搏骤停生存链两个流程（图4-6）。

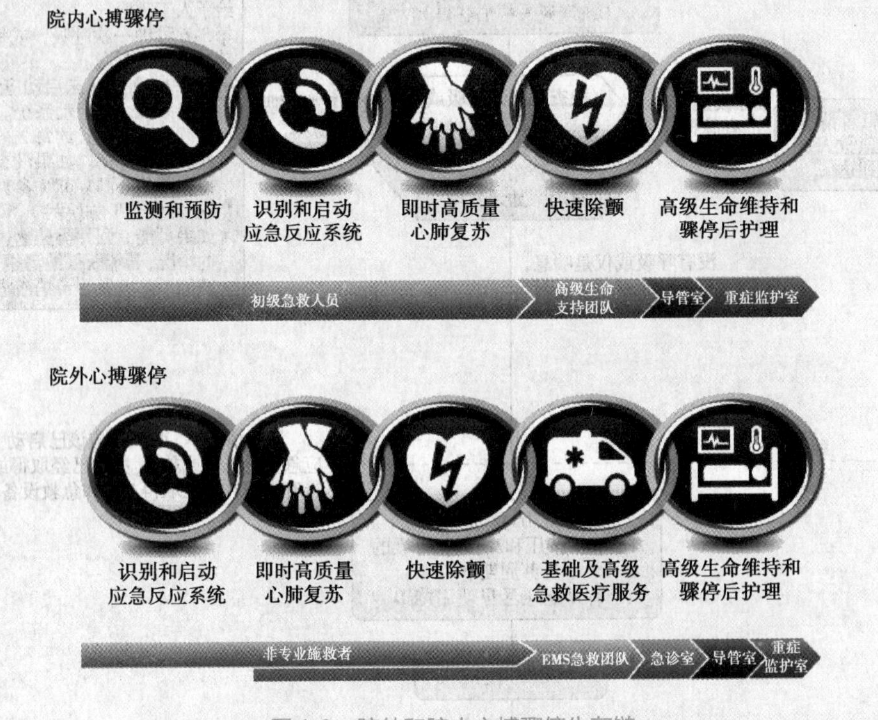

图4-6 院外和院内心搏骤停生存链

院内心搏骤停（in-hospital cardiac arrests，IHCA），强调预防和早期发现，专业团队快速和高质量反应，即通过监测系统预防和早期发现患者心搏骤停迹象，一旦患者发生心搏骤停，医疗机构各个部门之间有顺畅沟通和高效配合，通过快速反应小组（rapid response team，RRT）或紧急医疗团队（medical emergency team，MET）等模式，即由急诊科和重症监护室的医生、护士、呼吸治疗师组成的专业团队提供紧急救治。

在院外发生的心搏骤停（out-of-hospital cardiac arrests，OHCA），抢救需要依靠社会的力量，包括非专业人员识别心搏骤停、进行呼救、开始心肺复苏并给予除颤（公共场所除颤使用AED），急救专业团队接手，并转移到急诊室或重症监护病房进行后续救治。在社区，即院外心搏骤停生存链，2015年心肺复苏新指南强调了调度员在快速识别心搏骤停的重要性，并立即向呼叫者提供心肺复苏指导（即调度员指导下的心肺复苏）。

笔记

（一）快速识别和判断心搏骤停

1. 判断意识和启动急救反应系统　在判定事发地点无危险因素可以就地抢救后，目击者轻拍患者双肩或面颊，靠近耳旁大声呼叫："喂，××你怎么了！"如患者无反应，应立即给予患者平卧位（如怀疑颈椎损伤，应注意轴线翻身），以上检查10秒钟内完成。若患者没有呼吸或不能正常呼吸（即仅是喘息），应立即拨打急救电话，启动急救医疗服务体系。

2. 检查脉搏　非专业人员不需要检查脉搏，如果发现患者突然倒下没有意识，且呼吸不正常，可初定为心搏骤停。专业人员检查脉搏时间不超过10秒（图4-7），与检查呼吸尽量同时完成。如果没有明显感觉到脉搏，应立即开始30次的胸外心脏按压；若有脉搏，应给予人工呼吸（每5～6秒给予1次人工呼吸，以达到每分钟8～10次），并每2分钟检查1次脉搏（表4-1）。

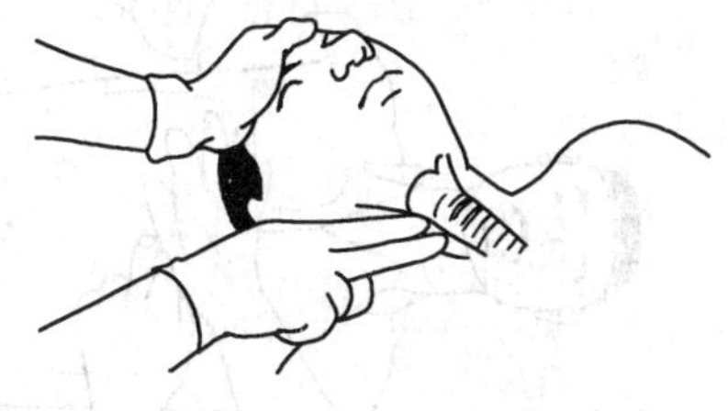

图4-7　触摸颈动脉搏动

知识链接

检查颈动脉的方法

抢救者一手置于患者前额，使其头部后仰，另一手触摸颈动脉。可用示指及中指指尖先触及气管正中部位（男性可先触及喉结），向左或向右旁开2～3cm处停顿触摸其搏动。婴幼儿因颈部肥胖，无法触及颈动脉，可用触摸肱动脉来代替。

表4-1　不同目击者的BLS顺序

步骤	未经过培训的目击者	培训过的目击者	专业人员
1	确保环境安全	确保环境安全	确保环境安全
2	检查意识反应	检查意识反应	检查意识反应
3	呼救，拨打或请人拨打120（免提形式，不离开患者）	呼救，启动急救反应系统，尽可能不离开患者	呼救，启动复苏小组，或者先检查呼吸和脉搏
4	根据调度员指示	检查没有呼吸或喘息，立即开始胸外按压	检查没有呼吸或只有喘息，检查脉搏（最好两者同时进行），若都没有，快速取得或者叫其他人取得AED或其他急救设备
5	根据调度员指示，检查没有呼吸或者仅喘息	回答调度员，根据调度员指示	立即心肺复苏，有AED要尽早使用
6	根据调度员指示	如果有其他人，取得AED	有第二位施救者，开始双人CPR，使用AED或者除颤仪

（二）胸外按压，循环支持（circulation，C）

1. 按压部位和姿势　迅速将患者仰卧于硬板床或地上，胸外按压部位为胸骨下半段。抢救者的示指及中指沿患者肋弓处向中间滑移，在两侧肋弓交点处找到胸骨下切迹，该切迹上方2横指处即为按压区（图4-8），或采用两乳头连线与胸骨中线交点

笔记

处即为按压区。定位后，抢救者两手掌根重叠，两手手指交叉抬起，以掌根部压在按压区上（图4-9）。按压时，抢救者双臂应伸直，肘部不可弯曲（图4-10），利用上半身体重量垂直向下用力按压，按压要有力要快，按压深度为5~6cm，频率100~120次/分，每次按压要有充分回弹。

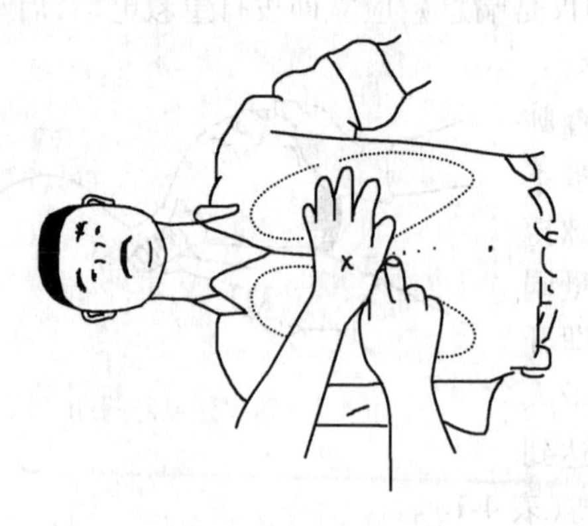

图4-8　确定按压部位

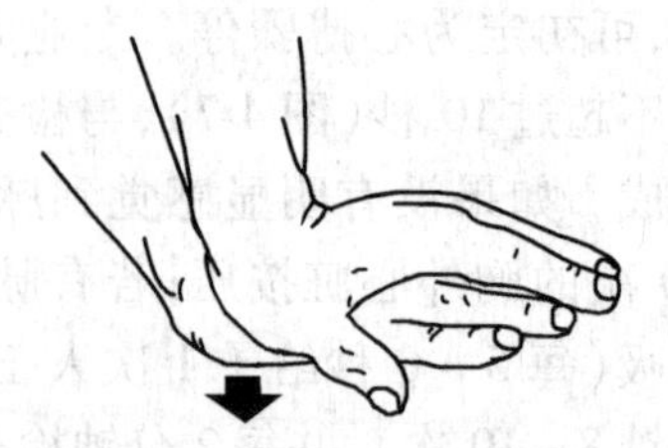

图4-9　双手掌根部重叠

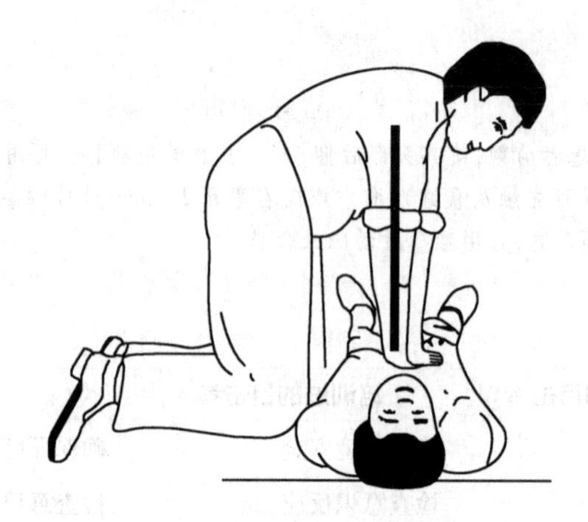

图4-10　肘关节伸直

知识拓展

胸外心脏按压机制

（1）心泵机制：人的胸廓有一定弹性，肋软骨和胸骨交界处可因受压而下陷。当按压胸骨时，对位于胸骨和脊柱之间的心脏可产生直接压力，引起心室内压力增加和瓣膜关闭、主动脉瓣、肺动脉瓣开放，使血液流向肺动脉和主动脉；在放松压力时，肺动脉血回流至右心房，二尖瓣开放，左心室充盈。

（2）胸泵机制：胸外心脏按压时，胸廓下限，胸腔容量缩小，使胸内压增高并平均地传至胸腔内所有大血管。由于动脉不萎陷，动脉压的升高全部用以促使动脉血由胸腔内向周围动脉流动；当放松压力胸廓回复原来位置时，胸腔容量增大，胸内压减小，当胸内压低于静脉压时，静脉血回流至心脏，心室得到充盈。

2. 注意事项　胸外按压的质量直接影响心肺复苏效果，如果按压频率和深度不

笔记

足,间断过久,可减少心排量,降低复苏成功率。

(1) 按压部位要准确,按压力量应平稳,避免冲击式按压或猛压,避免出现胃内容物反流、肋骨骨折等并发症。

(2) 患者头部应适当放低,以避免按压时呕吐物反流至气管,也可防止因头部高于心脏水平而影响脑血流灌注。

(3) 下压和放松的时间应大致相等,放松压力时应注意定位的手掌根部不得离开胸骨,以免按压位置移动。

(4) 减少按压中断时间,包括计划中断时间(如尽可能减少因分析心律、检查脉搏、人工呼吸和其他治疗而中断胸外心脏按压)和非计划中断时间(如尽量避免由于施救者停顿而中断胸外按压),每次中断按压时间要<10 秒。

(5) 按压与通气比例是30∶2,每个周期为5组CPR,时间大约2分钟。

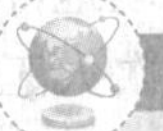
知识链接

儿童和婴儿心肺复苏操作要点

(1) 儿童:两乳头连线中点处即为按压区,用单手掌根按压,按压深度至少为胸部前后径的1/3(大约为5cm)。

(2) 婴儿:定位同儿童,用环抱法(双拇指重叠下压)或一手示指、中指并拢下压,按压深度至少为胸部前后径的1/3(大约为4cm)。

无论儿童还是婴儿,按压与通气比例在单人施救时为30∶2;有两名医务人员施救者时为15∶2,按压频率均为至少100次/分。

(三) 开放气道(airway,A)

畅通呼吸道是进行人工呼吸的首要步骤,为尽量减少胸外按压的中断时间,开放气道速度要快。患者仰卧,松解衣领及裤腰带,清除口鼻中污物及呕吐物,取出活动性义齿后开放气道,气道开放的程度是下颌角与耳垂连线与地面垂直。具体方法有:

1. 仰头抬颈法　患者仰卧,抢救者一手放在患者颈后将颈部上抬,另一手以小鱼际侧下按前额,使患者头后仰,颈部抬起。此种手法禁用于头颈部外伤者(图4-11)。

2. 仰头举颏/颌法(head-tilt-chin lift)　该手法是徒手开放气道最常用的手法。患者仰卧,抢救者一手置于其前额,以手掌小鱼际侧用力向后压以使其头后仰,另一手的示指和中指放在下颏骨的下方,将颏部同时向前抬起(图4-12)。

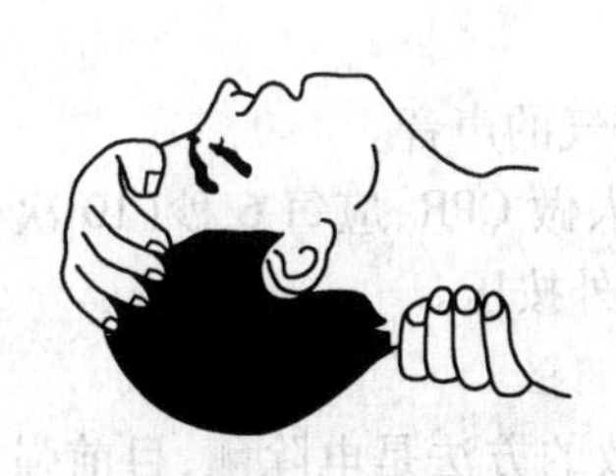
图4-11　仰头抬颈法

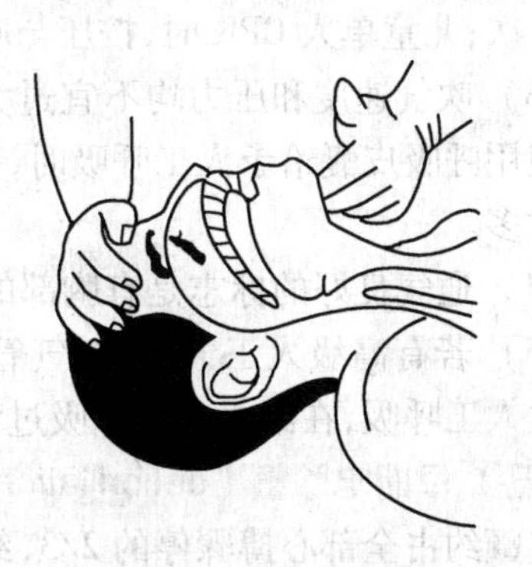
图4-12　仰头举颏法

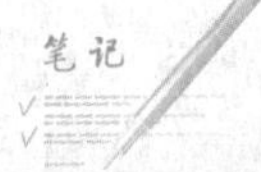

3. 托下颌法(jaw thrust) 适用于头颈部外伤者。抢救者将双手放在患者头部两侧,紧握下颌角,用力向上托起下颌(图4-13)。此手法不伴头颈后仰、专业人员必须掌握。

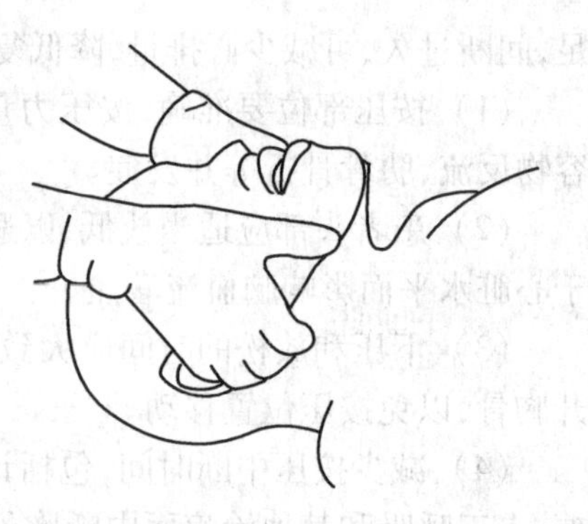

图4-13 托下颌法

(四)人工呼吸(Breathing,B)

呼吸道通畅后,若患者没有呼吸,或不能正常呼吸,应立即施行人工呼吸,具体可采用以下三种方法:

1. 口对口人工呼吸法 是一种最常用的、能快速有效的向肺部供氧的急救措施。方法:开放气道后,抢救者用放在患者额部手的拇指和示指将鼻孔捏紧,防止吹入的气体从鼻孔漏出,吸气后用嘴包住患者口,口对口将气吹入,然后松开患者鼻孔,让患者被动地呼出气体(图4-14)。一次人工呼吸完成后,抢救人员正常呼吸一次,进行第二次人工呼吸。

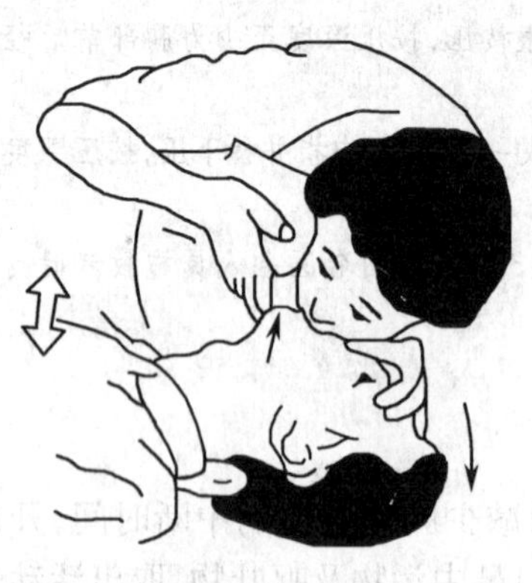

图4-14 口对口人工呼吸

2. 口对鼻及口对口鼻人工呼吸法 当患者牙关紧闭不能张口或口腔有严重损伤时,可改用口对鼻人工呼吸。抢救婴幼儿时,因婴幼儿口鼻开口均较小,位置又很靠近,可行口对口鼻人工呼吸。

3. 经口咽通气管、面罩和呼吸皮囊人工呼吸 当患者在院内发生呼吸心搏骤停,应用口咽通气管、面罩和呼吸皮囊可给予手控的正压通气,患者吸入的氧浓度更高,可以提高CPR成功率。

4. 注意事项 口对口、口对鼻人工呼吸只是一种临时性抢救措施,因为吸入氧的百分比只有15%~18%左右,对于需要长时间心肺复苏者,远远达不到足够动脉血氧合的标准。因此,在徒手心肺复苏的同时应积极准备气管插管以获得足够的氧气供应。

(1)成人每次吹气量以患者胸廓有明显隆起为准,每次吹气时间约1秒,吹气频率在10次/分。

(2)成人CPR,无论单人或双人,按压与呼吸比例均是30∶2,即按压胸部30次,吹气2次;儿童单人CPR时,按压与呼吸比例是30∶2,双人CPR比例是15∶2。

(3)吹气速度和压力均不宜过大,以防咽部气体压力超过食管内压而造成胃扩张。使用呼吸皮囊给予人工呼吸时,一定要检测压力阀正常工作,按压皮囊适度,防止给气过多。

(4)通气良好的标志是有胸部的扩张和听到呼气的声音。

(5)若有高级人工气道,如气管内插管,且两人做CPR,应每6秒(10次/分)给予1次人工呼吸,在给予人工呼吸过程中,不中断胸外按压。

(五)早期电除颤(defibrillation,D)

室颤约占全部心搏骤停的2/3,终止室颤最有效的方法是电除颤,目前强调除颤越早越好,故应争取在心搏骤停3~5分钟内进行,若患者在监护状态下发现室颤,应

笔记

在3分钟内进行电除颤。

患者一旦发生心搏骤停，施救人员应尽快取得自动体外除颤仪（automated external defibrillator，AED）或者手动除颤仪（若有两个施救人员，一人进行CPR，另外一人取得除颤仪；只有一位施救者，若明确为可除颤心律，尽快取得除颤仪，若不明确，则先进行两分钟CPR）。

方法：除颤仪准备到位，将电极板涂好导电糊分置于胸骨右缘第二肋间和左侧第五肋间与腋中线交界处（图4-15），分析心律，识别室颤或者无脉性室速，首选双相方波除颤技术，除颤能量选择根据除颤仪的厂家要求，若没有能量要求，可选择200J，后续相同能量或者选择更高能量。按充电钮充电到双相波功率200J，单相波360J，再按非同步放电按钮放电。除颤放电时，操作者及其他人员切勿碰到病床及患者，以免触电。为减少按压中断时间，电除颤一次后立即开始胸外按压。

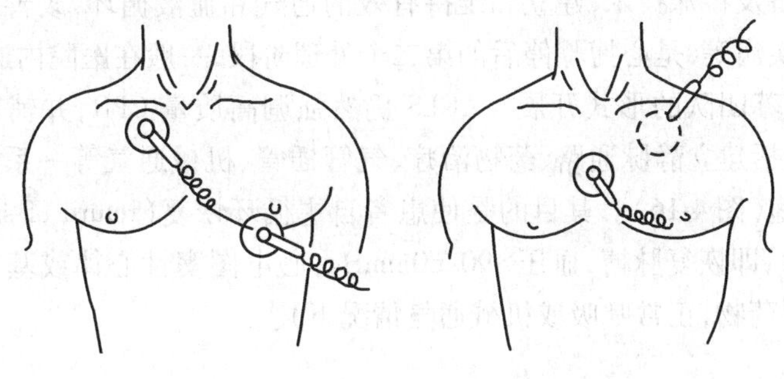

图4-15　电极板位置

公众第一目击者可经过培训使用AED抢救OHCA患者。电极片粘好后，AED立即对SCA患者的心律、节律分析，迅速识别与判断可除颤心律-室颤或无脉性室速，一旦出现，AED便通过语音提示和屏幕显示方式，建议操作者实施电除颤。

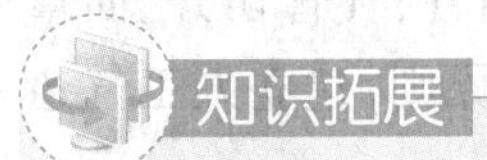

正确使用AED

《2010美国心脏协会心肺复苏及心血管指南》建议：

（1）如果任何施救者目睹发生院外心搏骤停且现场有自动体外除颤器（AED），施救者应从心脏按压开始心肺复苏，并尽快使用AED。

（2）可考虑为医院配备AED以便进行早期除颤，目标是在患者倒地不到3分钟内实施电击。

（3）对1～8岁儿童最好使用儿科型剂量衰减AED，如果没有，可使用普通AED。对于婴儿（小于1岁），建议使用手动除颤器，如果没有，可使用儿科型剂量衰减AED，如果二者都没有，可使用普通AED。

（六）心肺复苏效果的判断

1. 瞳孔　散大的瞳孔开始缩小，说明复苏有效；若瞳孔散大固定，则复苏无效。

2. 面色及口唇　患者面色由发绀变为红润，说明复苏有效；灰白则无效。

笔记

3. 颈动脉　在按压过程中,患者有颈动脉搏动,按压结束,搏动消失,说明心脏尚未恢复搏动;若按压结束后,颈动脉搏动仍然存在,说明患者心跳已恢复。

4. 神志　患者若出现眼球活动、睫毛反射、手脚抽动,说明复苏有效。

5. 自主呼吸　患者出现自主呼吸,在微弱的情况下,仍需辅助人工呼吸。

(七)终止心肺复苏的指标

1. 患者已恢复自主呼吸和心跳。

2. 确定患者已死亡。

3. 临床死亡判断:心肺复苏进行30分钟以上,检查患者仍无反应、无自主呼吸、无脉搏、血压测不出,三个以上导联心电图显示为一直线。

二、高级心血管生命支持

高级心血管生命支持(advanced cardiovascular life support,ACLS)主要在BLS基础上应用辅助设备及特殊技术,建立和维持有效的通气和血液循环,改善并保持心肺功能及治疗原发疾病等,是心搏骤停后的第二个处理阶段,一般在医院内进行,应尽可能早开始,多以复苏团队的形式开展。ACLS仍然强调高质量CPR,并辅以高级生命支持干预措施,包括建立静脉通路、药物治疗、气管插管、机械通气等一系列监测和维持心肺功能的措施(图4-16)。其目的是使患者自主循环恢复(return of spontaneous circulation,ROSC),即恢复脉搏,血压>90/60mmHg,心电图窦性心律或基本正常的其他心律(可在使用药物,正常呼吸或机械通气情况下)。

(一)给氧

纠正缺氧是复苏中最重要的环节之一。有条件时应尽快给予氧气吸入,逐步调整给氧浓度以保持血氧饱和度≥94%。

(二)建立人工气道

人工气道(artificial airway)是指在生理气道和空气或给氧之间建立有效连接,以保证气道通畅。常用的人工气道包括口咽或鼻咽通气管、气管插管、气管切开、面罩等。建立人工气道过程中,应遵循尽量减少胸外按压中断时间的原则,建立人工气道后,每6秒钟给予一次人工通气(10次/分),不中断胸外按压。

1. 口咽通气管或鼻咽通气管(laryngeal tube)　可以使舌根离开咽后壁,解除气道梗阻,便于进行人工呼吸。

2. 气管插管(endotracheal intubation)　是目前最可靠的人工气道,条件允许应尽早作气管插管,以保持呼吸道通畅和应用呼吸机加压供氧。插管过程中,应用连续波形的二氧化碳描记图(continuous waveform capnography)以确认和监测气管内插管是否正确放置(图4-17)。

3. 环甲膜穿刺　遇有气管插管困难或没有气管切开条件而严重窒息的患者,可先行环甲膜穿刺,接"T"形管给氧,暂时缓解严重缺氧情况,为进一步抢救赢得时间。

4. 气管切开术　可以保持较长时间的呼吸道通畅,便于清除气道分泌物,减少呼吸道无效死腔,主要用于心肺复苏后仍然长期昏迷的患者。

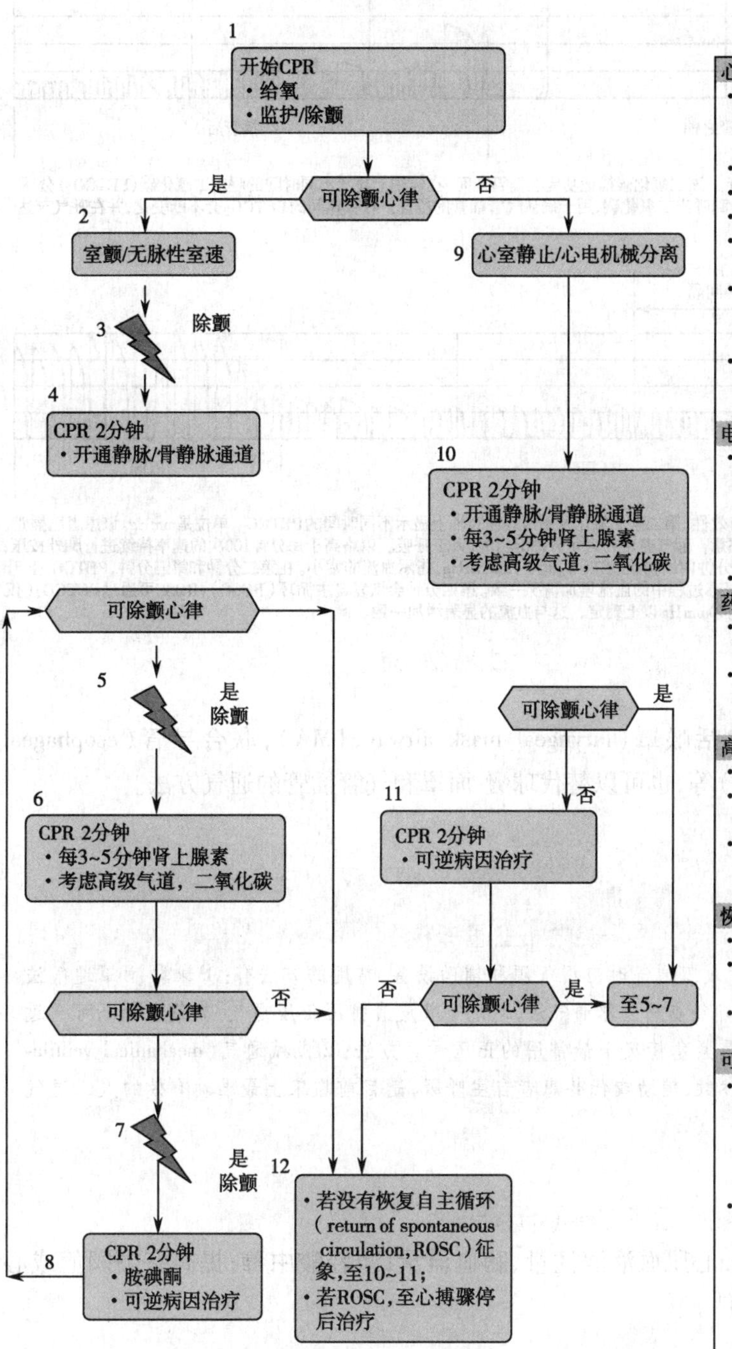

心肺复苏质量

• 用力（≥5 厘米）和快速（100~120次/分钟）按压，并充分回弹
• 尽可能减少按压的中断
• 避免过度通气
• 每2分钟交换一次按压职责
• 如果没有高级气道，应采用30∶2的按压-通气比率
• 二氧化碳波形图定量分析-如果$PETCO_2$<10mmHg，尝试提高心肺复苏质量
• 有创动脉压力-如果舒张阶段（舒张）压力<20mmHg，尝试提高心肺复苏的质量

电击能量

• 双相波：制造商建议值（如初始剂量120~200J）；如果该值未知，使用可选的最大值。第二次及后续的剂量应相当，而且可考虑提高剂量。
• 单相波：360J

药物治疗

• 肾上腺素 静脉/骨内注射剂量：每3~5分钟1mg
• 胺碘酮 静脉/骨内 剂量：首剂量：300mg推注。第二次剂量：150mg

高级气道

• 气管插管或声门高级气道
• 二氧化碳波形图用于确认和监测气管插管位置
• 建立高级气道后，每6秒钟1次人工呼吸（10次/分），伴以持续的胸外按压

恢复自主循环（ROSC）

• 脉搏和血压
• $PETCO_2$突然持续增加（通常≥40mmHg）
• 自主动脉压随监测的有创动脉压波动

可逆病因

• 5H：Hypovolemia 低血容量；Hypoxia 缺氧；hydrogenion氢离子（酸中毒）；Hypo -/hyperkalemia 低钾血症/高钾血症；Hypothermia 低温治疗
• 5T：Tension pneumothorax 张力性气胸；Tamponade cardiac 心脏填塞；Toxins毒素；Thrombosis，pulmonary 肺动脉血栓形成；Thrombosis，coronary 冠状动脉血栓形成

图4-16 高级生命支持流程图

二氧化碳图波形

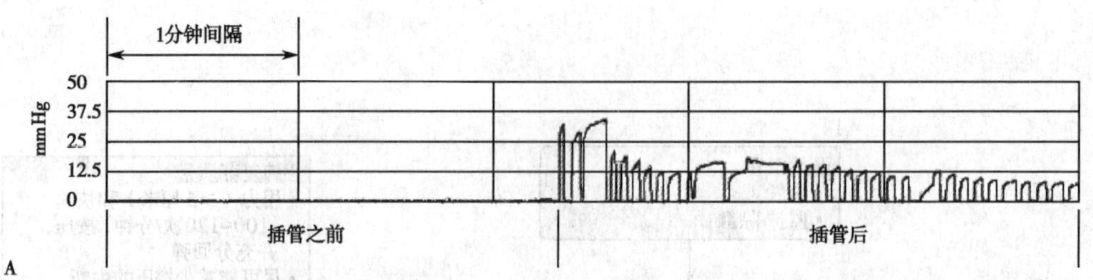

A

二氧化碳图用于确认气管插管位置。该二氧化碳描记功能在插管期间，在竖轴上显示不同时间的呼出二氧化碳（$PETCO_2$）分压，单位是mmHg。患者插管后，就会检测呼出二氧化碳，用于确认气管插管的位置。呼吸期间的$PETCO_2$会不断变化，并在呼气末达到最高值。

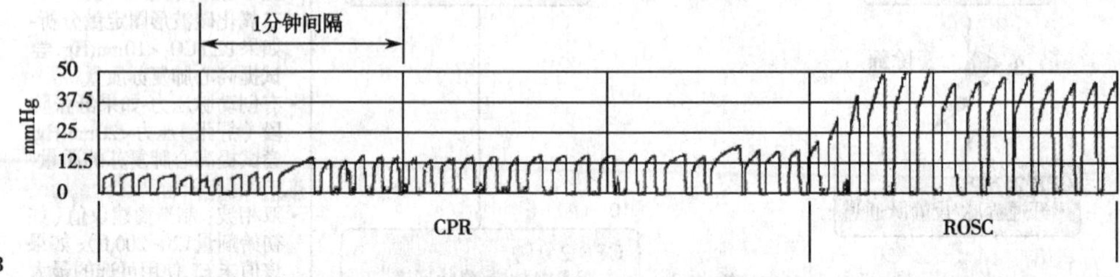

B

二氧化碳图用于监测复苏操作的有效性。第二条二氧化碳图迹线在竖轴上显示不同时间的$PETCO_2$，单位是mmHg。该患者已插管，正在对其进行心肺复苏操作。请注意，通气速率约为每分钟8至10次人工呼吸。以略高于每分钟100次的速率持续进行胸外按压，但不会连同该迹线一起显示。第一分钟内的初始$PETCO_2$低于12.5mmHg，指示血流非常小。在第二分钟和第三分钟，$PETCO_2$上升到12.5至25mmHg之间，这与后续复苏过程中的血流增加情况一致。第四分钟会恢复自主循环（ROSC）。ROSC可通过$PETCO_2$（仅在第四条竖线后可见）突然上升到40mmHg以上确定，这与血流的显著增加一致。

图4-17　二氧化碳波形图

5. 其他方式　包括喉罩（laryngeal mask airway，LMA），联合导管（esophageal tracheal combitube，ETC）等，也可以替代球囊-面罩和气管插管的通气方法。

知识链接

院内人工通气方法

医院内给患者进行人工通气时应用气源和辅助设备，常用的方法有：①球囊-面罩通气法（bag-mask ventilation）：即简易呼吸器通气法，通过呼吸皮囊挤压正压通气，有氧条件下可通过高流量给氧挤入氧气，是紧急情况下最常用的正压通气方法；②机械通气（mechanical ventilation），通过调整呼吸机参数，辅助或代替患者自主呼吸，是目前临床上最准确有效的人工通气方法。

（三）应用复苏药物，循环支持（circulation，C）

1. 用药目的　增加心肌血液灌注量、脑血流量；减轻酸中毒；提高室颤阈值或心肌张力，为除颤创造条件。

2. 给药途径

（1）静脉内（intravenous，IV）给药：为首选给药途径，包括中心静脉、外周静脉两种方式。复苏开始期间，多选择从上腔静脉系统给药，最常用的途径为颈内静脉。

（2）气管内（endotracheal tube，ET）给药：由于相同剂量药物经气管插管给药达到血药浓度要更低，且有些药物如肾上腺素经气管插管给药可引起血管舒张、低血压等反应，不利于心肺复苏成功。因此，气管插管内给药一般不作为首选，只有在静脉内输液和骨内输液不能使用时，可使用气管内给予肾上腺素、血管升压素和利多卡因。经气管插管给药，药物剂量是经静脉给药的2～2.5倍，且需要将药物用无菌注射水或生理盐水稀释至5～10ml，后直接注射到气管内。

（3）骨内（intraosseous vascular access，IO）给药：当静脉给药方式困难时，可考虑经骨给药，液体复苏和抽血化验。经骨给药可与静脉给药达到相近的血液药浓度，该途径操作相对复杂。

3. 常用药物

（1）肾上腺素（epinephrine）：肾上腺素主要作用是兴奋α-受体，使血管收缩，在CPR过程中增加冠状动脉灌注压和脑灌注压。目前推荐成人首剂给予1mg静推/骨内推注，如无反应，则应每3～5分钟追加1mg。

（2）胺碘酮（amiodarone）：首剂300mg静推，能改善VF/无脉性VT对CPR、电除颤和心血管活性药物的反应，提高入院存活率；无效者，第二次剂量为150mg静推。

（3）利多卡因（lidocaine）：是急性心肌梗死导致的室性早搏、室性心动过速及室性震颤的首选药。利多卡因对于未经除颤的室颤有效，若没有胺碘酮，考虑使用利多卡因。利多卡因对除颤之后的室颤和室速没有明显效果。首剂1～1.5mg/kg静脉注射，如VF/VT持续，再给予额外剂量0.5～0.75mg/kg，每5～10分钟静注1次，最大剂量是3mg/kg。心肺复苏成功后，对于室颤和室性心动过速引起的心搏骤停，可维持使用利多卡因，减少复发。

（四）明确诊断（differential diagnosis，D）

心搏骤停患者应尽可能寻找病因，采取相应救治措施。引起心搏骤停的常见可逆病因包括5H（即低血容量、缺氧、酸中毒、低钾/高钾血症、低温治疗）和5T（张力性气胸、心脏压塞、毒素、肺动脉血栓形成、冠状动脉血栓形成）（图4-16）。

（五）心电监护

心电监护可及时发现有无心律失常并识别其类型，判断复苏药物治疗的效果，及时发现心肌缺血或心肌梗死的动态变化（具体方法参见院内监护技术）。

三、心搏骤停后救治

心搏骤停后治疗（post-cardiac arrest care）是高级生命支持的关键部分，是减少心搏骤停24小时内死亡率的关键。加强的心搏骤停后治疗包括心肺复苏和神经系统支持，其目的是提高发生在院内的心搏骤停和已恢复自主循环后收入院的心搏骤停患者的存活率，统一实施综合、结构化、完整、多学科的心搏骤停后治疗方案，具体措施包括：

（一）通气及氧合最优化

患者自主循环恢复后，要持续给氧以达到有效氧合，保持血氧浓度≥94%，但要避免过度通气，降低脑血流，开始通气时给予10～12次/分，通过监测$PETCO_2$调整呼吸频率，达到$PETCO_2$为35～45mmHg的目标。

笔记

（二）维持血流动力学稳定

持续监测动脉压，维持在平均动脉压≥65mmHg 或者收缩压≥90mmHg，若有低血压，则需要考虑快速补液，使用血管活性药物，如多巴胺、肾上腺素、去甲肾上腺素，使血压达标。同时，积极寻找可治疗病因，通过心电监护和12导联心电图判断是否存在心律失常和急性心肌梗死，有急性冠脉综合征要及早考虑冠脉再灌注。

（三）脑复苏

心搏骤停后患者常有脑损伤表现，如昏迷、癫痫和不同程度的认知功能障碍，应早期诊断和治疗。ROSC 后，患者若没有正确的语言反应，应进行积极的脑复苏。脑复苏的目的是防治脑缺血缺氧，减轻脑水肿，保护脑细胞，恢复脑功能，是改善患者生存质量的关键。脑复苏有四种可能结果：①意识和自主功能的完全恢复；②意识恢复，但伴有智力减退、肢体功能障碍等；③去大脑皮质综合征，呈植物人状态；④脑死亡，包括脑干组织在内的全部脑组织死亡。脑复苏的主要措施有：

1. 目标体温处理（targeted temperature management，TTM）　TTM 包括诱导低温疗法（induced hypothermia）和积极的目标体温控制（active control of temperature at any target）。诱导低温疗法通过减少脑代谢而降低氧耗，可以保护脑神经，促进脑功能恢复。低温治疗应遵循尽早开始（但不推荐院前开展静脉输注降温）、平稳降温、适合温度、维持时间够长、缓慢升温的使用原则。诱导低温疗法的对象是心搏骤停后自主循环恢复，但是昏迷（对语言指令没有正确反应）的患者。其低温目标是将体温逐渐降到 32～36℃，并至少维持 24 小时。降温方法包括物理降温，如冰帽、冰袋、液体降温或使用体表降温装置。体温测量以中心体温为准，如肺动脉导管体温、食管内体温。对于 ROSC 后昏迷患者自然发生的低体温（>32℃），在 48 小时内尽量避免主动复温。低温疗法结束后，仍可将降温装置备用，以积极预防昏迷患者发热，改善其神经预后。

2. 维持血压　通过对 ROSC 后昏迷患者维持正常或稍高于正常的血压，维持脑灌注压，维持脑部血流，以保证脑组织的良好灌注。

3. 其他措施　包括应用渗透性利尿剂脱水，以减轻脑水肿和降低颅内压；有条件者早期应用高压氧治疗，提高脑组织氧分压，改善脑缺氧。对于昏迷患者，应做脑电图（electroencephalography，EEG）来确认是否有癫痫，并持续监测，早期发现癫痫，做积极处理。

（四）预后评估

ROSC 后，患者对镇静剂的代谢减慢，会影响预后评估。因此，预后评估要排除干扰因素，对于未使用 TTM 的患者，可在心搏骤停后 72 小时后进行；对于使用 TTM 的患者，应在 TTM 结束后 72 小时，即心搏骤停后 4.5～5 天进行。

评估指标包括瞳孔对光反射（pupillary reflex）、脑电波、体感诱发电位（somatosensory evoked potentials，SSEPs，24～72 小时内）、脑部 CT（非 TTM 者，心搏骤停后 2 小时内）、脑部 MRI（心搏骤停后 2～6 天）等，任何一项指标不能单独用于预后评估，需要综合使用多项检查结果来进行预测患者预后。

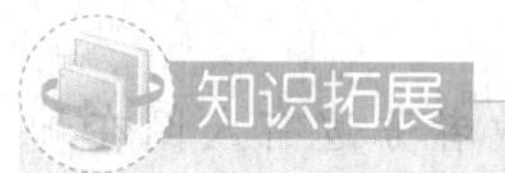

器官捐献

心搏骤停后，经过复苏，恢复自主循环，但是继发死亡或脑死亡的患者，可考虑器官捐献。心搏骤停后经过复苏但没有恢复自主循环的患者，在条件许可的情况下，可考虑肝脏或肾脏的捐献。

四、复苏后监测

复苏后血流动力学仍不稳定，心跳和呼吸仍可能再骤停，因此，复苏后需对各系统脏器功能严密监测，重点包括：加强循环、呼吸和神经系统的支持；寻找并治疗引起心搏骤停的原因；维持内环境及其他脏器功能的稳定；加强感染的防治；努力改善长期预后。具体监测及护理措施在后续章节中均有详细讲解。

学习小结

1. 学习内容

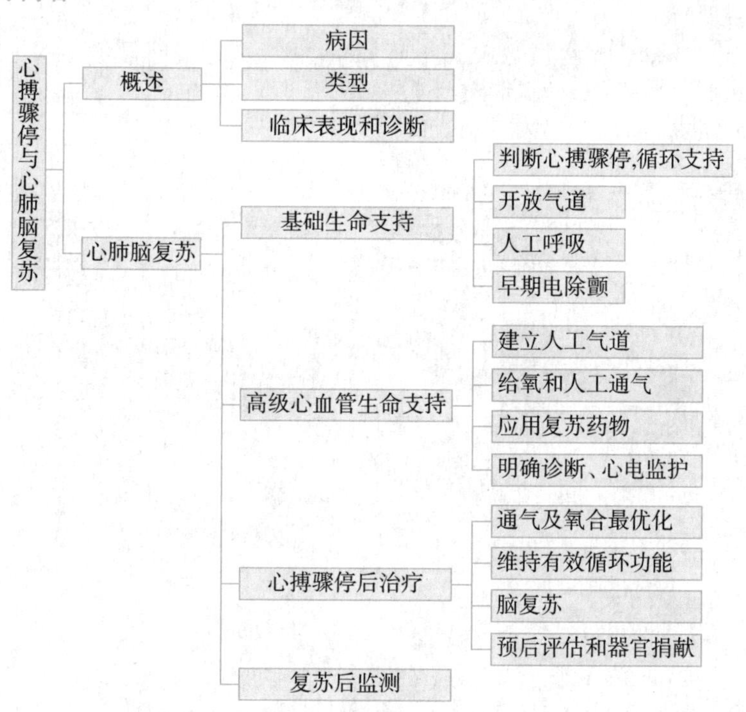

2. 学习方法　通过理论教学掌握心搏骤停的病因、类型、临床表现、诊断以及心肺脑复苏方法，通过实训、课后操练、情景模拟等学习方法，正确判断心搏骤停并掌握正确的现场心肺复苏操作方法。

（楼　妍）

复习思考题

1. 简要说出 2010 版和 2015 版国际心肺复苏指南中，关于基础生命支持阶段的

笔记

主要区别？

2. 假设你与朋友一起在野外远足，路遇有人呼救，发现呼救者旁边有人倒在地上，请问：

(1) 你首先应该怎么做？

(2) 若患者为心搏骤停，你如何开展施救？

(3) 从哪几个方面来评价抢救效果？

(4) 120救护车到达现场，你认为应该如何进一步抢救？

第五章

灾难急救与护理

学习目的

通过学习，了解各类灾难的特点，掌握各类灾难对人类健康造成的损害以及医务人员应对灾难的应急救援措施，能够在紧急状况下参与各类灾难的救护。

学习要点

各类灾难的特点；灾难医学救援的组织管理；各类灾难的应急救援和灾后防疫要点。

近年来，世界各地的灾难性事件频繁发生，对人类的生存环境和生存质量产生了较大的影响。如何发展灾难医学和救援医学，提高人类应对灾难性事件的能力，是全世界关注的热点问题之一。灾难护理学作为灾难医学和救援医学的重要组成部分，已逐渐发展成一门独立的学科，得到了护理学界的广泛关注。发展和完善我国的灾难护理学，建立适合我国国情的灾难护理教育体系，是当前广大护理工作者的重要任务之一。

第一节　概　　述

灾难(disaster)，我国民间通常称为天灾人祸，是指自然发生的或人为产生的，并且对人类和社会产生严重危害的事件与现象。世界卫生组织将灾难定义为任何能引起设施破坏、经济受损、人员伤亡、健康状况及卫生服务条件恶化的事件，且其规模已超出事件发生社区的承受能力，而不得不向社区外部寻求专门援助时。

一、灾难护理的概念

世界卫生组织对灾难所下的定义为：任何能引起设施破坏、经济受损、人员伤亡、健康状况及卫生服务条件恶化的事件，如其规模已超出事件发生社区的承受能力而不得不向社区外部寻求专门援助时，就可称其为灾难。

灾难护理学(disaster nursing)作为新兴学科，起步较晚，目前还没有统一的概念。最早进行灾难护理学研究与实践的人是佛罗伦斯·南丁格尔。克里米亚战争期间，她通过改善救治环境，加强士兵的营养、卫生和关注心理状况，大大降低了士兵的感染率和死亡率。此后，作为灾难医学和灾难救援医学的组成部分，护理人员一直参与世界上各种灾难性事件的救援活动。至今的几十年中，灾难医学在灾难救援的实施中发挥

笔记

了巨大的作用，它的发展已引起了各国政府的高度重视。

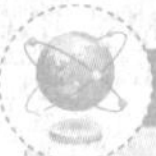

知识链接

灾难护理学的起源

1976年在德国美茵兹成立了世界急救、灾难医学学会（The World Association on Emergency and Disaster Medicine）。1995年，日本阪神大地震发生后，日本护理学界发表了许多关于护理救援活动的报告和论文，灾难护理学才作为护理学的一个特定领域，引起护理学界的重视。2001年，美国911事件发生后，灾难护理学也开始有了新的动向，诞生了大规模灾难教育的国际护理联盟（International Nursing Coalition for Mass Casualty Education，INCMCE）。一些国际组织的官方网页上开辟了有关灾难救援信息的板块，如在世界卫生组织（WHO）网站上可以获取到关于急救管理、应对灾难的信息，在国际护士会（ICN）主页上，可以收集到关于灾难护理的相关信息。

根据目前灾难护理的发展状况，日本灾难护理学会将灾难护理定义为：护理人员系统、灵活地应用有关灾难护理特有的知识和技能，同时，与其他专业领域开展合作，为减轻灾难对人类的生命、健康所构成的危害而开展的活动。灾难护理是为受灾伤员提供预防、护理、康复、心理照护等卫生服务的学科，是介于灾难医学、临床医学和护理学的交叉学科。

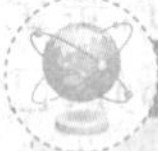

知识链接

灾难与灾害的关系

灾害与灾难有一定的区别。灾害是指能够对人类及其生存环境带来破坏的事件的总称，一般不表示程度，通常指局部有一定的规模，但可扩张，发展为灾难。灾难的程度要比灾害严重，涉及的范围更广，可引起大量的人员伤亡，经济损失及社会结构破坏。但是，灾害与灾难有时互相渗透，并不能截然区分。

二、灾难的分类

目前国际上并无统一的灾难分类体系，一般来说，可以根据原因、形式、灾难与原因关系、性质四种方法对灾难进行分类。

（一）根据灾难的原因分类

1. 自然灾难　由自然因素引起，包括地震、火山喷发、台风、海啸、洪水、干旱、滑坡和雪崩等。

2. 人为灾难　由人为因素引起，如战争、车祸、核事故和空难等。

3. 生物性灾难　由生物性因素引起的对人们造成巨大灾害的灾害性事件，主要包括各类传染性疾病。如严重急性呼吸窘迫综合征（severe acute respiratory syndrome，SARS）是由新型变异的冠状病毒引起的传染性强、病死率高的急性呼吸道传染病，2003年大流行，对人们的生活造成巨大的灾难性影响。

（二）根据受灾的形式分类

1. 突发性灾难　发生突然，事先往往难以预料，因而造成的危害也较大，如地震、

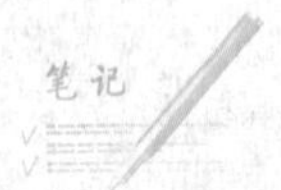

火山喷发和洪水等。

2. 渐变性灾难　发生缓慢，其特点是时间长、范围广、具有隐蔽性而容易被人们忽视，但危害十分严重。如1968～1985年非洲大陆连续大旱，造成36个国家受灾，死亡人数超过百万。其他如土地沙化、环境污染、森林面积减少、生态平衡破坏、物种的灭绝等已带来的和将带来的灾难，都属于渐变性灾难。

（三）根据灾难与灾难原因的关系分类

1. 原生灾难　由灾难原因直接引起的灾难，如火山喷发的火山灰及岩浆有毒气体直接引起的灾难。

2. 次生灾难　灾难原因诱发的其他灾难，如火山喷发诱发的火灾。

3. 衍生灾难　则是前两者引发的间接灾难，如火山喷发后的气候反常。

（四）根据灾难的性质分类

1. 气象性灾难　水灾、旱灾、风灾、冰雹和太阳黑子爆炸等。

2. 地质性灾难　地震、山崩、滑坡、泥石流和地面沉降等。

3. 环境灾难　此类灾难虽然是人为性的，但所造成的结果却与自然密切相关，故列在此，如空气污染、水源污染、噪声污染、温室效应、臭氧层空洞和电磁污染等。

4. 疫病灾难　这类灾难属于人与自然共同所致，如流行性感冒、病毒性肝炎、霍乱和天花等。

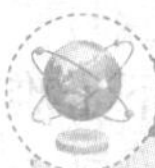

知识链接

灾难的分级

目前国际上尚无统一的灾难分级标准。因灾难的严重程度与受灾地区的承受能力密切相关，所以灾难的分级就较为困难。我国对灾难的分级以人口直接死亡数及经济损失为依据，分为五级，A级为最高级，E级为最低级。

A级　死亡万人以上或损失亿元人民币以上的为巨灾。

B级　死亡千人至万人或损失千万元至亿元人民币的为大灾。

C级　死亡百人至千人或损失百万元至千万元人民币的为中灾。

D级　死亡十人至百人或损失十万元至百万元人民币的为小灾。

E级　死亡十人以下或损失十万元人民币以下者为微灾。

三、灾难所致的伤病类型

根据灾区伤员的发病情况，灾难伤病大致有如下几种类型：

（一）机械因素所致的伤病

此类疾病多由于直接机械损伤，如建筑物倒塌挤压伤、车祸、火烧伤、电击伤、淹溺、冻伤、战伤、台风卷起摔伤、冰雹砸伤、滑坡和雪崩挤压伤等所致，直接损害躯体，使其完整性遭到破坏，如骨折、断肢、挤压、撕脱、挫伤、扭伤和裂伤等，常合并出血、感染等危及生命的状况，如果得不到及时救护，病死率较高。

（二）生物因素所致的疾病

灾难发生后由于致病菌的存在，出现各种疾病，此类疾病因其范围广、传播快、病情重、病死率高，与平时该类疾病的特点不完全相同。灾期和灾后生物因素所致疾病

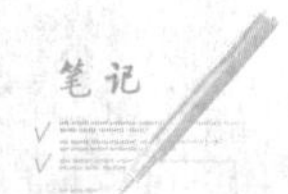

有以下几类。

1. 呼吸道疾病　主要分为三类:

(1) 普通上呼吸道感染:由鼻病毒、副流感病毒、呼吸道合胞病毒、冠状病毒和腺病毒等引起的。

(2) 流行性感染:由甲、乙、丙类流感病毒及其他变异流感病毒所致的。

(3) 其他:由其他致病原所致的疾病,如流行性腮腺炎、流行性脑脊髓膜炎、百日咳、肺结核和猩红热等。

2. 肠道疾病　肝炎(如甲型病毒性肝炎)、霍乱、阿米巴痢疾、细菌性痢疾、伤寒和其他非特异性感染性腹泻等。

3. 虫媒性疾病　流行性乙型脑炎、疟疾、丝虫病、斑疹伤寒和鼠疫等,或由病原体直接穿透皮肤入人体所致的疾病,如钩虫、钩端螺旋体和血吸虫等。

4. 其他　如结膜炎和真菌感染等。

(三) 气体尘埃因素所致疾病

此类疾病主要是火山喷发或森林大火产生的烟雾所致。如公元79年维苏威(Vesuvius)火山喷发,毁灭了意大利的古城庞贝(Pompe Ⅱ)和赫库兰尼姆(Herculaneum),死亡人数万人,死亡原因主要是有毒气体和尘埃造成的窒息;1980年美国圣海伦斯火山(Mount St. Helens)喷发,最致命的原因是几分钟内发生窒息,救护十分困难。

(四) 灾难损伤综合征

由于灾难对人类生存构成了巨大的威胁,在灾难幸存者的肉体和精神上留下了难以抚平的创伤。灾难发生时的恐怖场面及紧张状况,以及灾后留下的毁灭性破坏,都可使人们的心理和躯体之间出现不平衡,出现一种对环境不满、悲观、愤怒等应激状况,导致一系列病理、生理变化,引起疾病。

1. 生理应激反应　包括躯体平衡失调引起的灾害应激性疾病,如消化道应激性溃疡、心血管病加剧(血压升高、猝死)、应激性高血糖等。

2. 灾难性心理障碍　心理平衡失调所致的疾病统称为灾害应激病或创伤后应激病,这类疾病是一组临床症候群,其病理生理学基础是中枢神经系统生理功能障碍或失常,对健康及社会危害很大。

第二节　灾难医学救援的组织管理

灾难医学救援工作是一项错综复杂的综合性工程,它不仅要有多学科医疗卫生技术的综合应用,医疗救护、卫生防疫工作的相互配合,还需要整个救灾系统如排险、运输、通讯、给养、后勤、公安、法制等各个部门的默契配合。只有将各部门综合成为一个有机整体,在各级政府统一调度、统一指挥下,才能根据实际情况井然有序地实施高效率的医学救援工作。与平时医疗工作相比,灾难医学救援工作具有如下特点:①任务重、接触病种多;②流动性大、管理难度大;③工作量大、空间小、污染机会多。

一、灾难医学救援的组织形式

灾难医学救援组织形式是灾难伤员医疗和转送工作的组织方式,包括救治机构的设置、救治任务和救治范围等。

笔记

（一）灾难的分级救治

灾难医疗救护一般可分为三级，即第一级现场抢救、第二级早期治疗和第三级专科治疗。灾难伤员多，伤情复杂严重，迫切需要完善的救治，但灾区的医疗机构被破坏，失去了救治能力，而外援医疗队携带的医疗装备和药品器材数量有限，灾区又无条件收容大量伤员。因此，灾难伤员必须经过现场抢救后转送至第二级或第三级治疗。

1. 第一级现场抢救　由军队或地方医疗队派出的医务人员与战士、民兵、公安与消防人员、红十字会员、群众、担架员、挖捞人员等共同组成抢救小组，在灾区现场，对伤员实行初步急救措施。首先将伤员从各种灾难困境中抢救出来，然后进行心肺复苏、止血、包扎、固定和其他急救措施，再把经过急救的伤员集中起来，做好转运准备。

2. 第二级早期治疗　由灾区原有的医疗机构或外援的医疗队单独设立，也可由两者合作共同组织实施。其基本任务是对经过现场抢救小组处理的伤员进行检伤分类、登记、填写简要病历，实行紧急治疗，包括开颅减压、气管切开、开放性气胸缝合、胸腔闭式引流、腹部探查、手术止血、抗休克、挤压伤筋膜切开减压、清创、四肢骨折复位及抗感染等；留治传染患者、轻伤员或暂不宜转送的危重伤员；将需要专科治疗或需较长时间恢复的伤员转送到灾区附近或较远的指定医院。

3. 第三级专科治疗　由设置在安全地带的地方和军队医院担任。其主要任务是收容灾区医疗站、医院转送来的伤员进行确定性治疗，直到痊愈出院。

（二）分级救治的要求

分级救治把医疗与转送相结合，在技术上分三步进行，为确保救治质量，参与各级救治的医务人员必须共同遵守一定的要求。

1. 迅速及时　灾难伤员的救治最首要的是“快”，时间对于挽救生命、提高治愈率和减少致残率至关重要。大出血、窒息、中毒患者救治成败可能就在数分钟之间。为此，首先应做好现场抢救，迅速帮助伤员脱离险境，对危急伤员迅速采取果断措施，保住生命；其次要尽可能靠近现场设立救治机构，缩短转送距离；第三要使用快速转送工具；第四要加强救治机构的管理，提高工作效率。

2. 分工合作　为了保证分级救治质量，各级救治措施要前后衔接，既不中断，又不重复。前一级要为后一级救治做好准备，创造条件，争取时间；后一级要在前一级救治的基础上，补充其未完成的措施，并进行新的救治措施，使救治措施前后紧密衔接，逐步扩大、完善，所以参加救援的医护人员首先要对各种灾难损伤特点和发生发展规律、救治理论原则有统一认识，保证工作步调上一致；第二，要树立整体观念，认真执行本级救治范围。属于本级该做的，不能推到下一级，以防失去救治的及时性；不属于本级做的，在未完成本级的救治范围之前，或者条件不具备时，不要勉强去做，以免影响救治质量；第三，要按规定填写统一格式的医疗文书，使前后继承性救治有文字依据，便于医生了解前一级救治机构已经进行了哪些救治，并以此制订下一步治疗计划。

3. 转送与医疗结合　在转送过程中，进行必要的不间断的伤情观察和医疗护理，确保伤员迅速安全地到达接收医疗机构。

二、灾难医学救援的组织指挥

灾难事故具有突发性、严重性和复杂性等特点。灾难造成的伤员，在现场需第一时间帮助脱离险境、抢救和转送。各级救治机构，在一定的时间内，也有成批的伤员不

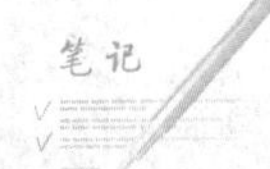

断地进入,经过救治,再成批地转送。灾难伤员的脱险、抢救、医疗、转送等工作,涉及面广,影响因素多。为了使整个救治工作有条不紊地进行,必须要有经过训练的、具有一定组织能力的人员进行调度、控制与协调,这种对灾难伤员救护工作中的管理活动称为灾难伤员救护组织指挥。灾难伤员救护组织指挥,按卫生救援实施过程,分为救灾准备阶段的组织指挥和实施阶段的组织指挥;按伤员救护地点,分为现场救护组织指挥、救治机构内的组织指挥和伤员转送组织指挥。其工作要点包括:

1. 做好伤员分类　由具备一定经验的医生负责,组成伤员分类组,在较宽敞的场所采取询问伤情和观察体征的简单方法,将需要紧急救治(如窒息、大出血、气胸、颅脑伤等)的伤员、休克伤员、传染患者和其他伤员进行分类和登记,做好分类标志。

2. 组织伤员转送　伤员经过医疗站救治后,除重伤员需暂留治观察外,其余都要转送到专科医院去治疗。为了迅速、安全地转运伤员,应掌握好转送指征,做好转送人员、物品和交通工具的准备。

3. 随时调整救治力量　救灾医疗队工作内容随着时间变化而有所不同。在灾难早期,多数伤员处在困境中,应把主要力量放在现场抢救上;当现场抢救的伤员陆续转送到医疗站等早期治疗机构时,应把抢救人员逐渐集中到早期治疗机构;当现场救治高峰出现回落后,部分患者转出至医疗站,因此,现场抢救的人物逐渐减少,而门诊和巡回医疗的任务便逐渐突显起来。当急救、门诊和巡回的医疗任务逐渐减少后,应把卫生救援工作重点转移到卫生防疫和灾区卫生机构重建。

4. 提高救治机构的整体效能　灾难伤病种类复杂,救治机构除了按灾难类型考虑配备相应专业力量外,在救治过程中还要经常进行技术力量的调整。面对大量伤员,要求各专科医师淡化专业界限,从事一些本专业以外的救治任务,以提高救治机构的整体效能。

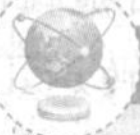
知识链接

美国国家灾难医学系统

美国于1984年成立了国家灾难医学系统,这个系统是国家卫生部、国防部、各医疗机构、各州及私人的联合救援组织。它把大城市主要医院和地方医院组成统一的救援网络系统,主要任务是:①专门成立救灾医疗队;②把不能在当地治疗的伤员转送到其他地区;③收容灾难伤员。有了全国统一的灾难医学救援系统,可以使灾难卫生救援工作逐步实现规范化和标准化,这对解决伤员多、卫生救援力量薄弱的矛盾,提高卫生救援能力具有重要作用,值得我们认真研究和借鉴。

三、灾难护理的主要任务

灾难护理是灾难医学的重要组成部分,主要包括积极参与现场的抢救、院内的后续救治以及灾后的心理护理。

(一)灾区现场抢救

灾难发生的最初时间段人员的伤亡最多,灾难伤员初期的现场急救极其重要,需重视灾难发生后"黄金"1小时、"白金"10分钟的抢救时间,要切实提高护理人员的急救水平,使伤者在尽可能短的时间内获得最准确的救治。现场常用高级创伤生命支

笔记

持、供氧、止痛、输液、除颤等抢救措施，在特殊情况下应建立移动的便携式的ICU。

知识链接

急诊急救的重要时间

白金十分钟（emergency platinum 10 mins, EPTM）有狭义和广义之分，狭义上指紧急事件发生后，以送到医院急诊科或相关科室抢救时间为起点，到医生进行紧急救治的最初10分钟为止；广义上，EPTM指紧急灾害事件发生为起点，到最初的10分钟左右为终点，需要提高大众的自救意识和技术，因此不仅是急救医学范畴的时间概念，更是一个社会范畴的时间概念。

"黄金一小时"（golden hour）原则，即对重症创伤者而言，在一小时内进行有效救治能大幅提高其存活率。该原则由马里兰大学创伤医学中心R Adams Cowley提出，他认为"在生与死之间有黄金一小时。如果患者严重创伤，生存时间少于60分钟，也许不会马上死，也许三天或者两周之后，但是在体内已经发生了无法修复的改变"。

（二）大批伤员的分类救治与抢救指挥

在大批伤员出现的情况下，要将伤员根据轻重缓急进行分类，确保在有限的时间和资源内，使更多的伤员获得救治。同时，根据灾难性质和规模，及时地求助和调度其他资源参与现场抢救，与公安、消防、交警、武警等部门配合，建立灾难急救绿色通道。

（三）制定各类灾难事故救护预案

灾难的发生不可预料，也不存在完全一样的灾难事件，但是灾难所引起的危害具有一定的规律性。在科学研究灾难特点的基础上，制定各类灾难的护理救护预案，并联合急诊科、ICU、外科等部门，定期开展演练，优化预案，提高应急能力。

（四）心理干预

灾后心理干预主要是心理专业人员通过交流、疏导、抚慰的方式，帮助心灵遭遇短期失衡人员进行的调整，帮助当事人从危机状态中走出，尽快恢复正常心理状态的一种心理治疗方式。灾难事件不仅严重威胁人们的生命安全，而且往往会对人们造成极大的心理创伤，如果不能及时适当的干预，甚至可能造成永久的心理创伤。因此，突发灾难事件后及时地进行心理干预有着重要的意义。

（五）灾难伤员的转运

灾难发生后，大批伤员突然出现，由不同级别的医疗机构承担不同的医疗任务，无论是救治水平还是医疗资源的利用，都是十分经济和有效的（灾难伤员的转运的要求详见本书第二章"院前急救的组织与管理"第三节"院前急救护理的基本程序"）。

第三节 各类灾害的应急救援

我国常见的灾害有地震、台风、火灾、水灾等，不同灾害有着其特殊性。近些年，随着高科技的发展，如核泄漏等也有所出现。掌握各种灾害特点与危害，是采取有效应急救援的前提。

一、地震的应急救援

地震是群灾之首，它具有突发性和不可预测性，频度高，可产生严重次生灾害，强

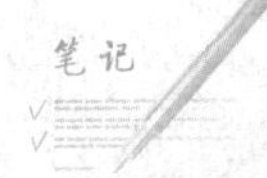

震造成大量人员伤亡和严重经济损失，破坏了震区的生态环境，挑战着人类医疗救援、救治、防疫、灾后重建的能力和速度，对社会造成较大的影响。

（一）地震灾害的特点

1. 事件的突发性　灾害发生的时间、空间和破坏程度难以预料。不仅在短时间内对人民群众的生命财产造成巨大损失，而且人们往往来不及进行充分的计划和准备，开展医学救援工作必须冒着巨大危险，而且是在极度紧张的条件下开展高强度、超负荷的工作。

2. 伤情的复杂性　短时间内造成大量人员伤亡，而且伤情较为复杂。其复杂性体现在以下三点：①重伤员多，如四川汶川特大地震造成了大批骨折伤、颅脑外伤、脏器伤的伤员；②复合伤、多发伤多，合并骨折和挤压综合征等，并伴有少量慢性病和传染病；③感染伤员多，伤口长期暴露在污染环境中，创面感染化脓，部分伤员为耐药菌感染，给医疗救治和伤口愈合造成困难。

3. 任务的特殊性　在抢险救灾过程中，洪水和余震等次生灾害会直接威胁医务人员的生命安全，救援给养和医疗装备等物资匮乏直接影响医疗救治工作的顺利进行，救治工作往往要在救护车、帐篷、旷野，甚至废墟中展开。在严重自然灾害中，伤、病、疫情的复杂程度难以预见，并且随着灾情的发展，安全区会变成危险区，迫使急救中心不得不及时调整救援重点，以适应继发灾害的变化。

4. 环境的惨烈性　重大灾害造成环境的严重破坏，给人们的精神及心理带来强烈冲击，救援官兵和受灾群众出现了焦虑、自责、恐怖、失眠等不同的心理问题。医学救援人员因环境刺激和过度紧张的工作，也会对身心造成负面影响。因此，医务人员要有较好的自我调整和控制情绪的能力。

（二）地震的救援对策

1. 快速反应，科学决策　针对地震灾害突发性的特点，在时间紧、任务急的情况下，要求各级医疗救援组织坚决按照上级部署和号令，快速反应，以灾情为命令，时间为生命，迅速做出工作调整，把工作重点转移到医疗救援上；迅速启动相应预案，抽调医疗队、防疫队、心理救援队，紧急驰援灾区，迅速展开医学救援。

2. 整体运筹，多方救治　针对灾害伤情复杂和环境特殊的特点，采取多元化的救治格局。一是医疗队跟随救灾部队实施现场抢救，以减少伤残率和死亡率；二是部分医疗队、医疗站负责伤员的分类、早期救治、留治轻伤员，对于一些疑难复杂病症采取远程信息医疗技术；三是运用火车、飞机等工具后送伤员到远离灾区的医院进行专科治疗。

3. 抓紧防疫，预防疫情　一是以饮水安全为重点，选择临时性供水水源，并加强对临时性供水措施的卫生监督，防止水源污染，确保饮水安全；二是以人居环境卫生消毒为基础，集中力量杀灭蚊蝇，对污染源和可疑污染源进行反复消毒处理，建立疾病监测系统，防止传染病的发生与流行；三是抓好卫生宣传，通过举办培训班，培训志愿者，强化群众防病意识，传授自救技术，打好卫生防疫纵深战。

4. 心理救援，人文关怀　救援官兵和医护人员面对大范围的灾情，加之工作的高强度，都需要重建安全感，缓解心理压力，抚平心理创伤，减少心理障碍。

5. 帮建医院，重建家园　灾害必然造成医疗机构受损。因此，灾区医疗机构重建工作是医学救援的任务之一。

笔记

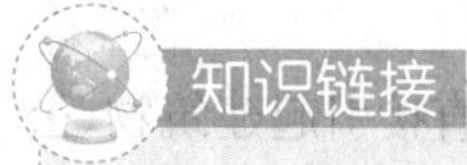

知识链接

海 啸

海啸是一种灾难性的海浪。根据海啸形成的不同情况，科学家将其分为四种类型：海底地震引发的地震海啸、气象变化引起的风暴潮、火山喷发诱发的火山海啸、海底滑坡带来的滑坡海啸。研究发现，大约95%的海啸都是由地震引发的，通常由震源在海底下50千米以内、里氏震级6.5以上的海底地震引起。海啸时掀起的狂涛骇浪，高度可达十多米至几十米，形成“水墙”，时速可达数百公里。另外，海啸波长很大，可以传播几千公里而能量损失很小。当海啸到达岸边，“水墙”会以摧枯拉朽之势冲上陆地，同时还能夹着数吨的岩石及船只、废墟等杂物，向内陆扫荡数公里，甚至会沿着入海的河流逆流而上，沿河地势低洼的地区会被吞噬，对人类生命和财产造成严重的危害。

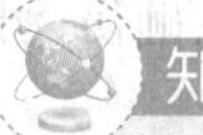

知识链接

挤压综合征

当四肢或躯干肌肉丰富的部位被外部重物长时间挤压，或长期固定体位的自压，解除压迫后出现以肢体肿胀、肌红蛋白尿、高血钾症为特点的急性肾衰竭，称为挤压综合症。多在意外事故、自然灾害及战争时发生。

急救原则：

(1) 在事故中，急救人员应迅速进入现场，积极抢救伤员，尽早解除重物挤压。

(2) 伤肢制动，并暴露在凉爽空气中或用凉水降低伤肢温度，降低组织代谢，减少毒素吸收。

(3) 挤压的伤肢有开放伤口出血，应予止血，但禁忌加压包扎。

(4) 早期可给予伤员碱性饮料或5%碳酸氢钠静脉滴注以碱化尿液采用预防性措施。

(5) 及时补充血容量，预防休克，维持水、电解质平衡。

(6) 对开放伤口出血者，可输红细胞悬液、新鲜血浆。

(7) 限制高钾食物和药物摄入，以避免高钾血症。

二、台风的应急救援

台风是发生在热带洋面上的猛烈风暴，在其活动过程中常伴随有强风、暴雨、巨浪和狂潮，台风、暴雨造成的洪涝灾害，波及范围广，来势凶猛，破坏性极大，是最具危险性的灾害。

（一）台风发生的规律及特点

台风发生的规律及其特点主要有以下几点：①有季节性，台风(包括热带风暴)一般发生在夏秋之间，最早发生在五月初，最迟发生在十一月；②台风中心登陆地点难准确预报，台风的风向时有变化，常出人预料，台风中心登陆地点往往与预报相左；③台风具有旋转性，其登陆时的风向一般先北后南；④损毁性严重，对不坚固的建筑物、架空的各种线路、树木、海上船只、海上网箱养鱼、海边农作物等破坏性很大；⑤强台风发生常伴有大暴雨、大海潮、大海啸；⑥强台风发生时，人力不可抗拒，易造成人员伤亡。

笔记

（二）台风现场的危害

台风的破坏力主要由强风、暴雨和风暴潮三个因素引起，从而直接引起建筑物、公共设施等的破坏，间接对人类造成伤害。伤者通常为户外活动的人员，以坠落伤、塌房致伤、砸伤、割刺伤、车祸、电击伤、淹溺等导致的损伤居多，受伤部位多以头部外伤、皮肤刮伤、四肢骨折、颅脑损伤、胸腹部损伤等为主。

（三）台风发生时的救援措施

1. 加强宣教，全员应对　通过各级组织和医务人员进行宣传教育，使全体人员明确台风天气过程和可能致灾的因素，做到心中有数，预防为主，有序应对。

2. 检查落实各项准备　包括人员、装备、药品器械，保证能够做到随时出动，有效应对。制定的救灾应急处置预案中，对后勤保障方面也做出了安排；与上级医疗机构和当地医院联系，建立应急通道；与地方相关机构如当地武装部、水利局、电力局等部门保持联系协调。

3. 开展针对性的训练　强台风过程中造成人员伤亡的主要类型为摔伤、砸伤、溺水、触电等，针对这些伤情的救治开展相应的准备和应急训练。

4. 明确救治程序、分工　接到命令后，应迅速派出应急小组，进入灾区，展开医学救援，主要开展检伤分类、现场急救、医疗救治、转送伤员四项工作。

三、火灾的应急救援

火灾是平时和战时最常见的灾难之一。无论是平时，还是战时，不管是乡村，还是城市，均可随时随地发生，不仅造成巨大的财产损失，也给个人和家庭带来严重不幸。

（一）火灾的危害特点

1. 直接伤害

（1）火焰烧伤：火焰表面温度可达800℃以上，但人体所能承受的温度仅为65℃，超过这个温度值，人就会被烧伤，所以火灾在焚毁大量物质财产的同时，也会严重危害人的生命。

（2）热烟灼伤：火灾中，通常伴有烟雾流动，烟雾中的微粒携带着高温热值，通过热对流，传播给流经的物体，它不仅能引燃其他物质，还能伤害人体。当人体吸入高温的烟气，可出现呼吸道灼伤，造成组织肿胀、阻塞呼吸道，窒息死亡。

2. 次生伤害　由火灾而引起的次生灾害非常多，如烟气爆炸、坍塌、中毒等，这些次生灾害往往对人体造成始料不及的伤害。

（1）浓烟窒息：火灾过程中，伴随燃烧会生成大量的烟气，烟气的浓度由单位烟气中所含固体微粒和液滴的多少决定。烟气的温度依据火源的距离而变化，距火源越近，温度越高，烟气浓度越大。人体吸入高浓度烟气后，大量的烟尘微粒有附着作用，使气管和支气管严重阻塞，并损伤肺泡壁，造成通气和换气功能障碍，导致窒息、死亡。

（2）中毒：现代建筑火灾的燃烧物质多为合成材料，所有火灾中的烟雾均含有毒气体，如CO、NO、SO_2、H_2S等。现代材料中的一些高分子化合物在火灾高温燃烧条件下可以热解出剧毒悬浮微粒烟气，如氰化氢（HCN）、二氧化氮（NO_2）等，上述有毒物质的麻醉作用能致人迅速昏迷，并强烈地刺激呼吸中枢和肺部功能，引起中毒性死亡。火灾中死亡人数的80%是由于吸入有毒性气体而致死。

（3）砸伤、埋压：火灾区域的温度根据不同的燃烧物质而有所变化，通常在1000℃左右，在这样的温度下，一般的建筑结构材料在超过耐火极限时间后，就会造成

笔记

坍塌。在火灾中，由于坍塌造成砸伤、摔伤、埋压等伤害非常普遍，这种伤害主要表现为体外伤或内脏创伤引起失血性休克。

（4）刺伤、割伤：火灾造成建筑物、构筑物坍塌，许多物质经各种理化性质的爆裂都会形成各种形式的利刃物，随时可能刺伤皮肤、肌肉，甚至直接刺（割）破血管和内脏，导致脏器损坏或失血过多而死亡。

（二）火灾现场的救护对策

在火灾中，以烧伤的患者为主。烧伤后引起皮肤、黏膜甚至肌肉、骨骼等组织的损伤，严重的烧伤不仅造成局部损害，而且常引起人体内机体水和电解质平衡失调，感染并伴有发生休克的严重后果。现场人员自救和互救，救援人员及时现场抢救，使烧伤人员尽快脱离火场，得到有效救护，减少火灾人员的伤害是关键。

1. 积极开展自救

（1）迅速报警：发现火灾时应及时报警，报火警时主要步骤：①报警时要清晰表达火灾所在区县、街道、胡同、门牌号或乡村地址；②要清晰表达燃烧物和火势大小，以便消防部门调出相应的消防车辆；③说清楚报警人的姓名和使用的电话号码；④要注意听清消防队询问，正确简洁地予以回答，待对方明确说明可以挂断电话时，方可挂断电话；⑤报警后要到路口等候消防车，指示消防车去火场的道路。

（2）保持镇定：当周围发生火灾时，一定要保持镇静，以免在慌乱中做出错误的判断或采取错误的行动，受到不应有的伤害。

（3）迅速撤离：受到火势威胁时，要当机立断，披上浸湿的衣物、被褥等向安全出口方向冲出去，勿躲入柜子里、床底下或角落里，切忌盲目往火场里跑；当发生火灾的楼层在自己所处的楼层之上时，就应迅速向楼下跑，因为火是向上蔓延的；下楼通道受火势阻断时，可利用疏散楼梯、阳台等逃生自救，也可用绳子或把床单撕成条状连成绳索，紧拴在窗框、暖气管、铁栏杆等固定物上，用毛巾、布条等保护手心，顺绳滑下，或下到未着火的楼层脱离险境。

（4）避免烟雾中毒：燃烧时会散发出大量的烟雾和有毒气体，其蔓延速度是人奔跑速度的4～8倍，人们很容易被烟雾毒害窒息而死亡；当烟雾呛人时，要用湿毛巾、浸湿的衣服等捂住口、鼻，并屏住呼吸，不要大声呼叫，以防止中毒；要尽量使身体贴近地面，靠墙边爬行逃离火场。因为贴近地面的空气一般含烟雾少，含氧量较多，可以避免被毒烟熏倒而窒息。

（5）积极呼救：当自己所在的地方被大火封闭时，可以暂时退入房间；关闭所有通向火区的门窗，用浸湿的被褥、衣物等堵塞门窗缝，并泼水降温，同时，积极向外寻找救援，用打手电筒、挥舞色彩明亮的衣物、呼叫等方式向窗外发送求救信号，以引起救援者的注意，等待救援。

2. 现场急救措施　主要包括：①使伤员迅速脱离现场，去除烧伤源（火源、热源等）；②紧急处理窒息、骨折或大出血等情况；③保护创面、镇静止痛；④尽快转运，及时输液和抗休克。

（三）烧伤患者的心理治疗

烧伤患者除躯体疼痛外，心理上也受到创伤。烧伤早期患者有恐惧、后悔、埋怨的心理，表现为烦躁不安、精神恍惚、对疼痛不能忍受等，此时对患者应进行耐心劝导、说服，纠正患者的心理异常反应，同时要讲解各种康复治疗的意义和作用，给患者介绍治

笔记

愈的典型病例，树立患者的治疗信心，取得患者的主动配合；创面愈合阶段，往往出现瘢痕挛缩、关节畸形，特别是头面部的烧伤，面容遭到毁坏的患者，思想负担很重，甚至有轻生的念头，针对患者这种心理，医务人员要态度热情和蔼，避免刺激性的语言，劝导患者正确对待疾病和困难，同时要做好患者家属的思想工作，动员患者家属，特别是患者的对象或配偶，应给予患者无微不至的关怀，使患者能得到温暖，看到将来的幸福；烧伤后期的心理疗法，着重对患者以后的工作和生活做出适当安排，解除患者的后顾之忧。

四、水灾的应急救援

发生洪涝灾害时，除造成严重的经济损失外，对人身健康的主要危害是导致人员淹溺死亡，所以掌握溺水的自救和救护技术至关重要。

（一）落水自救

被洪水卷入或落水后，应保持冷静，切勿大喊大叫，以免水进入呼吸道引起阻塞和剧烈咳呛；与此同时，应尽量抓住漂浮物如木板、树木、桌椅等，以助漂浮，双脚像踏自行车那样踩水，并用双手不断划水，千万别慌张；落水后立即屏气，在挣扎时利用头部露出水面的机会换气，再屏气，如此反复，以等救援。

（二）水上救助

对筋疲力尽的溺水者，抢救人员可从前方接近；对神志清醒的溺水者，抢救人员应从背后接近，用手从背后抱住溺水者的头颈，另一只手抓住溺水者的手臂，游向岸边，要防止抢救人员被溺水者死死抱住而双双发生危险；在水中发现淹溺者已昏迷，可在拖泳过程中向淹溺者进行口对口吹气，边游边吹，争取抢救时间。

（三）岸上急救

抓紧时间作短暂时间空水（即倒水）快速急救，迅速设法如用手指抠出淹溺者口、鼻中的污泥、杂草或呕吐物，以保证气道畅通，切不能等待医务人员的来到或转送，贻误抢救时机，要坚持不懈地进行人工呼吸和胸外心脏按压，不能轻易放弃。

（四）综合救治

淹溺死亡的原因可为呼吸道阻塞造成窒息、血液电解质变化引起心室纤维性颤动或急性肺水肿等，医务人员必须进行全面处理，包括纠正酸中毒、控制肺水肿、防止感染等综合急救措施。

五、核泄漏的应急防护

历史上核泄漏事件已经发生多次，每一次核泄漏给人类带来的危害巨大且深远。核泄漏对人类健康的主要危害由放射性物质引起，这种危害既有身体上的短期损伤和远期后遗症，又有心理上难以愈合的创伤。

（一）放射性物质的特点

放射性物质是指能自然向外辐射能量、发出射线的物质，一般是原子质量很高的金属，如钚、铀等。放射性物质放出的射线主要有 α 射线、β 射线和 γ 射线等。各种核反应可产生中子和 γ 射线。放射性核素主要有氚、钴 60、镍 63、硒 75、锑 124、碘 131、铯 137、镭 226、钚 238 等。

微量的放射性物质不会影响人员健康，只有较大剂量放射性物质泄漏才会对健康

笔记

造成危害。放射性物质对人员的影响包括分布在空气和体表时的外照射和吸入性内照射。β、γ、X 射线和中子辐射主要引起外照射，α 射线主要是内照射。不同种类射线对人员损伤程度不同，在相同辐射剂量情况下，中子辐射损伤最重，γ 射线次之，X 射线轻于 γ 射线。在同样剂量放射线作用下，对胎儿危害最大，其次是儿童，再次是成人。人体对放射线最为敏感的部位是造血系统、免疫系统、生殖器官和胃肠道等。

（二）放射线的危害

1. 成年人遭受一定剂量的放射线以后，产生的健康危害主要有：①外周血细胞下降、感染、贫血和出血等；②免疫功能低下，易疲劳；③食欲缺乏、恶心、呕吐、腹泻等临床表现；④性功能低下，甚至不孕、不育等。

2. 胎儿受照射后产生的主要危害有：①胎儿死亡率增加、器官形成障碍，出现死胎或畸形发育；②新生儿死亡率增加；③出现小头畸形、智力发育不全、生长发育迟缓和畸形儿几率增多等。

3. 放射线照射还可能引起的远期效应包括：①外周血白细胞、红细胞、血小板和血红蛋白减少；②骨髓中白细胞可呈成熟障碍甚至再生低下，骨髓和外周血细胞染色体畸变率增加；③可引发白血病和其他类型恶性肿瘤如甲状腺癌、肺癌、乳腺癌、皮肤癌、恶性淋巴瘤等；④可加速老化，毛发脱色或变白，皮肤弹性减弱；⑤可发生骨髓纤维化、真性红细胞增多症及多发性骨髓瘤等疾病。

（三）发生核泄漏事故时人员的防护措施

1. 核泄漏早期采取的防护措施

（1）隐蔽：在放射性污染物到达以前，人员应躲在室内，关闭门窗，必要时可用砖、土坯、沙袋将窗户加以屏蔽。

（2）尽可能快速撤离：受照剂量较高、可能发生确定性损伤效应的人群应尽可能快速撤离。

（3）必要的药物防护：可在专业医生的指导下服用碘化钾片。

2. 核泄漏中期采取的防护措施

（1）搬迁：即将人群从污染区迁移出去。

（2）污染区控制：限制人员进入污染区。通过清扫、水洗、覆盖或刮去表层等措施清除建筑物、道路及工作场所受放射性物质的污染。

（3）污染食物摄入管理：控制摄入受污染的食物和饮水，如必须食用沾染食物时，可用水洗或去掉被沾染的表层、削去果皮的方法去除蔬菜和水果表面的放射性污染物。

3. 核泄漏时个人防护措施

（1）呼吸防护：可用防尘口罩，也可用手帕、纸巾、餐巾、衣服等捂住口、鼻。如果将口罩或其他防护材料浸湿，其防护放射性物质效果更佳。

（2）体表防护：可用任何着装用品如帽、头巾、雨衣、手套和靴等，并可翻起衣领、围上围巾、扎紧袖口和裤脚等方法，减少体表放射性物质的沾染。

（3）清洗沾染：放射性物质沾染皮肤时，最好的清除沾染方法是淋浴，在没有淋浴的情况下，可用水洗身体裸露部位，如脸、手、颈部等，特别应注意有油腻的部位以及耳、鼻、眼周围，应进行彻底擦洗。

（4）健康检查：一旦发现有异常放射性物质或上述不适症状，应尽快到专业医疗

笔记

机构进一步检查和治疗。

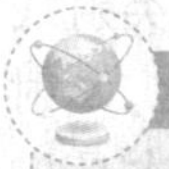
知识链接

切尔诺贝利核泄漏事故

切尔诺贝利核泄漏事故被称之为历史上最严重的核电站灾难。1986年4月26日早上,乌克兰切尔诺贝利核电站第4号反应堆发生爆炸,更多爆炸随即发生并引发大火,致使放射性尘降物进入空气中。据悉,此次事故产生的放射性尘降物数量是在广岛投掷的原子弹所释放的400倍,27万人因切尔诺贝利核泄漏事故患上癌症,其中致死9.3万人。专家称,消除切尔诺贝利核泄漏事故后遗症需800年。

日本核泄漏事故

2011年3月11日至目前,日本福岛第一核电站发生核泄漏事故。日本将此次核泄漏事故等级提高至7级。日本的核泄漏事故的客观原因是由大地震和海啸"组合拳"引起,这次核泄漏事件对日本渔业和旅游业带来了沉重的打击,专家预计福岛未来数十年都无法居住。

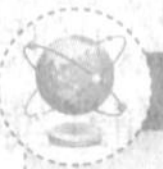
知识链接

危险品爆炸处理

《安全生产法》在第七章附则中第九十六条规定:危险物品,是指易燃易爆物品、危险化学品、放射性物品等能够危及人身安全和财产安全的物品。

危险物品,即由于其化学、物理或者毒性特性使其在生产、储存、装卸、运输过程中,容易导致火灾、爆炸或者中毒危险,可能引起人身伤亡、财产损害的物品。显然,这是从物品的性质上所作的界定。通常讲,危险物品主要包括:危险化学品、放射性物品。

1. 危险化学品　根据《危险化学品安全管理条例》的规定,危险化学品包括爆炸品、压缩气体和液化气体、易燃液体、易燃固体、自燃物品和遇湿易燃物品、氧化剂和有机过氧化物、有毒品和腐蚀品等。压缩气体和液化气体主要包括氢、甲烷、乙烷、压缩硫化氢、液化石油气、供给城市生活、生产的天然气、人工煤气、重油制气等气体燃料;有毒品如氰化钠、氰化钾、硝基苯等;腐蚀品主要包括酸性腐蚀品如甲醛溶液,碱性腐蚀品如氨水、二乙醇胺等;其他腐蚀品如酸性氟化钾、甲醛溶液等。

2. 放射性物品　主要包括金属铀、硝石酸钍等。危险品爆炸事件往往发生比较突然,并且伴有强烈的冲击波、高温高压和浓烟。如果现场堆积化学品等易燃易爆物品,发生二次爆炸的可能性很大。危险品爆炸一般会产生火光、爆炸冲击波、浓烟等,容易对人产生烧伤、人体组织破裂、跌倒受伤等伤害。其中,爆炸后最可怕的就是爆炸冲击波,可能对人体造成耳膜破裂、内脏损伤等伤害。

当判断出周围发生了危险品爆炸事故后,首先需要做的是背朝冲击波传来方向趴下或蹲下,而不是保持直立,这样可以最大限度避免受到爆炸冲击波的伤害;其次,在逃生过程中应低下身体,用毛巾或布蒙住口鼻,减少烟气的吸入,并往上风方向快速撤离;当爆炸发生后,不要待在密闭空间里,应选择在开阔的环境和选择能够有效阻挡、反射爆炸冲击波的掩体,如可以躲在土围墙、建筑物、汽车、家具等物体背后,尽量远离门窗、管道口、沟渠等位置。当确认自己已经来到较为安全的地点后,立即拨打120、110、119等急救报警呼救,并向救援人员准确说明爆炸地点和时间。

笔记

第四节 灾民常见的心理问题及干预措施

灾难带来的影响常具有一定的毁灭性，经历灾难的人，或者自身受到严重伤害，或者经历亲人的伤亡。在这种情况下，受难者会因灾难而产生一系列身心反应，若这种反应过于强烈或持续存在，就可能导致精神疾患，使灾难的危害持续存在。近二十年来，灾后心理干预的重要性日渐突出，各个国家针对各大灾难的救援活动之中，灾后心理辅导逐渐成为灾后重建的核心内容之一。

一、灾民常见的心理问题

根据受灾具体情境的不同，受灾群体的心理特点主要表现在三个方面，分别是应激反应性、从众效应性、非理性行为性。

（一）灾害常见心理应激反应

面对突如其来的灾害，不同个体之间的差异性导致了个体对灾害心理反应不同。常见的心理应激反应有：情绪反应、认知反应、行为反应和生理反应。

1. 情绪反应　常见有：①焦虑：是在灾后人群中常见的一种情绪反应，是一种缺乏明显客观原因的内心不安或无根据的、莫名的恐惧情绪，是由紧张、焦急、忧虑、担心和恐惧等感受交织而成的一种复杂的情绪反应；②愤怒：在突发性自然灾害过后，有些受灾者会将自己的不幸遭遇责怪到他人身上，产生愤怒的情绪。如失去了亲人的居丧者会指责救援人员的不及时、不到位、救援不得当；有些受伤或因灾致残的灾民会因为自己遭受的痛苦不被理解或没有受到良好的照顾而愤怒、怨恨；③内疚：由于突发性自然灾害的不可控制和不可预测，人们往往无所适从，只能被动地承受灾害给他们带来的伤害，对事物的不可控使他们产生强烈的无力感，容易怀疑自己、否定自己。灾害过后，一些幸存者会在一定程度上感到内疚，将过错归咎于自己，认为他们活着可能是以那些不幸的人们为代价的，而有些救援人员会责怪自己无能为力，没能挽救更多的生命，又不知如何弥补自己的过失，产生强烈的内疚情绪。

2. 认知反应　突发自然灾害下，受灾者往往因为心理上的伤害发生逻辑判断上的错误，发生认知异常，常见有：①任意推断：即在证据缺乏或不充分时便草率地做出结论；②选择性概括：即根据个别细枝末节而不考虑其他情况而考虑问题得出结论，以偏概全；③过度引申：是指在单一事件的基础上做出关于能力、操作或价值的普遍性结论，也就是说从一个琐细事件出发引申出的结论；④夸大或缩小：对客观事件的意义做出歪曲的评价；⑤走极端的思维：即要么全对、要么全错，一些受灾者往往把生活看成非黑即白的单色世界，没有中间色。灾后伤员的认知异常往往非常消极，会使人们产生失落感，丧失对生活的信心，产生药物或酒精依赖，严重的甚至会产生自杀的念头。

3. 生理反应　在灾难发生的初期，伤员处于严重的应激状态，心理上的许多症状都能通过一些生理现象反应出来，从而引发疾病，如心率增快、血压升高、甘油三酯升高、胆固醇升高以及皮肤、肾脏、胃肠道血流加速，其临床表征为心慌、气喘、寒战、肌肉抽搐、腹泻、食欲下降、体重下降、疲乏、头晕、头痛、失眠、易做噩

笔记

梦等。

4. 行为反应　当自然灾害忽然降临时,人们处于极度危险、刻不容缓的紧急状态中,在当时做出的行为是被迫的、不容思索的,而当灾害过后,又由于灾害性质的不同和反应者个体特质的变化,个体的行为反应存在很大差异。有些受灾者会做出积极的适应性反应(表现为一般避难行为、利他行为和领袖行为),其行为反应控制在社会规范所容许的范围;也有一部分人的行为是消极的不适应的(如惊逃行为,过度防御行为和"木鸡"行为),或是在社会规范之外的(如哄抢、偷盗等越轨行为),而灾后随着情绪、认知、生理等因素影响,还会出现多种具体的消极行为反应,如暴饮暴食、过度依赖、行为失控、逃避与疏离等不良行为反应。

(二)应激障碍

1. 急性应激障碍(acute stress disorder,ASD)　又称急性应激反应(acute stress reaction,ASR),是以急剧、严重的精神打击作为直接原因的精神障碍。急性应激障碍是处于心理危机当中的个体在短时间内表现出的精神障碍,一般在受刺激后几分钟至几小时发病,症状表现为一系列生理、心理反应,主要包括强烈的恐惧、警觉性增高、回避和易激惹、行为有一定的盲目性、精神运动抑制甚至木僵等。这些症状持续时间较短,一般在24~48小时之内减轻,持续时间长的也不会超过4周,若超过4周可以考虑诊断为创伤后应激障碍。

急性应激障碍出现与否以及严重程度是与个体的性别、心理素质、应对方式、当时躯体健康状态等密切相关的。女性、未成年人、性格内向、有家族精神病史、神经质等更倾向于患急性应激障碍。如果应激源消失,急性应激障碍的症状好转较快且完全;可如果没有得到及时的干预治疗,大约有20%~50%的人会由急性转为创伤后应激障碍,长期存在痛苦,难以矫治。所以,在心理干预工作中时间很宝贵、很急迫,尽量避免导致长期的严重的影响。

2. 创伤后应激障碍(post-traumatic stress disorder,PTSD)　是指突发性、威胁性或灾难性生活事件导致个体延迟出现和长期持续存在的精神障碍或心理障碍。其临床特征有反复重现创伤事件,努力回避易使人联想到创伤的活动和情境,以及觉醒程度增高等三方面,情感、思维、行为和生理反应等症状贯穿于其中。根据美国《精神障碍诊断与统计手册》(The Diagnostic and Statistical Manual of Mental Disorders,DSM-Ⅴ)的诊断标准,PTSD个体必须经历过严重的危及生命的创伤性应激源;出现持续性的重现创伤体验,反复痛苦回忆、噩梦、幻想(闪回)以及相应的生理反应;个体有持续性的回避与整体感情反应麻木;有持续性的警觉性增高,如情绪烦躁、入睡困难等;且以上症状持续至少1个月,并导致个体明显的主观痛苦及社会功能受损。

二、灾民心理危机干预

灾后心理学,国际上通常称为心理危机干预,国内又称为心理援助,是指通过有心理学背景的专业人士,及时地为受灾人群提供心理支持和帮助,最大限度地帮助灾民稳定情绪、减轻悲伤,增强其心理承受能力,尽可能地预防或减少灾后长久的心灵创伤,减少某些消极破坏性的行为及可能产生的继发伤害。

笔记

（一）心理救援队伍组建

灾难心理救援队伍可由精神科医生、临床心理治疗师、精神科护士、心理咨询师、有相应背景的志愿者组成。在开始工作之前，要对所有人员进行短期的紧急培训，使每一个成员能够承担灾难现场的多元化角色与责任。

（二）心理援助目标人群

心理危机干预人群可以分为四级，重点应从第一级人群开始，逐步开展，一般性宣传教育要覆盖到四级人群，分别为：①第一级人群：为亲历灾难的幸存者，包括死难者亲属、伤员、幸存者；②第二级人群：灾难现场的目击者，如目击灾难发生的灾民以及救援者，如现场指挥人员、救护人员；③第三级人群：与第一级和第二级人群有关的人，如幸存者和目击者的亲属；④第四级人群：后方救援人员、灾难发生后在灾区为灾民服务的人员和志愿者。

（三）灾难早期心理救援

灾难发生后，心理救援队伍应快速到达指定地点，以小组形式开展干预，以线索调查和现场巡查的方式发现需要干预的对象，同时发放心理救援宣传资料，可使用简易评估工具，筛查出重点人群和普通人群。

1. 普通人群　在灾难发生过程中和之后没有出现严重应激反应的人群，该部分人群以心理危机管理为主。在安置过程中，分组管理，对小组长进行心理危机管理培训，发挥同伴的作用，形成新的心理互助网络。同时，发挥媒体的作用，加大对灾民有关心理应激和心理健康知识的宣传，促使灾民增强自救意识。另一方面，调动民政厅、学校、社区工作者等的力量，共同参与到心理危机管理。

2. 重点人群　在心理评估过程中发现有严重应急症状的人群。对于重点人群，应采取以下措施：①心理评估：以问卷或者交谈的形式，进一步明确灾民应激反应程度，且让灾民确认自己的社会支持网络；②稳定情绪：通过使用情绪稳定技术，减少其情绪极不稳定的状态，以理解的心态，多给予倾听，做适度回应，帮助其增强安全感，释放情绪，重建社会支持系统；③放松训练：通过应用肌肉放松等方法，促使重点人群的各种负面情绪得到缓解；④心理辅导：通过面对面的交谈，明确重点人群的错误认知并改正，帮助其建立积极的应对行为和方式。

（四）灾难的长期心理干预

灾难的心理干预需要从紧急救援进行延伸，一般需要持续数月甚至数年。对于有应激性心理创伤的灾民应继续治疗，帮助其心理重建，适应新环境；对于不同特殊群体，如孤残儿童、老人等，应采取不同的心理干预方法。

（五）常见心理干预技术

心理危机干预是灾后救援的重要任务，要进行有组织、有计划地为受灾人群提供心理干预。心理干预技术主要有三类：沟通技术、心理支持技术和干预技术。

1. 沟通技术　干预者要与受灾人员建立良好的沟通和合作关系，多运用通俗易懂的言语交谈，多利用可能的机会改善受灾人员自我内省和感知，提升其自信。在这个技术中，干预者要对受灾人员表示出真诚、关切和理解，注意在态度上要亲切、和蔼和体贴，传递出温暖。让受灾人员知道干预者在为他着想，拉近双方的距离。

笔记

2. 心理支持技术 心理支持技术包括解释、鼓励、保证、指导、促进环境的改善这五部分,可以降低受灾人员的情感张力,另外也有助于建立良好的沟通和合作关系,为以后进一步的干预工作做准备。干预者应给受灾人员以适当的支持与鼓励,帮助他们振作精神、鼓起勇气、提高应付危机的信心,其中要注意的是应该给予受灾人员以心理支持,而不是支持受灾人员的认知错误或行为。

3. 干预技术 又称为解决问题的技术。主要内容有通过会谈疏解被压抑的情感,让受灾人员认识和理解危机发展的过程及与诱因的关系,并学会问题的解决技巧和应对方式,帮助受灾人员建立新的人际关系网络,注意发挥社会支持系统的作用,使求助者多与家人、亲友、同事接触和联系,减少孤独和隔离。

第五节 个人、家庭、社区灾难准备健康教育

灾难是人类社会发展中无法回避的现象,而有效的灾难教育可以在一定程度上减轻灾难对人类损害的程度,尤其是灾难准备健康教育。灾难准备健康教育应贯穿整个教育过程,并且从个体、家庭到社区全方位开展。

一、个人灾难准备健康教育

个人灾难准备健康教育应从幼儿园开始,贯穿中小学生、大学生整个教育阶段。通过灾难应对教育使幼儿、中小学生、大学生了解灾难发生的原因、形式及其应对方法,获取相关知识并拥有自救互救的能力,使其能够积极应对各种灾难,以提高我国国民的灾难应对素质和能力。

(一)幼儿灾难准备健康教育方式

幼儿是一个极为特殊的群体,完全缺乏自我防护意识,一旦发生各种灾难,极易受到伤害。由于其心智不成熟,对于宣教的理解力有限,因此,对幼儿实施灾难准备健康教育时应内容简单,形象生动,活动方式灵活多变,如通过游戏、角色扮演、灾难准备健康教育刊物、宣传片等的方式来开展灾难准备教育,如邀请交警到幼儿园对交通规则进行讲解演示;邀请消防人员对幼儿们讲解如何安全用火,演示遇到火灾时如何进行逃生等注意事项;邀请医务人员来幼儿园教育幼儿如何简单处理包扎小伤口等等。

(二)中小学生灾难准备健康教育方式

中小学生虽然有了一定的自主意识,但其身心发展还不成熟,缺乏必要的自我保护、应对危机能力,这个阶段的可塑性很强,是灾难准备健康教育的重点人群。

1. 国外 目前,美国、英国等国家的学校依据学校教育对象的年龄特征、学校所在地点等主客观条件来制定灾难准备健康教育计划。英国在灾难准备健康教育中,强调实践性课程和角色扮演训练,给学生们以感性的认识,使其能够在面对真实情况的时候做出恰当的反应,减少由此带来的紧张感和困惑;日本根据中小学生身心发展的阶段特征,制定具体的灾难准备健康教育目标和内容,在各种教育教学活动中进行系统的教育,编制教材,研究学校安全教育的方法,在具体形式上,日本各级政府通过当地的服务类期刊、社区网站等渠道对青少年家长进行不定期的急救知识普及讲座,既有急救基本技术的综合介绍,也有针对个别情况进行的特殊应急培训等;在方法上,强

笔记

调体验和训练性质，经常开展防地震、防火或防原子弹的演习，另有一项训练课为“人工心肺复苏”，利用模型娃娃教育学生进行心肺复苏，要求所有的学生都必须过关。

2. 国内　根据学生不同的身体和心理发育阶段特点来加强防灾减灾教育。学校可以通过学科教学渗透、灾难知识宣传、灾难应对演习以及开发专门的灾难教育游戏等方式，对学生进行灾难知识、灾难应对、灾难心理以及灾难体验的教育。

（三）大学生灾难准备健康教育方式

如何应对高校发生的突发事件，增强大学生防灾意识和灾难应对能力，是整个灾难应对教育中重要的一部分。

1. 树立大学生灾难防范意识　日常生活当中，应有灾难防范意识和掌握一定自救互救技能，如过马路时遵守交通规则；上下楼梯或乘电梯时右行右立，让出紧急通道；到陌生地方时首先观察消防设施的位置和记住逃生路线等。一旦发生灾难，应理性面对，战胜灾难恐惧，及时作出合理的反应。

2. 大学生灾难准备知识宣传者的角色　通过加强有关常见灾难的基础知识教育，使大学生了解相关知识和内容，在此基础上，向同学、朋友、家人传递这些知识，或组织提高灾难应对能力的活动或游戏，承担灾难应对知识的宣传推广者的角色，普遍提高人们抵御灾难的能力。

3. 提高大学生应对灾难的实践能力　通过教育者的演示与指导，以及受教育者的实地观摩和亲身体验，如学校及防灾机构、社区等可以共同开展的以逃生、自救、互救知识，使大学生具有防灾减灾的技能，并将这些技能转化为习惯，在面临灾难时，迅速做出正确的逃生自救行为，增加生存机会，并尽量救助他人。此外，大学生可以帮助周围社区以及在中小学进行宣传教育，发挥推广作用。

二、家庭灾难准备健康教育

家庭教育在幼儿、青少年成长过程中发挥着基础、持久、广泛而深刻的作用，是学校教育和社会教育的基础，也是对幼儿、青少年健康成长影响最直接、最关键的部分。政府、家长和社会各界均应高度重视家庭在幼儿、青少年灾难教育体系中的主体地位和作用，采取措施，充分发挥家庭灾难教育功能。

（一）幼儿家庭灾难准备健康教育

家长是孩子们的第一任老师，在日常生活当中应加强对孩子的灾难应对教育，并应做到言传身教相互结合。日本的家庭尤其注重家长的言行举止教育，营造出良好的灾难应对教育氛围，让孩子潜移默化中强化防灾意识、增强灾难应对能力，如家庭中配备防灾减灾物质，并定期更换，配合学校进行防灾演习等。通过家庭生活中的耳闻目染，可使幼儿们不断学到安全防护知识，提高自我保护的能力。

（二）青少年家庭灾难准备健康教育

家长应高度重视对子女的家庭灾难教育，做好家庭灾难教育总体规划。通过制度化的家长培训，编制家庭灾难教育教材资料，营造良好防灾减灾社会文化环境，推动家庭灾难教育的有效开展。家长应带领或支持子女到灾难教育基地参观体验，针对青少年子女的灾难素质和能力缺陷，有的放矢地开展教育；家庭还可通

笔记

过开通添置灾难教育图书资料和家庭防灾物品、强化子女的自我教育意识和能力等方式,助推青少年开展灾难技能自我教育;同时,家庭应与学校、社区密切配合,充分借助学校和社区的图书资料、硬件设施等优势教育资源,推动家庭灾难技能教育顺利进行。

三、社区灾难准备健康教育

社区是一定地域范围内的社会群体,它是城市开展抗灾减灾工作的基础和门户,不仅要在第一时间直接面对灾难,也要第一时间应急处置灾难。因此,社区群众的防灾减灾意识、自救互救能力和灾难医学知识水平,决定着城市防灾减灾的能力。

(一)健康教育的重要性

以城市社区为基础,建立一种区域性的灾难医疗救援体系。由于社区内人员环境熟悉,人员间具有高度可识别性,有利于调动社区内医务人员、志愿者与居民积极参与灾难的自救与互救,充分发挥社区的管理优势,减少灾难带来的混乱与无序,能更好地完成紧急医疗救援任务,减少灾难造成的社区居民生命健康损失。

(二)健康教育的方式

1. 建立常态运行机制　对社区主要人员开展培训和演练,建立社区灾难医疗救援系统,模拟练习,建立常态(非灾时)运行机制。

2. 建立社区灾难紧急医疗救援应对模式　从灾难医疗救援应急系统启动与分级响应、现场统一指挥管理及协调联动入手建立灾时紧急医疗救援应对机制,并根据社区灾难的影响程度与特点,提出社区流动医院模式、社区-急救分中心(站)模式、社区-消防-急救模式及区域联动模式四种城市社区灾难紧急医疗救援应对模式。

3. 建立灾难稳定期医疗救援应对机制　从灾难信息统计、卫生防疫及心理干预三方面建立灾难稳定期医疗救援应对机制。除了躯体健康恢复,在重大灾难发生中,更要注重对受灾群体的心理危机干预,帮助他们缓解焦虑和恐惧的心情,恢复心理平衡。

第六节 灾后防疫

由于灾难的破坏,灾区居民生活环境遭到严重破坏,如水源污染、社会组织结构功能丧失、生活供给困难、正常生活短时间内难以维持,各种因素综合作用,极易造成灾后疫情。因此,做好灾后防疫工作是减少各种灾害及继发伤害的必要保障。

一、防疫要点

预防肠道传染病和食物中毒是灾区疾病防控工作的重要内容。灾区居民应尽可能食用卫生质量符合要求且直接入口的防污染和定型包装食品、饮料,避免用手直接接触食品、蔬菜及水果要洗净消毒后食用;要注意饮水卫生,防止传染病流行。有条件时最好饮用符合国家卫生标准的瓶装水,采用水车供水时应注意饮水消毒,保证水质卫生后方可饮用。

笔记

饮水消毒方法

1. 煮沸法　将水煮沸10分钟,可有效灭菌。

2. 消毒剂法　按照比例将消毒剂投入水中,混匀后放置30分钟,检测余氯达到0.3mg/L可直接用于生活用水,但此水不得直接饮用,饮用时应进行煮沸。

二、环境治理

(一)消灭病媒生物

要注意加强环境治理,防止虫媒疾病流行。随着气温的不断升高,以及人畜粪便、垃圾、尸体腐烂等因素影响,各种病媒生物密度将大幅度升高,应及时采取药物喷洒等措施控制病媒生物密度,室外或垮塌现场可用高效氯氰菊酯、溴氰菊酯等由专业人员按照比例配制,用普通喷雾器或超低容量喷雾器喷洒,有条件时可使用飞机进行作业喷洒;室内可使用气雾剂、蚊香,也可使用上述药物按照使用浓度进行喷洒,快速杀灭有害媒介生物;帐篷周围5~10m使用2.5%溴氰菊酯可湿粉剂100倍稀释后喷洒,以防止蜱螨侵害。另外,灾区人员应注意进行个人防护,如使用趋避剂喷洒在衣服上或涂抹于暴露皮肤部位,防止蚊虫叮咬。

(二)做好尸体的处理

操作人员首先要做好个人防护,如佩戴防护眼镜及口罩、穿隔离衣、戴胶皮手套、穿高筒胶鞋等,作业完毕将使用过的防护物品和工具进行严格消毒,并洗澡更衣。对尸体的处理要做好“喷、包、捆、运、埋”等工作。

1. 喷　尸体与喷药应紧密结合,可用石灰水、草木灰等吸附含臭物质,或喷洒3%~5%的来苏水;WHO建议尸体用石蜡浸泡后就地焚化,以避免疫情的发生。

2. 包　先用包装物包裹尸体头部,后用覆盖物包裹整个尸体或装入塑料袋扎紧口。

3. 捆　将包裹后的尸体捆扎三道(头、腰、腿部),以便于搬运和避免包裹物破裂。

4. 运　应尽可能使用专用车辆将包捆后的尸体及时运走,尸体装车前应先在车厢内垫一层砂土或塑料布,以防止污染车厢,运送完毕要进行整车洗消。

5. 埋　应选择适当的埋尸地点,在不影响环境及不污染水源的前提下将尸体深埋。

三、预防接种

对于灾区实行普遍预防接种,是降低传染病发病率、控制和消灭传染病的有力措施。灾区接种的疫苗有麻疹疫苗、脊髓灰质炎疫苗、百白破三联疫苗、流行性脑脊髓膜炎菌苗、流行性乙型脑炎疫苗、流感疫苗等。

笔记

学习小结

1. 学习内容

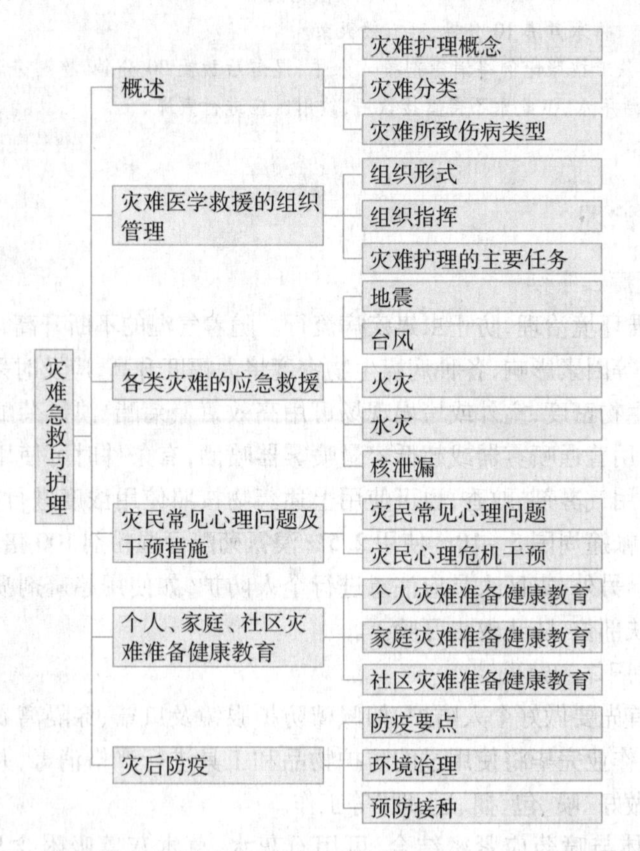

2. 学习方法 灾难救护是目前国际关注的热点之一，学习本章内容应结合近年来国内外发生的重大灾难的实际救援过程，分析各类灾难的发生特点、医学救援的要点，将理论与实际相结合。

（许虹 楼妍）

复习思考题

1. 用你学过的知识，比较近3年来全球发生的重大灾难性事件的应对处理，哪些国家的经验可供我们借鉴？

2. 灾后防疫包括哪几部分？结合近3年我国发生的重大灾难事件，谈谈哪几部分目前还存在着薄弱环节及不足之处。

3. 医治精神创伤是灾难发生后的医疗任务之一，现在和未来哪些方面可做进一步的探究和完善？

4. 2008年5月12日四川省汶川县发生的里氏8.0级特大地震中受灾人口4571万，近9万人死亡或失踪，37万余人受伤，造成了巨大的生命财产损失。问题：

（1）如果你是某一医疗救援队伍的负责人，你将制订怎样的救援计划？

（2）震中附近的某市受灾严重，10分钟后市内伤员源源不断地被送进当地人民医院，30分钟后离市区约30公里处的其他地区伤员被送入了医院，在短时间内收治

笔记

灾区伤员达1000余人。这是一个仅有300张床位的二级甲等医院,面对突如其来的自然灾害造成的突发群体伤亡事件,如果你是该医院的护理部主任,你将如何组织护理力量进行应对?

(3)如何做灾后的防疫工作?

笔记

第六章

急诊科的组织与管理

学习目的

通过学习急诊科组织与管理等相关知识，对急诊科护理工作特点、科室设置与布局要求、急救绿色通道、急诊护理工作任务、急诊科护士素质要求、急诊工作质量控制标准、急诊科管理制度、急诊信息化管理等有基本的认识，熟悉急诊护理工作流程，并能熟练应用急诊接诊、分诊技巧对急诊患者进行护理。

学习要点

急诊护理工作范畴；急诊科设置与布局原则、具体科室设置、急救绿色通道；急诊科各诊室护理工作要求、急诊工作质量控制标准、急诊护理风险管理、急诊信息化管理；急诊护理工作流程、分诊、急诊患者处理方法和心理护理要点。

医院急诊科（室）是急诊医疗服务体系中的第二个重要环节。各种急危重症患者需要通过急诊科（室）的医护人员依据相应的程序与原则对其进行分诊、救治、护理和分流。对于病情特殊的急危重症的救治工作往往由多学科、多科室、多部门医护人员协作完成，因此，作为医院抢救任务最重的跨学科的一级临床科室，医院急诊科（室）工作不仅关系到患者的生命安危，也可直接反映医院医疗护理工作质量和医护人员的综合素质。医院急诊科（室）工作具有急、忙、杂、多学科性、涉及暴力事件多等特点，因此，在急诊临床实践中应以急诊医疗护理工作质量为中心，建立科学的管理模式、健全管理体系和组织制度、构建合理的设置布局、规范管理和控制急诊医疗护理的各个环节，才能有助于促进急诊科（室）工作的不断发展，保证急诊医疗护理工作的高效率和高质量。

第一节　急诊科的组织机构及工作范畴

目前，急诊科的组织结构因各地、各医院规模大小、服务半径、地区人口密度、医院急诊工作量、医院人员总编制情况不同而有所区别。一般而言，500 张床位以下的医院设急诊室，500 张床位以上的医院应设急诊科，甚至可以建立独立的急救中心。现代急诊科不仅要有设施齐全的设备，而且还要培养一支梯队合理的急诊专业医生团队、急诊专科护理队伍，这对推进急诊医疗服务体系的发展具有非常重要的作用。

笔记

一、急诊科(室)的组织机构

综合医院急诊科(室)一般实行院长领导下的科主任负责制,有一支多专科的、固定的急诊专业团队,包括急诊专业医师和护士。急诊科医生必须具有较为丰富的临床实践经验,人员专业结构合理搭配。急诊护士应具备扎实的专业知识、熟练的急救护理技术、认真负责的工作态度。急诊科(室)人员组成包括业务主管院长、急诊科(室)主任、副主任、主治医师(急诊科固定技术骨干)、医生;急诊科护士长、护师、护士;还有其他医技后勤人员。

综合医院还应成立急诊领导小组,由院长担任组长,成员包括主管业务副院长、医务处负责人、急诊科(室)主任和护士长、各临床科室主管急诊工作的科主任及总住院医生,有关专家、科主任负责业务技术指导。遇有重大抢救时,可调动全院的力量,配合急诊科(室)进行抢救工作。

二、急诊护理工作的范畴

医院急诊科主要职能是处理和研究各种急性病、慢性病急性发作、急性创伤、急性中毒、急性器官功能衰竭的救治与护理,并承担着灾害事故、意外事件的院内救治。急诊救护工作繁重,具体包括以下方面:

(一)接诊各类紧急就诊的患者和院前救护转运的伤病员

急诊科护理工作的服务对象多为突然发病的急诊患者和院前救护转运到医院的患者,急诊护士接诊患者后,应及时准确地做好预检、分诊工作,使其得到快速有效的诊治和护理。

(二)负责对急危重症患者的抢救

制定各种急危重症急诊抢救和护理的实施方案,对生命受到威胁的危重患者进行及时有效的抢救,并组织协调院内人力、物力进行抢救配合。

(三)承担灾害性事故的急救工作

突发群体性意外伤害、灾害性事件时,急诊医护人员将参加有组织的救护活动,包括院前救护、伤病员转运、院内救护等各个环节的工作。

(四)开展急救护理的科研、教学和培训工作

急诊护士处于急诊患者救治与护理临床实践第一线,归纳总结各种急危重症患者病情发生发展、救治的经验,开展急危重症护理的科学研究和承担急救护理的教学工作,以促进急危重症护理专业的发展。随着急诊医学的发展,对急诊护士还需要不断进行专业培训,以更新救护知识,提高急诊护理工作质量。

(五)开展急救知识和技能的普及、宣传工作

急诊医疗服务体系不是一个孤立的系统,提高全民急救意识和初级急救知识也是其重要部分。作为专业急救人员,急诊医护人员还担负着基层卫生组织和普通民众宣传普及急救知识的工作,以更好地发挥急诊医疗服务体系的作用。

三、急诊范围

各类急危重症患者、因意外伤害、灾害事件造成的损伤患者都属于急诊范围。主要包括呼吸、心搏骤停;各种危象;突发高热(腋下温度大于38℃);急性大出血;急性

笔记

炎症;各类休克;急性外伤、复合伤、烧伤;各种急性意外伤害;急性中毒;急腹症;心、肺、脑、肾功能障碍或多器官功能障碍;抽搐、昏迷、癫痫发作;各系统急性疾病;急产、难产、难免流产、子痫等产科疾病;小儿高热惊厥、急性呕吐、腹泻;急性变态反应性疾病等。

第二节　急诊科的设置与布局

医院急诊科(室)的设置与布局应遵循急诊诊疗护理工作的规律与特点。医院急诊科(室)接治的患者多突发急、危、重症,就诊救治护理过程以应急为主,所以,急诊科(室)的设置与布局应便于快速诊治处置急诊患者,最大限度地缩短患者就诊时间。综合医院急诊科应相对独立成区,位于医院的前方或一侧,并位于医院临街的醒目处,有单独的出入口。急诊科标识应醒目突出,有指路标志和夜间灯标,以便于寻找和识别;门前有宽敞的停车场,方便车辆停放或调度,运送患者的车辆可直接达到急诊科或抢救室门前;急诊科大门和门内大厅应宽敞,设有无障碍通道,以便于担架、平车进出和患者及家属较多时作候诊短暂停留。医院急诊科(室)的设置与布局还应根据医院总体规模、全院总体床位数和急诊就诊量进行合理配置。有优良的医疗仪器设备和通讯系统,以便于对急诊患者进行分科救治或集中抢救。

一、急诊科设置与布局的原则

急诊科设置与布局应遵循以下原则:

(一)快捷、简单、安全原则

科学、合理的医院急诊科(室)布局与管理是急诊患者顺利就诊与抢救的关键。为高效接诊来院就诊的急、危、重症患者,医院急诊科(室)设置与布局的首要原则是"快捷、简单、安全",急诊科的布局应方便急诊患者的救治与护理。

(二)预防和控制医院感染原则

综合性医院急诊科常接收内科、外科、妇产科、儿科等多种专科疾病的急危重症患者,就诊人数较多,为避免交叉感染,医院急诊科(室)设置与布局的第二个原则是有利于预防和控制医院感染。

(三)合理配置资源原则

医院急诊科(室)设置与布局应遵循的第三个原则是合理配置资源原则。急诊科(室)设施配备齐全,才能顺畅运作。在设置急诊科(室)布局时,有一些辅助科室,如急诊检验室、急诊 X 线室、急诊超声室、急诊药房、急诊收费处等,可采用门急诊共用原则,使医院资源得到充分利用。

二、急诊科具体设置与布局

医院急诊科(室)设有医疗区和支持区。医疗区包括预检分诊处、急诊诊察室、急诊抢救室、急诊重症监护室、急诊留观室、急诊清创室、急诊手术室、急诊注射室、急诊输液室、隔离室等;支持区包括挂号收费处、急诊药房和各类急诊辅助检查室等。急诊科(室)内各诊室、辅助科室及急诊病房应有明显标识;各诊室、房间及通道光线明亮、空气流通、温度适宜,室内设备放置合理。

笔记

（一）预检分诊处

预检分诊处是急诊护士接诊急诊患者的第一站，应设在医院急诊科（室）入口处的明显位置，负责对急诊患者分诊。预检的人员应是责任心强、经验丰富的专科护士，能快速地对患者的病情做出轻重缓急的判断和专科分诊，同时，预检分诊护士通知急诊医生及时处置就诊患者，积极协调急危重症患者抢救任务，并对护送急诊患者的陪同者或家属给予有效的帮助。为预检分诊工作顺利进行，分诊处应备有诊查台、候诊椅和简单的医疗检查器械，如血压计、听诊器、体温计、电筒、压舌板等，常用的检查单、患者就诊卡、登记本则便于预检护士做相应数据统计；预检处还应设有电话机、对讲机、信号灯、呼叫器等通讯设备，预检护士可随时接收院内、外急救信息，进行急诊咨询，协调组织患者抢救。

（二）急诊诊察室

一般综合医院急诊科设有内科、外科、儿科、妇产科、眼科、耳鼻喉科、口腔科等专科诊察室。室内备有诊察床、桌椅，并根据各专科工作特点备有急诊诊察所需的医疗器械和抢救用品，用品应定期清洁消毒、检查更换。急诊专科诊察室的布局还应遵循专科急诊工作要求，如外科急诊诊察室附近应设有清创室或急诊手术室，便于处置外伤急症患者。

（三）急诊抢救室

预检分诊后的危重症患者应立即送入急诊抢救室，所以，急诊抢救室应设在急诊科入口最近处。急诊抢救室应有足够宽敞的空间、充足的照明。就诊的急危重症患者病情复杂，抢救过程需多专科医护人员参与，故急诊抢救室的设施配置应齐全。急诊抢救室须配置常用的抢救设备、器材、急救用品和急救药品，如心电监护仪、心脏除颤器、心电图机、起搏器、人工呼吸机、洗胃机、吸引器、气管插管用品、气管切开包、胸穿包、腹穿包、抢救车等。所有抢救用品必须做到“五定、一保持”，即定时核对、定人保管、定点放置、定量供应、定期消毒，保持良好的备用状态。中医医院急诊科在配备基本诊疗设备的同时，应配备针灸器材（针灸针、艾条、刮痧板、火罐等）、中药结肠透析设备等。

（四）急诊重症监护室（EICU）

急诊重症监护室（emergency intensive care unit，EICU）主要收治生命体征不稳定、暂时不能转送的危重症患者，专职医护人员对危重患者进行集中治疗与监护，如体温监护、心电监护、呼吸功能监护、肝肾功能监护、脑功能监护等，及时发现异常并进行处理和抢救，是院前急救、急诊科（室）救治急危重症患者的进一步延续。EICU 应配备多功能监护仪、人工呼吸机、除颤仪、各类输液装置、中央管道系统以及常用抢救用品和药品等。

（五）急诊留观室

急诊留观对象是暂时不能确诊、病情危重尚未稳定的患者，或经抢救处置后需要待床进一步住院治疗的患者。一般急诊留观室床位数占全院总床位的 5%，室内设施、护理工作要求、护理管理程序与普通病房相似。对于留观患者，留观时间原则上不超过 72 小时，其后应根据患者病情离院、转院或收入相应科室住院。

（六）急诊清创室

急诊清创室的位置邻近急诊外科诊察室。清创室内设有诊察床、清创台，专科医

笔记

生在清创室对急性外伤患者完成清创缝合手术,故急诊清创室内须备齐清创缝合所用的各种用品,如清创缝合包、敷料、洗手池、站台、各种消毒液、消毒设施等。

(七)急诊手术室

急诊手术室的设置应结合医院总体规模、手术室格局而定。急诊手术室位置应与急诊抢救室相邻。急诊外科的危重症患者经过抢救和初步处理后,病情没有改善,须在急诊手术室接受进一步手术治疗。急诊手术室的常规设置应与医院手术室的要求相同,设有无菌手术间和清洁手术间,并有配套的器械设备、洗手间等,但规模较小。

(八)急诊输液室

急诊输液室设有输液躺椅、轨道式输液架,还可为临时需要输液治疗或短期系统治疗的患者设置一定数量的床位,其床位数应根据医院急诊就诊人数而定。急诊输液室配有中心供氧和中央负压吸引管道装置,治疗室内还备有常用输液用品和急救药品、器材。

(九)隔离室

急诊隔离室设在预检分诊处附近,为传染病患者使用。遇有传染病可疑患者,预检护士应立即隔离患者,并及时通知专科医生会诊。一旦患者确诊为传染病,应尽早转送至专科病房或医院,并按照传染病管理办法进行消毒隔离和疫情报告。

(十)发热门诊

发热的急诊患者进入急诊科后,预检护士应先测量患者体温,若发现患者疑是感染性疾病导致的发热,应引导患者进入发热门诊就诊。发热门诊属于传染区域,应有一个相对独立的空间,有明显的标志和指示图,设置与布局与传染科病房类似,与普通门急诊分开,通风良好。

(十一)辅助科室

急诊辅助科室包括X线、CT、MRI检查室、B超检查室、心电图室、常规化验检查室、药房、急诊收费处等,其中较大型的诊疗设备可采用与门诊共用的形式,使资源充分利用,同时,急诊患者须做的基本辅助检查与处置不出急诊区便可完成。中医医院急诊科设置急诊煎药室的,应配备煎药设备。急诊药房应当储备足够数量用于急救治疗的中药针剂。

三、急救绿色通道

急救绿色通道(green channel of emergency treatment)是为进入医院急诊科的急症、危重症患者实行优先抢救、优先检查和优先住院的原则,在接诊、检查、治疗、手术及住院等环节上实施一套快捷高效的服务系统。急救绿色通道的建立是提高急危重症患者救治率最有效的机制。医院内设立急救绿色通道抢救小组,一般由医院业务副院长领导,由急诊科(室)主任、护士长和各相关科室领导及能熟练胜任各个环节工作的人员组成。为保证急诊急救的高质量和急救绿色通道的畅通,医院在急救绿色通道的硬件设施、规章制度、人员配备上给予充分保障。

(一)进入急救绿色通道的疾病范围

纳入急救绿色通道的患者原则上是生命体征不稳定、预见生命垂危的各类急危重症患者,但各医院可根据自身医疗人力资源、医疗技术水平、医疗配置、急救制度、患者结构等制定纳入标准。休克、昏迷、心跳呼吸骤停、严重心律失常、急性重要脏器功能

笔记

衰竭所导致的生命垂危患者；无家属陪伴、无法确认身份、无法交付医疗费用但须急诊抢救的患者均应纳入急救绿色通道范围。

（二）急救绿色通道的硬件设施要求

1. 方便畅通的通讯设备　综合医院设立急救绿色通道专线，选用现代化的通讯设备如对讲机、有线或移动电话等，以方便接收院前急救的信息，联系院内相关科室和医护人员参与急救。

2. 急救绿色通道流程　在医院急诊大厅设立简单清晰的急救绿色通道流程图，方便入院患者及家属快速进入急救绿色通道的各个环节。

3. 急救绿色通道的醒目标识　在急救绿色通道的各个部门应设有醒目的绿色标牌或箭头指示，并附有急救绿色通道患者优先的告知。如预检分诊处、抢救通道、急诊抢救室、急诊手术室、急诊药房、急诊化验室、急诊医学影像中心、急诊观察室、输液室等。在急诊收费处、急诊化验室、急诊药房可设立绿色通道患者专用窗口。

4. 急救绿色通道的医疗设施　急救绿色通道需备用可移动的推出床或抢救床、可充电或带电池的输液泵、常规心电图机、便携式多功能监护仪、固定和移动吸引设备、气管插管设备、除颤起搏设备和简易呼吸囊、面罩、人工呼吸机等。

（三）急救绿色通道的保障制度

1. 急救绿色通道首诊负责制　第一个接诊急诊入院患者的科室和人员为首诊科室和首诊人员。首诊医护人员根据患者病情决定启动急救绿色通道，通知通道相关环节做好准备。遇有大批伤病员、严重创伤、重症患者的情况时，应及时报告科主任和护士长、医疗管理部门或相关院领导，组织和协调抢救。急救绿色通道运作时，首诊医护人员要随时确保各环节的顺畅交接和协调。

2. 急救绿色通道记录制度　首诊医护人员应详细记录纳入急救绿色通道的患者姓名、性别、年龄、住址、就诊时间与方式、生命体征、初步诊断、陪同人员的联系电话等。对于“无姓名、无地址、无联系方式、无家属、无费用”的五无患者，应及时报告，并积极寻找家属及联系信息。进入急救绿色通道的患者，其辅助检查申请单、处方、住院单等单据上应加盖“急救绿色通道”的专用章，以保证患者抢救运输的通畅。

3. 急救绿色通道转送制度　首诊医护人员在转送急救绿色通道患者时，须提前电话通知相应环节的人员做好接收准备，并全程陪同转送。交接患者时应明确交代患者病情、已进行的相关治疗和检查、注意事项、可预见的各种情况等。

4. 急救绿色通道备用药品管理制度　急诊科应备有常规的抢救药物，实行“四定”制度（定数量、定地点、定人管理、定期检查），并有专人或班次负责保管、定期清点，以保证齐全，随时可用。抢救急救绿色通道患者时可按急需先用药，后付费。

（四）急救绿色通道的人员要求

综合医院都设有急救绿色通道抢救领导小组，由医院业务院长领导，急诊科（室）主任、护士长和各相关科室领导组成。各级急救绿色通道岗位职责明确，担任急救绿色通道的各环节人员须要有两年以上的急诊工作经验，具备高度责任心、技术熟练，能胜任各个环节各自的工作。急救绿色通道专业医护人员须定期开展业务学习、危重病例、疑难病例讨论与相关培训，以提升急诊急救水平。

（五）急救绿色通道的运行过程

接到急救绿色通道专线电话、急危重症患者或院前急救车到院后，预检分诊护士

笔记

应通知相关医生接诊，并将平车推至急诊门口等候；生命体征不稳定者应立即推入抢救室进行抢救；初步判断患者病情后，接诊医护人员开通急救绿色通道，并通知各环节工作人员；患者需做任何辅助检查，在病情允许搬动的情况下，医护人员应全程陪同；若不宜搬动，应在抢救室进行床旁检查；各辅助科室人员、会诊医生在接到急诊电话要求对患者行床旁检查时，应在10分钟内到位；急救绿色通道患者各项挂号、检查、治疗、用药、住院等手续简化，先检查，先用药，后补缴费、取药、住院等手续。

第三节 急诊科的护理管理

医院急诊科（室）管理工作的核心是保证抢救急危重症患者的高效率和高质量。综合医院宜从本地区、本单位的实际情况出发，建立健全急诊科（室）组织管理体制，提升急诊科（室）医护人员专业业务水平，制定完善各级各类急诊工作岗位职责、规章制度、技术操作规程和各类疾病抢救实施预案及流程，加强防范，防止差错事故发生，保障急诊医疗护理工作质量。

一、急诊科的组织管理

医院急诊科（室）组织机构形式依据医院规模不同而有所差异。规模较小的医院将急诊业务设为医院门诊业务的一部分，急诊室设在医院门诊部，由门诊部进行统一管理。急诊室护士长隶属于护理部和门诊部主任双重领导，而综合医院则建立独立的急诊科或急诊中心。急诊科护理工作由业务主管院长或护理副院长分管，急诊科护士长受护理部和急诊科主任的双重领导，护士接受科主任和护士长的双重领导，以护士长为主。

二、急诊科护理人员的管理

（一）急诊科（室）护理人员的基本素质要求

1. 从事急诊护理工作的护士必须接受过正规护理专业教育，具备护士资格资质，毕业后在院内主要科室进行过轮转学习，有一定的临床工作经验。

2. 从事急诊护理工作的护士接受过重症监护技术短期培训，具备熟练的抢救护理技能，熟悉抢救仪器的操作与抢救药物的应用，并具有对各专科危重症患者病情观察、分析、判断的能力，具有良好的护患沟通能力和突发事件的紧急协调和管理能力。中医医院急诊护士还应掌握常见急危重症疾病的辨证施护和针灸、擦浴、刮痧、拔罐等中医急救技术。

3. 从事急诊护理工作的护士应具备高尚的医德品质、认真负责的工作态度、健康的心理状态、良好的身体素质和团结协作的团队精神。

（二）急诊科（室）护理人员的业务培训要求

医院急诊科（室）应制定各年资急诊护理人员的人才培养规划、具体培训计划和业务考核计划，并及时落实。从事急诊护理工作的护士应定期参加有关急诊护理新业务、新进展的学习和培训，以不断提升个人急救护理技能。依据国家中医药管理局制定的《中医医院急诊科建设与管理指南（试行）》规定，中医医院急诊科护士应系统接受中医知识与技能培训，西医院校毕业的护士三年内中医知识与技能培训时间不少于

笔记

100学时。

三、急诊科的业务管理

医院急诊科护理主要工作任务是接受急诊就诊患者，对急危重症患者进行抢救和监护，开展急救护理的教学、科研和培训工作，所以，急诊科的护理业务管理则是制定急诊护理工作各环节的工作要求和质量控制标准。

（一）急诊各诊室工作管理

1. 急诊各诊室负责护士应熟练掌握各种抢救程序和各种抢救仪器的操作步骤与性能。在急诊急救中严格执行各种护理查对制度、护理操作规程和消毒隔离制度，防止出现差错事故。

2. 急诊各诊室内应挂有护理工作流程、急危重症抢救流程、抢救仪器操作流程和应急预案，张贴醒目。预检分检处设接诊分诊流程；抢救室内可张贴常见急重症抢救流程，如急性左心衰竭、心肌梗死、心搏骤停、有机磷农药中毒、上消化道出血等抢救流程。

3. 急诊各诊室急救用品、器材和急救药物应处于完好备用状态，须做到专人保管、专人负责保养、妥善使用，严格交接班制度和查对制度。仪器使用完后，须定位放置，注意保养，做到五防：防潮、防震、防热、防尘、防腐蚀。

4. 急诊各诊室护理工作要求

（1）预检分诊处实行24小时应诊，分诊工作应由有经验的护士担任。预检护士应详细询问就诊伤病员病情，按伤情分轻、重、缓、急依次组织就诊，对危重伤病员应立即送抢救室并通知医生和抢救室护士，迅速组织抢救；遇有大批伤病员时，应立即报告科主任、行政总值班及院领导；对传染病或疑似传染病患者，应直接送传染病专科诊室就诊；遇有涉及刑事案件者应向保卫部门和当地派出所报告。预检分诊处护士应严格执行登记制度，做好传染病登记、预检登记、接救护车登记、死亡登记、入院登记。

（2）急诊抢救室护士要树立时间就是生命的观念，熟悉常见急危重症抢救预案，积极配合急诊医生对患者进行抢救，分秒必争，严密组织，合理分工，密切协作，做到“急、准、好”和严肃认真，紧张而有序。

（3）急诊留观室护士向患者及家属交待留观、陪住等有关制度，并提前告知患者及家属留观期间治疗护理过程中应注意的事项及可能造成的危险。护士加强巡视病房，观察患者病情，按照医嘱做好治疗、护理工作，如有病情变化应及时报告，每晨应进行集体交接班和危重症患者床头交班。

（4）对于腋下体温大于37.3℃者应引导至发热诊室。发热诊室为独立候诊区，护士应严格遵循患者追踪登记管理制度，积极运送患者入院、转院指引，并详细填写发热急诊有关情况日报表，24小时内汇报医务部门网络管理，建立科学的网络体系，严防疫情蔓延。

（二）急诊护理教学、科研、培训管理

急诊护理教学是依据具体教学计划对护理专业学生进行理论授课和实习带教，还包括外院进修护士的培训工作。急诊护理科研是在救治护理急诊患者过程中，通过仔细观察急危重症患者病情与护理效果，发现护理问题，寻找解决方法的探索过程。急诊护理培训是对急诊科（室）各年资护士的继续教育活动，运用多种形式，如外出进

笔记

修、参加学术交流、开展专题讲座等，组织急诊科（室）护士更新急救护理知识与技能。急诊护理教学、科研、培训的管理应统筹安排，确保落实，达到以研促教、教学相长。

（三）急诊工作质量控制标准

急诊科（室）护理管理的最终目标是确保优良的急救护理质量。按照《医疗机构管理条例》和《全国三级综合医院评审标准》的要求，对急诊护理工作质量的评估，须制定质量考评指标。

1. 急诊就诊环境整洁，各部门设置布局合理，就诊秩序井然，各部门之间通道减少交叉穿行，清洁与污染区分开，患者就诊和抢救便利。

2. 制定平时呼救、大规模灾害事故和常见急危重症的急救预案和应急程序，接到呼救后在规定的时间内出动并到达急救现场。

3. 急诊护士分诊及时，准确率≥90%以上，专科护理操作技术合格率≥95%，基础护理合格率≥90%。

4. 危重症患者抢救脱险率达80%～85%以上；留观患者诊断符合率达90%；门急诊病历和护理记录及时、准确、完整，书写合格率≥95%。

5. 急救医疗器械、设备、物品齐备，性能良好，合格率达100%；物品消毒灭菌合格率100%；急救药品完好率100%。

6. 无等级医疗事故，差错发生率控制在规定的指标内。

知识链接

急诊工作质量控制标准

2009年5月25日卫生部制定了《急诊科建设与管理指南（试行）》，指南中对急诊科的设置、运行、人员配备、科室管理、检查评估做出了具体说明，旨在强调加强对急诊科的建设和管理。2010年4月28日国家中医药管理局制定了《中医医院临床科室建设与管理指南（试行）》，指南中对中医医院急诊科的基本设施条件、人员队伍、服务技术、环境形象等做了具体要求。2011年4月18日中华人民共和国卫生部印发了《三级综合医院评审标准（2011年版）》，其中设置了391条标准与监测指标，用于对三级综合医院的实地评审和医院运行、医疗质量和安全指标的监测与追踪评价。其中对急诊绿色通道管理做出了具体说明。各级卫生行政部门可根据卫生政策导向、卫生工作重点，结合本地特点，制定急诊科工作质量控制标准和评价标准。

四、急诊科的制度管理

制定医院急诊科的规章制度是使急诊科医护人员明确职责，规范工作，有章可循。急诊科各项规章制度的制定应参照《全国医院工作条例》中的相关规定，并结合急诊科具体工作实际。

（一）急诊工作制度

1. 急诊科医护人员必须坚守岗位，随时准备抢救患者，不得离开指定地点。值班人员如因事离开，必须告知有关人员，并找人代班，代班人到指定地点签到后，才能离开。

2. 急诊科医护人员对急诊患者的救治处置与护理应具有高度责任感、认真严肃

笔记

的工作态度，并能迅速准确做出判断和处理，不应出现各科室相互推诿的现象。

3. 急诊各辅助诊疗科室均应指派急诊值班人员，坚守岗位，接急诊通知后，立即赶赴急诊室，优先检查，尽快地报告检查结果。

4. 急诊患者是否需住院或留观，由急诊医师决定，特殊情况可请示上级医师。对急诊和留观的伤病员，应留陪伴者，以便了解病情，照顾伤病员，及时与家属和单位联系。

5. 急诊伤病员住院及检查，应由急诊室工作人员或家属陪送，危重症患者必须由工作人员陪送。住院伤病员应先办理住院手续后住院，若病情危重须先送手术室抢救者，先抢救，后再补办住院手续。急诊伤病员已决定收住院者，病区不得拒收。

6. 急诊科医师如经仔细检查确无本科情况时，应在病历上详细写明检查情况后，转科或请有关科室会诊。接到急诊通知后的各专科会诊医生应在规定时间内赶到急诊科进行会诊，商定处理办法，不得延误。

7. 急诊科内各分诊室须充分做好急救药品器材的准备，固定存放地点，指定专人负责，每天检查，随时补充，同时做好外出抢救的人员、药品、器材与运输工具的准备，保持临战状态。

8. 急诊各分诊室值班护士交接班时，应检查一切急救用品的性能、数量及其放置位置，如有缺损或不适用时，应立即补充更换；对急诊留观患者，应床旁交班，避免将处理未毕的事项交他人处理，特殊情况必须离开时，应交代清楚；交接班时应注意查对，将交接事项摘要记入交班本，并双方签字。

9. 凡因交通事故、斗殴致伤、服毒、自杀等涉及法律者，应立即上报医务部门或院总值班，并通知公安部门及有关单位来人处理，要留陪送人员。

10. 遇传染病或疑似传染病的患者，应按消毒隔离制度执行。

（二）预检分诊制度

1. 急诊预检分诊工作由业务知识技能熟练、责任心强、临床工作经验丰富、服务态度好的护士担任。

2. 预检护士须坚守工作岗位，不得擅自离岗，如临时有事离开时必须由能力相当的护士代替。

3. 预检护士应主动热情地接诊前来就诊的伤病员，简明扼要询问病情，测量生命体征，通过必要的体检、检验，进行快速、合理分诊，做到不漏诊，如分诊遇有困难，请有关医师协助。

4. 分诊护士应根据患者病情的轻重缓急迅速分流患者，指导就诊，对危重症患者，分诊护士应立即处理，并迅速通知有关医生和护士开展抢救。危、急、重伤病员实行先抢救后补办手续。

5. 对于急救绿色通道的患者，要联系呼叫相关环节人员，并及时报告。

6. 分诊护士做好传染病的预诊，对传染病患者或疑似传染病者均应安排到隔离室就诊，避免交叉感染，并做好传染病疫情登记工作。

7. 遇有严重工伤事故、交通事故及其他突发事件、大批伤病员来院、高干、外宾及港澳同胞来诊时，应立即通知急诊科领导及医务部门，以便组织抢救。对涉及刑事、民事纠纷的伤病员除向医务部门汇报外，还应向有关公安部门报告。

8. 对于短时间内反复急诊或辗转几个医院均未收治的急诊伤病员，即使其临床

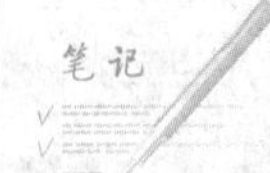

表现可能不符合急诊条件，也应适当放宽，给予合理的解释，不能贸然从事，避免贻误病情。

9. 做好急诊就诊的各项登记工作及记录，尤其是患者就诊时间、首诊医生姓名、所属科室、接诊时间和患者转入、转出或死亡时间，要求记录及时、准确、完整，对无家属患者应尽量尽快与家属或单位取得联系。

（三）急诊首诊负责制度

1. 凡第一个接待急诊就诊患者的科室和医师为首诊科室和首诊医师。首诊医师对所接诊患者，特别是对急症、危重症患者的检查、诊断、治疗、转科和转院等工作负责到底。

2. 急诊患者由预检护士引导至急诊专科诊察室，首诊医师应当做好病历记录，完善有关检查并给予积极处理。若确属他科情况，应进行必要的紧急处置后，及时请相关科室会诊，直到会诊科室签署接收意见后方可转科。不得私自涂改科别，或让患者去预检处改科别。

3. 凡遇有多发伤、涉及多专科疾病或诊断未明的患者，首诊科室和首诊医师应承担主要诊治责任，并负责及时邀请有关科室会诊。在未明确收治科室时，首诊科室和首诊医师应负责到底，必要时，由急诊科（室）组织会诊，协调解决，有关科室均应服从。

4. 如患者确需转科，且病情允许搬动时，由首诊科室和首诊医师负责联系安排，如需转院，且病情允许搬动时，由首诊医师向医务部门汇报，落实好接收医院后方可转院。

（四）急诊抢救制度

1. 急诊抢救工作应分工明确，统一协调。参加抢救的医护人员应严肃认真，分秒必争，密切协作，避免忙乱，不得互相指责、埋怨，应做到一科抢救，多科支援，一科主持，多科参加。

2. 抢救工作事先要有充分准备，做好各种抢救的预案，抢救时应快速、准确，争取时机，全力以赴进行抢救。

3. 抢救危重症患者应按照病情严重程度和复杂情况决定抢救组织工作，有重大抢救工作时，护士应立即与科主任、护士长联系，报请院领导及医务部门，由有关领导亲临指挥。

4. 抢救工作遇到诊断、治疗、技术操作困难时，应立即请示上级医生及时处理。一切抢救工作均要准确、清楚、完整、及时地做好记录，并标明执行时间。

5. 抢救过程中医护人员要积极协作，口头医嘱要准确、清楚，尤其是药名、剂量、给药途径与时间等，护士要复述一遍，避免有误，及时记录于病历上，并补开处方。

6. 抢救过程中使用的各种急救药物的安瓿、输液空瓶、输血空袋等用完后暂行保留，两人核对后方可丢弃，避免医疗差错。

7. 抢救室一切急救用品实行“五固定”制度，即定数量、定地点、定人保管、定时核对、定期消毒，各类仪器要保证性能良好。急诊室抢救物品一律不外借，值班护士要班班交接，并作记录；用后归放原处，清理补充。

8. 对于经抢救病情稳定、需转入病房或手术室治疗的患者，急诊室应派人护送；病情不允许搬动者，需专人看护或经常巡视；对已住院的急症患者定期追踪随访。

9. 急诊主管医师或护士长应对每一次抢救工作进行总结，内容包括患者到院后处理是否及时、正确；组织是否得力，医护配合如何；抢救中有何经验教训等。

（五）涉及法律问题伤病员处理办法

1. 接诊因自杀、自残、他杀、交通事故、斗殴致伤及其他涉及法律问题所致伤害的患者，预检护士应立即应急处理，并通知急诊科（室）主任、护士长和医务部门，同时报告公安或交通部门。

2. 医护人员应本着人道主义精神，积极救治此类伤病员，同时应增强法纪观念，提高警惕。

3. 对患者的病情检查应全面仔细，各类医疗文书书写应实事求是，准确、清楚，病历要注意保管，切勿遗失或被涂改。

4. 急诊科医生开具验伤单及诊断证明时，要实事求是，并经上级医师核准，对医疗工作以外的其他问题，医护人员不随便发表看法。

5. 留取服毒患者的呕吐物、排泄物，并送毒物鉴定。

6. 与陪送者共同清点昏迷患者的随身财物，有家属在场时应交给家属，若无家属，可由值班护士代为保管，但应同时有两人共同签写财物清单。

7. 涉及法律问题的伤病员在留观期间，应与公安部门联系，派人看护。

（六）发热诊室的工作制度

1. 发热门诊属感染区域，应独立设区，设两个出入口，做到工作人员与患者进出口分开，其隔离病房需保持通风良好。

2. 发热诊室区域严格划分清洁区、半污染区和污染区，各交界处必须设擦脚垫，并用消毒液浇湿，不定期加消毒剂，保持脚垫湿润，地面每天用消毒液喷或洗擦消毒2次。

3. 进入隔离病区应戴16层棉纱口罩、帽子、鞋套、手套，穿隔离衣。

4. 当班医护人员应坚守岗位，不得随意离岗，如有隔离患者，未转诊前负责所有治疗与护理工作，严禁无关人员入内。

5. 隔离患者须戴口罩，严格隔离，严格管理，不得离开隔离病房。

6. 严格探视制度，不得陪护，不得探视，严格做好个人防护。

五、急诊护理文书的管理与书写

在接诊抢救急诊患者过程中，护士要详细记录病情观察内容、紧急救治和护理措施的实施过程。急诊护士记录的客观资料是急诊护理文书，它可作为衡量护理工作质量、开展护理临床科研、实施护理管理、处理医疗纠纷和医疗事故的依据，因此，急诊护理文书的管理和书写必须按照相关规定严格执行，以确保其完整可靠。

（一）急诊护理文书的范围

急诊护理文书包括各类登记本（急诊预检登记本、发热患者预检登记本、传染病登记本、死亡登记本、留观患者登记本）、各种护理记录单（体温单、一般患者护理记录单、危重患者护理记录单、血生化监测记录单、末梢循环观察记录单）、抢救记录本、交班报告本。

（二）急诊护理文书的管理

急诊护理文件应保持清洁、完整，防止丢失、破损、玷污。急诊患者及家属不得

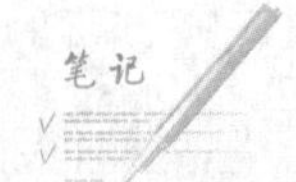

随意翻阅护理文件，更不得擅自将护理文件带出病区；各类急诊护理文件保存期限各有不同，因此，应按规定妥善保存，定点放置；记录、查阅和使用后应及时归于原处。

1. 各类登记本　急诊预检登记本、发热患者预检登记本、传染病登记本、死亡登记本、留观患者登记本、抢救记录本、交班报告本保存一年，以备查阅。

2. 各种护理记录单　体温单、一般患者护理记录单、危重患者护理记录单、血生化监测记录单、末梢循环观察记录单等作为患者病历的一部分随病历放置，患者出院后送病案室长期保存。

（三）急诊护理文书的书写

1. 各类登记记录本的书写　建立各种急诊登记本是便于护理工作量和流行病学的统计和分析。书写要求按照规定的内容填写，且字迹清晰、工整，不得刮擦、粘贴和涂改，以方便查阅。急诊科常用登记记录本内容及要求可参考表6-1。

表6-1　急诊科各类登记记录本

记录本名称	主要用途	记录内容
急诊预检登记本	记录就诊患者的一般信息	就诊日期与时间，患者姓名、性别、年龄、工作单位或家庭住址（电话）、科别、初步诊断等内容，每24小时小结就诊总数
发热患者预检登记本	记录疑似传染性发热患者的信息	就诊日期、序号、患者姓名、性别、年龄、体温、症状、分诊科别、住址及证件号、联系方式、患者来源（本区、外区、外地）、接触史（疫区、患者）等
传染病登记本	记录在急诊就诊的、确诊为某种传染病的患者的一般信息，便于传染病的预防及管理	科室、日期、门诊号或住院号、患者姓名、性别、年龄、职业、家庭住址、工作单位及地址、发病日期、初诊日期、报告日期、诊断依据（临床、实验室）、处理情况（住院、转院、留观）、备注（病种、病名）等
死亡登记本	记录急诊死亡患者的信息	日期、科别、患者姓名、年龄、性别、出生年月、死亡原因、抢救医生、抢救护士、医疗费用形式、留观或非留观、家庭住址、备注等
留观患者登记本	记录急诊留观患者的一般信息及流动情况	患者姓名、床号、性别、年龄、地址、科别、诊断、是否病危、入院日期、转院日期、转至何院、转归日期（进留观室、死亡、出院）等
急诊抢救记录本	记录在急诊抢救室接受抢救的患者信息及抢救情况	患者姓名、年龄、性别、单位、住址、入院时间、入院情况（既往史、主要辅助检查结果）、体检情况（体温、脉搏、呼吸、血压）、入院诊断、抢救经过、最后诊断、患者转归（留观、住院、出院、死亡）、转归时间等，并有首诊医生、抢救医生和抢救护士的签名
交班报告本	记录留观患者的病情及转归情况	交接各班次患者的流动情况及新入院患者、出院患者、有病情变化的患者的一般信息，各班应有护士签名和时间

笔记

2. 随病历保存的护理文书的书写　随病历保存的急诊护理文书具有法律效力，应严格按照要求书写，以使其切实成为有价值的参考资料或法律证据。具体要求如下：

（1）此类护理文书记录内容必须客观、及时、准确、真实、完整。

（2）护理文书中文字描述简明扼要，应用医学术语和公认的缩写代号，除专有名词外，不可用中英文参杂叙述；文笔流畅，字迹工整，书面清洁，不写非正式简体字和自造字；若有书写错误，须在错处划两条横线以示去除，不得刮、粘、涂改。

（3）表格式护理文书必须按照格式要求逐项填全各栏项目，除特别规定外，应逐行记录，不可有空行。若有空行时，应以斜线划去。

（4）各种护理文书记录一律用蓝笔或红钢笔书写，并签全名，以示负责。

（5）体温单、一般患者护理记录单、危重患者护理记录单的书写按照具体规定。

六、急诊护理风险管理

急诊护理风险是存在于急诊护理工作过程中可能会导致损伤或伤残事件的不确定性或可能发生的一切不安全事件，来源于急诊护理过程的任何环节。急诊护理风险管理是加强对急诊护理工作中涉及的患者、家属、护士可能造成伤害事件的潜在风险进行分析、评估和管理，强化全体医护人员的风险意识，并采用有效的风险控制措施，以减少急诊护理风险的发生。

（一）强化急诊医护人员风险意识和法律观念

急诊科应定期组织和开展急诊护士学习相关法律知识，如《医疗事故处理条例》、《护士管理办法》、《传染病防治法》中有关举证倒置、疾病防治条款、护士权益等法律知识。护士要认识到急诊护理风险可控制的因素是主观因素，护士做到知法、懂法、守法，自觉遵守医疗法律法规，可避免差错事故和护患纠纷的发生，从而降低急诊护理风险。

（二）落实急诊科护士业务考核和培训计划

护理部加强对急诊科护士的急救知识技能考核，对急救护理技术水平相对欠缺的护士应进行强化培训。组织各级各年资急诊科护士学习急救护理最新进展、新业务，开展疑难病例护理查房和讨论，以提高急诊科护士整体急救护理水平。

（三）建立完善的护理风险评估和监控体系

由急诊科主任、护士长、医生、护士组成护理风险监控小组，对急诊科医疗护理工作过程中潜在的风险做出分析、评估和预测，特别对于危重症患者的抢救与监护，制定相应的防范和处理措施，预防和减少风险事件。急诊护理风险监控小组接受护理质控或安全管理组、护理质量管理委员会、护理部的指导。

（四）健全护理管理机制与护理风险告知制度

从急诊护理工作的每个环节入手，制定出每项护理操作过程中须遵守的制度和应采取的措施，对控制急诊护理风险尤其重要，如护理风险的告知制度。

七、急诊信息化管理

急诊信息化是急诊服务的数字化、网络化和信息化，是通过计算机技术、现代网络技术及数据库技术，对急诊入院患者的诊疗信息、急诊管理信息进行有效收集、储存、传输和整合。急诊信息化有助于整合医疗资源、优化急诊就诊流程、提高急诊服务质量和工作人员工作效率。急诊信息化建设和管理是体现急诊服务现代化的一个重要标志,也是急诊服务发展的必然趋势。

(一)急诊信息化系统

急诊信息系化系统隶属医院信息化系统(hospital information system,HIS),主要包括急诊患者信息系统、移动护理工作站系统和急诊护理质量管理系统。

1. 急诊患者信息系统　急诊患者信息系统是登记患者信息的管理系统,包括患者姓名、年龄、性别、住址、就诊科别、急诊时间、初步诊断、处理和抢救措施及危重症患者去向等。该信息系统与患者就诊信息卡和医生站信息系统实现共享(图6-1)。护士接诊紧急入院的患者,输入患者预检信息,如生命体征、分诊判断;医生对患者进行诊疗后,其处理措施、检查用药信息进入医生站信息系统;护士遵医嘱进行处理,并记录危重症患者的抢救措施和最终去向。急诊患者信息系统除可以汇总急诊患者信息外,还可以进行急诊工作指标统计分析,如急诊诊疗人数、急诊抢救人数与死亡人数、急诊停留时间、急危重症患者去向等数据。通过对数据的监测与分析,利于持续改进急诊工作质量。

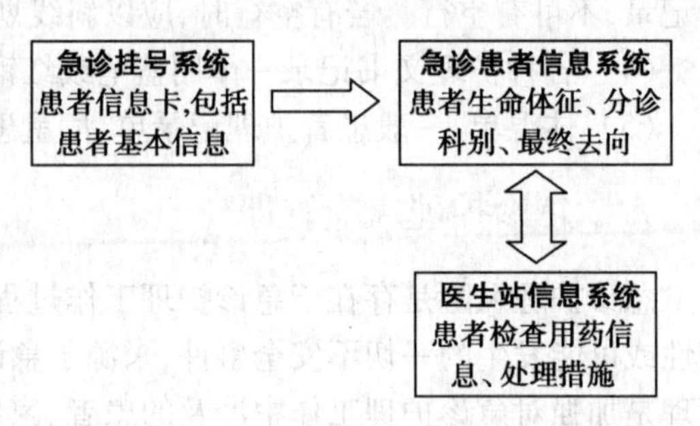

图6-1　急诊患者信息系统

2. 移动护理工作站系统　移动护理工作站系统是患者身份识别、急救措施和护理的信息采集和记录的管理系统。护士在抢救床旁用掌上电脑扫码患者腕带或信息卡信息,进行身份确认,输入患者的生理评估数据,同时,浏览医嘱信息,并及时执行和电子化确认。移动护理工作站系统确保抢救和护理措施和时间的准确性,避免护理差错的发生,也减少了护士书写记录单的时间。

3. 急诊护理质量管理系统　急诊护理质量管理系统是收集质控信息和评价急诊科护理质量的系统。该系统依据质量评价指标体系对各项急诊护理工作数据进行自动统计、分析和存储,并生成各类统计分析图表,如急诊护士分诊准确率、患者在急诊停留时间、抢救成功率等。急诊护理管理系统与移动护理工作站系统之间的数据交换,可获取急诊病区和护士个人的工作量信息,为急诊护理工作量调整和工作质量评价提供客观资料。

(二)急诊信息化管理

急诊信息化是提升急诊护理管理水平的有效途径,急诊信息化管理应充分利用信息技术优质高效的特性,使急诊护理工作更为高效。

1. 强化急诊护士的信息意识　急诊科护士要有强烈的信息意识,注重信息的收集、整理和利用,将采集到的数据综合起来用以分析具体的问题,为护理决策提供参考,从而使患者和医院受益。

2. 加大急诊信息化知识与技术培训力度　通过分层与全员培训方式推广急诊信息化系统,促使急诊护士掌握计算机操作的基本流程,了解信息系统软件的各项功能,培养护士使用信息化系统的习惯,提高急诊护理服务的效率。

笔记

3. 制定急诊信息化管理规范　急诊信息化建设是一个不断完善的长期工程，急诊护理人员在信息化建设过程中，不断明晰自身需求，协助信息管理人员改进急诊信息化系统，提升急诊信息化系统的实用性，同时注重急诊信息化系统的安全性，制定急诊信息化系统故障应急预案，确保信息化系统安全。

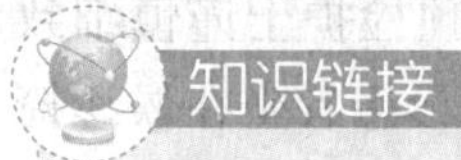

智慧医疗

智慧医疗是通过构建健康档案区域医疗信息平台，利用物联网技术，实现民众与医务人员、医疗机构、医疗设备之间的互动，达到健康服务最优化的医疗体系。智慧医疗通常包括智慧医疗系统、区域卫生系统和家庭健康系统。智慧医疗是推动医疗体制改革，提升医疗服务效率的有效途径。浙江杭州是全国率先开展智慧医疗的创新实践区域。目前，浙江智慧医疗已融入民众看病全过程。民众通过智慧医疗平台，可在大医院实现一体化入院、一站式检查预约，在社区医院"云诊室"，得到社区医生与大医院专家的会诊服务。智慧医疗不仅优化民众就医流程，还为民众提供了全面细致的健康服务。

第四节　急诊护理工作流程

医院急诊科(室)护理工作流程(图6-2)包括护士接诊患者后，进行分诊、急诊护理处理。急诊护理工作流程中每个环节岗位职责明确、衔接紧密，以保障急诊患者得到快速、准确的救治。

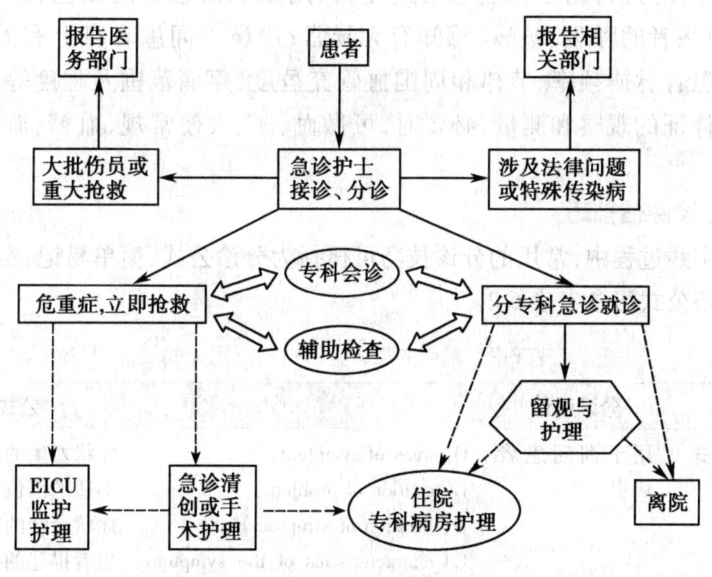

图6-2　急诊护理工作流程

一、接诊

接诊是指预检护士快速、妥善接待来急诊科就诊的患者及家属，并给予准确评估和处理。急诊科面向全社会，患者来自社会不同阶层，其疾病特点、心理状态、个人素质、文化修养、社会背景千差万别，所以，急诊接诊工作要求预检护士谨慎细致地对待每一位急诊患者。依据患者病情轻重缓急，可安排一般急诊患者坐在候诊椅或躺在平车上，分别在不同专科诊室依序候诊；预检护士若接到救护车通知或有成批伤病员入院的通知时，应主动到急诊科门口接诊，并与护送人员进行病情交接；在就诊过程中，预检护士应做到耐心细致，对于需要进行抢救的患者应立即通知医生和护士参加抢救，并对候诊秩序进行有效地协调，对患者或家属的质疑进行解释和情绪安抚。

二、分诊

分诊是指急诊护士根据患者主诉、主要症状和体征，区分患者病情的轻重缓急及隶属专科，进行初步判断和安排救治的过程。分诊目的是确认患者病情危急重程度和划分专科诊治。预检护士在进行分诊时，应突出重点、紧急评估和快速分类，不能延误患者抢救治疗时机。

（一）分诊评估方法

分诊护士通过询问、观察和重点的体格检查（视、触、叩、听、嗅）来收集患者的病情资料，然后分析资料，做出判断。在运用分诊评估方法时，护士应有所侧重，并形成良好的工作习惯，耐心倾听患者的主诉；用眼观察患者的面色、意识等一般情况；用耳去听患者的呼吸、咳嗽，感知有无异常；用鼻去闻患者身上有无异常气味；用手触了解患者脉搏频率、节律和周围血管充盈度，疼痛范围及程度等。体检的重点在于生命体征的观察和测量，必要时，可做血、尿、大便常规、血糖、血尿淀粉酶等测定。

（二）分诊评估技巧

在临床实践过程中，常用的分诊技巧可概括为分诊公式，简单易记、实用有效。常用的分诊技巧公式可参考表6-2。

表6-2　常用的急诊分诊技巧记忆公式

记忆公式	分诊用途	公式含义	
OLDCART 公式	用于询问患者病史	O(onset of symptom)	症状发生的时间
		L(location of problem)	不适的部位
		D(duration of symptom)	症状持续的时间
		C(characteristics of the symptom the patient described)	患者描述的症状特点
		A(aggravating factors)	导致症状加重的因素
		R(relieving factors)	可以缓解症状的因素
		T(treatment administered before arrival)	来院就诊前所接受过的治疗

续表

记忆公式	分诊用途		公式含义
PQRST公式	用于询问患者的疼痛症状	P(provokes)	疼痛发生的诱因、加重或缓解因素
		Q(quality)	疼痛的性质
		R(radiates)	疼痛的部位,有无放射痛
		S(severity)	疼痛的程度如何
		T(time)	疼痛开始、持续、停止的时间
SOAPIE公式	用于快速分诊急诊患者	S(subjective)	收集患者或陪伴人叙述的主观资料
		O(objective)	通过评估方法收集患者的客观资料
		A(assess)	综合所有资料对患者病情进行全面分析
		P(plan)	依据评估结果,组织安排抢救和专科分诊
		I(implementation)	实施专科诊疗和抢救护理
		E(evaluation)	评价候诊或已就诊患者的病情是否有变化

(三)急诊患者病情分级与分区

急诊患者就诊常以急性症状为主,且十分突出,分诊护士依据评估收集到的资料对患者病情进行分级判断,以进一步确定其救治科别、救治次序和救治程序,并使患者在合适的区域获得恰当的诊疗。急诊患者的病情分级与分区标准可参考表6-3。

表6-3　急诊患者病情严重程度分级与分区

级别	病情严重程度分级	分级标准	分区与处理
1级	A 濒危患者	病情可能随时危及患者生命,包括气管插管患者,无呼吸、无脉搏患者,意识丧失患者,需立即采取挽救生命的干预措施	红区,立即应诊
2级	B 危重患者	病情有进展至危及生命或有致残危险者,应尽快安排接诊	红区,迅速急诊处理
3级	C 急症患者	患者有急性症状和急诊问题,但目前明确没有危及生命或致残危险,应在一定的时间段内安排患者就诊	黄区,密切观察病情变化,及时上调患者病情分级
4级	D 非急症患者	轻症患者或非急症患者,患者目前没有急性发病情况,无或很少不适主诉	绿区就诊

笔记

三、急诊护理处理

急诊护士对应诊患者进行评估分诊后，应根据不同病种和病情，给予进一步处理措施。急救护理措施需具有针对性和有效性。

（一）急诊护理处理原则

急诊护理处理原则是依据患者病情轻重缓急、依据急诊护理规章制度、严格交接查对制度和严格遵循操作规程进行处置。

（二）急诊护理处理方法

1. 急危重症患者处理　对急危重症患者，应立即送入抢救室、急诊手术室或监护室进行救治，开放急救绿色通道，同时通知有关专科医生，然后再去办理就诊手续。紧急情况下，医生未到时，护士可酌情予以急救处理，如吸氧、建立静脉通路、人工呼吸、胸外心脏按压、吸痰、止血等，同时密切观察病情变化。

2. 一般急诊患者处理　按照患者病情级别和分诊科别引导至相应专科诊室依次就诊。急诊各诊室护士对一般急诊候诊患者应注意动态观察，并根据病情变化随时调整就诊次序。

3. 特殊患者处理　如有疑难病例或就诊者过多，应及时请上级医生协助处理；遇有成批伤员就诊及需要多专科合作抢救的患者，应通知门诊部和医务部门值班人员，协助调配医护人员参加抢救；复合伤患者涉及两个专科以上的，应由患者病情最严重的处理科室首先负责治疗，并邀请专科会诊，其他科室密切配合。

4. 患者分流与转送处理　按病情需要进行辅助检查，如血、尿、大便常规检查和生化检查，需做X线、B超等检查者，应有专人陪送，并做好交接工作。经抢救病情平稳允许移动时，要迅速转入病房；如需继续抢救或进行手术者，应通知病房或手术室做准备；不能搬动的急需手术者，应在急诊手术室进行，留观室或监护室继续抢救治疗，待病情平稳后再转入病房；凡是抢救的患者，都应有详细的病历和抢救记录；抢救记录填写要认真细致、清楚；转入病房时，要有医护人员陪送，并将患者病情及处理经过向病房医护人员进行交班。

四、急诊患者及家属的心理护理

急诊护理工作是护患双方参与的过程，而急诊患者及其陪同者常认为自己的病情最严重，希望得到优先安排和尽快就诊，所以，急诊护士应了解急诊患者及家属的心理特点及心理压力源，运用有效的交流方式，采取积极的心理护理措施，减轻患者及家属的心理不适感，以达到良好的急救护理效果。

（一）急诊患者与家属的心理压力源

1. 病情严重程度　这是影响患者及家属心理的主要因素。急诊患者一般起病急骤、病情变化快或病势凶险，身体的不适感以及对病患角色转变的不适应性，使其内心产生强烈不安和恐惧感。

2. 治疗护理措施的影响　急诊救护过程中运用吸氧管、气管插管、呼吸机、持续

笔记

性静脉通道、强迫性治疗体位等，会使其感到不适，诱发无助感。

3. 医护人员的影响　医护人员的业务素质、能力、言行对患者均有潜在的暗示作用。患者对稳重且动作敏捷的医护人员能产生安全感，相反，行为轻率、动作拖拉、漫不经心的举止容易让人产生不信任感；态度诚恳、热情周到、关心体贴的服务能使患者略微放松，减轻消除不安情绪；冷漠、生硬、粗鲁、不尊重的服务态度则能明显地增加患者及家属的紧张程度。

4. 社会文化因素的影响　患者因个体文化程度、经济条件、职业等因素而形成不同的性格心理特征。此外，患者在家庭中的地位，与家庭成员的关系，家属对患者此次患病所持的态度均对其心理会造成一定的影响。

5. 医院环境所致的影响　初次就诊的患者对医院及急诊环境比较陌生，从而产生警惕及不安心理。急诊科（室）设置的各种抢救设施、医护人员的来回穿梭、不分昼夜地采光照明、其他患者呻吟不止等营造了一个紧张的环境氛围，造成了患者视觉、听觉超负荷，导致患者的高度焦虑、烦躁、失眠等。

（二）急诊护理中的护患沟通

针对急诊患者及家属的心理特点，如恐惧感、陌生感、焦虑和无助感等，急诊护士运用多种人际交往技巧，加强与患者及家属的交流与沟通，建立良好的护患关系。

1. 快速、准确地分诊、分流，使患者尽快就诊。遇有问题，耐心解释，理解患者及家属的心理反应。

2. 护士应主动向患者及家属介绍急诊科（室）环境、医疗程序，帮助他们尽快熟悉环境。

3. 热情而真诚对待不同阶层患者，处理问题沉着、果断，技术操作准确而熟练，赢得患者及家属的信任。

4. 患者辅助检查、治疗和护理操作应安排相对集中，减少对患者的影响。

5. 尊重患者及家属的各项治疗护理操作知情权，保护患者的隐私。

6. 对家属提供适当的心理安慰，尽量满足患者对陪伴的要求。

7. 对濒死和死亡患者的家属，做好心理疏导和亡者的善后护理。

8. 进行护患沟通时，应有法律意识，不能随意承诺或保证预后。

（三）急诊患者及家属的心理护理

1. 评估患者及家属心理状态　可以采用访谈法、观察法和心理测验法收集患者心理状态的大量资料。收集资料的内容包括患者的基本入院资料和临床资料，如患者婚姻状况、教育程度、职业、家庭支持系统、个人生活状况、疾病发生过程与诊疗情况等，护士分析收集的资料，确定患者的基本心理状态和心理需要，并对造成患者消极心理反应的主要因素进行评估。

2. 心理护理要点

（1）稳定患者及家属的情绪是急诊科心理护理的首要任务：急危重症患者病势凶险，随时可能出现生命危险，所以，患者及家属焦虑、紧张和恐惧的情绪比较突出，热情接待、细致询问患者的病情，以恰当言行稳定患者及家属情绪，结合患者病情的轻重缓急，首先处理紧急的、严重危害身心健康的心理反应。

笔记

（2）建立良好的护患沟通关系是急诊科心理护理的前提条件：意外受伤的急诊患者因感到委屈而愤怒，持续性疼痛患者也容易出现愤怒情绪，医护人员应充分理解患者及家属的过激行为，勿训斥患者，尊重患者及家属的人格，言语和蔼，使其获得安全感；医护人员可能忙于抢救工作而与患者及家属交谈机会少，患者常感到孤立无助。在情况允许时，护士可边观察，边了解患者的心理反应，或边实施操作边说明意图，以达到消除患者疑虑取得良好配合的目的。

（3）娴熟的医疗操作技术和严谨的工作作风是急诊心理护理的有效保障：医护人员训练有素、技术精湛不仅可以使患者转危为安，而且有助于获得患者及家属的信任，所以，医护人员沉着、稳重、有条不紊地进行抢救护理工作，可舒缓患者的恐惧情绪。

（4）因势利导提高急诊心理护理的有效性：针对导致患者不良心理反应的原因，有的放矢地进行心理护理，如对疾病错误的认识而导致的焦虑，应首先对患者进行有关医学知识的解释和教育，帮助患者纠正认知偏差，采取积极的应对策略，对存在不良情绪的患者，鼓励其合理宣泄，以缓解心理压力。

（5）动员患者的社会支持系统进行急诊心理护理：急诊患者多由亲友或同事陪送，护士应从言谈举止上给予适当安慰和必要的心理指导，告知家属在患者面前保持镇定的重要性，要求其尽量不在患者面前流露悲伤情绪，以免增加患者的心理负担，同时告知家属如何配合医疗护理工作，如何支持和鼓励患者；少数危重患者有可能抢救无效，应先告知家属，使其有充分的心理准备；对救治无效死亡的患者，应和家属一道做好善后工作。

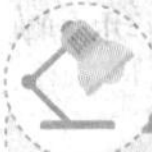

案例分析

下午4点，急诊室同时接收了四名患者，护士经过快速评估，得到四位患者的主客观资料如下：

患者1：女，56岁，有高血压病史，主诉头痛，心悸，烦躁，视力模糊，测血压200/120mmHg。

患者2：男，28岁，汽车撞伤，由急救车送到，昏迷，瞳孔不等大，呼吸不规则，血压测不出。

患者3：女，17岁，右手腕部毛巾覆盖，由同学陪同步入就诊。陪同人代诉患者腕部切割伤，出血不止，血压95/70mmHg。

患者4：男，40岁，主诉流涕，鼻塞，发热，T 38.3℃。

问题：

1. 急诊护士在进行分诊时，如何对上述患者进行病情分级？并根据上述资料，写出上述患者的护理处理措施。

2. 护士对患者3实施紧急救护的过程中，了解到该患者情绪不稳定，请问护士该如何进行心理护理？

学习小结

1. 学习内容

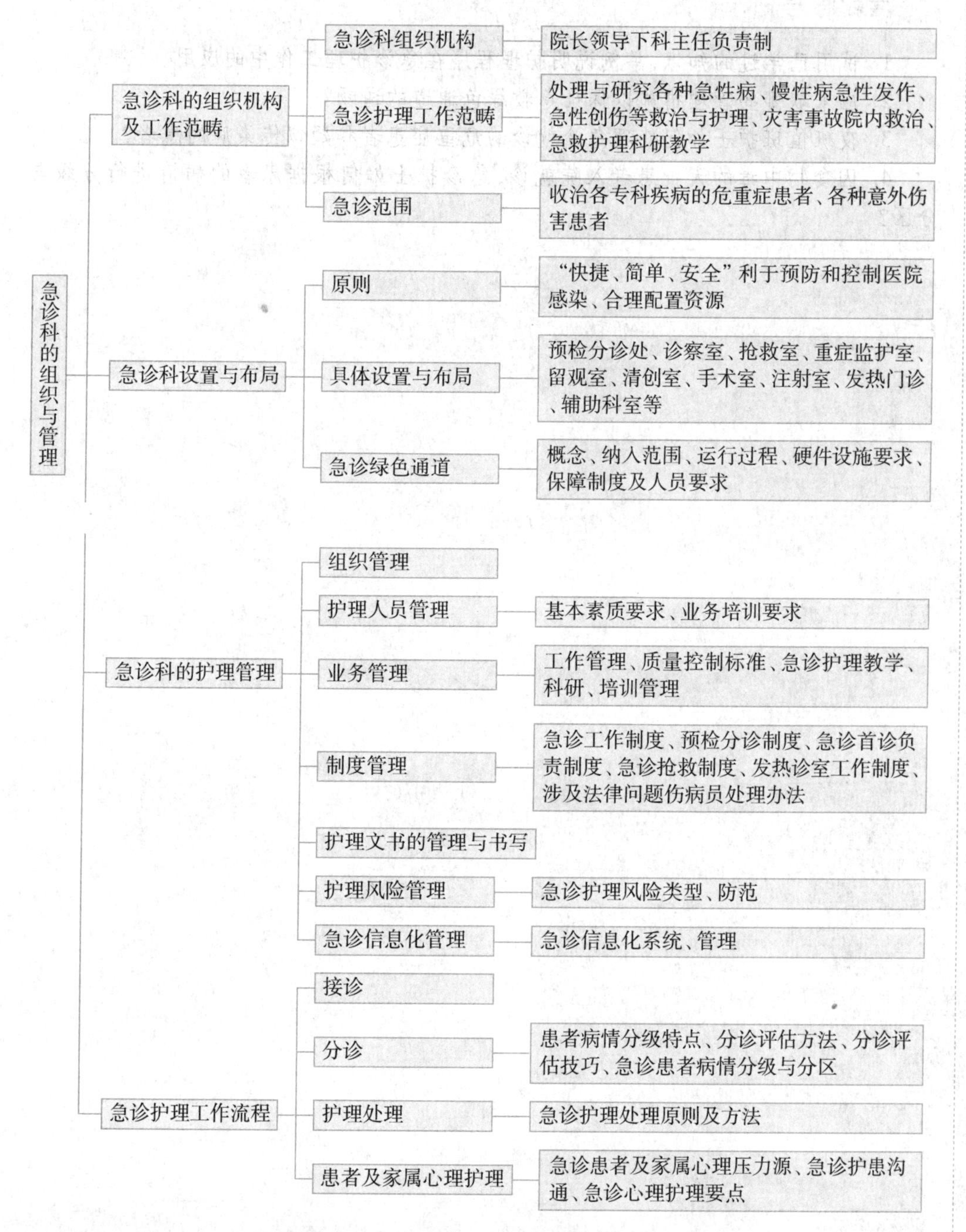

2. 学习方法　通过医院急诊科见习，理解急诊科就诊患者病情特点和急诊护理工作特点，熟悉急诊科的具体设置与布局、急救绿色通道的设置要求；基于前期护理管理学课程知识，采用归纳、对比的方法，熟悉急诊科护理管理的重点与特点，了解急诊信息化管理系统；运用急诊护理工作流程图，针对急诊患者病情的不同特点，应用有效的分诊技巧，对急诊患者进行准确的病情分级，并依据其轻重缓急，实施恰当的护理

措施。

（廖晓琴）

复习思考题

1. 试用已学过的知识，举例说明护理程序在急诊护理工作中的应用。

2. 应采取哪些管理措施以保证急救绿色通道的通畅？

3. 夜班值班护士如何处理急诊就诊的危重症患者和疑似传染病的患者？

4. 因食物中毒的大批患者入院就诊，急诊护士如何根据患者的病情进行分级与分区？

第七章

院内急诊救护技术

学习目的

通过学习院内急诊常用技术的目的、适应证、禁忌证和救护要点，为急重症患者实施救护，奠定技术操作的理论基础。

学习要点

洗胃术、气管插管与气管切开术、机械辅助呼吸术、血管置管术、临时心脏起搏术、主动脉球囊反搏术、连续肾脏替代治疗和体外膜肺氧合的救护要点。

随着生物医用材料、现代工程技术与医疗技术的不断结合，对重症患者医护人员不仅可以通过洗胃、气管插管和机械辅助呼吸等技术对中毒、呼吸衰竭等患者进行救护，还可以应用体外心脏起搏、主动脉球囊反搏、连续肾脏替代治疗和体外膜肺氧合技术为心搏骤停、多脏器功能衰竭和炎症反应综合征等患者提供生命支持和救治。因此，急诊和ICU护理人员应掌握这些急诊技术的救护要点，配合医生为重症患者实施院内救护。

第一节 洗 胃 术

洗胃术（stomach pumping or gastric lavage）是向患者胃内反复注入一定量的液体并抽吸，直至抽出液变清亮。根据注入液体的途径和方法可将其分为口服催吐洗胃法和插管洗胃法。口服催吐洗胃法适用于神志清醒能配合操作的患者；插管洗胃法适用于口服催吐失败或者意识障碍或不合作的患者，且护士应在患者洗胃前置入洗胃管。

一、目的

清除或中和急性中毒患者胃内毒物或其他有害物质，避免毒物进一步被吸收；抽吸胃内潴留宿食，减轻胃黏膜水肿。

二、适应证与禁忌证

（一）适应证

1. 口服非腐蚀性毒物所致急性中毒，如有机磷农药、镇静安眠药、重金属类毒物、对人体有害的食物等。

笔记

2. 幽门梗阻,以减轻胃黏膜炎症或水肿。

（二）禁忌证

1. 口服强酸、强碱等腐蚀性毒物导致食管、胃黏膜损伤。

2. 食管静脉曲张、食管阻塞、胃癌、消化道溃疡或上消化道出血。

3. 胸主动脉瘤、重度心肺功能不全、惊厥或抽搐未控制。

三、操作步骤

（一）口服催吐洗胃法

1. 患者取坐位,围好围裙,如有义齿取下义齿,将污物桶置于患者座位前。

2. 自饮灌洗液:指导患者快速口服洗胃液200~500ml直至出现饱胀感。

3. 催吐:患者头低身体略前倾,双手支于膝盖上,护士用压舌板压迫患者舌根部或刺激咽喉部引起呕吐反射,使其吐出胃内容物。

4. 反复洗胃直至胃液澄清。

（二）插管洗胃法（以电动洗胃机洗胃法为例）

1. 接通电源,连接管路,检查电动洗胃机是否可以正常运行。

2. 留置三腔洗胃管。意识清晰患者取坐位或半坐位;昏迷患者取侧卧位,头部稍低,将涂有石蜡油的洗胃管经患者口腔或鼻腔插入胃内,确认胃管在患者胃内后,妥善用胶布固定。

3. 洗胃管三根硅胶管分别正确、紧密地连接洗胃机各管道。

4. 按“手吸”键抽吸胃内容物。

5. 按“自动”键,机器即开始进行自动冲洗。每次灌入液量300ml左右,反复灌洗,直至洗净。

四、注意事项

1. 依据口服毒物种类的不同选择合适的洗胃液　洗胃液应具有中和毒物、解毒或延缓毒物吸收、保护消化道黏膜的作用。急性中毒患者服用性质不明的毒物时,应选择温开水或生理盐水,待检验明确毒物性质后,再采用解毒性溶液进行洗胃。常见口服毒物中毒的洗胃液及禁忌药物可参考表7-1。

2. 根据患者病情选择留置胃管的种类和洗胃方法　插管洗胃法包括电动洗胃机洗胃法、电动吸引器洗胃法、漏斗式胃管洗胃法和注射器抽吸洗胃法。电动吸引器洗胃法是用“Y”型三通管连接胃管、灌注器(输液器)和电动吸引器,用负压吸引原理吸出胃内容物;漏斗式胃管洗胃法是一种适用于衰弱或休克患者的洗胃法,该法首先将带有漏斗的洗胃管插入患者胃内,再将胃管漏斗端举起且高于患者头部30~50cm,由漏斗部注入洗胃液300~400ml,当漏斗内尚余少量液体时,立即倒转漏斗放至低于胃水平,利用虹吸作用将胃内液体吸出,反复如此直至吸出液体澄清;注射器抽吸洗胃法是一种适用于重度衰竭、休克、胃扩张患者的洗胃法,该法是用50ml注射器经胃管抽尽胃内容物,然后注入洗胃液300~400ml,再用注射器抽吸,反复如此直至吸出液体澄清。

3. 尽早开始实施洗胃术　在口服非强腐蚀性毒物的患者抢救中,洗胃术应尽早实施。最好在发病现场或转送途中即可施行催吐洗胃;对于口服毒物6小时内的中毒患者,洗胃排毒效果好,且并发症少;但超过6小时,急诊护士也不能轻易放弃给患者洗胃。

笔记

表 7-1　常见毒物中毒的洗胃溶液和禁忌药物

口服毒物种类	洗胃液	禁忌药物
性质不明毒物	清水或生理盐水	
巴比妥类安眠药	1∶15 000～1∶20 000 高锰酸钾	硫酸镁
有机磷类		
① 1605、1059、4049（乐果）	2%～4%碳酸氢钠、1%生理盐水	高锰酸钾
②敌敌畏	1∶15 000～1∶20 000 高锰酸钾	
③敌百虫	1∶15 000～1∶20 000 高锰酸钾	碱性药物
④DDT（灭害灵）	温开水或生理盐水	油性泻药
灭鼠药		
①有机氟类	0.2%～0.5%氯化钙或淡石灰水洗胃、硫酸钠溶液导泻、饮用豆浆、蛋白水、牛奶等	
②磷化锌	1∶15 000～1∶20 000 高锰酸钾、0.5%硫酸铜	鸡蛋、牛奶、脂肪及其他油类食物
酸性物	镁乳、蛋清水、牛奶	强碱药物
碱性物	1%醋酸、白醋、蛋清水、牛奶	强酸药物
氰化物	3%过氧化氢引吐，1∶15 000～1∶20 000 高锰酸钾洗胃	
异烟肼	1∶15 000～1∶20 000 高锰酸钾	
苯酚（石炭酸）	温开水、植物油洗胃至无酚味或用 1∶15 000～1∶20 000 高锰酸钾洗胃	
发芽马铃薯、毒蕈	1%～3%鞣酸	
河豚、生物碱	1%活性炭悬浮液	

4. 标本送检　对口服性质不明毒物的患者，洗胃首次抽出的胃内容物应留取标本由洗胃护士送检。待明确毒物性状后，再采用对应的洗胃液进行洗胃。

五、救护要点

1. 插管洗胃前护士应仔细评估患者的生命体征、意识状态、中毒情况、有无洗胃禁忌证及患者的心理状态和合作程度等。

2. 灌入液体前，确认洗胃管在患者胃内。

3. 洗胃时把握“先吸后灌、快出快入、出入量基本相等”原则。每次灌洗量为300～500ml，防止每次灌洗量过多或过少。灌洗量过多不仅可导致急性胃扩张，还可以促进胃内容物排空进入肠道加快毒物吸收，甚至刺激迷走神经，引发心搏骤停；而灌洗量如果过少，洗胃液无法和胃内容物充分混合，不利于彻底洗胃，且会延长洗胃时间。另外，洗胃液总量应为 15 000～40 000ml 左右，以便彻底清除胃内毒物。

4. 洗胃液温度为 25～38℃。

笔记

5. 洗胃过程中应密切观察患者病情、吸出液颜色、气味等，保持呼吸道通畅。若患者出现腹痛、休克或引流出血性液体时，则停止洗胃。

6. 对自杀服毒患者，应注意保护患者隐私，并加强观察患者的心理状态和行为。

第二节 气管插管术与气管切开术

气管插管术（tracheal intubation）和气管切开术（tracheotomy）是通过建立有效的人工气道，使医护人员能为患者实施机械辅助呼吸和气管内吸痰等救护措施，以改善急危重症患者呼吸功能的一项救护技术。与气管插管相比，实施气管切开术的患者镇静镇痛需求减少，患者舒适度有所改善、吞咽功能得以保留，但较易出现感染、拔管困难等并发症。

一、气管插管术

（一）目的

将导管经口腔或鼻腔插入气管内，保持患者呼吸道通畅、促进气体交换；利于及时清除呼吸道分泌物；为机械辅助呼吸、加压给氧及气管内给药提供条件。

（二）适应证与禁忌证

1. 适应证

（1）呼吸功能不全或呼吸困难综合征，需行人工加压给氧和辅助呼吸。

（2）呼吸、心搏骤停。

（3）呼吸道内分泌物不能自行咳出需行气管内吸引。

（4）拟在全麻或静脉复合麻醉下进行手术或颌面部、颈部等部位大手术。

（5）婴幼儿气管切开前需行气管插管定位。

（6）对误吸患者进行肺泡冲洗时需放置气管内插管。

2. 禁忌证

（1）喉头水肿、急性喉炎、喉头黏膜下血肿、插管创伤引起的严重出血。

（2）咽喉部烧伤、肿瘤或异物残留。

（3）主动脉瘤压迫气管。

（4）下呼吸道分泌物潴留所致呼吸困难，难以经插管内清除。

（5）颈椎骨折或脱位。

（6）面部骨折。

（7）会厌炎。

（三）操作步骤（以经口明视插管术为例）

1. 准备用物　除气管插管盘外，还需简易呼吸器、呼吸机、局麻药、吸氧装置、吸引器或吸引装置。其中气管插管盘内备气管导管、喉镜、开口器、导管芯、牙垫、注射器、无菌吸痰管、听诊器、医用胶布等。

2. 解释　对清醒患者，解释插管的必要性，以消除其心理负担并取得合作，同时进行咽部局部麻醉以防咽反射亢进，必要时可考虑适当应用镇静剂或肌松剂。

3. 卧位　患者取仰卧位，头向后仰，使口、咽、气管基本保持在一条轴线上，如喉头暴露仍不好，可在患者的肩背部或颈部垫一小枕，使头尽量后仰以利于喉头的充分

笔记

暴露。

4. 操作　操作者站在患者的头顶侧，先用右手的拇指和示指适当使患者张开嘴，若昏迷或牙关紧闭而难于手法张口者，可应用开口器，在喉镜直视下，将导管插入气管的同时，拔除导管管芯，用牙垫置于导管旁，退出喉镜；检查导管是否已进入气管；固定导管和牙垫（图7-1）。

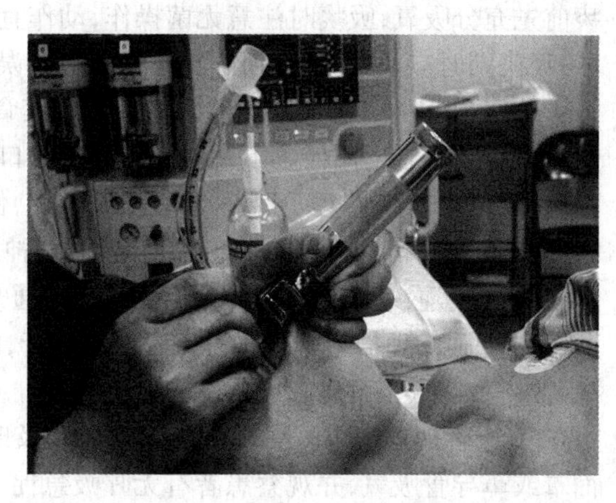

图7-1　经口明视插管术

5. 充气　导管气囊充气一般3～5ml，以封闭气道。

6. 连接　用吸痰管清除呼吸道内分泌物后，将导管与其他通气设施相连接即可。

（四）注意事项

1. 根据患者的年龄、性别，选用不同型号的气管导管。经口插管时成年男性一般用36～40号导管，女性用32～36号；经鼻插管相对小2～3号，小儿气管导管内径选择可依据公式初步计算：导管内径=4.0+（岁÷4）或导管内径=（16～18+岁）÷4。插管前应仔细检查导管气囊是否漏气、咽喉镜电池是否充足、灯泡是否明亮。

2. 开口困难或口腔内插管妨碍手术进行时，可使用经鼻明视插管术。经鼻明视插管因所用气管导管较细，细导管可增加气道阻力，同时也不利于呼吸道分泌物的清除，故必要时应用。

3. 呼吸困难者插管前应充分给氧，以免插管费时增加患者缺氧时间。

4. 插管后应听诊两肺呼吸音是否对称，并进行床旁X线检查，防止过深或过浅（图7-2）。导管插入深度一般为鼻尖至耳垂外加4～5cm（小儿2～3cm），即门齿下22～24cm，然后适当固定，以防引起单侧通气或滑脱。

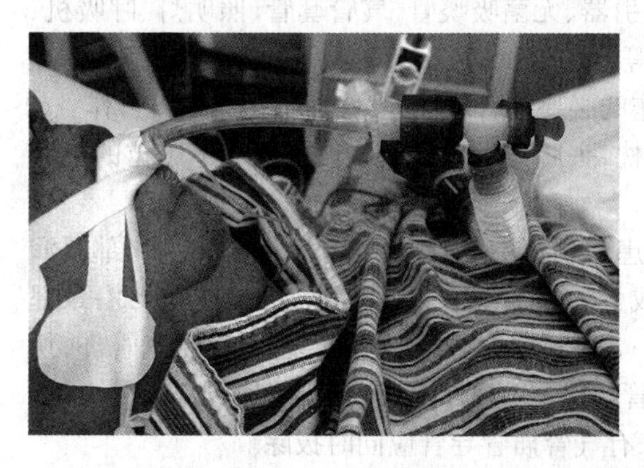

图7-2　气管插管

5. 导管气囊充气的压力应适当，压力过高可阻断气管黏膜的血流，引起缺血、溃疡，甚至引起日后气管狭窄。目前，临床普遍应用低压高容气囊，压力控制在合适范围，不需定时气囊放气减压。

6. 气管插管一般不超过两周，如还需治疗则应改行气管切开。患者病情好转，严密监测生命体征、呼吸状况、血气分析情况下予以拔管。

（五）救护要点

1. 妥善固定导管　导管插管期间必须妥善固定插管，防止移位和滑出。胶布交叉固定时不宜过紧，防止管腔变形，同时，随时更换失效的胶布；对躁动患者予以适当约束，防止导管脱出；每班应测量、记录气管插管与门齿距离，并做好交接班。

2. 保持气道通畅　定时翻身、拍背、气道湿化，按需进行密闭式气管内吸痰。吸痰前先充分吸氧,吸痰时注意无菌操作,动作宜轻柔、迅速,每次吸痰时间不得长于15秒;吸痰同时应及时吸除口腔内分泌物,防止误吸。

3. 清洁口腔和鼻腔　气管插管后患者禁食,口腔失去咀嚼运动,口干、异味加重,同时口腔插管者要用牙垫填塞固定以致影响口腔清洁卫生。因此,每天两次口腔清洁护理,可防止口腔感染;用温水棉签擦洗鼻腔,保持鼻腔清洁。

4. 观察病情　严密监测患者生命体征、神志、血氧饱和度(SpO_2);观察有无窒息、肺不张、肺部感染等并发症,出现症状,及时通知医生处理。

5. 加强心理护理　插管后患者当即失音,故应做好心理安慰,通过手势或纸笔与患者进行交流,了解患者需要。

6. 拔管护理　遵医嘱拔管,配合医生,及时清除呼吸道分泌物,拔管后立即给予面罩或鼻导管吸氧,并观察患者有无呼吸急促、发绀、心率加快等呼吸困难症状。拔管后禁食4~6小时,防止呛咳和误吸发生。

二、气管切开术

(一)目的

解除或防止上呼吸道梗阻,保持呼吸道通畅;清除呼吸道分泌物,改善呼吸困难;为机械辅助呼吸、加压给氧及气管内给药提供条件。

(二)适应证与禁忌证

1. 适应证

(1) 各种原因造成的上呼吸道梗阻和(或)下呼吸道阻塞导致呼吸困难。

(2) 需长时间进行机械通气治疗。

(3) 额面部手术,便于麻醉管理和防止误吸预防性气管切开。

2. 禁忌证　无绝对禁忌证,相对禁忌证为颈部恶性肿瘤、严重出血性疾病及下呼吸道占位而导致的呼吸道梗阻。

(三)操作步骤

1. 用物准备　包括气管切开包、吸引器、无菌吸痰管、气管套管、照明灯、呼吸机、给氧设备、无菌手套、局麻药、急救药品等。

2. 解释　对意识清楚患者解释操作的必要性,以消除其心理负担并取得合作。

3. 卧位　患者取仰卧位,肩下垫小枕,头后仰,暴露手术野;不能取平卧位的患者可取半卧位,固定头部。

4. 操作　操作者戴无菌手套,消毒患者颈正中及其周围皮肤,铺洞巾。局部浸润麻醉上自甲状软骨,下至胸骨上切迹(成人);操作者左手固定喉部,右手执刀沿颈部正中于甲状软管下缘至胸骨上切迹做一3~5cm长的纵形切口,逐层暴露气管环,切开第3~4或4~5气管软骨环,撑开气管切口,配合护士快速抽吸气道分泌物及血液,操作者插入气管套管,拔除管芯,若原来有气管插管导管应同时拔除。

5. 充气　证实气道通畅后,可插入内套管,并向气囊适当充气。

6. 固定　缝合皮肤,固定气管套管,松紧以一手指为宜。针对患者情况,可将气管套管与其他通气管道相连接(图7-3)。

(四)注意事项

1. 术前尽量避免使用过量镇静剂以免加重呼吸抑制。

笔记

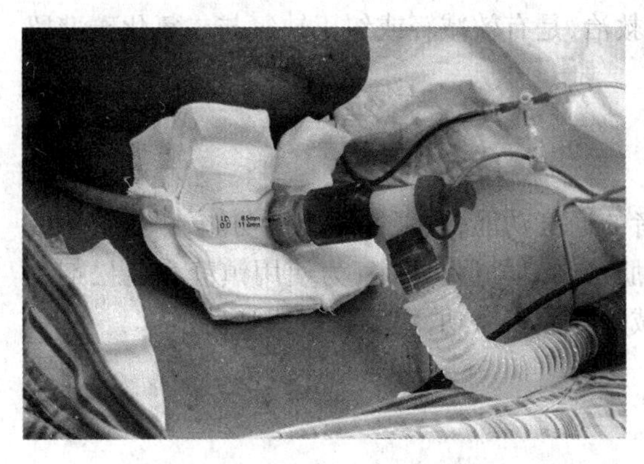

图7-3 气管切开

2. 术中严格执行无菌技术和手术操作规范，防止出现气胸、出血等并发症，及时吸出手术区域气道分泌物。

3. 术后仔细检查局部情况，如伤口有无出血，导管是否通畅，气囊压力是否得当，呼吸、心音、心律是否正常等。

4. 患者病情好转，医嘱拔管前须进行渐进堵管练习，堵管全程必须进行生命体征和血氧饱和度的监测，以防发生意外。如果患者脱机后呼吸功能已经恢复，有足够的咳嗽力量，也可采用不堵管直接拔管的方法，拔管后继续观察呼吸情况24～48小时。

（五）救护要点

1. 妥善固定气管套管　气管套管固定要牢固，经常检查固定带的松紧。太松套管容易脱出，太紧则影响血循环；气管套管连接呼吸机者，呼吸机管道应放置于呼吸机支架上，注意不要向外、向下牵拉气管切开套管，以免使其移位，同时可防止压迫气管黏膜；患者床旁常规备气管切开包，用于脱管时急用。

2. 保持气道通畅　开放气道不具有正常湿化气道功能，气道易干燥，造成分泌物浓缩而阻塞呼吸道。因此应持续湿化气道，及时吸痰清除气道内痰液，以保持气道通畅。湿化方法有雾化、气道滴注、空气湿化等。

3. 保持气管切口处皮肤清洁　每日定时更换皮肤与套管之间的无菌纱布，保持局部皮肤干燥，并观察有无红肿、异味分泌物。

4. 加强气管套管气囊管理　气管套管气囊无需定时充气，护士可用手指感觉套管外气囊压力或用专用气囊压力监测表以对气囊压力进行监测，以防止发生漏气或误吸。通常气囊压力为20～25cmH_2O。

5. 保持清洁口腔和鼻腔　每天两次口腔清洁护理，以预防口腔感染；用温水棉签擦洗鼻腔，保持鼻腔清洁。

6. 密切观察病情　严密监测患者生命体征、神志、血氧饱和度（SpO_2），观察有无皮下气肿、气胸及纵隔气肿、出血等症状，出现上述症状应及时通知医生处理。

7. 加强心理护理　气管切开患者感觉病情重，情绪悲观，因此应加强患者心理护理，通过有效方式与患者进行交流，了解患者需要。

8. 拔管护理　遵医嘱拔管前须先堵管，堵管期间严密观察患者呼吸情况；堵管24～48小时，患者无呼吸困难，确认呼吸道通畅后可行拔管；拔管后，观察切口引流情况；床旁仍备气管切开包，以便病情变化时急救。

第三节　机械辅助呼吸技术

机械辅助呼吸技术（mechanical ventilation）是借助机械装置将气体输送入患者肺内，完全或部分替代患者的呼吸动作，增强和改善患者呼吸功能的一种生命支持技术。

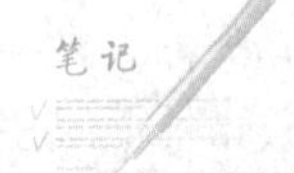

机械辅助呼吸技术最常用于呼吸衰竭的救治，是有效减轻或纠正缺氧与二氧化碳潴留的急救技术。

一、目的

产生呼吸动作，恢复无自主呼吸患者的通气功能；改善气体交换功能，纠正缺氧或二氧化碳潴留；减少呼吸做功，减轻呼吸肌疲劳，防止肺不张；为使用镇静和肌松剂患者提供通气保障；患者使用呼吸机后可减少呼吸肌做功，缓解呼吸肌疲劳。

二、适应证与禁忌证

（一）适应证

1. 急、慢性呼吸衰竭或呼吸停止。

2. 严重呼吸困难伴低氧血症（PaO_2<60mmHg）或出现极度呼吸窘迫，如呼吸频率>28～35次/分，大汗淋漓，抬肩、叹息或张口呼吸等。

3. 肺部手术后或肺不张所致严重低氧血症，肺部外伤所致的反常呼吸。

4. 颅内高压者行治疗型过度换气（保持$PaCO_2$在25～35mmHg之间）。

5. 进行呼吸道药物和气溶胶治疗。

6. 中枢性呼吸功能障碍患者。

7. 重症肌无力、高位截瘫等呼吸功能障碍患者。

（二）禁忌证

机械辅助呼吸技术并无绝对禁忌证，有些患者需积极处理原发病的同时积极应用机械辅助呼吸治疗，否则病情会出现恶化。如急性大咯血发生误吸窒息者、支气管异物未取出者、低血容量性休克未纠正者、伴肺大疱、气胸及纵隔气肿的呼吸衰竭患者、未进行胸腔引流者等。

三、操作步骤

1. 建立气道通路　神志清楚、配合良好、人工呼吸机使用时限在数小时内的患者通过面罩、喉罩或口咽通气管建立人工气道。需较长时间机械辅助呼吸的患者选择气管插管或气管切开方法建立人工气道。

2. 呼吸机准备　湿化加温器内加入无菌蒸馏水，将呼吸机管道、氧气和电源连接好，接上模拟肺；开机并进行机器自检；自检后呼吸机处于备用状态，确认机械辅助呼吸的模式。

3. 设定工作参数和报警参数　调节呼吸机湿化器装置和机械通气参数。

4. 连接模拟肺，开机检查　模拟肺连接后，开机检查呼吸机各连接处是否漏气，工作是否正常，各指标的显示状态；取下模拟肺，将呼吸机管道与患者的通气管道相连接，再次检查呼吸机工作是否正常，并妥善固定呼吸机各管道。

5. 调试　据患者病情变化和血气分析结果调整通气模式和各项参数。

四、注意事项

（一）选择机械辅助呼吸模式

根据患者的自主呼吸状态，选择合适的机械辅助呼吸模式。按照应用类型可将机

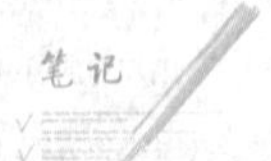

械辅助呼吸模式分为控制性机械通气(controlled mechanical ventilation,CMV)、辅助性机械通气(assisted mechanical ventilation,AMV)和辅助-控制通气(assist-control ventilation,A/CV)。基本的机械辅助呼吸模式可参考表7-2。

表7-2 机械辅助呼吸模式

应用类型	呼吸模式	适用范围	通气特点	优缺点
CMV	IPPV(intermittent positive pressure ventilation)间歇正压呼吸	没有自主呼吸、全身麻醉状态患者	呼吸频率和潮气量均由呼吸机决定	有自主呼吸的患者会发生呼吸对抗,较少用于手术室外患者
AMV	PSV(pressure support ventilation)压力支持通气	用于有一定自主呼吸能力而稳定,但呼吸容量不足的患者	呼吸频率由患者决定,患者吸气触发呼吸机以预先设定的压力释放出气流,并在整个吸气过程中保持一定的压力	呼吸机在吸气相向呼气相切换为流速切换,故漏气时可出现吸气时间过长,患者呼气困难。压力水平设定须适当,则少有人-机对抗
	CPAP(continuous positive airway pressure)持续正压气道通气	用于有自主呼吸的肺不张、急性呼吸窘迫综合征、阻塞性睡眠呼吸暂停综合征等患者	呼吸频率和潮气量均由患者决定,呼吸机仅在一定吸入氧浓度和压力下送气,可使患者在整个呼吸周期以内气道均保持正压	有助于防止肺萎缩,增加功能残气量,改善肺顺应性
	BiPAP(Bi-level positive airway pressure)双水平气道正压通气	有自主呼吸患者	提供气道双水平正压通气,吸气相和呼气相均为正压通气	吸气压力支持可克服气道阻力,减少呼吸作功,降低氧耗,呼气正压增加功能残气量;危险性小
A/CV	SIMV(synchronized intermittent mandatory ventilation)同步间歇指令通气	自主呼吸好,但潮气量不够的患者或者脱机前的训练	呼吸机按每分钟指定的次数和预定的潮气量给患者呼吸,不足的部分由患者自身呼吸频率和潮气量补充	能与患者的自主呼吸同步,减少患者与呼吸机的对抗

(二)预设呼吸机工作参数

根据患者的原发病、体重及病例生理状态来预设呼吸机工作参数。机械辅助呼吸过程中,还需结合动脉血气分析来调节呼吸机参数,以促进患者病情好转,减少并发症。常用呼吸机工作参数见表7-3。

笔记

表 7-3　呼吸机工作参数

项目	设置值	意义
呼吸频率(respiratory rate, RR)	12～15 次/分	依据患者呼吸状态进行设定
潮气量(tidal volume,TV)	6～8ml/kg	每次通气量,避免过大
吸/呼比(I∶E)	1∶1.5～1∶2	吸、呼气时间各占呼吸周期中的比例,依据患者呼吸病理学的改变来设置
呼气末正压(positive end-expiratory pressure,PEEP)	5～10cmH_2O	呼气末正压可以增加功能残气量,防止肺泡萎陷,张开已萎陷的肺泡,过高则影响循环功能
吸入氧浓度(FiO_2)	常用 40%～50%	既改善低氧血症,也避免出现氧中毒
触发灵敏度(sensitivity)	压力触发-1～-0.5cmH_2O 流量触发 1～3L/min	患者呼吸触发呼吸机启动的难易程度
湿化器温度	32～35℃	提高吸入气体的温度和湿度

(三)撤除呼吸机

1. 明确呼吸机撤机指征　患者病情稳定,感染得到控制,酸碱、水电解质紊乱和低蛋白血症得到纠正;呼吸功能得到改善,自主呼吸增强,咳嗽有力,能自主排痰,吸痰换管时无明显呼吸困难;降低通气量后患者能自主代偿,营养状态和肌力恢复到上机前水平。

2. 采用合适的方法撤机　逐渐减少潮气量和指令性通气,刺激呼吸中枢,使机体逐渐适应。间断停机,待停机时间逐渐延长至 24 小时,且无呼吸困难等症状时,撤除连接患者气道和呼吸机的各管道(呼吸机处于备用状态)。

3. 撤机后　彻底清除气道内分泌物,根据病情拔除人工气道。

五、救护要点

(一)使用前的准备

当接到使用机械通气辅助治疗的通知后,应先将呼吸机电源、氧源、管路等连接好,开机后,根据患者体重、病情等实际情况设置通气模式和参数,检查运行情况后调至备用状态,以便于患者入科后立即使用,患者使用一段时间后再根据患者血气分析结果和患者临床表现重新进行参数和通气模式的调整。

(二)使用时的观察与护理

1. 加强气道管理(见气管插管和切开部分)。

2. 正确分析呼吸机报警原因并及时处理　呼吸机报警原因及处理方法见表 7-4。

3. 采取有效措施预防机械辅助呼吸常见并发症　机械辅助呼吸常见并发症原因及预防处理方法见表 7-5。

笔记

表 7-4　呼吸机报警原因与处理

报警参数		原因	处理方法
压力报警	高压报警	咳嗽、分泌物堵塞、管道扭曲、人机对抗等	检查呼吸管道连接情况；观察有无连接管道扭曲受压，是否出现堵塞现象；及时清除呼吸管道和集水器中的冷凝水；及时清除呼吸道分泌物
	低压报警	管道脱落和漏气	检查呼吸管道有无松动、破裂、漏气或脱落；检查气管导管气囊充气情况，如气囊破裂立即更换气管导管；如患者出现呼吸急促等缺氧症状，立即使用简易呼吸器
容量报警	高容量报警	实际 TV 高于所设置的水平	同高压报警
	低容量报警	气管导管与呼吸机脱开或某处漏气	同低压报警
气源报警	吸入 FiO_2 报警	氧气或空气压力不足报警	FiO_2 一般设置为高于或低于实际值的 10% ~20%，通知中心供氧室调整或更换氧气瓶以确保供气压力
电源报警		停电或电源插头脱落、电闸掉闸	脱开人工气道，行简易呼吸器通气；尽早重新连接电源或合上电闸

表 7-5　机械辅助呼吸常见并发症

并发症	原因	预防和处理措施
呼吸机相关性肺炎（ventilator-associated pneumonia，VAP）	人工气道易并发感染；患者病情重、体质差；呼吸机消毒不严格；呼吸道湿化不够，分泌物黏稠；口咽部的病原体（主要为革兰阴性杆菌）误吸	抬高患者床头 30°；鼻饲管置于胃幽门部；严格手消毒；防止咽部滞留物误吸；保证呼吸道充分湿化；监护室内可设置空气净化装置；针对患者实际情况开展护理
气压伤（气胸、纵隔气肿等）	患者本身原因；气道压力过高、潮气量过大；PEEP 和 PSV 使用不当	设置合理通气压力；慎用 PEEP 和 PSV；必要时镇咳；慎重进行胸部创伤性检查和治疗；出现气压伤，可用低压通气或暂停使用呼吸机；必要时实施胸腔闭式引流
呼吸机依赖	呼吸肌疲劳、萎缩、肺功能不全；呼吸机使用时间过长	创造撤机条件；加强呼吸肌的功能锻炼；合理应用镇静剂；合理运用特殊的呼吸模式（IMV 和 PSV）和尽量使用间断治疗，缩短呼吸机使用时间；加强营养支持；加强心理护理

4. 加强基础护理　保持口腔清洁，每日 2 ~3 次口腔护理，防止口腔炎、真菌感染等发生；注意保护眼睛，防止眼球干燥，污染或角膜溃疡等。

5. 监测湿化器的温度和水量　防止温度过高灼伤呼吸道，温度过低或者水量不足影响加温加湿效果。

6. 观察有无呼吸机拮抗　应用机械辅助呼吸患者因心理和生理应激造成其自主呼吸与呼吸机之间不能同步协调，出现自主呼吸加快，心率加快，血压增高。对于因烦躁、疼痛、紧张等引起的呼吸机拮抗，应用镇静剂；对于自主呼吸频率过快、潮气量小的患者，应用非去极化肌松药对抗自主呼吸。

7. 严密观察患者病情　如胸部运动情况，胸廓膨胀是否对称；观察有无口唇和指甲发绀、意识状态、生命体征、血氧饱和度等。

8. 按需吸痰　观察痰液的色、质、量。

（三）停机后的观察与护理

遵医嘱停止呼吸机辅助治疗后2小时内患者不要进食，同时鼓励患者自主咳嗽排痰，并密切注意患者呼吸、循环、意识等变化。

第四节　血管置管术

重症患者通常需要建立良好的血管通路，以便于医护人员进行血流动力学等各项指标的监测，同时便于进行液体、药物、肾脏替代和体外膜肺氧合等救治。ICU内，动脉通路通常选择桡动脉或足背动脉置管进行动脉压监测，选择颈总动脉或股动脉进行体外膜肺氧合治疗，而静脉通路主要通过深静脉将导管置入患者的中心静脉内。一般情况下，静脉和动脉通路均为临时置管。

一、中心静脉置管术

中心静脉置管术又称为深静脉置管术，它是一种通过颈内静脉、锁骨下静脉或股静脉等深静脉穿刺将中心静脉导管置入患者中心静脉内的血管置管技术。

（一）目的

进行中心静脉压监测或输注液体、药物治疗等。

（二）适应证和禁忌证

1. 适应证

（1）严重创伤、休克、心功能衰竭、肾功能衰竭、大中型手术的术中和术后等危重症患者的中心静脉压、中心静脉血氧饱和度或连续心排血量监测。

（2）需接受大量、快速输血输液，输入血管活性药物、刺激性药物或静脉高营养液治疗。

（3）体外膜肺氧合、连续性肾脏替代、血浆置换或血液灌流等治疗。

（4）置入临时心脏起搏器。

2. 禁忌证

（1）出血性疾病、凝血功能障碍。

（2）穿刺部位感染、损伤、血肿或肿瘤。

（3）穿刺血管狭窄或血栓形成。

（三）操作步骤（以经皮导引钢丝外置管法中路穿刺颈内静脉为例）

1. 准备用物　包括中心静脉导管（单腔、两腔或三腔）、深静脉穿刺包；5ml注射器；输液器；局麻药；生理盐水；肝素帽或无针正压接头；用生理盐水预冲中心静脉导管、穿刺针和扩张管，并检查中心静脉导管和穿刺针是否通畅；输液器与输液管连接，并排气备用。

2. 卧位　协助患者仰卧头低位，右颈部垫起，头后仰使颈内静脉充盈，面部略转向对侧；估计静脉导管留置长度，12～20cm。

3. 穿刺部位　颈内静脉中路穿刺部位位于胸锁乳突肌锁骨头、胸骨头和锁骨形成的三角区的中心。

4. 操作　穿刺部位定位后，常规消毒皮肤，铺洞巾，局麻药局部麻醉；用5ml注射器抽取生理盐水，然后连接中心静脉穿刺针；穿刺针与中线平行并指向患者足端，在患者锁骨上缘3～5cm处穿刺进针1.5～2cm，出现落空感后，回抽注射器，吸出血液同时注入通畅表明穿刺针已进入颈内静脉；将注射器与穿刺针分离，一手压住针柄防止空气进入，另一只手将中心静脉导管的导丝自穿刺针尾孔插入12～15cm；然后退出穿刺针，用小刀划开穿刺点皮肤后用扩张器扩张皮肤及皮下切口；通过钢丝将静脉导管送入上腔静脉内，退出静脉导管内钢丝后，用注射器回抽血液通畅（再次确认导管在静脉内），生理盐水封管后，连接肝素帽或无针正压接头。

5. 缝合　在穿刺口部位将静脉导管与皮肤缝合，然后无菌敷料覆盖。

（四）注意事项

1. 中心静脉置管部位可选择颈内静脉、颈外静脉、锁骨下静脉、大隐静脉或股静脉。上腔静脉置管是通过颈内静脉、颈外静脉或锁骨下静脉将静脉导管置入上腔静脉，锁骨下静脉穿刺风险高，易出现血胸或气胸，因护理方便，故为主要路径；而下腔静脉置管是通过大隐静脉或股静脉将导管置入下腔静脉，下腔静脉置管易出现静脉血栓。

2. 中心静脉置管方式可以选择切开插管、半切开插管或经皮穿刺插管，经皮穿刺插管操作简便、并发症较少，是重症患者的首选置管方式。

3. 根据患者病情、插管目的选择置管部位、方式和穿刺方法，同时根据血管的直径和长短选择插管的种类和管径。

（五）救护要点

1. 体位　协助患者摆好穿刺体位，使穿刺部位充分暴露。锁骨下静脉穿刺时，患者取仰卧位，两肩胛间垫软枕，头转向穿刺对侧并后倾15°；颈内静脉穿刺时，患者取仰卧位，穿刺侧肩下垫软枕，头转向穿刺对侧并后倾15°；股静脉穿刺时，患者取仰卧位，膝关节微屈，臀部垫软枕，髋关节外展外旋45°。

2. 密切观察有无穿刺并发症　中心静脉置管易导致肺胸膜、心脏、胸导管、臂丛神经、纵隔、膀胱、动脉和静脉损伤等穿刺并发症，出现气胸或血胸等，所以插管过程中护士应密切观察患者有无胸闷、气短、呼吸困难等症状；置管后，协助医生进行床旁X线或超声检查，确保中心静脉留置导管放置正确。

3. 严格无菌操作，防止感染　护士应定期更换穿刺部位敷料，并保持敷料清洁干燥，同时观察导管周围皮肤有无红肿和脓性分泌物。当患者出现穿刺部位感染症状时应及时进行局部消毒、并口服抗生素；当患者同时出现皮下隧道肿胀和疼痛等症状，应根据医嘱静脉输入抗生素两周；若皮下隧道的感染控制可以继续保留中心静脉置管；若患者同时出现发热、寒战等全身感染症状，应立即协助医生拔除导管，并进行导管细菌培养，以确定患者有无导管相关性菌血症。患者一旦确诊为导管相关性菌血症，应及时进行敏感抗生素治疗，直至全身症状消失36小时以上方可停药。另外，患者血细

笔记

菌培养阴性48小时后才能考虑再次置管。

4. 观察患者有无深静脉血栓或栓塞并发症 为了防止中心静脉形成管腔内、附壁或导管头部血栓，中心静脉置管应保持一定输液速度；护士在每次输液后应及时用肝素盐水进行脉冲式冲管及正压封堵，并密切观察患者穿刺侧的肢体有无肿胀、疼痛和青紫等静脉栓塞症状。由于下腔静脉置管留置线路长，而且留置期间下肢需伸直并保持髋关节外展外旋，所以更容易出现静脉血栓。因此当发现管路不通畅时，护士须用肝素盐水回抽，切忌向中心静脉内注射，以免血栓脱落引起肺、脑等栓塞；出现血栓后可根据医嘱采用尿激酶或肝素溶栓治疗，若溶栓治疗失败可进行血管造影，根据造影结果采取血栓取出术等治疗。

5. 保持中心静脉管路密闭，防止空气进入形成空气栓塞 护士应妥善固定导管，并保证中心静脉管路的每个连接处均连接紧密，防止患者躁动导致导管连接处脱落或导管断裂，同时密切观察患者有无咳嗽、呼吸困难和难以解释的低氧血症等空气栓塞症状。一旦出现上述症状，应立即使患者采取头低脚高、左侧卧位，并及时通知医生进行检查和处理。

6. 防止导管脱出 护士在妥善固定导管同时，应密切观察穿刺部位静脉导管与皮肤缝合是否有效。另外，应观察和记录导管置入刻度，并严格交接班；如发现导管向外脱出，不可回送，应立即通知医生，行床旁X线或超声检查明确导管位置。

二、动脉置管术

动脉置管术是通过桡动脉、股动脉、腋动脉或足背动脉等动脉穿刺将留置导管置入患者动脉的血管置管技术。

（一）目的

通过桡动脉、股动脉、腋动脉或足背动脉等留置动脉导管，监测动脉压或进行液体、药物等治疗。

（二）适应证和禁忌证

1. 适应证

（1）严重创伤、休克、心功能衰竭、肾功能衰竭、大中型手术的术中或术后等危重症患者的血流动力学、血气和电解质等监测。

（2）监测和判断血管活性药物的治疗效果。

（3）主动脉球囊反搏、血液透析、血浆置换或血液灌流、体外膜肺氧合治疗。

（4）选择性动脉造影或注射刺激性药物，如抗肿瘤药物进行区域性化疗。

2. 禁忌证

（1）出血性疾病、凝血功能障碍、动脉夹层。

（2）穿刺部位感染、损伤、血肿或肿瘤。

（3）穿刺血管侧支循环功能障碍。

（三）操作步骤（以经皮导引钢丝外置管法股动脉穿刺为例）

1. 准备用物 包括深静脉穿刺包；动脉导管；5ml注射器、带压力泵的加压袋套；肝素、0.9%生理盐水500ml；用生理盐水预冲动脉导管、穿刺针和扩张管，并检查导管和穿刺针是否通畅。

2. 连接压力冲洗装置 将12 500U的肝素（一支2ml）注入500ml生理盐水袋

笔记

(瓶)内,然后将输液袋(瓶)套入装有压力泵的加压袋套内;挤捏加压袋的皮球,打气到150～300mmHg。打开输液器开关,将压力管道内的空气排尽。

3. 卧位 患者平卧,膝关节微屈,臀部垫软枕,髋关节外展外旋45°,充分暴露穿刺部位。

4. 穿刺部位 腹股沟韧带中点下方1～3cm,动脉搏动最明显处,常规消毒皮肤,铺洞巾,局部麻醉。

5. 操作 用5ml注射器抽取生理盐水,然后连接穿刺针;左手示指和中指固定股动脉,右手持穿刺针与患者皮肤成30°～45°角并指向近心端、在左手两指间动脉搏动最明显处进针;出现落空感,血液进入注射器表明穿刺针已进入股动脉;将注射器与穿刺针分离,一手压住针柄防止血液流出,另一只手将动脉导管的导丝自穿刺针尾孔插入15～25cm;然后退出穿刺针,用小刀划开穿刺点皮肤后用扩张器扩张皮肤及皮下切口;通过钢丝将动脉导管送入股动脉内,退出导管内钢丝,用注射器回抽血液通畅(再次确认导管在动脉内),将压力冲洗装置与动脉导管连接;在穿刺口部位将动脉导管与皮肤缝合,然后无菌敷料覆盖。

(四)注意事项

1. 根据监护和治疗的目的选择动脉置管部位 动脉置导管部位可选用桡动脉、股动脉、肱动脉、足背动脉、腋动脉、颈后动脉、颞浅动脉或颈总动脉等。桡动脉或足背动脉置管通常进行动脉压监测,而股动脉、颈总动脉、腋动脉或肱动脉主要进行体外膜肺氧合等治疗,其中最常选用的是股动脉。

2. 根据监护和治疗的目的选择动脉置管种类和方法 足背动脉和桡动脉置管一般选用动脉置管针经皮置入。股动脉、腋动脉和颈总动脉一般选用Seldinger法(经皮导引钢丝外置管法)留置动脉导管。

3. 置管前行侧支循环试验 动脉置管易引起远端肢体缺血、血栓形成和栓塞等并发症。因此桡动脉和足背动脉置管前应进行侧支循环试验,以了解侧支循环情况。股动脉穿刺置管后应通过超声多普勒检查或足背动脉插管测压以了解下肢血流情况(足背动脉压<50mmHg为髋关节动脉网不能代偿,下肢缺血)。

4. 预防并发症 穿刺动作应轻柔,避免反复穿刺损伤血管内壁,同时避免穿刺导致肠穿孔、腹膜后出血(股动脉);正中神经损伤(肱动脉);臂丛神经损伤(腋动脉);脑栓塞(桡动脉、腋动脉、肱动脉)等并发症。

(五)救护要点

1. 协助患者摆好穿刺体位 肱动脉和腋动脉穿刺置管时,患者上肢应外展;股动脉穿刺置管时,患者下肢应伸直外展,膝关节微屈,臀部垫软枕,髋关节外展外旋45°。

2. 备皮 腋动脉和股动脉穿刺置管前应备皮,以剔除体毛。

3. 固定 妥善固定穿刺部位,并适当制动穿刺侧肢体;同时,每班交接并记录导管置入长度,防止动脉置管脱落或患者自行拔除。

4. 严格无菌操作,防止感染 护士每24小时更换1次穿刺部位敷料,并应保持敷料清洁干燥,同时观察有无导管周围感染、导管隧道感染和导管相关性菌血症。一旦患者出现感染迹象,应立即通知医生及时进行对症处理。

5. 观察患者有无肢体缺血或血栓栓塞并发症 定期评估患者双下肢皮肤颜色、温度、脉搏搏动、感觉和运动功能。观察患者穿刺侧肢体有无苍白、疼痛和变凉等表

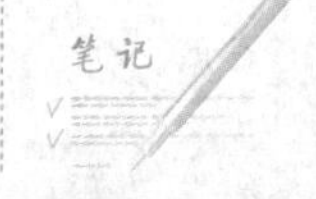

现。若患者出现上述症状，应及时放松留置导管的包扎；若放松包扎后患肢的血液循环无改善，应及时拔除动脉置管。

6. 动脉置管时间　一般3～4天，不宜超过7天。

7. 穿刺点压迫　桡动脉、足背动脉或肱动脉等表浅动脉穿刺失败或拔管后应压迫止血5分钟，然后加压包扎，防止穿刺部位出血或形成血肿，而股动脉在穿刺失败或拔管后应局部压迫穿刺点30分钟，然后沙袋压迫6小时，肢体制动12小时，卧床24小时。

8. 保持管路通畅　动脉置管每1～2小时需由压力冲洗装置冲洗管路，以保证管道通畅；当动脉监测数据或波形异常时，护士应检查管路是否通畅，及时调整导管位置或进行冲洗。

第五节　临时心脏起搏和主动脉球囊反搏

临时心脏起搏和主动脉球囊反搏主要通过血管置入起搏器电极或气囊导管，辅助心脏完成泵血功能，因此是循环系统的重要治疗技术。

一、临时心脏起搏

临时心脏起搏是将起搏电极经外周静脉、皮肤或胸腔等途径送至右心室心内膜，置于体外的起搏器发放电脉冲，经起搏电极刺激心脏，使之激动和收缩的治疗技术。

（一）目的

经静脉、皮肤或胸腔等途径置入起搏电极，通过起搏器发放脉冲电流，电流经电极刺激心肌产生兴奋，引起心脏收缩。

（二）适应证和禁忌证

1. 适应证

（1）心肌梗死、颅内压升高、心内膜炎、药物中毒或电解质紊乱、心脏射频消融术后导致患者严重窦性心动过缓或高度房室传导阻滞，出现血流动力学紊乱，患者呈现意识模糊、低血压和胸痛等症状。

（2）反复发作的阿斯综合征、房室分离伴心输出量降低。

（3）反复发作的房性心动过速、室上性或室性心动过速等。

（4）安装永久心脏起搏器前的过渡性治疗。

（5）心搏停止。

（6）快速心房起搏诊断缺血性心脏病、窦房结功能测定等。

2. 禁忌证　临时心脏起搏的禁忌证是相对的。

（1）开放性胸部损伤、心肌大面积创伤。

（2）长时间心搏停止、电机械分离。

（3）出血性疾病、凝血功能障碍。

（三）操作步骤（以经颈内静脉置入心室电极管为例）

1. 准备用物　包括心电图机、除颤器、深静脉穿刺包、局麻药、生理盐水、起搏器、气囊起搏电极管。

2. 卧位　协助患者仰卧，摆好穿刺体位，使颈内静脉充盈。

笔记

3. 准备 将心电图机的肢体导联与患者连接，球囊起搏电极管的阴极与 V_1 导联连接（或直接进行肢体导联和胸前导联的心电监护）；穿刺部位定位后常规消毒皮肤，铺洞巾，局部麻醉。

4. 操作 用注射器向起搏电极的气囊注射生理盐水，检查气囊完整无破裂后抽出生理盐水；用生理盐水预冲穿刺针、扩张管和静脉鞘管，并检查穿刺针是否通畅；用5ml 注射器抽取生理盐水后连接穿刺针；穿刺针与中线平行并指向患者足端，在患者锁骨上缘 3～5cm 处穿刺，进针 1.5～2cm 出现落空感后，回抽注射器，吸出血液同时注入通畅表明穿刺针已进入颈内静脉；将注射器与穿刺针分离，一手压住针柄防止空气进入，另一只手将导丝自穿刺针尾孔插入 12～20cm，然后退出穿刺针，用小刀划开穿刺点皮肤后用扩张器扩张皮肤及皮下切口；通过钢丝送入静脉鞘管，退出钢丝，将起搏电极管从静脉鞘管内插入颈内静脉；根据心电图特征推送电极管至右心房时，气囊充气 1～1.5ml，使电极管顺着血流进入右心室。当 V_1 导联的 P 波直立，QRS 波幅增加表明电极穿过三尖瓣进入右心室，抽出气囊内气体，推送电极管进入右心室尖部（ST 段抬高 1.5～3.0mV）。

5. 连接 将导线与体外脉冲发生器的心室输出端连接，根据起搏电流和心电图调整电极在心尖部的位置，直至起搏阈值<1.0mA 且稳定引起心室收缩，然后调节起搏方式、频率、电流和感知度等参数。

6. 固定 抽出起搏电极的气囊内气体，然后退出静脉鞘管，将电极导线缝合固定于穿刺部位皮肤，无菌敷料覆盖。

7. 记录 拍摄胸部 X 线，记录 12 导联心电图 1 份。

（四）注意事项

1. 临时心脏起搏是 ICU 内治疗严重心律失常和心搏骤停的重要技术，其主要途径包括经静脉心内膜起搏、经皮体外起搏、经食管心脏起搏和胸腔内心外膜起搏。胸腔内心外膜起搏主要用于心脏术后患者，经皮体外起搏主要用于院前急救。这是因为它安装迅速（电极片固定于胸壁的皮肤），但释放电流高、脉冲时间长，不仅干扰心电图而且患者因肌肉抽动而产生疼痛，因此连续经皮体外起搏 120 分钟后应进行经静脉心内膜起搏。

2. 经静脉心内膜起搏最常用的置管途径是右侧颈内静脉，因为从该部位置入起搏电极的血管路经最短，而且导线易于固定。

3. 右心室心尖部起搏的心电监护特征是起搏器除极信号（钉子样信号）后出现宽 QRS 波群、ST 段压低和 T 波倒置；体表心电图为左束支传导阻滞图型。

4. 根据起搏器的起搏模式和性能将起搏器进行 5 位编码（NBG 编码），其顺序依次代表起搏心腔、感知心腔、感知心脏自身活动后的反应方式；程序控制功能；抗快速心律失常功能。临时心脏起搏主要目的是建立心室起搏以获得稳定的血压，当患者存在自主心律时，通常选择心室起搏、心室感知和按需起搏；若患者无自主心律时，选择心室起搏、无感知和非同步起搏。

5. 起搏器连续发放脉冲的频率为起搏频率，通常起搏频率应以维持患者的血压为原则，心室起搏频率为 70～80 次/分或低于患者自身频率 10～20 次/分。

6. 连续稳定地引起心室（心房）搏动的最小脉冲强度为起搏阈值。心室起搏的电流应是阈电流的 3～4 倍（3～5mA 或 3～6V），以保证心室输出电流升高后起搏器仍

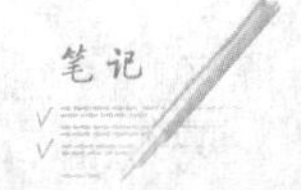

能引起心室搏动。

7. 起搏器感知 R 波或 P 波能力的程度为感知灵敏度，心室感知灵敏度一般为 1～3mV。

8. 经静脉置入临时心脏起搏器可导致中心静脉置管的并发症，同时还可出现电极移位、导线脱落断裂、心肌穿孔、感知过度、膈肌刺激和起搏器功能异常等起搏器相关并发症。

9. 起搏器放置时间一般为 1～2 周，最长不能超过 4 周。

（五）救护要点

1. 定期进行 12 导联心电图检查和胸部 X 线检查，确保电极位置正确。

2. 进行血流动力学和心电监测，了解患者有无心律、起搏功能和感知功能异常。若出现起搏后无钉状波、无起搏波、起搏频率减慢、脉率和心率不一致、起搏周期不固定和心律失常等现象，护士应及时检查导线连接是否正常、绝缘层是否完整、周围有无电磁干扰以及电极位置是否正确。

3. 在体外心脏起搏器期间，护士应协助患者保持平卧位，同时，避免患者剧烈活动，防止电极脱落或刺破心脏。当患者出现胸痛、低血压和 Beck 三联征时，护士应及时协助医生进行检查和心包穿刺。

4. 妥善固定导线，患者变换体位时应避免牵拉导线，防止导线脱落或折断；经股静脉、大隐静脉或腋静脉置入电极时，患者穿刺侧的肢体应避免屈曲，防止导线打折或绝缘层断裂，护士应密切观察患者局部肌肉有无刺激性痉挛，一旦发现应及时更换导线。

5. 经股静脉、大隐静脉或腋静脉置入电极时，观察穿刺侧肢体皮温、皮色变化、足背动脉搏情况。穿刺侧肢体每 2 小时给予被动按摩一次，预防下肢静脉血栓。

6. 心脏除颤后，护士应检查起搏器功能是否正常，防止除颤器产生的电磁干扰起搏器的起搏功能或使起搏器损坏。

7. 妥善固定起搏脉冲器，以免坠落和导线脱出，同时防止脉冲器设定值被改动（数字起搏器通常在检查和调节后自动锁住，防止无意间改变程序），避免周围磁场对临时起搏器的影响。

8. 每天检查起搏器电池电量是否充足。

9. 观察患者有无顽固性呃逆、腹部痉挛等起搏电压过高表现，以便及时通知医生调节电极位置、起搏电压或重新置入电极。

二、主动脉球囊反搏

主动脉球囊反搏（intra-aortic balloon pumping，IABP）是在动脉系统置入带气囊的导管至降主动脉内左锁骨下动脉开口远端，气囊与心动周期同步放充气，血液在主动脉内发生时相性变化，起到辅助循环的作用。

（一）目的

通过股动脉将带气囊的导管放置在胸主动脉部位。在心脏舒张期，气囊充气增加主动脉阻抗，使冠状动脉压增加，从而提高心脏的血液供应。在心脏收缩期，气囊迅速放气，使主动脉内压力下降，降低心脏射血阻力，从而降低心脏后负荷，增加排血量，这不仅利于减少心肌耗氧量，改善左心室功能，而且增加了全身重要脏器的血液灌注。

笔记

因此 IABP 有助于提高心肌供氧、维持血流动力学稳定。

（二）适应证和禁忌证

1. 适应证　心功能衰竭、心源性休克、心搏骤停或心脏术后，应用大剂量缩血管药物，但心脏排血指数（CI）<2.0L/（m^2·min），同时伴有平均动脉压（MAP）<60mmHg（新生儿<40mmHg，婴幼儿<50mmHg）；SBP<90mmHg；CVP>15cmH_2O；LAP>20mmHg；尿量<0.5ml/（kg·h）。

2. 禁忌证

（1）主动脉瓣关闭不全。

（2）主动脉瘤、主动脉窦瘤、主动脉夹层瘤或髂动脉梗阻性疾病等动脉疾病或损伤。

（3）出血性疾病、凝血功能障碍。

（4）脑不可逆损害。

（三）操作步骤（以经皮股动脉穿刺置管、压力触发模式反搏为例）

1. 准备用物　包括主动脉球囊反搏导管包和反搏机；带压力泵的加压袋套；深静脉穿刺包；50ml 注射器；肝素；0.9% 生理盐水 500ml；局麻药。

2. 评估　评估患者双下肢皮肤颜色、温度、脉搏搏动、感觉和运动功能；检查反搏机是否工作正常。

3. 连接　连接压力监测、冲洗装置。将 12 500U 的肝素（一支 2ml）注入 500ml 生理盐水袋（瓶）内，然后将输液袋（瓶）套入装有压力泵的加压袋套内；挤捏加压袋的皮球，打气到 150～300mmHg。将输液器上端与输液袋（瓶）连接，下端接一次性压力传感器进液端，然后调节三通使出液端与压力延长管相通；打开输液器开关，将动脉测压管道内的空气排尽；将压力传感器固定于固定架上，并与右心房水平相当，压力连接线与反搏机的压力监测孔连接。

4. 卧位　患者平卧，膝关节微屈，臀部垫软枕，髋关节外展外旋 45°。

5. 局部麻醉　穿刺部位定位后（腹股沟韧带中点下方 1～3cm，动脉搏动最明显处），常规消毒皮肤，铺洞巾，局麻药局部麻醉。

6. 检查　检查导管气囊膜是否完全缠绕、漏气，然后用 50ml 注射器抽尽气囊内气体，并用生理盐水浸润；测量股动脉至胸骨柄的距离，标记导管插入深度；用生理盐水预冲穿刺针、扩张管和静脉鞘管，并检查穿刺针是否通畅。

7. 操作　用 5ml 注射器抽取生理盐水后连接穿刺针；左手示指和中指固定股动脉，右手持穿刺针与患者皮肤成 30°～45°角并指向近心端、在左手两指间动脉搏动最明显处进针；出现落空感，血液进入注射器表明穿刺针已进入股动脉；将注射器与穿刺针分离，一手压住针柄防止血液流出，另一只手将动脉导管的导丝自穿刺针尾孔插入 15～25cm，然后退出穿刺针，用小刀划开穿刺点皮肤后用扩张器扩张皮肤及皮下切口，通过钢丝送入静脉鞘管，退出钢丝；将指引钢丝插入主动脉内球囊导管中央管腔后，把球囊管通过静脉鞘管送入患者降主动脉内直至标记处；逆时针旋转缠绕柄使气囊放松，撤出指引钢丝；中央腔抽回血后再用肝素盐水冲洗，与压力延长管相连。

8. 连接　将球囊导管气道腔与反搏主机的气道系统连接；根据动脉波型调节反搏触发模式、反搏频率、充气时间和放弃时间等反搏参数（全自动型除外）。

9. 确认　行床旁 X 线检查，明确气囊导管位置在降主动脉（肾动脉开口—左锁骨

笔记

下动脉开口下2cm）内。

10. 缝合　退出静脉鞘管，在穿刺口部位将气囊导管与皮肤缝合，然后无菌敷料覆盖。

（四）注意事项

1. 球囊导管置入方式包括经皮股动脉穿刺置入、经股动脉切开置入和经胸升主动脉置入，通常经皮股动脉穿刺置入是ICU内最常用的方法。

2. IABP可引起感染、肢体缺血、血栓形成和栓塞等动脉置管并发症，同时还可导致导管插入动脉夹层、动脉穿孔和气囊破裂等并发症。

3. 反搏触发模式包括压力触发、心电触发、起搏状态触发和内部强制触发等方式。心电触发是最常用的触发方式，患者应用起搏器时可进行起搏状态触发，患者心搏骤停时可进行内部强制触发。

4. 选择压力触发模式时，触发信号源于气囊导管中央测压腔，要求收缩压>50mmHg，脉差>20mmHg。气囊充气时间应在主动脉瓣关闭时（主动脉重搏波形的切迹上），气囊放气时间应在主动脉波形起始之前。

5. 选择心电触发模式时，心电监护仪的信号应与反搏机连接，同时选择P直立，QRS波幅>0.5mV的导联进行触发。气囊充气时间在T波峰上，气囊放气时间应在R波的起始或波峰上。

6. 反搏频率可以为1∶1（一个心动周期内反搏1次）或1∶2（两个心动周期内反搏1次）。当患者病情好转后可改为1∶3反搏，但1∶3反搏维持时间不应超过4～6小时。

7. 根据患者的股动脉粗细和体表面积选择气囊导管的型号，保证气囊充气时阻塞降主动脉管腔的80%～90%。

8. 根据血流动力学指标调节反搏效果。在气囊辅助下的舒张压（辅助动脉舒张压）应维持在110～130mmHg，并超过非辅助动脉收缩压；在气囊辅助下的主动脉舒张末压（辅助主动脉舒张末压）应低于非辅助动脉舒张末压5～15mmHg。

9. IABP可在体内保留1～2周，期间，应静脉滴注或皮下注射肝素进行抗凝治疗，维持APTT在1.5～2.0倍或血浆抗凝血酶Ⅲ活性（ACT）在150～180秒。

10. 患者多巴胺用量<5μg/（kg·min）时，CI>2.0L/（m^2·min），MAP>70mmHg，P<110次/分，CVP<15cmH_2O；LAP<20mmHg；尿量>1ml/（kg·h）可逐渐减少反搏频率，尽早撤离IABP。

（五）救护要点

1. 穿刺过程中密切观察患者有无心动过速、胸痛、背痛、尿少、两侧下肢脉搏和血压不对称等主动脉夹层或破裂的并发症出现。

2. 妥善固定球囊导管，并保持其通畅。IABP期间，护士每次用肝素盐水（500ml生理盐水加肝素12 500U）2～3ml，每隔1～2小时冲管一次。经股动脉球囊反搏期间，患者应绝对卧床，穿刺侧肢体保持伸直外展，下肢不能弯曲超过30°，同时床头抬高不能超过30°，防止气囊导管打折或移位。

3. 密切观察穿刺部位有无感染、出血和血肿；每1～2小时评估双下肢体皮肤颜色、温度和脉搏搏动情况，并进行肢体保暖或被动按摩。若患者出现下肢疼痛、变白、发凉和足背动脉搏动消失等症状，应及时通知医生进行处理。

笔记

4. 观察尿量、CI、CVP、MAP、P 和心律等指标，以及反搏效果。定期监测 APTT/ACT，血小板计数，了解患者凝血功能和有无血小板减少。

5. IABP 以心电触发方式支持时，应避免应电极片脱落，同时监测心电图变化，保证心电信号的稳定。

6. 如 IABP 机器出现报警，护士应及时查找原因并正确处理。

7. 撤离 IABP 前 4 小时应停用肝素，撤离后继续观察血流动力学指标和穿刺肢体血液循环情况，同时局部压迫穿刺点 30 分钟后，沙袋压迫 6 小时，肢体制动 12 小时，卧床 24 小时。

第六节　连续血液净化治疗

连续性血液净化治疗（continuous blood purification，CBP），又称连续性肾脏替代治疗（continuous renal replacement therapy，CRRT）。它不仅可以替代受损的肾脏滤去体内多余的水分、尿素和肌酐等中小分子物质，而且还可以清除体内毒素、炎症介质和血管活性物质等大分子溶质，所以是 ICU 内治疗重症患者的重要血液净化技术之一。

一、目的

将血液引入血滤器中，通过弥散、对流和吸附等方式清除血液中的炎症、细胞因子和毒素等中小分子溶质，通过超滤清除血浆内多余水分，通过调节置换液的成分来纠正酸碱和电解质失衡。

二、适应证和禁忌证

连续性血液净化治疗作为体外循环治疗技术在重症患者的救治中显示出独特疗效，应用范围已扩展到非肾脏疾病的患者，其禁忌证是相对的。

（一）适应证

1. 急性肾功能衰竭血流动力学不稳定，且处于高分解代谢状态需大量输液。

2. 急性肾损伤：血清肌酐>354μmol/L，尿量<0.5ml/(kg·h)并持续 12 小时以上；尿量<0.3ml/(kg·h)，持续 24 小时以上；或无尿持续 12 小时以上。

3. 系统炎症反应综合征。

4. 急性重症胰腺炎。

5. 难治性心功能衰竭、肝功能衰竭或多脏器功能衰竭。

6. 严重酸碱失衡和电解质紊乱：血钠>160mmol/L；血钾>6.5mmol/L；pH<7.1。

7. 挤压综合征或横纹肌溶解综合征。

（二）禁忌证

1. 出血性疾病、凝血功能障碍。

2. 不可逆脑损害。

三、操作步骤

血管通路是进行 CRRT 的必要条件，可分为临时性和永久性两类。临时性血管通路用于紧急透析和长期维持性静脉内瘘未形成时，主要是中心静脉留置导管，以中心

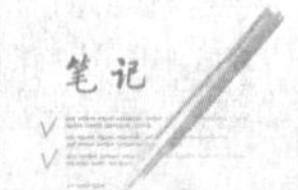

静脉留置导管进行缓慢连续性静脉—静脉透析滤过为例。

1. 准备用物 包括单针双腔中心静脉导管、深静脉穿刺包；5ml 注射器；输液器；肝素帽或无针正压接头；血液滤过管路；血液净化器（血滤器）；置换液；局麻药；生理盐水。

2. 以经皮导引钢丝外置管法 经颈内静脉、锁骨下静脉或股静脉留置单针双腔中心静脉导管（图 7-4）。

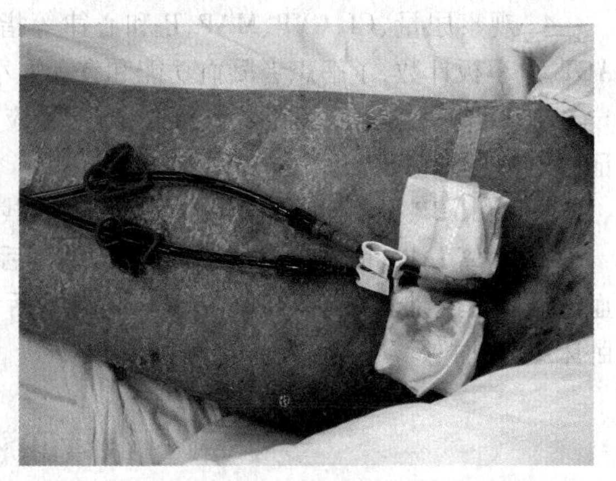

图 7-4 经股静脉留置单针双腔中心静脉导管

3. 自检 CRRT 机开机后进行自检，监测正常后根据提示依次安装动脉管路、动脉压力监测传感器、静脉管路、静脉压力监测传感器、血液净化器和肝素泵。

4. 预冲 将滤器静脉端向上，启动血泵（泵速 80～100ml/min），用生理盐水依次排净动脉管路—血液滤过器血室内—静脉管路内的气体；连接置换液接头与滤器旁路，调节泵速至 200～300ml/min，排净滤器外气体。

5. 设置参数 根据医嘱设置治疗参数：血流速度（100～200ml/min）、置换液量[>35ml/(kg·h)]、超滤率（20～40 ml/min）、肝素量、温度和时间等数值。

6. 建立体外循环 消毒单针双腔中心静脉导管接头，用注射器回抽导管内封管溶液直至见到回血，并确认导管通畅无血凝块，然后注入生理盐水，并根据医嘱从静脉端推注肝素（首剂肝素 0.3～0.5mg/kg）。将动脉端管路与中心静脉导管的动脉端连接，静脉管路与中心导管的静脉端连接，打开动脉夹和静脉夹，启动血泵开始治疗（若需放出预充液，应先将动脉端管路与中心静脉导管的动脉端连接，打开动脉夹和静脉夹，然后启动血泵待预充液流出后关闭管路静脉夹，再将静脉管路与中心导管的静脉端连接，重新启动血泵继续治疗）。

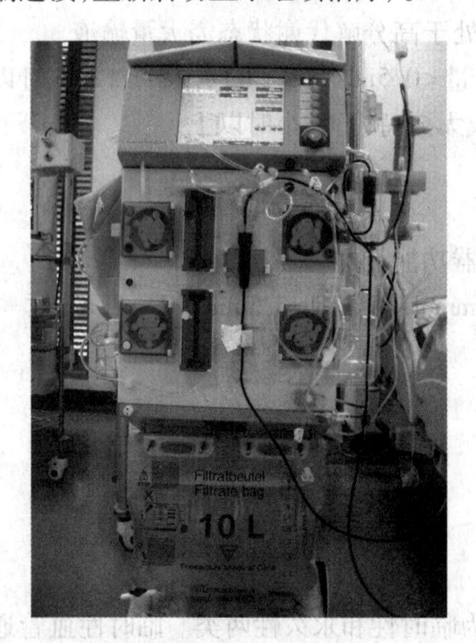

图 7-5 连续性肾脏替代治疗

7. 进行血液滤过透析 妥善固定管路和导管连接处，逐步调整血流速度，记录生命体征和治疗参数。运行过程中，严密监测和记录患者生命体征以及机器动脉压、静脉压、跨膜压、血泵工作状态和超滤液体量等（图 7-5）。

8. 治疗结束时充分回流血液 首先降低血液流量，打开动脉端预冲侧管，用生理盐水将残留在动脉侧管内的血液回输到动脉壶，然后再关闭血泵，依靠重力将动脉近心侧的管路内的血液回输入患者体内，夹闭动脉管路和中心静脉置管动脉导管端的夹子；再次打开血泵，待生理盐水回输至静脉壶时安全夹自动关闭。

9. 冲洗血管通路 断开管路与中心静脉

血管通路后，注入10ml生理盐水冲洗血管通路。然后注入肝素（注入剂量取决于单针双腔中心静脉导管的管腔容积），并关闭导管夹，使管路保持一定压力，防止血液回流造成凝血。以无菌纱布包裹固定中静脉置管。

10. 清洁、消毒CRRT机器　撤走CRRT机上的管路和滤器，并按照医疗垃圾处理。

四、注意事项

1. 根据患者病情建立CRRT血管通路　血液净化技术的前提是建立临时或长期血管通路将血液由患者体内引入血液净化设备，然后再经血管通路输回患者体内，根据血流方向可选择从动脉到静脉和从静脉到静脉两种方式。CRRT通常选用Seldinger法置入单针双腔中心静脉导管。

2. 根据患者病情选择治疗模式和血液净化器　CRRT治疗包括血液滤过、血液透析、血液透析滤过、血液超滤和血浆滤过吸附。血液滤过主要通过透析器，以对流为主清除血中的中小分子溶质；血液透析主要通过血滤器，以弥散为主清除血中的中小分子溶质；血液超滤是通过增大血滤器两侧的跨膜压排除体内多余的水分；血液灌流主要是通过灌流器中的吸附材料清除血液中的中小分子溶质；血浆滤过吸附是通过血浆分离器将血浆分离后进行血液灌流，清除大分子溶质。所以连续血液透析和（或）滤过主要用于急性肾衰竭患者，而连续血浆滤过吸附主要用于脓毒症、炎症反应综合征或挤压综合征患者。

3. 稀释方法　将置换液从滤器前的动脉管路输入称前稀释法，而将置换液从滤器后的静脉管路输入称后稀释法。前稀释法肝素用量少，但清除效率低；后稀释法清除效率高，但肝素用量大，且易造成滤器膜上凝血。

4. 根据患者的凝血功能采取抗凝技术　血液净化技术需要将血引入到体外，所以应将血液进行抗凝处理才能保证治疗正常进行。没有活动性出血性疾病的患者，CRRT通常以普通肝素进行全身肝素化，其方法是在引血前静脉推注首剂肝素（前稀释法首次剂量为15～20U/kg；后稀释法首次剂量20～30U/kg），在治疗中以肝素泵从动脉管路持续滴入，维持量为5～15U/（kg・h）。CRRT期间，应维持ACT延长50%以上或APTT在2.0倍左右，同时血小板数量正常。另外，在治疗结束前30～60分钟，应停止泵入肝素；有出血倾向患者可采用小剂量肝素、低分子量肝素、无肝素、枸橼酸钠局部肝素化法进行抗凝。

5. 根据患者的病情选用置换液及其放置位置　为保证患者水、电解质和胶体渗透压稳定，透析或滤过患者采用晶体置换液，而血浆置换患者置换液中应加入<20%的新鲜血浆、人血白蛋白或人工胶体。从静脉管路端加入置换液（后稀释法）清除效率高，但易凝血，所以无肝素CRRT或血液高凝患者通常从动脉管路端加入置换液（前稀释法），但此法清除效率低。

6. 透析剂量　推荐采用体重标化的超滤率作为剂量单位［ml/（kg・h）］以清除炎症介质为主的患者提倡采用高容量模式，高容量模式至少达到35～45ml/（kg・h）。

7. 并发症　CRRT除了可引起留置中心静脉导管并发症外，还可因使用抗凝剂导致出血、血小板减少和低钙血症。另外，因抗凝剂用量不足，治疗过程中可出现管路栓塞或患者出现血栓栓塞。CRRT还可导致高血压、低血压、失衡综合征和感染等并发

笔记

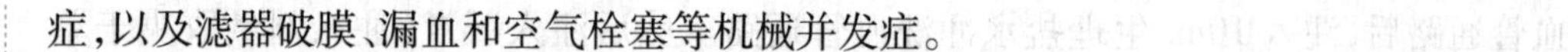

症，以及滤器破膜、漏血和空气栓塞等机械并发症。

五、救护要点

1. CRRT 安装管路时，应按照体外血液循环的顺序依次安装；安装后仔细检查血液管路的连接是否正确、接口是否紧密，同时核对各项设定值参数是否正确，遵照医嘱留取血标本，做相关实验室检查。

2. 废液收集袋不得高于操作者腰部，放出的预充液应直接流入其内。

3. 密切监测静脉管路端压力，及时分析原因并进行处理；静脉压升高可能由于静脉导管阻塞，血栓形成，静脉管道受压，血压升高，血流速过快，透析液压力低引起；静脉压下降可能由于患者血压下降，血流速度减慢，大出血；血滤器侧压力升高，动脉穿刺位置不良，动脉穿刺针脱出或动脉管路扭曲受压，血滤器凝血。护士应及时检查穿刺导管是否通畅，静脉和动脉管路是否扭曲受压，同时检查透析机相关数据、观察血滤器颜色，并监测患者血压变化。

4. 密切监测动脉管路端压力，及时分析原因并进行处理；动脉压上升可能由于静脉穿刺点阻塞、静脉管路受阻或血滤器凝血；动脉压下降可能由于血流不足或速度减慢、血泵和泵管结合不严导致血液回流、动脉端血流量不足。护士应及时检查静脉穿刺针的通畅性、血滤器是否凝血、检查血泵与泵管的连接是否紧密，并监测 CRRT 机的各项指标。

5. 及时分析处理机械故障，透析液浓度报警可能是电导反测试系统失灵，浓度配比系统故障，透析用水不符合标准，透析液成分不正确；漏血检测器报警可能是透析时破膜，或气泡进入透析液；透析液负压报警可能是透析管路发生阻塞，进入气体，有泄漏或压力传感器损坏。发生以上报警要及时查明原因、处理，必要时暂时停止透析。

6. 透析液温度设定在 37～38℃，CRRT 患者应注意保暖，密切监测体温变化，若患者出现低体温应分析原因，及时调整置换液、透析液温度。

7. 监测跨膜压。跨膜压是血滤器中空纤维膜（半透膜）两侧（内外）的压力差，即血液侧与超滤液侧的压力差，当其超过 100mmHg 时出现报警，护士应及时检查血滤器或静脉壶内是否有血栓阻塞。

8. 每小时记录并累加超滤液体量，及时将数值报告医生，根据治疗效果及时调整治疗方案。

9. 配制置换液及更换液体过程中严格无菌操作，以免污染。

10. CRRT 过程中尽量不输黏稠度高的液体，如脂肪乳，以免影响治疗效果。

11. 将血液滤过管路与中心静脉管路连接前，首先要抽出中心静脉管路内封管溶液直至见到回血，并确认导管通畅无血凝块，然后注入生理盐水 10ml。这是因为中心静脉管路内含大量肝素，如未抽出而直接进行 CRRT，可造成 ACT 或 APTT 时间延长，从而影响 CRRT 期间的抗凝治疗。

12. CRRT 过程中应加强尿素、肌酐及尿量等肾功能监测，了解肾脏功能的恢复情况。

第七节 体外膜肺氧合技术

体外膜肺氧合（extracorporeal membrane oxygenation，ECMO）技术是将体内的静脉

笔记

血引出体外，经过特殊材质在人工心肺旁路氧合后，再注入患者静脉或动脉系统。该技术是近年来对呼吸和循环衰竭的重症患者进行救治的一项复杂的救护技术。重症监护室的医生、护士、灌注师和麻醉师需密切配合，同时还需要运用多种监护手段对患者呼吸、血流动力学、凝血功能和体温进行适时监测。

一、目的

将血液（静脉血）经胸腔外血管引到体外，通过膜式氧合器排出二氧化碳（CO_2）并氧合后，再通过血泵将血液重新灌注到静脉或动脉内，完全或部分替代心脏和肺的功能，维持人体脏器组织氧合和血供。

二、适应证和禁忌证

体外膜肺氧合技术具有心肺替代功能，且操作简单，故而在临床应用广泛。

（一）适应证

1. 机械通气超过3小时，吸氧浓度（FiO_2）=1，但 $PaO_2<50mmHg$，$pH<7.2$。

2. 机械通气超过12小时，$FiO_2>0.6$，$PEEP>5cmH_2O$，但 $PaO_2<50mmHg$、肺内分流率>30%，动脉氧分压/吸入氧浓度（$D_{A-a}O_2$）<100mmHg。

3. $D_{A-a}O_2>620mmHg$ 超过4小时，氧合指数（$OI=MAP \times FiO_2 \times 100$）>40超过2～6小时，且 $PaO_2<50mmHg$ 超过2小时。

4. 心脏术后难以脱离体外循环。

5. 心脏或肺移植术前、术后需心肺功能支持；或心肺移植前供体支持。

6. 心功能衰竭、心源性休克和心脏骤停，应用机械辅助、大剂量缩血管药物和IABP支持，但心脏排血指数（CI）<2.0L/（m^2·min）超过3小时。同时伴有平均动脉压（MAP）<60mmHg（新生儿<40mmHg，婴幼儿<50mmHg）；SBP<90mmHg；PCWP>20mmHg；尿量<0.5ml/（kg·h）；BE<-5mmol超过3小时。

（二）禁忌证

1. 新生儿孕龄<32周，体重<2kg。

2. 成人机械通气>7天，新生儿>10天，导致肺纤维化和气压伤。

3. 脑损伤或脑出血病史。

4. 出血性疾病、凝血功能障碍。

5. 同时合并肾、肝等两个以上脏器功能衰竭。

6. 恶性肿瘤、严重感染或长时间休克患者。

三、操作步骤

1. 准备用物　包括ECMO系统；动静脉插管及穿刺包；预充液（晶体预充液、胶体预充液）；肝素、监护设备（ACT测定仪、动静脉氧饱和度监测仪）；三通管；CO_2等。

2. ECMO系统管路连接　将静脉回流管与离心泵入口连接，在动静脉桥远端剪短静脉管道后与动静脉氧饱和度监测仪的接头连接；连接膜肺进出口样本采集管；连接内循环管道，并分别与 O_2 和 CO_2 管道连接。

3. 管道预充排气　打开 CO_2 预充管道排气后，关闭动静脉管道、预充管和桥连管。预充管与晶体和胶体预充液连接，先充晶体、后充胶体，胶体液内加入2000U肝素。预充完成后，将离心泵的泵头安放在离心机上，固定膜肺、连接氧气管。

笔记

4. 试运行　打开控制开关仪器自检。打开流量开关,流量计数调零、设定报警参数;负压管调零后,打开离心泵进出口和动静脉管道,观察机器运转是否正常;调试完毕后关闭动静脉管道。

5. 麻醉和插管　静脉给予肌松药、镇痛药进行基础麻醉;静脉推注肝素抗凝后进行动静脉插管。

6. 调节 ECMO 运行参数　打开静脉管道钳,调节旋转流量,然后打开动脉管道钳,打开气体流量计,调节气体流量和血流量。

四、注意事项

1. 根据患者病情选择插管方式和血流方向　ECMO 的插管途径包括静脉—静脉转流法、静脉—动脉转流法和动脉—静脉转流法,其中动脉—静脉转流法已不常用。静脉—静脉转流法是将血液自颈内静脉、股静脉或头侧静脉引流出,由股静脉、大隐静脉或颈内静脉回输,主要用于心功能良好的呼吸衰竭患者的支持治疗。静脉—动脉转流法是将血液自颈静脉、股静脉或心房引流出,由股动脉、颈动脉至主动脉弓回输入体内,主要用于呼吸和循环衰竭患者的支持治疗。

2. 根据患者病情选择氧合器　估计 ECMO 辅助时间<5 天者可用中空纤维膜氧合器;ECMO 辅助时间>5 天者用硅胶膜式氧合器。

3. 机械辅助通气　虽然 ECMO 可以使肺脏休息,避免气道高压损伤和氧中毒,但 ECMO 期间患者应需机械辅助通气,此时机械通气的氧浓度、气道峰压和呼气末压等参数应降低。

4. 血管活性药使用　ECMO 不仅可以改善患者低氧血症,同时通过血泵代替心脏维持泵血功能,为循环衰竭患者心功能恢复创造条件。因此应用 ECMO 后,患者一旦血流动力学稳定,应逐渐减少血管活性药,并将泵流量由 80% 逐渐降到 50% 左右,以保持心肺自身的血液灌注和血管弹性。

5. 纠正水、电解质和酸碱失衡　由于肾血流量减少、药物对肾功能的毒性损害以及 ECMO 期间对血细胞的机械性损伤都可以导致患者出现急性肾功能衰竭,所以 ECMO 期间应及时纠正水、电解质和酸碱失衡、通过调控前后负荷、多巴胺和碱化尿液等多种途径维持肾血流量稳定,保证尿量>1ml/(kg·h)。另外,通过血液超滤滤去体内多余水分、降低血钾浓度,从而减轻肾脏负担。

6. 并发症　ECMO 是将血液由体内引出,通过膜式氧合器氧合后再由血泵将血泵入会体内,除了血管置管常见并发症外,还可因全身肝素化导致出血,以及血泵负压转流对血液造成机械损伤,出现管路内血栓、气栓形成、渗血和溶血等并发症。

7. 监测　ECMO 期间应对患者进行血流动力学监测、凝血功能监测以及肝、肾、脑、心脏和肺等重要脏器功能监测,同时还应对患者进行温度监测、连续血氧饱和度监测、红细胞比容监测、超声心动监测、胸 X 线监测、游离血红蛋白监测和血浆胶体渗透压监测。

8. ECMO 参数调节　初期为尽快改善微循环、减少心和肺的负荷,血流量可以为心输出量的 80% ~100%;氧气浓度为 70% ~80%;气流量∶血流量为 0.5~0.8∶1。当患者 MAP 维持在 70~90mmHg、CVP 维持在 5~12cmH_2O、LAP 维持在 5~15mmHg、静脉血氧饱和度>75% 时,应逐渐降低血流量至心输出量的 50%,氧气浓度为 40% ~50%。当患者血流量为心输出量的 10% ~25%,可停止 ECMO 支持。

五、救护要点

1. ECMO 期间患者应用镇静、镇痛和肌松药时,除加强基础护理外,应妥善固定插管,防止患者躁动导致管道脱出。

2. 颈内静脉插管可影响上腔静脉回流,故要观察患者头面部是否肿胀,要使患者头部居正中位,避免头向插管对侧偏转,并使上半身稍抬高。

3. 密切监测中心体温,维持体温 35～37℃,当体温<35℃时,及时用变温水箱、变温毯复温。

4. 患者游离血红蛋白>50mg/L,尿管中出现血红蛋白尿时及时通知医生,检查患者是否出现溶血、离心泵头内血栓形成等并发症。

5. 监测离心泵前压力、氧合器前后压力。若氧合器前压力>280mmHg 时,应检查报警原因,及时发现和处理插管脱落、泵管破裂或空气进入管道;若离心泵前负压超过-60mmHg、静脉管路来回摆动、中心静脉压升高和动脉压不升提示静脉管路引流不畅或血容量不足。

6. 每次减低血流量和试停 ECMO 前均应增加肝素剂量,防止管道内血栓形成。

7. 观察膜式氧合器、静脉和动脉管路内的血液颜色,判断氧合器工作是否正常、气源和气体通路连接是否正确。若氧合器或出口端颜色暗红,离心泵内伴隆隆样杂音时,患者出现胸闷、憋气等症状,应及时通知医生检查氧合器内有无栓塞,是否需要更换。

8. ECMO 期间出现故障需要停止循环时,应首先夹闭动、静脉管路,开放管路桥。在排除和更换故障部位时,及时调节呼吸机辅助呼吸参数和正性肌力药物剂量,增加呼吸循环支持。

学习小结

1. 学习内容

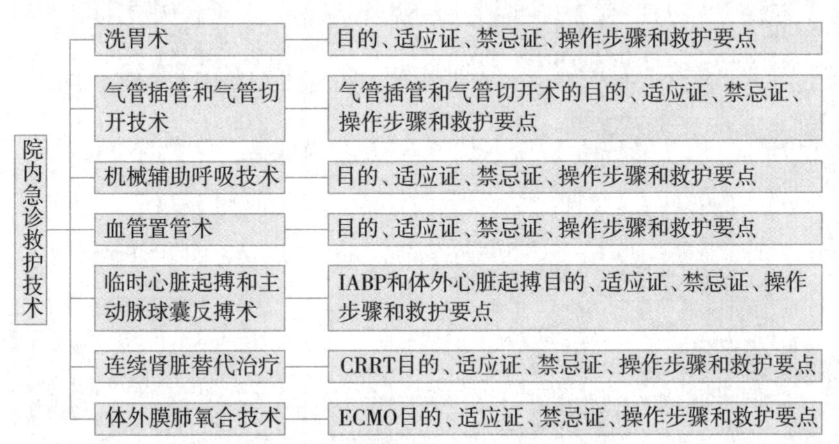

2. 学习方法　本章在理论教学的基础上,通过实训教学、临床见习等来区分动脉和静脉置管技术的异同点,掌握院内急诊救护技术的救护要点、洗胃术和 CRRT 的操作步骤,同时协助医生完成气管插管、气管切开、机械辅助呼吸、IABP、体外心脏起搏和 ECMO,掌握相应的护理措施和注意事项。

（齐丽　廖晓琴）

笔记

复习思考题

1. 张某,女,54 岁,1 小时前与家人吵架,服有机磷杀虫剂约 200ml,被家人发现时,患者面色苍白,轻度呼吸困难,四肢轻度抽搐,恶心呕吐。家人仅简单清除口鼻污物,未进行其他抢救措施,随后送附近医院救治。查体:神志不清,体温 38.5℃,呼吸 14 次/分,心率 85 次/分,血压 110/80mmHg,口腔有大蒜味,瞳孔缩小,皮肤湿冷,两肺可闻及湿啰音,小便失禁。医嘱拟行机械辅助呼吸治疗。作为 ICU 护士,该如何做好该患者的护理?

2. 王某,男,36 岁,因持续性中上腹疼痛 6 小时急诊入院,有胆结石和高血脂病史 5 年。急诊血淀粉酶:545U/L,急诊以"急性重症胰腺炎、胆石症"收入院。当日晚上出现呼吸急促,大汗淋漓,心率 130 次/分,血压 80/60mmHg,SaO_2 83%,考虑并发 ARDS,转入 ICU,患者尿量也逐渐减少,医嘱对患者进行床旁 CRRT 治疗。请问,ICU 护士在监护 CRRT 患者时应注意哪些问题?

3. 体外膜肺氧合技术也称为体外生命支持技术,请查阅相关资料,说明体外膜肺氧合技术与体外人工循环技术的差别。

第八章

重症监护病房的组织与管理

学习目的

通过学习重症监护病房的发展历史、设置布局、人员配置、护理质量管理、信息化管理、ICU 护理文件的书写、ICU 伦理及法律等，对 ICU 的组织与管理有清晰的认识，为进一步学习 ICU 监护内容及技术等奠定理论基础。

学习要点

ICU 设置及布局要求、人员配置及护士应具有的素质和能力；ICU 质量管理的原则和内容、ICU 收治对象；ICU 护理文件书写的要求；ICU 伦理和法律问题。

重症监护医学(critical care medicine，CCM)是以救治各类危重症及多系统功能障碍患者、提高抢救成功率、降低总医疗费用、减少住院天数为主要目的的诊疗体系，它是随着重症监护理论与实践的不断充实和丰富以及重症监护技术的不断更新与完善，逐步建立起来的。

第一节 概 述

重症监护病房(intensive care unit，ICU)又称加强治疗中心、加强监护病房、深切治疗部等，是危重症患者集中监护治疗的场所，它集中了必要的仪器和设备，集中了多科专家及经过专门训练的护士，对各科急危重症患者集中加强治疗和护理。

重症监护病房的早期阶段可以追溯到 19 世纪南丁格尔时代，在克里米亚战争期间，将危重伤员或者术后患者集中安置在靠近护士站的病房或者术后复苏室，便于护士密切观察和护理；第二次世界大战中大量失血性休克和战伤的抢救，促使欧洲各国纷纷建立休克病房和创伤中心，形成了早期的外科 ICU；1952 年，丹麦哥本哈根发生了脊髓灰质炎大流行，许多患者伴有呼吸肌麻痹，不能自主呼吸，最后麻醉科医生与内科医生共同努力，建立人工气道和人工通气的方法，集中对呼吸衰竭患者进行加强监护和治疗，堪称世界上最早用于监护呼吸衰竭患者的“监护病房”。

我国的 ICU 起步较晚，20 世纪 60、70 年代，随着心电监护仪、呼吸机、除颤仪、血液透析机等现代监护仪器设备的集中应用和外科手术的发展，在医院建立了不同规模的术后恢复室，率先为外科大手术后危重症患者提供专门的医疗护理；70 年代末期，心脏手术的开展推动了心脏监护病房的建立；1982 年北京协和医院设立了第一张 ICU

笔记

病床;1984 年正式成立了作为独立专科的综合性 ICU;2003 年中华医学会和中华护理学会重症监护委员会正式成立,标志着危重病医学和护理的发展进入了一个新的发展阶段。随着科学技术的迅速发展和专业分工的越来越细,各专科 ICU 相继建立。目前,ICU 已经开展了血流动力学监测、机械通气与血液超滤技术等监护技术,监护内容涉及心、肺、脑、肝、肾、凝血系统、水电解质平衡、消化、免疫和细菌学监测等,它不仅是医院现代化的重要标志,也是重症监护医学临床与实践的重要基地。ICU 救治水平的高低已经成为衡量和判断一个国家、一个地区、一所医院综合救治能力和整体医疗实力的主要标准,我国卫生部也将医院建立急诊科(室)和 ICU 作为医院等级评定的条件之一。

第二节　ICU 的设置与布局

ICU 是对危重症患者进行集中监测和强化治疗的一个特殊场所,所以,合理的设置布局、完善的仪器设备、科学的人员配置是提高危重症患者救治成功率的重要保证。

一、ICU 的规模与模式

ICU 的规模与模式主要根据不同医院的等级、不同规模、不同性质和实际收治患者的需要来设置。

(一)ICU 的规模

ICU 的床位数量应以医院总床位数的 2% ~8% 为宜,此比例可根据医院的实际需要适当增加。从医疗运作角度考虑,每个 ICU 管理单元以 8 ~12 张床位为宜,既能保证工作效率高,又能减少院内感染。床位使用率以 75% 为宜,全年床位使用率平均超过 85% 时,应该适度扩大规模。

(二)ICU 的模式

ICU 存在多种模式,如专科 ICU 或综合 ICU;全时服务的 ICU 或部分时间服务的 ICU。作为一个独立的专业,目前 ICU 更趋于向综合性的、全专业化的方向发展。

1. 专科 ICU 专门收治某个专科危重患者,针对监护治疗单一脏器功能而设立的。如心内科 ICU(cardiac care unit, CCU)、呼吸科 ICU(respiratory intensive care unit, RICU)、肾病科 ICU(renal ICU)、神经外科 ICU(neurosurgical ICU)、心脏外科 ICU(cardiac surgical ICU)等。

2. 综合 ICU 收治医院各科室的危重患者,以监测和支持患者所有脏器功能为主要任务。如外科 ICU(surgical ICU, SICU)、儿科 ICU(pediatric ICU, PICU)、急诊 ICU(emergency ICU, EICU)等。

二、ICU 的布局与设置

(一)ICU 的布局

ICU 的整体布局应该使医疗区域、医疗辅助用房区域、污物处理区域和医务人员生活辅助用房区域有相对的独立性,以减少彼此之间的互相干扰,并利于感染的控制。

(二)ICU 的设置

1. 设置原则　一是方便患者的转运、检查及治疗,二是接近病区、手术室、化验室和血库等辅助科室，三是最大限度减少各种干扰和交叉感染。

2. 设置要求　为医护人员提供便利的观察条件，要有合理的包括人员流动和物流在内的医疗流向，可以通过不同的进出通道来实现。

（1）建筑装饰：必须遵循不产尘、不积尘、耐腐蚀、防潮防霉、防静电、容易清洁和符合防火要求的总原则。

（2）床单位：ICU 开放式病床每床的占地面积不少于 $15m^2$，床间距大于 1 米，每个 ICU 最少配备一个单间病房，使用面积不少于 $18m^2$，用于收治隔离患者。在人力资源充足的情况下，多设计单间或分隔式病房，床单位在设计时应确保患者尽可能地在医护人员视线范围之内。

（3）环境设施：包括温度湿度、灯光照明、噪音等。

1）温度、湿度：ICU 病室的温度应维持在（24±1.5）℃左右，湿度为 50% ~60%。有条件者应安装空气净化系统，保证通风，独立控制室内的温度和湿度。

2）采光、照明：ICU 应设有全室照明和局部照明。全室照明要求不影响患者睡眠、刺激小、明亮；局部照明选用可调节型，以适应于不同角度，常放置在床头；窗户采用双重窗帘，避免日光直接照射；应设有两套电路系统，防止突然停电，保证用电安全。

3）噪音：ICU 除了患者的呼叫信号、监护仪器的报警声外，电话铃声、打印机等仪器发出的声音等均属于 ICU 的噪音。在不影响正常工作的情况下，这些声音应尽可能减少到最小的水平。此外，还应注意工作人员的说话声、笑声及走路声。根据国际噪音协会的建议，ICU 白天的噪音最好不要超过 45 分贝、傍晚 40 分贝、夜晚 20 分贝，地面覆盖物、墙壁和天花板应该尽量采用高吸音的建筑材料。

（4）辅助用房：包括医师办公室、主任办公室、护士长办公室、工作人员休息室、中央工作站、治疗室、配药室、仪器室、更衣室、清洁室、污废物处理室、值班室、盥洗室等。有条件的 ICU 可配置其他辅助用房，包括会议室或示教室、家属接待休息室、实验室、营养准备室、谈话间等。辅助用房面积与病房面积之比应达到 1.5∶1以上。

（5）其他：ICU 应安装感应式洗手设施和手部消毒装置，单间每床 1 套，开放式病床至少每 2 床 1 套。建立完善的通讯系统、网络与临床信息管理系统、广播系统等。ICU 内悬挂日历和时钟，有效缓解患者因时空改变产生的疏离感。

（三）ICU 的设备

1. 监测治疗设备

（1）呼吸系统：能进行多参数呼吸与监测的呼吸机、血氧饱和度、呼气末 CO_2 浓度监测仪、气管插管与气管切开包、简易呼吸器、纤维支气管镜、急救呼气囊以及各型治疗面罩等。

（2）循环系统：多功能心电监护仪、除颤仪、有创动静脉压测定装置、心排血量测定仪、漂浮导管、临时起搏导管和起搏器等。

（3）泌尿系统：血液透析和腹膜透析装置、自体输血设备、血液超滤机、尿比重计等。

（4）中枢神经系统：脑电图监测仪、颅内压监测仪等。

2. 诊断仪器设备　血液、体液及胶体渗透压测定计、床边 X 光机、超声诊断仪、多功能血气和电解质分析仪、自动生化分析仪、快速血糖监测仪等。

3. 抢救和护理设备　要有装备齐全的急救车，车内备有抢救用具、急救药品和一

笔记

定数量的治疗用品。另外，应具备多功能医用监护病床、床旁监护系统、输液泵、微量注射泵、肠内营养输注泵、电热毯、降温毯、头部降温冰帽、快速输血加温装置、输液恒温器、自动血压计、智能按摩压疮防治床垫等。

4. 其他辅助设备　有条件者，视需要可选配简易生化仪和乳酸分析仪、网络电脑、闭路电视监视系统、脑电双频指数监护仪、胃黏膜二氧化碳张力与 pH 测定仪、体外膜肺、主动脉内球囊反搏和左心辅助循环装置、防止下肢深静脉血栓发生的反搏处理仪器、胸部震荡排痰装置等。

5. 后勤装备　ICU 每床配备完善的功能设备带或功能架，提供电、氧气、压缩空气和负压吸引等功能支持。每张监护病床装配电源插座 12 个以上，氧气接口 2 个以上，压缩空气接口 2 个和负压吸引接口 2 个以上。医疗用电和生活照明用电线路分开，每个 ICU 床位的电源应该是独立的反馈电路供应。ICU 最好有备用的不间断电力系统和漏电保护装置，最好每个电路插座都在主面板上有独立的电路短路器。

三、ICU 的人员配置

ICU 实行院长领导下的科主任负责制。科主任负责科内全面工作，定期查房组织会诊和主持抢救任务；护士长负责监护室的管理工作，包括病室管理、安排护理人员工作、检查护理质量、监督医嘱执行情况及护理文件书写等情况。

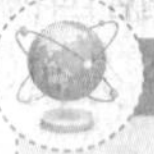

知识链接

ICU 人员编制

ICU 人员编制国内外尚无统一规定，但 ICU 是集中收治各类危重症患者监护和治疗的单位，相关操作技术专业性强，工作量大，仪器设备纷繁复杂，为满足救治需要，ICU 医护人员配备要超过一般科室。对于一般综合性 ICU，医生与床位数的比例应为 0.8∶1以上，护士与床位数的比例应为 3∶1以上。

另外，ICU 可以根据需要适当配置一定数量的医疗辅助人员，包括物理治疗师、呼吸治疗师、感染控制师、药剂师、营养师、心理治疗师、放射检查人员、社会工作者、勤杂保洁人员、仪器的维修和保养人员等。

第三节　ICU 的护理管理

健全的 ICU 护理管理是发挥其功能和避免医疗护理差错的重要保证，必须加强制度建设和质量管理，才能确保 ICU 各项工作顺利开展。

一、ICU 的收治对象

所有需要监测及脏器功能支持、随时有生命危险的患者均为 ICU 的收治对象。主要包括：

1. 急需行心肺脑复苏及复苏后的患者。

2. 有严重并发症的急性心肌梗死、严重心律失常、急性心力衰竭、不稳定型心绞痛的患者。

笔记

3. 严重多发伤、复合伤患者。

4. 严重水、电解质和酸碱平衡失调的患者。

5. 甲状腺、肾上腺和垂体等内分泌危象的患者。

6. 脏器移植术后、大手术后需要监护救治的患者。

7. 急性物理、化学因素导致的急危重症，如中毒、淹溺、电击伤、中暑、蛇或虫咬伤等患者。

8. 创伤、休克、感染、大出血，突然昏迷、抽搐、心力衰竭、呼吸衰竭等各系统器官功能衰竭的患者。

二、不适宜的ICU收治对象

包括恶性肿瘤晚期、脑死亡、自然死亡濒死期、无急性恶化的慢性病、传染病、精神病、其他救治无望或因某种原因放弃治疗的患者。

三、患者的收治与转出

ICU对患者的收治与转出有明确的制度规定，以保障ICU有限床位的正常周转和合理利用。任何需要进入ICU的患者原则上均应仅由ICU医师会诊后决定，或由专门的抢救组负责人决定，反之，在ICU医师认为患者应当转出时，任何专科均不得以任何借口拒收患者。一般入住ICU的时间平均3~5天，病情复杂者2~4周。

四、ICU的职责及与专科间的关系

专业化的ICU是完全独立的科室，ICU医师将全权负责患者的医疗工作，但同时ICU又是高度开放的、与专科联系最密切和最广泛的科室，因此专科医师应参与并协助ICU的治疗，特别对专科问题，后者负有直接和主要的责任。一般要求专科医师每天至少一次巡视本专科的患者，并向ICU医师提出要求和建议，ICU医师也有义务将病情和治疗计划详细向专科医师报告，以取得理解和支持。无论在任何时候，ICU医师请求专科会诊时，专科医师均应及时到场。

五、ICU的质量管理

ICU收治的是生理功能严重衰竭的患者，在药物治疗和加强监护的基础上，更需要有高素质的人员向患者及家属提供高品质的医护服务，这样才能达到感染率下降、住院天数减少、病死率降低等较理想的成效，所以，提高ICU质量管理水平是保证ICU护理质量的有效途径和根本方法，必须加强制度建设和质量管理，使ICU的护理质量不断提高。

（一）ICU质量管理的基本原则

1. 以质量为第一的原则　ICU集中收治危重患者，护理质量水平的高低与患者的生命安危息息相关，在ICU中进行每一项护理工作都必须牢固树立质量第一的思想，以确保ICU加强监护取得最佳效果。

2. 预防为主的原则　由于ICU护理工作性质的特殊性，要让ICU护士在工作中树立预防为主的观念，制定护理方案时，要预想到可能发生的问题及解决的方法，在护理工作过程中进行预防性的质量控制，使各种不安全因素得到有效遏制，确保患者的

笔记

生命安全。

3. 以患者为中心的原则　ICU 患者不仅有危重的病情，还可能存在复杂的心理状态，这就要求 ICU 护士树立“以患者为中心”的服务宗旨，体现“以人为本”的基本思想，按照生物-心理-社会医学模式的要求，以现代护理观为指导，将整体护理贯穿其中，做好 ICU 患者的护理工作。

4. 以数据为依据的原则　ICU 质量管理中，要突出量化管理的概念，包括数据的采集、病情的评估、疾病的诊断和治疗等都要以数据为依据，反映实际的客观化。

5. 标准化的原则　ICU 中进行的各项技术和操作必须有严格的质量管理标准，ICU 医护工作人员必须共同遵守这个标准和准则，以确保护理质量水平。

6. 全面质量管理的原则　要求对 ICU 工作的每个环节进行质量监控，进行全过程的质量管理；要求 ICU 系统内的所有要素包括人员、技术、环境、用药、设备等都被纳入护理质量管理的范畴；要求 ICU 内每个护士都按规定的标准，严格质量管理。

（二）ICU 质量管理的主要内容

1. ICU 物资信息和人力资源管理　ICU 物资信息管理包括 ICU 仪器的配备、药品的管理、病房规划及特点、ICU 患者信息如病历、出入院处理、病理报告、实验室检查等；ICU 人力资源管理包括人员编制、工作职责、业务水平和素质要求等。

2. ICU 工作制度管理　良好的质量管理水平体现在严格的工作制度上，因此为保证工作质量和效率，ICU 应建立一套科学、严格的工作制度。除常规护理制度外，还应特别强调 ICU 的岗位责任和培训制度、消毒隔离制度、抢救制度、质量管理监控制度、仪器使用保管制度、探视制度等，要求各班人员严格按照操作流程和规范使用仪器，要定期保修维护，各种抢救设施随时处于待命状态；加强业务学习，重视技能培训，严格操作规程，积极预防医院感染，建立 PDCA（plan，do，check，act，PDCA）质量监控保证体系，以确保 ICU 工作的质量。

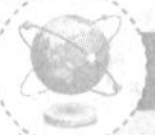

知识链接

PDCA 质量监控体系

PDCA（plan，do，check，act，PDCA）质量监控体系，是管理学中的一个通用模型，是按照全面质量管理体系建立的质量监控循环，即准确收集资料，及时找出影响护理工作质量的主要因素和薄弱环节，制定并执行计划和措施，检查效果，并将其纳入修订计划和制度中，在工作中不断按上述程序运作，以促进 ICU 工作的不断提高。

PDCA 循环是能使任何一项活动有效进行的一种合乎逻辑的工作程序。P（plan）——计划，包括方针和目标的确定及活动计划的制定。D（do）——执行，具体运作，实现计划的过程。C（check）——检查，总结执行计划的结果，明确效果，提出问题。A（act）——行动或处理，对总结检查的结果进行处理，成功的经验加以肯定，便于以后工作时遵循，总结失败的教训，对于没有解决的问题，提给下一个 PDCA 循环去解决。

六、ICU 的信息化管理

随着信息化技术的普及和深入，作为前沿学科的重症医学，其临床基地 ICU 大量

笔记

使用计算机与人工智能相关的信息化高新技术，极大地提高了 ICU 的工作效率和医疗安全性。

（一）ICU 临床信息系统

从系统管理的角度来看，医院信息系统（hospital information system，HIS）是由医院管理信息系统（management information system，MIS）和临床医疗信息系统（clinical information system，CIS）组成。CIS 是以采集、存储、展现和处理患者信息为中心，为临床医护人员和医技科室服务的信息系统。ICU 与临床信息系统密切相关，ICU 内高度数据集成化的环境、相对较短的诊断-治疗回路（diagnosis-therapy cycle）都决定了计算机信息化技术在 ICU 中的重要地位，有必要利用计算机信息化技术优化 ICU 的资源利用，以提高 ICU 管理水平。

（二）信息化技术在 ICU 中的决策支持作用

临床决策支持系统（clinical decision support system，CDSS）可应用于 ICU 中相关医学指标数据的解释、疾病诊断与预测及治疗建议等方面。基于计算机信息化的人工智能技术即人工神经网络（artificial neural network，ANN）已广泛应用于疾病的诊断或预测。计算机化治疗是指治疗计划完全或部分按照预先设计的计算机决策程序执行的过程，ICU 内的过量信息超过了医护人员决策依据的极限，增加了医疗差错的风险，而详细明确的电子化治疗规程（e-protocol）和（或）决策规则可提高治疗的依从性，在疗效和预后等方面也有确切的研究结果。

随着医学科学的发展，计算机信息化技术与重症医学的联系越来越紧密，ICU 中的监护治疗设备产生的大量数据是基于庞大的计算机信息化系统的软、硬件环境，人工智能、计算机辅助决策与电子化治疗规程的开展和实施将促进 ICU 循证临床实践，对降低医疗差错、降低病死率、减少住院天数有积极意义。

七、ICU 的护理书写

（一）ICU 监护记录的特点

1. 有反映患者全身重要脏器功能状态的完整记录　如对各项指标监测的结果记录和治疗用药情况的记录。

2. 有连续地、动态地反映病情的记录　ICU 内的危重症患者病情变化快，记录的间隔时间、重点内容根据病情而定，一般以 0.5 ~1 小时为宜。

3. ICU 监护记录单多为表格形式　可以节省护理人员书写护理记录的时间，并可做到一目了然。

4. 有各项监测指标 ICU 记录表格有反映呼吸机参数、呼吸功能监测的指标及血流动力学监测的各项指标，因为大多数 ICU 的重症患者依靠呼吸机维持呼吸功能，用多功能床旁监护仪监测循环功能。

（二）获取监测信息的途径

1. 询问病史　ICU 护士通过询问患者或家属及其他相关人员，了解患者在入住 ICU 之前的病情、治疗及自我感受情况。

2. 密切观察

（1）临床观察：通过临床观察了解患者的意识、瞳孔、口唇、皮肤颜色、各种引流管的量、性质、颜色等。

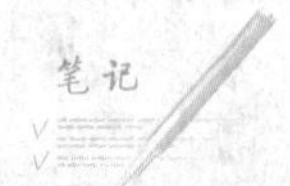

（2）观察监护仪上数据或图像显示：心电监护仪、人工呼吸机等监测仪器上可显示多项反映患者各重要脏器功能状态和生命体征的数字或波形如心电图、心率、呼吸、血压、血氧饱和度等，还可通过有创动脉插管观察动脉血压、中心静脉压、漂浮导管等数值，及时发现患者的病情变化。

3. 体格检查　通过体格检查了解患者病情发展的情况、肢体活动、肢端温度和湿度及各项处置是否合适，有无出现其他并发症。

4. 实验室数据　ICU的患者视病情进行各项血生化及血气分析的检查，护士遵医嘱定时获得患者病情变化的信息。

通过以上几方面的观察，可以了解患者目前存在的主要问题、各重要器官的功能指标，为治疗、护理计划的制订提供可靠的依据，但值得注意的是，在临床工作中，医护人员不能过分依赖仪器提供的信息，应多与患者接触，严密、仔细地观察，才能获取精确的信息。

（三）ICU护理文件书写的要求

ICU护理文件包括交接班记录和监护记录单。由于ICU工作性质的特殊性，及时、准确、简明、完整的护理记录是护士对患者高度负责的真实体现，具有高度的科学性和法律效力，要求能连续、动态地反映病情观察、护理、治疗措施及结果。

1. 及时　ICU患者病情变化快而且复杂，监测项目多，ICU护士需要及时记录治疗护理的措施和病情变化的情况，在抢救患者时尤为重要。

2. 准确　监护记录要能准确反映患者的病情变化，要求ICU护士在观察病情的基础上，进行深入地分析、推理和判断，只有准确判断才能做到准确记录。

3. 简明　重症患者病情变化快，常涉及多个脏器，记录内容较多。因此，ICU护理记录应简明扼要，选择最能反映病情变化的内容和指标进行记录和分析。

4. 完整　ICU护理记录要在完整的基础上突出重点，全面地反映患者的病情变化，如心脏术后，血流动力学监测、呼吸机参数、血氧等数据是重点监测指标。

第四节　ICU的护理工作

在ICU，对危重症患者要做到持续的观察及监测，及早地发现问题，协助患者维持理想的生活、活动功能以及安详地离世，任何环境下保持护理专业水平，高品质的护理工作是关键。

一、ICU的护理理念、目标

ICU的护理理念是让患者获得全身心的照顾、保护患者尊严、遵循预防护理及危机处理，从而实现让患者得到安全的、有效的、以患者为中心的、适时的、高效率的和公平、公正的护理，以使其脱离危重状态，恢复及维持生命机能，预防及早期发现并发症的护理目标。

二、ICU护士的素质要求

ICU集中了现代化的监护与急救设备，集中了危重症患者，护理质量的优劣是ICU救治工作成败的关键之一，这对ICU护士提出了很高的要求。

笔记

（一）基本素质

作为ICU护士，要面对各种危重症患者抢救、监测和护理的复杂场景，应具备头脑清醒、业务精通、技术精湛、积极好学、手脚勤快、动作敏捷、反应灵敏等基本条件和素质。

（二）心理素质

作为一名ICU护士，除具备高尚的医德、丰富的专业知识和熟练的操作技能之外，还应具备优秀的心理品质，包括稳定的情绪、温柔的性格、敏锐的感知观察力、准确快速的记忆能力、高度集中的注意力、敏捷独立的思维、广泛的兴趣爱好、良好的语言修养等。

（三）身体素质

ICU护士应有健康的身体，以适应紧张的工作环境，能承受繁重的抢救、治疗和护理任务。

三、ICU护士应具备的能力

美国重症监护护士学会(American Association of Critical-Care Nurses，AACN)认为ICU护士的能力特性应包括临床决策、伦理考虑、关护技巧、合作能力、系统思考、多元文化的适应、促进学习、临床质询等八个方面。ICU护士除严格的挑选和专业培训外，在原有护理专业经验的基础上，还应接受包括品德、知识、技术及能力等方面的再教育。经过学习和实践，除思想政治、道德风尚、心理素质、专业技能及作风仪表等方面有良好的修养外，还应具备以下六方面的能力：

（一）有效获取知识的能力

ICU护士应树立终身学习的思想，通过不断地学习，更新知识，钻研业务，扩充、丰富和完善自己的知识结构和领域，提高自己的综合应变能力和素质。

（二）敏锐精细的观察力

ICU患者病情变化急骤，抢救治疗的时机往往转瞬即逝，这就要求ICU护士在平时的监护工作中具备敏锐精细的观察力，能有效运用仪器设备，有计划、有目的、主动地观察病情，进行严密监控；能有效运用自身视觉、听觉、触觉、嗅觉等感官，观察患者细微的躯体功能和心理变化，在第一时间发现问题，作出综合判断，及时采取救治措施，最大限度地挽救患者生命。

（三）突出的应变能力

ICU患者病情危重、复杂、变化快，要求ICU护士具备应付突发紧急情况的处置和应变能力，能临危不乱，采取果断的护理救治措施，为抢救和治疗赢得宝贵的时间。

（四）非语言交流能力

ICU患者病情严重，机体极度虚弱或行气管插管、气管切开、使用呼吸机治疗等情况而暂时失去语言能力，ICU护士要善于并灵活运用眼神、手势、体态、面部表情等非语言交流方式与患者进行有效沟通，必要时可使用写字板辅助交流。ICU护士的非语言交流在一定程度上能够缓解患者紧张情绪，使之增强战胜病魔的信心。

（五）情绪的调节与自控能力

ICU护士经常处于紧张繁忙的工作状态中，面对ICU危重患者可能因为病室环境、疾病及治疗等产生的焦虑或恐惧心理问题，ICU护士要有良好的工作态度，严谨的

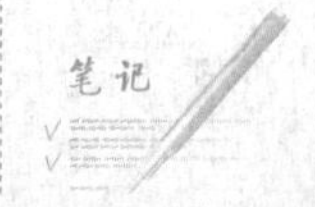

工作作风，熟练的沟通技巧，通过自己无微不至的护理使患者心理问题得到有效地疏导和缓解，同时，ICU 护士要全身心地投入工作，有沉着稳定的情绪与平和的心态，有良好的情绪调节和自我控制能力，始终都能保持饱满的热情，创造愉快的工作环境，提高工作效率。

（六）扎实的操作动手能力

当 ICU 患者病情变化时，周密的监护制度、完善的复苏设备和急救药品固然重要，但不可否认，业务熟练的护士和医生的密切协作配合是抢救成功的关键，这就要求 ICU 护士有娴熟的护理操作技能，熟悉除颤仪、呼吸机等急救仪器的使用，确保抢救过程中护理措施的顺利实施。另外，扎实的操作动手能力还可以减轻患者痛苦，促进患者康复。

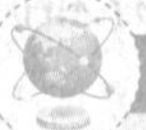

知识链接

ICU 护士的专业标准

美国重症监护护士学会（AACN）将保证护理质量、完善个人发展、维持与临床发展同步的教育、与其他部门分享专业知识、满足患者伦理需求、与其他部门持续合作、以循证护理指导临床、合理利用资源等八项列为重症监护的专业标准。香港医院管理局将 ICU 护士的核心才能归纳为护理职责、法律及伦理职责、团队中职责、管理职责、护理专业发展职责、个人专业发展职责等六个方面。

四、ICU 的整体护理

护理程序是实施整体护理的一种理论与实践模式，ICU 护理的本质不是依赖于 ICU 特殊的环境，也不是高科技的监护仪器，而是在于对人的生理、心理和社会方面问题深刻理解的基础上，对问题的决策过程。

（一）资料的收集、整理和分析

收集包括病史、症状或体征、实验室检查、专科治疗史、各系统功能监测参数的变化等主客观资料，并对资料进行汇总、整理和分析，目的是发现已存在、潜在的及可能发生的问题。

（二）诊断建立

通过对资料评估、观察、推论、确认后建立护理诊断，是护理工作的指南，是发现问题和建立临床与实验室诊断的先导。

（三）制定干预计划

对提出的护理诊断进行优先排序，以确定具体、切实可行的护理目标和干预措施。

（四）干预的实施

护理人员按计划进行护理，并力求取得最佳效果，在执行计划的过程中就应开始评估效果。

（五）效果评价

评估实施干预的措施是否正确，并对其效果进行评价，评价护理目标实现与否，对护理程序各阶段进行评价，如此循环，以完善护理计划。

由于 ICU 工作的特殊性，有时不可能按此步骤进行，如在对主、客观资料进行收

笔记

集的同时就应马上确认问题给予紧急干预,在干预的过程中评价效果,然后再修正计划(图8-1)。

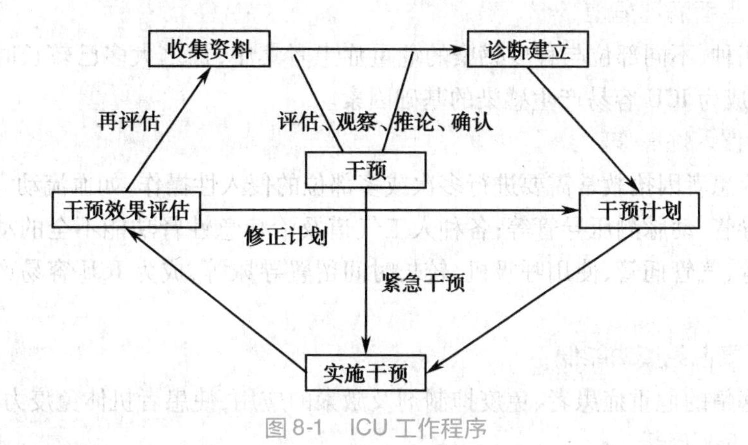

图8-1　ICU工作程序

知识拓展

ICU整体护理的15项标准

1. 要根据法律、卫生管理机构制定的规章、院方制定的制度进行护理。
2. 根据患者的需要,提供24小时的护理服务。
3. 能及时进行适当的危重病护理。
4. 能注意职业道德,进行在道德上合理的护理。
5. 能对自己的专业判断及行为负责。
6. 能为患者、探访者及员工营造及维持安全的局部环境。
7. 能熟练地操作仪器,通过服务及供应物品,使患者得到及时的照顾。
8. 保护患者,避免产生因环境而导致的感染。
9. 提供准确、持续及有系统的健康评估。
10. 能根据患者的需要,制定护理诊断及确定患者的问题。
11. 通过与患者、家庭及医疗团队的通力合作,为患者制定护理计划。
12. 执行护理计划。
13. 用明确、有系统及不武断的态度去评估护理成效。
14. 进行健康教育。
15. 不断提高自我及帮助他人在专业上的发展。

备注:9~13是连贯一致的,目的是要反映护理程序中的5个步骤。

第五节　ICU感染的预防与控制

ICU是院内感染的高发区,其特殊的诊疗操作、环境及收治的特殊对象,构成了医院感染的危险因素,ICU病房的感染管理与控制是临床抢救与治疗成功与否的关键,也是直接关系到患者能否顺利康复的重要环节。

笔记

一、ICU 容易产生感染的原因

（一）患者病情危重

不同病种、不同部位与程度感染的危重症患者集中，加之大多已较长时间应用各种抗生素，成为 ICU 容易产生感染的基础因素。

（二）侵入性操作较多

危重症患者因抢救常需要进行多次或多部位的侵入性操作，如血流动力学监测应用的漂浮导管、动脉测压导管等；各种人工气道及治疗急性肾功能不全的动静脉血液过滤装置等；气管插管、使用呼吸机、较长时间留置导尿等，成为 ICU 容易产生感染的直接原因。

（三）患者免疫功能低下

不同病情的危重症患者、免疫抑制剂及激素的应用，使患者机体免疫力下降。

（四）交叉感染

包括多种危重症患者同住一室，成为主要的感染源；查房、治疗和护理操作频繁、各类参观及探视人员多，使得室内人员流动性大，易将病原菌带入室内；医护人员的手及物体表面被污染，血、血制品、药品污染，医用器材被污染，或各类检查、监测和治疗仪器设备及物品等消毒不彻底等。

（五）细菌耐药性

因患者在转至 ICU 之前已应用过多种抗生素，为了控制感染，ICU 患者多使用最新且杀伤力最大的抗生素。大量使用抗菌药物会导致多重不敏感耐药菌株大量繁殖并分泌毒素，致使敏感药物减少，难以控制感染。

（六）其他药物不良反应及胃肠外营养的应用

其他药物的不良反应如预防应激性溃疡而使用的抗酸剂、H_2 受体抑制剂等，可使胃液碱化，促使革兰阴性杆菌增殖，细菌移位定植而致感染；完全胃肠外营养，影响肝功能，且改变肠内菌群，使得肠内厌氧菌繁殖活跃而致感染。

（七）其他

如医院感染知识不够，对其危害性认识不足，对监控措施重视不够，或管理不严亦可造成感染，甚至暴发流行。

二、ICU 院内感染的控制及对策

ICU 中的危重症患者感染是多因素作用的结果，控制和预防应从多环节综合考虑。

（一）设立专科性 ICU 病室

尽量减少综合性 ICU 病室病种的复杂性，或增加 ICU 病室单间病房数量。

（二）设置隔离病房

ICU 病室应设置单间，用以收治严重创伤、感染及免疫力低下的患者。有感染或易感染者单间隔离，做好感染患者体液的处理、污染的医疗仪器的清洁及消毒、污染的床单被服的清洁及消毒。对于疑似有传染性的特殊感染或重症感染者，应隔离于单独房间；对于空气传播的感染，如肺结核，应隔离于负压病房；接受器官移植等免疫功能

笔记

明显受损的患者,应安置于正压病房;对于耐甲氧西林金黄色葡萄球菌(MRSA)、泛耐药鲍曼不动杆菌等感染或携带者,尽量隔离于单独房间,并有醒目的标识,如房间不足,可以将同类耐药菌感染或携带者集中安置。

(三)严格无菌操作

危重症患者施行专人管理,实行责任制护理,给患者做治疗或护理时,严格执行无菌操作程序。ICU 内建议使用一次性材料,可重复使用耗材应送供应室统一处理。

(四)加强 ICU 病室管理

每个 ICU 管理单元至少配置 2 个单人房间,用于隔离患者。设正压病室和负压病室各 1 个。应明确区分清洁区、半清洁区和污染区,设有超净工作台、隔离病房、污物处理室等,污物处理流程遵循一个方向进行,避免重复和往返,墙壁地面采用瓷砖或抗菌材料以便于清洗;严格管理和限制人员出入,包括限制探视人员以及减少医生、护士不必要的出入,进出 ICU 应更换工作衣,换拖鞋入室,这样可避免院内其他细菌的带入,也避免了因地面走动扬起灰尘而沉浮在机器表面。

(五)注意手卫生

手卫生被认为是切断 ICU 医院感染传播、降低院内感染率最重要的措施之一。要用流动水洗手,水龙头最好采用感应式自动开关、脚踏式或肘式开关,并配有手自动烘干机或消毒纸巾。另外,还应重视手的清洁和消毒,以酒精为主要成分的抗菌洗手液能有效减低皮肤上的微生物数量。接触患者前后、进行清洁或侵入性操作前、接触患者体液或分泌物后、接触患者使用过的物品后,当手上有血迹或分泌物等明显污染时必须洗手;有耐药菌流行或暴发的 ICU,建议使用抗菌皂液洗手。

(六)严格的消毒制度

普通 ICU 建议开窗换气每日 2~3 次,每次 20~30 分钟。建立消毒室,定时对空气、用具、感染物品进行消毒,ICU 病室常规每月做空气细菌培养 1 次,空气中细菌菌落数应<200cfu/m^3;床单位以及仪器外表应有定期清洁和终末消毒制度;墙面和门窗应保持无尘和清洁,通常用清水擦洗即可,但有血迹或体液污染时,应立即用 1000mg/L 含氯消毒剂擦拭消毒;所有地面,包括患者房间、走道、污物间、洗手间、储藏室、器材室,每天可用清水或清洁剂湿式拖擦;对于多重耐药菌流行或有医院感染暴发的 ICU,必须采用消毒剂消毒地面,每日至少一次,推荐的消毒剂包括 0.2% 过氧乙酸和 1000mg/L 含氯消毒剂。

(七)合理使用抗生素

应根据细菌培养及药敏试验结果,合理应用抗生素。

(八)早期发现并积极预防感染

应常规监测 ICU 医院感染发病率、感染类型、常见病原体和耐药状况等,尤其是中心静脉导管、气管插管和导尿管相关感染。短期内同种病原体如 MRSA、鲍曼不动杆菌、艰难梭菌等连续出现 3 例以上时,应怀疑感染暴发。气管切开及介入治疗病情允许时应尽早终止,引流液和分泌物常规并反复做培养,所有导管拔除时均应做细菌培养及药敏试验,以便早期发现感染并及时治疗。

笔记

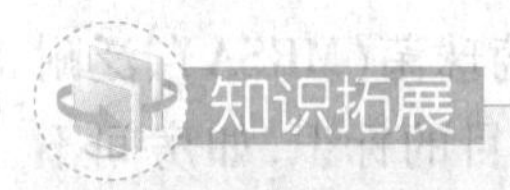

MRSA 预防策略

耐甲氧西林金黄色葡萄球菌(methicillin-resistant Staphylococcus aureus，MRSA)是ICU院内感染的重要病原菌之一，其预防策略如下：

(1) 实施MRSA监测项目：鉴定出目前或既往曾有MRSA感染史的患者，并追踪医院起源的MRSA；

(2) 对有MRSA定植或MRSA感染的患者实施接触预防；

(3) 对设备和患者环境进行清洁或消毒；

(4) 使用监测体系以迅速地发现再次进入或传播MRSA的临床人员，或者新近定植MRSA或MRSA感染的患者；

(5) 与临床人员共享MRSA数据和成效；

(6) 对患者和家属进行MRSA预防教育。

MRSA特殊防护措施：对高MRSA感染率的设备：

(1) 进行主动的监测检测：患者和医疗人员筛查；

(2) 祛除MRSA定植菌的治疗—针对性或在重症监护室通用(每日洗必泰洗浴+/-鼻腔使用莫匹罗星)；

(3) 与所有ICU成人患者接触时均使用白大褂或手套。

三、ICU 护士的职业防护

(一) 树立标准预防的观念

标准预防是指认为患者的血液、体液、分泌物和排泄物均具有传染性，需进行隔离，不论是否有明显的血迹、污染，是否接触非完整皮肤与黏膜，接触上述物质者，必须采取预防措施。ICU护士频繁接触患者血液、体液、分泌物及排泄物，受感染的危险性很大，要求医护人员在工作中应树立标准预防的意识和观念，在标准预防的基础上对感染易发因素采取有针对性的防护措施，如预防针刺伤、选择合适的防护用品、正确洗手等。

(二) 环境因素的危害及防护

ICU护士工作环境存在各种物理和化学的有害因素，如噪音、射线、电击伤害及ICU病房相对封闭、空气流通差等，在工作中，应积极控制噪音，预防射线侵害，遵守用电规则，定时通风等。

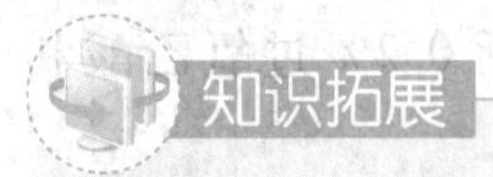

ICU 护士的职业防护

ICU护士要严格无菌操作技术，树立标准预防的理念，做好职业安全防护。

(1) 工作服：可穿着普通工作服进入ICU，但应保持服装的清洁。接触特殊患者如MRSA感染或携带者，或处置患者可能有血液、体液、分泌物、排泄物喷溅时，应穿隔离衣或防护围裙。

(2) 口罩：接触有或可能有传染性的呼吸道感染患者时，或有体液喷溅可能时，应戴一次性外科口罩，接触疑似为高传染性的感染如禽流感、SARS等患者，应戴N95口罩。当口罩潮湿或有污染时应立即更换。

(3) 工作帽：无菌操作或可能会有体液喷溅时，须戴帽子。

笔记

（4）手套：接触黏膜和非完整皮肤，或进行无菌操作时，须戴无菌手套；接触血液、体液、分泌物、排泄物或处理被它们污染的物品时，建议戴清洁手套；护理患者后要摘手套，护理不同患者或医护操作在同一患者的污染部位移位到清洁部位时要更换手套；特殊情况下如手部有伤口、给 HIV/AIDS 患者进行高危操作，应戴双层手套。

第六节 ICU 的伦理、法律

在 ICU，医生和卫生保健团队有些时候要帮助患者抉择，是否拒用或撤销使用药物、机械设备及一些基本的生命支持措施，而这些生命保障系统的抉择过程经常面临伦理或法律的两难境地，医护人员、患者及其家属或代理人必须解决这一难题，在现代医学实践伦理框架的基本原则的基础上，提供一种应用伦理原则以避免或解决冲突的系统。

一、ICU 的伦理

在 ICU 护理工作中护士会面临许多道德伦理问题而难以做出选择，护理人员必须遵循护理伦理的四个基本原则，即行善原则、无害原则、自主原则、公平原则，以指导护理工作。

（一）伦理问题的产生

在 ICU，伦理问题的产生可以在个人内在的价值系统，表现在专业的职责与个人价值观的冲突，如对躁动不安的患者是给予镇静药物，还是进行约束；可以在患者、家属或医护人员中，表现在专业伦理和专业角色要求的冲突，如医生为患者使用实验性药物，从专业角色角度护士应配合医生，但从伦理规范出发应将实情告知患者；也可以在政策和法律中，表现在患者要求接受某一护理措施但无规可循，如患者要求给予安乐死，但没有相关法律政策可循。

（二）解决伦理冲突的机构政策

ICU 医护人员要熟悉影响他们医学决策的伦理和法律原则，除了掌握有关 ICU 伦理方面的知识外，卫生保健工作者还需要精通与患者、家属及他们的医疗团队之间沟通这些伦理原则与面临冲突的技巧。医疗机构应建立使伦理冲突得以圆满解决的机制和政策，既围绕如何避免伦理冲突，又强调如何解决冲突表 8-1。

表 8-1 监护领域帮助预防和解决伦理冲突的机构政策

ICU 转入与转出标准	临终患者的关怀
解决伦理冲突的方法	脑死亡：定义及其决断程序
不复苏法案	器官或组织捐献请求
拒用与撤销生命支持的指导	组织伦理（organizational ethics）

（三）影响伦理决策的因素

在对伦理问题进行判断和选择的过程中，有很多因素会影响其决定，如价值观、伦理理论、外在环境和法律。

（四）伦理决策

1. 评估决策能力　ICU 中医疗决策权受控于患者的自主原则，但患者的病情也许会严重影响患者的决策能力，即患者有接受并理解相关信息的能力，对信息能做出

笔记

适当的反应，有与治疗者沟通的决定和意愿。

2. 决策代理人　当患者的决策能力削弱或丧失时，应寻求决策代理人来代理决策，理想的代理人最好是患者书面指示中预先指定的人选，再则是法定监护责任顺序的家庭成员，通常的顺位是患者的配偶、成年子女、患者父母、成年亲属、患者(外)祖父母，也可由法庭任命的个体行使代理角色。

3. 理想代理人　理想代理人应当具有“愿意接受责任、理解并接受患者个人价值观点、没有严重的情感阻力实施责任、没有利益冲突”的特质。在医疗行为中，卫生机构应具有相应的机制指定某人代表患者的最大利益，如可以从生物伦理委员会或医院的卫生保健伦理委员会中获取咨询。

4. ICU 决策代理　在 ICU 的决策过程中，应当是医生、患者或决策代理人共担责任的过程。医生应当避免在患者决策生命支持措施的时候给予独立的家长式的医疗决策，即使是该决策似乎最大程度上代表了患者的利益也不行，医生只被赋予判断特殊的治疗措施是否医疗无益的资格，只有患者或其他代理决策人才有权决定生命质量相关的问题，也就是说，判断生命的延长对患者是否有意义和价值，医生应当试图从其他治疗人的角度涉入决策过程。

（五）伦理决策的模式

近几年，专业人员在各自的理论基础上，提出了多种伦理决策模式，可帮助护士认识自己在伦理问题中的角色及责任，找出伦理冲突中的关键问题，如解决伦理问题的六步模式，要求护士尊重患者，防止患者受到伤害，为患者提供平等的服务，并对治疗效果进行评价。

（六）伦理决策中的道德要求

结合我国的文化传统和价值取向，对 ICU 患者护理的道德要求应做到尊重患者、理解家属；守秘密；机敏、果断、慎独；保证安全。

（七）伦理决策中的具体问题

有创监护技术中的伦理问题从伦理学的角度看，当监护设备或技术相对无害，很少或不会引起并发症时，建立监护是合适的，如无创血压监测。而在临床上，一些有创监护技术更能准确反映患者疾病状态，如有创血压监测除了可以提供持续的血压情况外，还可通过插管抽取血液进行血生化检查，然而这种方法可能对穿刺部位产生感染、败血症、空气栓塞等并发症。医护人员在选择应用有创监护技术时，应充分考虑患者能否从中获得益处，应用过程中还应密切观察可能发生的并发症。对于不能确定患者最终能否受益的监护方法，应进行大规模临床随机对照试验评估利弊，并限制其使用及寻求指南的指导。

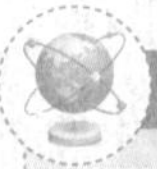

知识链接

器官捐赠的伦理问题

随着器官移植技术的日趋成熟，给越来越多的由于重要器官功能衰竭而面临死亡的患者带来了希望，但是影响器官移植的一个重要因素就是器官捐献者的供源不足，而人们的伦理及道德问题是造成器官匮乏的根本原因。从伦理的角度看，尽管 ICU 中收治潜在器官捐助者，但同时也危及了患者本身的自愿及无伤害等利益归属患者的伦理原则，同时也在医疗资源的分配方面，违背了公平原则而最终影响了监护治疗整体的质量和安全性。

笔记

二、ICU的法律

ICU护理工作中的法律问题，内容可能涉及患者的住院和治疗、患者的权利和义务、患者的法律能力和责任等多个方面，护士必须熟悉和遵守相关法律规定，依法行事。

（一）治疗中的知情同意问题

根据我国相关法律规定，知情同意权是患者享有的权利之一。在ICU，在对患者实施特殊监测、治疗和检查时，应当向患者作必要的解释。由于实施保护性医疗措施不宜向患者说明情况的，应当将有关情况告知患者家属，在提供有关资料时，应注意与医生保持一致，防止患者或家属产生误解。

当然，知情权也不是绝对的，在客观上不能履行告知义务时，医疗机构的告知义务可以免除，如在急危重症患者抢救中，可以由护士使用保护性约束，但护士要在记录单上记录使用的理由和经过，并及时向医生反映情况，争取适当的治疗，尽早解除约束。

（二）治疗中的隐私权问题

我国的相关法律认为，维护隐私是患者的权利，也是医护人员的义务，在医疗工作中保护患者的隐私，避免患者的精神和心理遭受各种有害因素的侵害和刺激，这不仅是道德问题，也涉及法律问题，否则可能会损害患者的名誉和家庭幸福，医护人员也会因此而被提起诉讼。

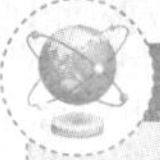

知识链接

患者的权利

美国医院联合会（AmericanHospital Association）列举了一些所采纳的患者的权利。患者权利法案：

患者有权：

接受细致而受尊重的治疗

知道诊断、治疗与预后的信息

决定治疗相关的问题

预立指示（have an advance directive）

关注隐私

期望保密

审查医疗记录

要求医疗服务

被告知卫生保健事宜

同意或拒绝参与研究

期望得到合理持续的治疗

被告知医院关于患者治疗的政策，包括解决冲突的资源

（三）预防法律问题发生的护理措施

1. 学法、懂法、守法　要让ICU护士在工作中杜绝法律问题的发生，就必须做到学法、懂法和守法。要求学习相关的法律知识，提高自己的法律意识，能用相关的法律法规规范自己的行为，遵守法律的规定。

2. 防止侵权与犯罪的发生　侵权行为指对某人或许多人的人身权利不应有的侵

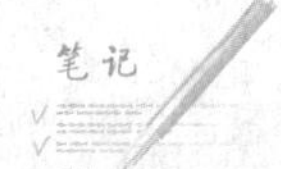

犯。犯罪是指一切触犯国家刑法的行为;侵权不一定是犯罪,但犯罪必定包含对被害者合法权益的侵犯。护士在工作中必须防止侵权和犯罪的发生。在ICU,随意泄露或议论患者的病情和隐私,则侵犯了患者的隐私权。因此,这就需要护理人员充分了解患者应有的权利和自己应尽的义务,尊重和爱护患者。

3. 防止出现护理过失行为　过失是指行为人应当预见自己的行为可能危害他人的合法权益,但因为疏忽大意而没有预见,或已经预见但轻信能够避免。护理工作中有很多情况会导致过失行为,如没有及时观察病情、治疗时没有按规定查对等,要防止这些行为的出现,首先要增强工作责任心,二是要严格按照规章制度办事。

4. 执行医嘱的合法性　医嘱是护士对患者实施诊断、治疗的依据。护士应严格执行医生的医嘱,不能执行错误,也不能盲目执行。

5. 其他防范措施　在执行护理活动过程中,如护理书写、执行各项护理操作、对患者病情的观察和听家属的主诉等,护理人员应加强防范。

学习小结

1. 学习内容

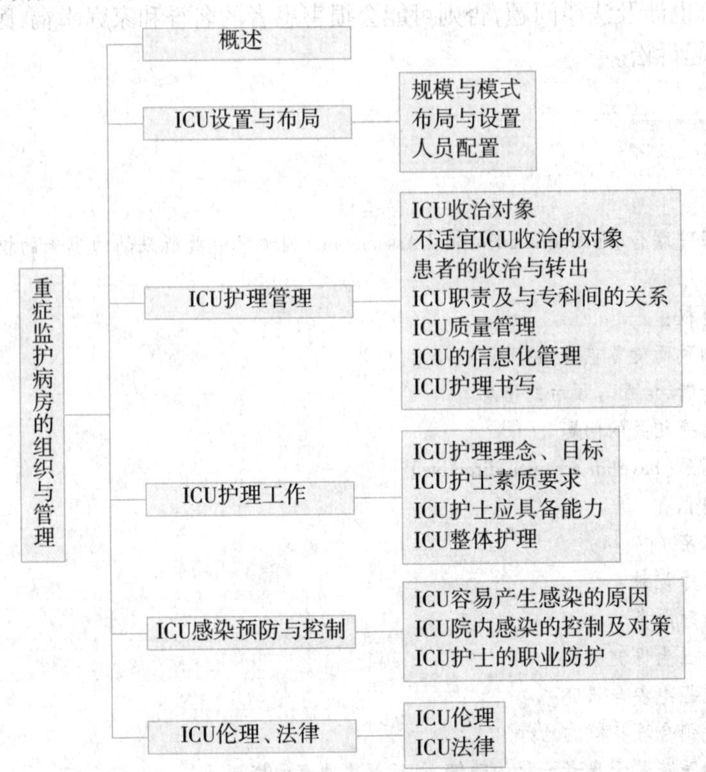

2. 学习方法　本章重点介绍重症监护病房的历史发展、设置布局、人员配置、护理质量管理、ICU的信息化管理、ICU护理文件的书写、ICU伦理及法律等。采用理论学习与临床见习相结合的学习方法,加强对ICU布局、设置的理解,加深对ICU护理质量管理、信息化管理、ICU护理文件书写要求和ICU伦理法律问题的认识。

(王惠峰)

笔记

复习思考题

1. 试述ICU的设置、布局有何要求？为什么？

2. 如何做好ICU感染的预防、控制与管理？

3. ICU的护理理念是什么？如何认识和理解护理程序在ICU整体护理中的应用与实践？

4. 结合临床实际，谈谈如何避免ICU法律问题的产生？

第九章

重症患者的监护

学习目的

通过学习重症监护的原则及常规，重点了解重症患者从确定即将转入ICU开始到进入ICU后的全程的评估和监护原则和要点，建立起对患者及家属全程护理的理念。

学习要点

重症监护的原则及常规；患者入ICU前评估和监护、转运途中的主要风险和监护要点；入ICU后的快速评估和持续评估；重症老年患者、重症产科妇女、重症儿童的持续评估和监测，重症患者的疼痛管理和镇静干预；重症患者的心理护理；重症患者和家属的健康教育。

重症患者的评估与监护是ICU护士获取患者病情变化的重要信息的重要手段，是制订并实施护理计划的重要依据。在确定患者即将进入ICU时，即应开始对重症患者的评估和监护，直至患者病情稳定转出监护室为止。全面的评估与监护有助于护士判断病情，避免遗漏患者病情变化的症状或细节。

第一节 重症监护的原则及常规

重症监护医学是一个独特的学科。因为重症监护的对象是集多种疾患于一身、都伴发严重疾病或由于病情及其治疗引发了严重并发症的患者，他们病情的多变性、疾病的严重性都要求医护人员详尽了解其发病机制，收集大量的准确资料，进行综合分析，既要全面兼顾又要重点突出地制订治疗方案，即必须遵循监护治疗的原则。

一、一般原则

（一）早期发现问题

重症监护就是监测患有可能威胁生命安全的危重症疾病的患者，这些患者某一脏器或某些脏器已经或者即将出现明显的功能障碍、器官代偿功能异常，比其他患者更容易发生肾功能衰竭、呼吸衰竭或心力衰竭等，或者某一器官系统与其他器官系统功能衰竭之间存在着明确的因果关系等，ICU医护人员要对器官系统功能障碍、治疗并发症、药物相互作用的早期临床表现以及其他先兆表现提高警惕，经常地、有规律性地、及时地观察包括症状及体征变化、实验室资料和从监护仪器上获得的所有信息，注

笔记

重各种细节，对预防和早期处理新问题至关重要。

（二）有效应用问题式医学记录

问题式医学记录在临床工作中有时应用，但在 ICU 工作中有其特定的重要性。为了有效地解释和追踪“问题”，对每一个问题都应该有规律地进行观察分析和总结。此外，问题式医学记录应被照顾患者的非医护人员了解，最终实现加强沟通、简化医疗小组成员之间的交流和进一步提高监护水平的目标。

（三）监测措施和结果显示

重症监护的重要特征是由经过专业训练的人员进行监测。这种监测通常被局限于心电图、血压、脉搏、血氧饱和度监测以及其他自动监测措施，其他连续监测的相关指标也是 ICU 监测的一部分。整合医生、护士、呼吸治疗师以及其他人员的记录方法，对探索记录这些问题有效的方法是极有价值的。

（四）支持性和预防性监护

预防疾病和治疗副作用所引起的继发性并发症是许多 ICU 患者非常重要的监护内容，包括消化道出血、深静脉血栓形成、压疮性溃疡、营养支持不足、院内获得性肺炎、泌尿系感染、精神问题、睡眠障碍和其他重症监测的不良后果，目前正在努力探索这些并发症所致危险性的预防、支持、治疗措施等。

（五）重视患者社会、心理和其他方面的需要

心理、社会需求是 ICU 患者的重要问题。危重症患者的心理治疗和效果对其转归的影响非常大。患者出现心理问题的主要原因包括对局部环境缺乏控制力、苏醒-睡眠周期的严重混乱、与监护人员相处沟通不融洽、疼痛和其他身体不适等。另外，与家庭成员缺乏沟通、担心单位工作、缺乏日常生活积极性、经费和其他问题也进一步影响危重症患者的情绪。ICU 医护人员和其他工作人员应密切注意患者的这些问题，并且在鉴别诊断过程中顾及到精神、心理状态的变化。

（六）正确理解重症监护的限度

ICU 医护人员和其他工作人员应清楚危重症患者有较高的病死率和并发症发生率，某些疾病并不因为先进的综合治疗措施就能改变预后，所以，危重症监护要有一定的限度，在征求患者及家属意见后，做出相应的治疗决定。医护人员要定期分析入住 ICU 的标准，判断哪些患者能从持续性监护最大受益，进行关于医疗资源合理利用的研究。

二、ICU 常用的监护技术

为了能对危重症患者进行更加准确的监测及有效的支持，ICU 应用了现代的监护仪器对危重症患者进行密切及连续性的监护。具体监护技术详见第十章。

三、ICU 的监护常规

ICU 的监护常规包括心电监测、有创或无创动脉压监测、体温监测、SaO_2 监测、呼吸监测、出入量监测、常规血、尿、大便、生化监测，神志、瞳孔、ICP 监测，PAP 监测，CVP、心输出量监测，腹内压监测等。各种繁多的监测项目，给诊断和治疗提供了可靠的参数和依据，但并非所有监测项目同时进行，而是根据不同病种、不同病情，有目的地进行选择，以避免给患者增加不必要的痛苦和经济负担。具体监测内容包括两

笔记

方面：

（一）一般监护

1. 稳定情绪 对于意识清醒的患者，解释每项监测的目的和作用，消除紧张情绪；气管插管或气管切开导致不能开口说话者护士需通过手势、写字板等非语言沟通方式进行交流，打消患者的顾虑与紧张。

2. 护理评估 通过必要的病史询问和体格检查，迅速全面地对患者存在的主要问题、重要脏器功能状态作出初步的护理评估并制定护理措施。

3. 监测项目 一般监测项目包括意识、瞳孔、体温、脉搏、呼吸、血压、皮肤、尿量、心电图、血气分析、电解质、中心静脉压等，根据护理评估决定监测的项目和监测频度。

4. 基础护理 口腔护理、泌尿系护理、皮肤护理、胸部物理疗法，要保持病室空气清新、环境清洁，让患者舒适，减少感染的发生。

5. 营养支持 根据患者病情做好营养状态的评定工作，选择合适的营养支持方式，给予肠内或肠外营养，满足机体需要。

6. 体液平衡 准确记录出入量，及时调整，保证体液平衡。

7. 管腔护理 一般有吸氧管、胃管、导尿管、输液管；特殊的有气管插管、气管造口、鼻饲管、三腔两囊管、中心静脉压管、透析管、胸腔闭式引流管等。应根据管道的原理、作用以及病情需要给予相应的护理，防止管道的折叠、扭曲及挤压。

8. 护理书写 严格按质按量书写监护记录，做到科学合理、语言规范、数字准确、诚实慎独。

9. 病情观察 严密观察病情变化，及时评估患者，为治疗、护理计划的制订和实施提供依据。

（二）加强监护

1. 呼吸系统 呼吸机工作状态监测、呼吸频率、潮气量、肺顺应性、呼吸系数、动脉血氧饱和度、呼出气二氧化碳分压、胸部 X 线检查。

2. 循环系统 动脉血压、中心静脉压、漂浮导管、心排血量测定、心电图。

3. 神经系统 监测意识状态、感觉和运动功能、格拉斯哥昏迷评分、神经系统反射，监测颅内压、脑膜刺激征、肌张力、脑血流、脑电图等。

4. 血液系统 监测白细胞计数和分类、血红蛋白、红细胞比积、血小板计数、出凝血机制等。

5. 体温监测 包括皮肤温度和中心温度。

6. 肾功能监测 尿量与尿比重、内生肌酐清除率测定、血清尿素氮、血肌酐、尿酸碱度、尿蛋白定量分析、尿渗量、尿渗透压/血渗透压比值、酚红排泄率。

7. 动脉血气、电解质和酸碱监测。

第二节 重症患者入室前评估与监护

重症患者入 ICU 前的评估应从接到患者入室通知开始至患者入 ICU。入室通知可来自急诊室、手术室或院内其他部门，此阶段的主要目的在于迅速找出危及患者生命的主要原因，进行及时的监护与处理，它可帮助 ICU 护士了解患者的大致状况，预

笔记

知患者和家属的需求，并作好相应的准备。

一、患者一般情况

入室前评估得到的信息虽然简短，但非常关键。通常包含患者的诊断、入监护室的主要原因、生命体征是否稳定以及患者性别、年龄、重要化验报告等，这些信息有助于ICU的医护人员针对即将接收的患者有预见地进行特殊准备，如患者入ICU后急需的深静脉穿刺置管、动脉穿刺测压等。

二、患者的特殊病情

部分患者转入ICU后急需进行一些特殊处理，如深静脉穿刺置管、动脉穿刺测压等，护士应根据入室前评估收集的信息提前做好准备。如果患者还有其他特殊情况，如需要行呼吸机辅助呼吸，应准备好呼吸机及合适的吸痰管；若患者有大出血，应准备好输血加温器；若患者生命体征不稳定、需要应用血管活性药物支持，应准备好输液泵等输注仪器，备好所需药物，并制作标签，确保血管活性药物的正确输注。此外，还应该准备各种有创监测管道、引流管及其他特殊管道。

三、仪器设备准备

一个ICU单元一般都有标准配置要求，如监护仪（包括有创血压监测模块、电极片）、血压计、氧装置、吸引装置、人工呼吸皮囊、护理病历等，在接收患者之前再次检查、确认标准配置和特殊配置是否准备齐全。ICU护士对患者入室前的信息获得越多，准备就越充分，能够确保患者入室的过程平稳、快速和安全。ICU重症患者入室流程如图9-1。

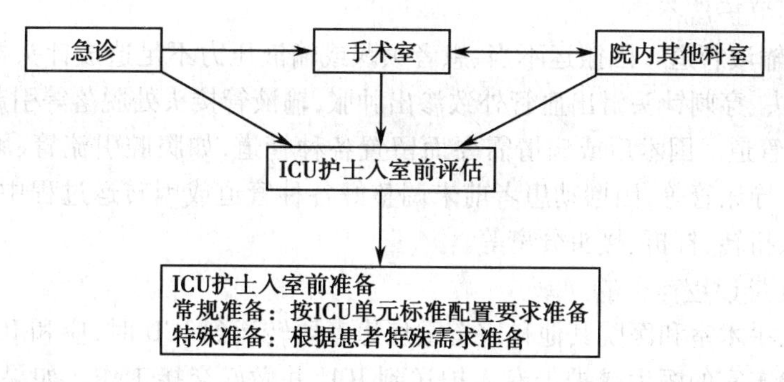

图9-1　ICU重症患者入室流程

第三节　重症患者转运途中的监护

患者因病情治疗的需要，从急诊室、手术室或其他科室转移至ICU时，转运时间虽然不会太长，但转运途中由于条件限制可能会发生各类风险事件，因此，对危重症患者来说，转运可视为一个大事件。

一、转运途中可能出现的风险事件

（一）呼吸、心搏骤停

严重颅脑外伤、脑出血、脑疝患者在搬运过程中可能出现呼吸心跳突然停止，严重危及生命；心脏损伤、心脏压塞、心肌梗死、呼吸衰竭、心力衰竭的患者在转运途中也很容易发生心跳呼吸骤停；全身麻醉术后患者呼吸功能未完全恢复、有呕吐及呼吸道分泌物较多的患者，可因呕吐物的误吸或气道分泌物阻塞引起窒息缺氧，如不及时发现和纠正，均可引起严重的后果。

（二）血压改变

低血容量性休克患者，如血气胸、多发性损伤、宫外孕破裂及其他内脏损伤的患者，搬动过程中由于体位变化引起重要脏器灌注不足；心脏压塞、心肌梗死的患者可引起心源性休克，术后患者因麻醉及手术刺激均对患者的生理功能造成一定的影响，由于血管舒张功能的麻痹，突然的体位变化均可诱发“循环虚脱”，甚至猝死，搬动过程中的低血压、低氧血症还可以加重心肌缺血，削弱心功能。

（三）氧气供给不足

病区在运送患者时一般使用氧气枕供氧，但因流量不能调节，造成供氧量不准确；急诊科使用便携式氧气筒供氧，流量可调节，但有时因为患者躁动不安，造成吸氧管脱落或鼻塞偏离鼻孔而未及时发现，导致给氧中断。

（四）坠床

由于平时疏于对平车的保养，不规范使用平车，在转弯或下坡时使担架与车架脱落导致患者坠床。运送烦躁患者未予以固定护栏或护士一人护送而照顾不周，或有时让家属自行护送，也是坠床的原因之一。

（五）管道护理不当

1. 静脉输液管道　因搬运不当、患者烦躁或输液压力不足造成针头拔出、静脉血回流堵塞针头、穿刺针头滑出血管外致渗出肿胀，输液管接头处脱落等引起输液中断。

2. 其他管道　因术后或病情需要而留置各种管道，如腹腔引流管、胸腔引流管、脑室引流管、导尿管等，因搬动患者前未调整好各种管道或因转运过程中患者烦躁导致管道脱落、扭转、打折、接头分离等。

（六）交接过程存在的问题

急诊科、手术室和医院其他科室有重症患者要转运到ICU时，应和ICU护士及时联系，派经验丰富的医生或护士专人护送到ICU并做好交接工作。如果ICU事先未做好充分准备，或交接工作不到位，可能造成重要病情信息的遗漏，并耽误患者的治疗，造成严重后果。

二、转运前患者评估

转运前和转运中都要对患者进行风险评估。评估的主要依据来自于医务人员的经验和患者的生理学参数监测指标，如血压、脉搏、心率、呼吸和动脉血氧饱和度等。转运前应评估危重症患者的转运可能发生的不同程度的并发症，如窒息、心搏与呼吸骤停、休克等，以及管道脱开、输液中断等护理意外（表9-1），做好相应对策并准备好必要的急救设备。对高风险危重患者进行预处理是降低风险等级、保障转运安全的重

笔记

要举措，涉及转运前患者各重要系统指标达到安全范围和相关的处理原则。

表 9-1　院内转运中的危险因素

与病情相关的危险因素：	
循环系统：	低血压、高血压、心动过速或过缓、其他心律失常
呼吸系统：	低氧血症、高呼吸道压、分泌物阻塞、剧烈咳嗽
中枢神经系统：	颅内压增高、剧烈烦躁
其他：	出血、高热
与设备相关的危险因素：	
通气设备：	呼吸回路断开、呼吸囊漏气或密封不够、氧气源不足
输注设备：	电池不足、药物不够
静脉通路：	断开、长度不足、输液架出现问题
监护仪：	功能异常、电池不足、干扰、屏幕显示不清
负压系统：	无负压吸引或吸引力不够

三、转运途中的监护

（一）病情观察

转运途中，患者持续心电监护，护士应全程陪同，并始终位于患者的头侧，以便随时严密观察患者的意识、瞳孔、呼吸、脉搏和血压等生命体征的变化，重视患者的主诉，及时发现并处理问题。颅脑损伤后昏迷的患者，途中应重点观察其瞳孔的变化及对光反射，同时注意有无颅内高压症状；外伤、骨折及出血的患者要注意观察伤口包扎、敷料渗透、骨折固定肢体的血液循环情况；内出血的患者有无休克发生，重点观察患者的皮肤湿度、神志状况等。

（二）呼吸道监护

转运途中护士应随时注意观察患者的呼吸状态。转运昏迷患者时，应将患者的头偏向一侧，并随时清除患者呼吸道的分泌物；转运中毒和颅内高压的患者时，应防止呕吐物引起的窒息；对于颅脑损伤及胸部外伤患者，应松开患者颈部和胸部的衣扣，清除其咽喉部的异物或血块；为舌后坠患者放置通气导管；为呼吸困难患者予以氧气吸入。

（三）各种管道的护理

患者转运是一个连续性的救治过程，要对患者进行连续不断地病情监测及有效的治疗。保持患者静脉输液的通畅，尤其是严重外伤患者，往往出现不同程度的低血容量性休克，应避免搬动引起重要器官灌注不足；应妥善固定各种引流管，保持通畅，防止因患者烦躁及体位变化发生脱落。

（四）保暖和安全

转运患者时须注意保暖，气温低时，应盖棉被防止受凉。昏迷及躁动患者除担架护栏外应加约束带固定，防止坠落。此外，搬运时医护人员应做到动作轻稳、协调一致，防止平车、轮椅撞击门、墙等物。

笔记

（五）心理护理

患者受伤或生病后往往会产生恐怖、紧张、烦躁情绪，护士应及时予以心理安慰和指导。对意识清醒者，护士可用语言、手势、眼神、写字等各种方式与患者交流，了解患者的病情和需要，尽量满足其合理要求。

第四节 重症患者入室快速评估与监护

重症患者进入ICU后，护士应在数分钟内迅速完成入室快速评估与监护。在患者入室的即刻，护士就应开始对患者进行一般状况的评估，如患者是否清醒、是否连接呼吸机和监护仪等生命维持或病情监护设备、是否使用血管活性药物或抗心律失常药物等紧急药物、有无采集血气分析和电解质等重要化验。患者入室时，责任护士应和其他医务人员一起，尽快为患者连接床边监护仪、人工呼吸机等相应的监护急救设备，快速给予抗心律失常药物等急救药物，并立刻采集化验标本。在接收患者的过程中，责任护士应作为指挥者，做好人员分工，确保各仪器连接到位，监测和静脉通路等通畅。遵循以下“ABCDE”评估步骤可以帮助护士有序地完成患者的评估，避免遗漏重要内容。

一、A-Airway 气道

ICU护士初次接触患者时，立即对重症患者进行气道评估，并得到初步结果。如患者入室时能与周围人员说话，则其气道是通畅的；如果患者不能说话，则可以通过观察胸部起伏来判断其气道是否通畅。如果存在气道梗阻，应立即观察气道内是否有异物、血或呕吐物，如有，须立即清除，并运用抬下颌法开通气道，必要时放置口咽通气管以保持气道畅通，防止舌后坠；如果患者在入室前已带有气管插管、气管切开套管等人工气道装置，护士应检查气管插管或气管切开装置是否固定妥当，及时吸除呼吸道分泌物，并同时观察分泌物的量与性质。

二、B-Breathing 呼吸

首先判断患者自主呼吸情况。有自主呼吸的患者，应注意观察其呼吸的频率、深度、形态，判断是否存在呼吸费力情况；观察患者有无烦躁、焦虑或意识改变等表现，通过胸部触诊和听诊了解患者胸廓起伏情况和呼吸音是否正常。如果条件允许，尽可能听诊患者前后呼吸音。紧急情况下，也可仅听诊前胸呼吸音，以了解两侧呼吸音是否对称。根据患者呼吸困难的严重程度，给予不同形式的氧气吸入。如果患者已放置人工气道且连接了人工呼吸皮囊或呼吸机，须立即连接床旁呼吸机，并观察患者有无自主呼吸及与呼吸机的配合状况，通过经皮血氧饱和度监测仪监测患者的指脉搏氧饱和度数值。

三、C-Circulation 循环

护士应迅速对入室患者进行循环状况评估，通过触摸脉搏、观察心电监护以及测取血压等方法获得初步结果。持续使用同一侧肢体测量血压，观察脉压变化、皮肤颜色和温度以及毛细血管充盈时间有助于判断外周循环状况；如果患者存在低血压，或

笔记

者血压不稳定,应立即放置有创测压管道,以获得持续的血压数值;已放置有创压力监测导管的患者应立即连接监测装置,并尽快获得血压监测数值。

脑灌注受循环的影响非常明显,循环状况受影响时,应加强对脑灌注的评估。在患者入室时亦应做出快速的判断。如果患者在入室时意识清楚,定向力佳,并能遵从指令,则说明其脑灌注充分。在把患者从平车移至病床时,可注意观察其能不能遵从医务人员的指令,如"请将手放至胸前"等,如果患者对移动时的疼痛有反应,也可提示其意识状况不错;如果患者因人工气道的建立或其他原因不能说话,可观察患者是否能以点头或摇头来回应指令。

四、C-Complaint 主诉

在入室快速评估阶段,最好能直接获得患者的主诉,但是通常情况下,重症患者因种种原因无法提供主诉,此时,ICU 护士应从最直接的旁观者处获得信息。对患者主诉的评估主要针对出现致命症状的脏器以及相关伴随症状的评价。如对颅脑外伤和胸部外伤已气管插管的患者,应首先评估患者的呼吸系统和神经系统,评价目前针对这两个系统的护理措施是否恰当,等到患者脱离生命危险,病情稳定后再进行进一步的病史询问。

如果不能从患者的主诉获得准确的信息,如受伤机制、疼痛时间等,则需根据患者的症状和快速体检来判断患者的病情。

五、D-Drugs and Diagnostic Tests 药物和化验检查

患者在入室前已应用的药物、已采集的化验和已进行的检查对入室以后的处理至关重要。如果患者已有微泵给药,须确保药物剂量和浓度的准确;如果没有静脉通路,此时应尽快建立静脉给药通路,并开始记录出入量。快速回顾患者在入室前已获得的化验结果,关注严重水、电解质和酸碱平衡失调等危机结果是否已得到纠正,在入室前已做的检查结果是否已得到合理的处理。在入室快速评估阶段需要进行的化验和检查有血电解质、血糖、血常规、凝血全套、血气分析、床边胸片等,并根据患者入室诊断和主诉决定进一步检查的项目。

六、E-Equipment 仪器

ICU 护士在为入室患者连接好常规的监护仪器后,需快速检查已放置的有创测压管、胸管、导尿管及其他引流管等是否已妥善安置。观察引流液的颜色、量与性质,在引流瓶上做标记,观察引流量,确定所有仪器状态正常,并做好准确的标记。

入室快速评估在短短数分钟内完成,对进一步的资料采集和处理有着十分重要的作用。在完成"ABCDE"评估步骤以后,应立即进入全身系统评估阶段。如果在入室快速评估任何一阶段发现病情不稳定的状况,如呼吸道不通畅、不能维持有效循环、严重胸痛、严重的酸中毒和张力性气胸等,则需积极处理紧急情况后再进入下一阶段的评估。入室快速评估与监护要点可总结如下,见表 9-2。

笔记

表9-2 入室快速评估与监护要点

一般状况的评估 患者意识是否清醒？ 是否已连接必要的监护设备？ 是否已使用紧急药物？ 有无采集重要化验标本？ A-Airway 气道 气道是否通畅？ 人工气道固定是否妥善？ B-Breathing 呼吸 呼吸频率、深度和形态是否正常？ 呼吸音是否正常？ 自主呼吸情况与呼吸机是否配合？ 指脉搏氧饱和度数值是否正常？ C-Circulation 循环 脉搏	心电图监测（心率、心律） 血压 毛细血管充盈时间 意识状况 C-Complaint 主诉 出现致命症状的脏器评价 相关伴随症状的评价 D-Drugs and Diagnostic Tests 药物和化验检查 入室前已给予的药物、已采集的化验 入室前已做的检查和化验结果是否已得到合理的处理 确保药物剂量和浓度准确 E-Equipment 仪器 各类导管是否已妥善固定 各仪器是否处于工作状态

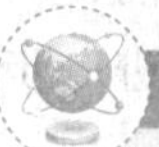

知识链接

英国早期预警评分介绍

对危重症患者进行评分是当前急救工作的重要环节。目前广泛用于临床的是急性生理与慢性健康评分（APACHE）系统。但要获取APACHE评分的全部参数最长需24h，影响对患者进行评估的及时性，而且部分参数在基层医院无法获取。为及时更好地识别“潜在急危重病”患者，尽早进行高效合理的治疗干预，英国“风险患者应急小组”建立了早期预警评分（early warning score，EWS）系统。EWS评分可作为APACHE等评分的补充，有助于医护人员客观、迅速地对患者病情进行评估并及时采取干预措施。

第五节 重症患者全身系统评估与监护

待患者病情稳定以后应再次对其进行全身系统评估，评估内容包括患者全面的生理、心理和社会支持情况，通过全身系统体检可全面获得患者生理与心理的基础信息，以作为判断治疗效果的依据。

一、既往史

除了了解此次患者入院的原因之外，了解患者的既往史对判断其病情有十分重要的意义。护士应常规询问每一个系统的既往状况，对于曾有阳性病史的系统，应进一步详细询问。

（一）神经系统

是否有抽搐史、晕厥或黑矇史，有无肢体麻木、刺痛或无力史，有无发生过听力、视力或语言障碍。

（二）心血管系统

有无心绞痛或心肌梗死史，是否经常乏力，脉搏是否规律，有无高血压，有无安装

笔记

起搏器或植入性起搏器(ICD)。

(三)呼吸系统

是否有呼吸困难史,呼吸时有无疼痛,是否经常咳嗽,有无咳痰,有无高危工作环境暴露史。

(四)肾脏系统

排尿次数有无改变,排尿时有无伴随疼痛、异常分泌物或者存在排尿困难,有无尿中带血。

(五)胃肠系统

最近有无体重增加或减少,有无食欲改变,有无恶心呕吐,有无排便规律改变,有无便中带血。

(六)内分泌、血液和免疫系统

有无出血不止现象,是否有慢性感染。

二、心理社会评估

对于意识清楚、不存在交流障碍的患者,对其心理社会的评估会比较方便。社会史主要了解患者的学历、职业、婚姻状况、最亲近的人、宗教信仰,以及家族中有无癌症、心脏病、高血压、糖尿病、中风、溃疡史等。在与患者交流中可通过观察情绪、态度、思维、言谈、定向能力、记忆力、注意力等评估患者的精神状态;通过观察非语言交流信息如体态、面部表情、眼神、心率、血压、呼吸等评估患者的交流和应对能力。了解患者通常应对压力或疼痛的方法、最亲近的人是谁、是否有重大疾病史以及家属对此次患病的反应。此外,还需了解患者对疾病的态度和期望、对监护室的了解程度、对生活的态度、信念和信仰以及家属的需求。部分患者可能存在失聪、视力障碍、语言不通等交流障碍,如果患者存在交流障碍,那么需要找到对于患者来说的"关键家属",了解患者此次疾病对家庭的影响、家属对监护室的了解程度、有无宗教信仰等信息。

三、全身体检与监护

全身各系统评估及疼痛评估可与病史采集同时进行,常采用"从头到脚法"。

(一)神经系统评估与监护

神经系统评估包括中枢神经系统和周围神经系统的评估。对于重症患者来说,中枢神经系统的评估更为关键。

1. 中枢神经功能评估　格拉斯哥昏迷评分、瞳孔、神经系统体征等是评估中枢神经功能的重要项目。

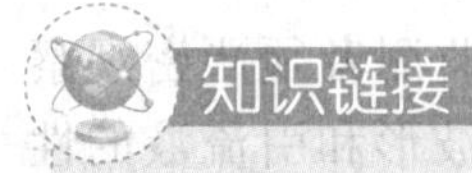

格拉斯哥昏迷评分

格拉斯哥昏迷评分(Glasgow Coma Scale,GCS)　是评价重症患者昏迷程度的最常见的方法。GCS评分包括三项元素:睁眼反应(eye opening,E)、语言反应(verbal response,V)、运动反应(motor response,M)。总分最高为15分,最低为3分。GCS13～15分为轻型,9～12分为中型,3～8分为重型,3～5分为特重型。

2. 瞳孔评估　包括观察患者的瞳孔大小、形状、双侧是否一致以及瞳孔对光反应。即使没有颅脑外伤的重症患者，瞳孔观察也是一项重要的评估内容。因为有一些患者存在先天性的瞳孔不等大或不规则等情况，一些药物如阿托品、吗啡等亦会影响瞳孔的大小。如果在全身评估阶段没有评估患者瞳孔情况，则会影响以后对瞳孔变化的观察和判断。瞳孔大小应以毫米记录，不能用“大”“小”“针尖”等字样描述。

知识链接

瞳孔的异常变化

瞳孔的异常变化可能有以下几种情况：

(1) 一侧瞳孔散大，对光反射消失而患者神志清楚，可能提示有颅底骨折导致动眼神经损伤。

(2) 一侧瞳孔缩小，对光反应正常，伴同侧面部少汗或无汗，眼裂变小称为Horner综合征，在排除颈部交感神经受损的可能后应考虑是否存在脑干的局灶性损伤。

(3) 双侧瞳孔缩小常提示脑桥损伤、蛛网膜下腔出血或吗啡等药物影响；双侧瞳孔时大时小提示中脑及其附近损伤或出血。

(4) 双侧瞳孔散大，光反应消失则提示属于脑疝晚期，预后极差。

3. 神经系统体征评估　如神经反射(吞咽反射、角膜反射、巴氏征)和肌力的评估对神经功能评价有重要的作用。见表9-3。

表9-3　肌力评估

肌力评级	肌力表现
0级	完全瘫痪
1级	可见肌肉收缩而无肢体活动
2级	肢体能沿床面移动而不能抗重力(肢体不能举起)
3级	肢体能抗重力抬离床面
4级	肢体能抗阻力作运动，但稍力弱
5级	正常肌力

4. 怀疑有颅骨骨折患者，应评估有无脑脊液漏。

5. 根据受伤机制判断颅神经受损的评估结果，脊柱损伤的患者须评估感觉平面。

6. 神经系统重症患者需要常规化验血尿电解质、渗透压和尿比重，对意识障碍的患者须检测药物或酒精浓度，以鉴别意识改变的原因。

7. 颅内压增高的患者常需进行颅内压(ICP)监测。对ICP监测者须严密观察ICP的数值变化，计算脑灌注压(平均动脉压-颅内压)，观察ICP波形和引流液的性质，ICP增高的严重后果是脑疝形成，此外还可使脑灌注压降低，加重可能存在的继发性脑缺血。

8. 对于神经系统重症患者，血压和呼吸形态是监测的重点。血压控制不良可能导致脑出血、休克、脑疝甚至死亡等严重后果；如果患者出现潮式(Cheyne-Stokes)呼吸或比奥(Biot)呼吸表明呼吸中枢严重受抑制，是病情危重的信号。

笔记

（二）心血管系统评估与监测

心血管系统的主要评估内容是判断患者重要脏器的灌注是否良好。

1. 血压、心率和心律监测　再次测量患者的血压、心率和心律，与入室快速评估阶段获得的数据相比较，以判断在入室前和入室快速评估阶段采取的循环复苏手段是否有效。观察床边监护仪上心电图的 ST 段、QT、PR、QRS，注意是否存在心肌受损、电解质紊乱等导致的心电图异常。

2. 观察皮肤颜色和温度　尤其关注口唇、黏膜和末梢肢体的颜色与温度，评估指甲颜色和毛细血管充盈时间。

3. 评估水肿程度　如果存在水肿，应以评估患者水肿的严重程度（表 9-4）。

表 9-4　水肿程度评分法（以 0～4 分计）

指压组织后移开手指	评分	指压组织后移开手指	评分
局部组织没有凹陷	0	组织凹陷，2～3 秒内恢复	3
组织凹陷，1 秒内恢复	1	组织凹陷，4 秒以上恢复	4
组织凹陷，1～2 秒内恢复	2		

4. 检查颈静脉充盈　正常情况下，坐位时颈静脉常不显露，平卧时可见充盈，其充盈程度限于锁骨下缘至下颌角距离的下 1/3，超过此水平或坐位时可见明显静脉充盈，称为颈静脉怒张，提示静脉压增高，见于右心功能不全、心包周围压力增加（心包压塞、心包炎等）或外伤等原因引起的上腔静脉回流受阻。

5. 触摸脉搏强度　脉搏强度是评价循环的一项重要指标（表 9-5）。应常规评价双侧的脉搏搏动（颈动脉除外），如果脉搏难以触及，可使用多普勒探测是否存在血流。

表 9-5　脉搏强度评分表

没有脉搏	0	强	3
微弱可及	1	水冲脉	4
正常	2		

6. 化验和检查　患者的血电解质、血常规和凝血功能等检查是心血管系统的常规检查，通常在急诊室或在入室快速评估阶段已抽取标本，此时应回顾检验结果，进一步处理异常情况。对于主诉胸痛或疑有胸部外伤的患者应行心肌酶谱和 12 导联心电图检查，对长期服用强心或抗心律失常药物的患者须检验药物浓度。

7. 检查静脉通路　确保血管活性药物正确输注。

8. 检查各种监护仪上显示的数据　包括心率、血压、肺动脉压力等，确保各监测数据准确、设置合适的报警范围；对已安置有创压力监测的患者须检查压力的传输是否通畅，保证监测数据准确，分析获得的波形，结合临床症状，判断患者的循环状况及对使用血管活性药物的反应。

（三）呼吸系统评估

主要评估通气和氧合是否充分。

1. 评估内容

笔记

（1）患者通气是否有效：观察胸廓起伏是评估患者呼吸系统最简单、最直接的方法。对于有呼吸困难的患者，在入室快速评估阶段，已做了相应的处理。如果入室时患者呼吸平稳，应评估是否发展为呼吸困难，根据患者的氧合情况选择合适的给氧方式和氧浓度，必要时使用辅助呼吸机。对于已放置人工气道的患者，应评估吸引出的呼吸道分泌物的量与性状。

（2）呼吸音：呼吸音听诊是呼吸系统评估中最重要的方法之一。听诊顺序由肺尖开始，自上而下，由前胸部到侧胸部及背部，在左右对称部位进行对比。听诊时注意听诊音的部位、强度、音调、时相和性质等。

（3）氧合和通气指标：血气分析、血红蛋白、静脉氧饱和度是评价氧合和通气的重要指标。对于存在呼吸系统问题的重症患者，应严密监测血气分析结果，及时采取合适的纠正措施。

2. 呼吸系统评估

（1）上呼吸道检查：包括口腔是否清洁、嘴唇是否干燥、有无发绀、牙齿有无松动、口腔黏膜是否完整、有无贫血迹象、气管有无移位。

（2）胸部检查：观察胸廓有无损伤，有无伤口或瘀斑；胸廓的形状是否有不对称或畸形；是否有异常的呼吸形态，如神经功能异常导致的呼吸形态、麻醉后的呼吸形态、体温异常导致的呼吸形态和代谢异常导致的呼吸形态等。

（3）人工辅助呼吸患者的评估：对于已插管的重症患者，应观察插管型号和深度，妥善固定插管，并做好记录，以便以后的观察。插管接呼吸机的重症患者，应记录呼吸机设置参数，如辅助模式、给氧浓度、潮气量等。对呼吸力学指标包括气道压力、气道阻力、肺顺应性的监测，可了解气道阻塞、肺水肿、肺纤维化以及胸腔、胸壁病变的严重程度，以判断病情并指导治疗。观察患者对呼吸机设置参数的反应，如有无存在自主呼吸、呼吸频率、呼出潮气量等。如果有条件，持续呼气末二氧化碳监测有助于评价通气状况，并可减少动脉血气分析次数，通过测定呼出气二氧化碳浓度和每分通气量，还可计算出二氧化碳每分钟产生量、有效潮气量、无效腔与潮气量之比。

（4）留置胸腔闭式引流管患者的评估：应观察置管周围是否存在皮下气肿、胸管引流情况、有无气泡等。

（四）泌尿系统评估

1. 尿液性质和尿量以及血电解质检查、血尿素氮、肌酐等是评价泌尿系统功能的重要化验检查，应回顾患者入室前和入室时的检验结果，了解患者是否存在肾功能不全。

2. 为了便于观察尿液的量和性质，大多重症患者留置有导尿管，护士应及时留取异常的尿液标本检测尿糖、蛋白或潜血。

3. 有膀胱造瘘的患者须检查造瘘口是否清洁、有无溢漏，并及时记录尿液的性质。

（五）胃肠系统评估

1. 营养状况　包括身高、体重、皮肤弹性、皮皱厚度、血清白蛋白等。

2. 腹部评估　腹部是否对称、平坦；腹部有无膨隆；是否有外伤；听诊肠鸣音有无异常；有无压痛和反跳痛。观察有无恶心、呕吐及呕血，记录呕吐或呕血的量。

3. 肠鸣音　听诊腹部四个象限的肠鸣音，听诊时间不少于5分钟。肠鸣音亢进

笔记

常见于胃肠道出血，若肠鸣音音调、频率和强度明显增强，甚至呈叮当声或金属音时提示有机械性肠梗阻；肠鸣音减弱或消失，见于急性弥漫性腹膜炎、电解质紊乱或肠麻痹。

4. 腹部引流管　已放置腹部引流管的患者需观察引流管放置部位有无渗血，观察引流液的性质，标记引流管类型，并在引流管的腹壁出口处标记刻度，以便于及时发现引流管滑脱；有胃肠腹壁造瘘的患者需观察造瘘口状况并做好记录；留置胃管的患者需确认胃管的位置，标记胃管插入的刻度，必要时做胃肠 pH 及潜血试验。

5. 胃肠黏膜内 pH(pHi)监测　胃肠道黏膜是抵御细菌、细菌毒素和其他有害物质侵袭的重要屏障。在重症患者中，胃肠道缺血的现象十分普遍，多器官功能障碍患者胃肠道缺血的发生率可高达80%。由于缺血、缺氧可使局部组织乳酸蓄积，易导致酸中毒。因此，胃肠黏膜组织内的酸度可成为反映其灌注和氧代谢的替代指标。一般认为，胃肠黏膜内 pH 的正常范围为 7.35～7.45，最低限为 7.32。

（六）内分泌、血液、免疫系统评估

重症患者内分泌、血液、免疫系统的异常往往伴随其他系统的异常同时出现，因此在进行全身体检时应同时评价患者的内分泌、血液和免疫系统功能，重症患者内分泌系统失调的症状容易与其他系统的症状相混淆，比如水电解质失衡、代谢紊乱、意识改变、皮肤颜色或温度改变等均有可能与内分泌系统异常有关；凝血系统的常规化验检查是血常规和凝血功能检查，红细胞减少会导致携氧能力下降，表现为面色苍白、发绀、头晕、呼吸困难和心动过速；凝血功能异常表现为穿刺点或黏膜渗血；白细胞计数和分类、体温和皮肤黏膜等改变常与免疫系统异常有关。

（七）皮肤评估

皮肤是人体抵御感染的第一道防线。对皮肤的评估可与全身系统评估同时进行，应仔细观察皮肤的完整性、皮肤的颜色、温度和弹性，注意皮肤擦伤和破损的部位与范围及程度，及时处理破损的皮肤，如清洁或清创等，并记录伤口大小、深度、有无分泌物等。重症患者在全身体检阶段均应进行压疮危险因素评分。压疮危险因素评估表（Braden 评估表）是目前被广泛接受的压疮危险因素评估表（表 9-6）。

表 9-6　压疮危险因素评估表

评估内容	评分标准			
	1分	2分	3分	4分
感觉	完全受限	极度受限	轻度受限	没有改变
活动方式	卧床	轮椅	偶尔行走	经常行走
活动能力	完全不能移动	重度受限	轻度受限	没有改变
潮湿	一直浸湿	浸湿	偶尔浸湿	很少浸湿
营养状况	非常差	可能不足	充足	营养摄入极佳
摩擦/剪切力	已存在问题	潜在问题	没有明显问题	

该评估表由患者的感觉、活动方式、活动能力和影响皮肤耐受力的 3 个因素（皮肤潮湿、营养状况、摩擦和剪切力）共 6 个方面组成，总分 6～23 分，分值越低，压疮发生的危险性越高。以 18 分作为预测有压疮发生危险的诊断界值，15～18 分提示轻度

危险,13～14分提示中度危险,10～12分及以下提示高度危险。对于18分以下的患者即应开始采取常规预防措施,如每2小时翻身、保持皮肤清洁干燥、更换体位时避免拖拉等,存在营养不良的患者需请营养科医生会诊。

第六节　重症患者持续评估和监测

完成对重症患者的入室快速评估和全身评估后,ICU的医护人员已全面掌握其基础信息,即可进入持续评估和监测阶段。持续评估的重点是评价病情发展趋势、患者对治疗过程的动态反应以及随时可能出现的新问题。持续评估的内容与频度根据患者的病情轻重而定。在病情稳定期间,常规评估和监测血压、心率和血氧饱和度等,GCS评分等则根据所在ICU单元相关的护理制度执行。因此,对重症患者的评估频率并非一定,但在交接班时、重大操作前后(如气管插管、转运前后、意识改变)等特殊情况时需作额外评估。

经过入室快速评估和全身评估阶段,持续评估阶段的评估内容基本上可以成为常规的评估内容(表9-7)。评估的内容和频率则根据患者的入室诊断决定,如神经科的重症患者需每小时评估GCS评分,血管外科的重症患者需每小时评估局部皮肤感觉等。

表9-7　常规评估和监测内容

神经系统:意识、瞳孔、肢体活动
循环系统:血压、心率/心律、心音和杂音的变化、脉搏、毛细血管充盈时间、呼吸困难和发绀程度、有创压力波形监测、中心静脉压监测、必要时漂浮导管监测肺毛细血管楔压(PCWP)、肺动脉压(PAP)、心排血量(CO)、心脏指数(CI)、静脉通路、检查静脉给药和微泵给药
呼吸系统:呼吸频率和节律、呼吸音、分泌物颜色和量、指氧饱和度、呼吸机参数、血气分析报告、胸片、血流动力学指标
泌尿系统:尿频尿急尿痛症状、肾区叩痛和压痛、进出量、尿色和性质、血肌酐/尿素氮
胃肠系统:恶心呕吐、腹痛、压痛和反跳痛、肠鸣音、腹腔引流管、引流液性质与量、血胆红素值、胃肠黏膜内pH监测
内分泌/血液/免疫系统:有无出血、皮肤颜色和出血点、体温、血常规、出凝血时间、红细胞比积
人文关怀及心理护理:贯穿于整个ICU住院期间
疼痛:与各系统评估同时进行

一、重症老年患者持续评估和监测

随着我国老龄化社会的到来,医院重症老年患者日益增加,其护理问题已引起人们的关注和重视。在ICU重症患者的持续评估和监测中,老年重症患者除“表9-7常规评估和监测内容”外,还有特殊的要求。

(一)心理护理评估

ICU病房是集危重症患者抢救、治疗为一体的特殊病房,环境相对封闭,多种高精尖的监护仪、抢救设备、紧张的客观环境等都给老年患者造成一系列的心理反应,使机体处于持续性应激状态,从而不利于疾病的康复。重症老年患者的心理特点除疾病本

笔记

身因素外，还与家庭环境、职业及经济生活等因素密切相关。

1. 重症老年患者的心理特点　当患者被送入ICU病房后，认为自己病入膏肓，与求生的本能形成强烈的冲突，缺乏归属感，极易产生焦虑、恐惧、悲哀、沮丧的心理，住院后普遍存在顾虑重重、心神不安、情绪不稳定。主要表现为孤独寂寞感、过分自尊或自卑、绝望心理等。

2. 持续评估和监护要点　要有目的的针对老年人的心理特点进行针对性评估和护理，做好思想疏导工作，解除其恐惧、自卑、孤独等不良心理状态，防范情绪波动，鼓励积极配合救治。护理人员在临床工作中要有耐心，揣摸患者的心理需求，耐心倾听其讲述，尽量满足患者要求；关注患者情绪变化特点和精神状态，保持患者的情绪稳定，建立良好的护患关系。

（二）专科护理评估

1. 积极预防肺部感染　对痰不易咳出的患者加强气道湿化，采用物理方法协助患者排痰，同时配合超声雾化吸入，必要时吸痰；定时翻身拍背，或采用医用震动排痰机辅助排痰；各项操作应严格规范，注意患者保暖；机械通气患者应采取半卧位，严格执行机械通气护理常规，减少呼吸机相关性肺炎的发生。

2. 强化肠内营养　若患者病情允许，尽早进食或鼻饲饮食，利于保护胃肠黏膜，以达到胃肠黏膜结构及功能的稳定，提高免疫功能。针对老年患者肠蠕动减弱、消化功能欠佳，宜对患者鼻饲肠内营养混悬液，采用输液泵控制并使用电子加温器使营养液均匀、恒温地进入胃肠道。

3. 防止坠床或碰伤　因老年人脑神经系统呈退行性变化，大脑皮质面积减少，从而导致脑萎缩。部分患者可出现神经系统的症状，特别是慢性阻塞性肺气肿的患者表现更为突出，因此必须对患者加强监护，防止坠床发生。床头和床边加用小棉枕，防止碰伤，同时加用护栏，物品放置于患者易取处，避免患者接触危险物品。

（三）基础护理评估

1. 口腔护理　完整的口腔黏膜对防止微生物的侵入、维持口腔健康很重要。老年患者机体免疫功能下降，加上长期甚至联合应用大量广谱抗生素可致菌群失调，导致真菌感染，因此应选择合适的口腔护理溶液，随时保持患者口腔清洁。

2. 皮肤护理　常规使用电动褥疮垫，每日擦浴、会阴冲洗，勤换衣裤、保持床单平整干燥，在病情允许情况下，定时翻身，对不能翻身患者，骨突部位垫软棉枕，防止受压及压疮的发生。老年人胃肠功能差，容易出现腹泻，因此还需保持肛周部位清洁、干燥。

二、重症产科妇女的持续评估和监测

产科危重症包括产科直接相关及产科非直接相关的疾病。直接相关疾病包括妊娠期高血压、急性妊娠期脂肪肝、产后出血、弥散性血管内凝血以及其他基础疾病，如成人急性呼吸窘迫综合征、溶血、肝酶升高、血小板减少综合征等；非直接相关疾病包括急性心力衰竭、急性呼吸衰竭、重症急性胰腺炎及感染性疾病、妊娠合并心力衰竭、败血症、深静脉血栓、尿路感染、急性肺水肿及社区获得性肺炎等。

（一）持续评估方法

为评价产科危重症患者的病情严重程度及预后，常需对此类患者进行评分。评分

笔记

系统主要包括急性生理和慢性健康状况评估评分（acute physiology and chronic health evaluation score Ⅱ，APACHE-Ⅱ）和简化急性生理评分（simplified acute physiology score，SAPS-Ⅱ）。

（二）监护要点

产后出血及妊娠期高血压疾病是产科危重症的最常见病因，因此，对这两类重症要进行重点持续监护。

1. 产后出血的持续监护　产前低血红蛋白、诱导分娩、产力的增加、前次剖宫产均与产后出血的危险性相关。因此，要仔细监测孕产妇的生命体征、实验室检查，尤其是凝血试验，及时明确产后出血的原因。

对产后出血患者，必须进行血流动力学监测和呼吸支持。除常规输血、补液等治疗外，要积极明确病因。子宫收缩乏力出血者，可常规运用子宫收缩剂，若仍未有效控制出血，可采取手术止血；对于出血不能控制的患者，为抢救生命，需行子宫切除术；对于胎盘、胎膜残留及软产道裂伤所致出血者，需积极对症处理；继发凝血功能障碍者，需补充凝血因子。

2. 子痫的持续监护　子痫是孕产妇死亡的重要原因，因此对妊娠期高血压产妇要加强评估和监护。抗血小板药物可在一定程度上预防子痫的发生，可给予低剂量阿司匹林、补钙等，治疗主要为对症治疗，可适当使用抗高血压药物，子痫发作时使用硫酸镁，在用药期间要加强监护。医护人员要提高识别和诊断的能力，从而在疾病早期即进行积极的干预。

3. 多脏器功能障碍综合征（multiple organ dysfunction syndrome，MODS）的持续监护　产科危重症患者常合并 MODS，脏器损害数目与孕产妇死亡率成正比。此类患者治疗难度大、病死率高。对于发生急性肺损伤的产科危重症患者，要加强监护，可以早期行无创正压通气（noninvasive positive pressure ventilation，NIPPV）进行氧疗，以提高抢救成功率。

4. 其他并发症的持续监护　不规范的产前检查、急性妊娠期脂肪肝、弥散性血管内凝血、重症急性胰腺炎、机械通气的使用等，都会引起或加重患者的病情。因此，在监护室除提供循环、呼吸、支持对症处理等严密监护的同时，需产科医生、麻醉医师、ICU 医生等多学科共同合作，必要时采用侵入性监测设施等，对患者进行监护和救治，以改善患者的预后。

三、重症儿童的持续评估和监测

重症监护室患儿病情危重，病情复杂、诊断困难，患儿因身体不适、耐受力较低、认知能力不全、治疗不配合等因素，使重症儿童的监护在每个环节都与生命安全息息相关。重症儿童患者的持续评估和监测中除常规评估和监测内容外，还有下列特殊的评估和监护。

（一）心理护理评估

1. 重症患儿的心理特点　重症监护室患儿因身体不适、耐受力较低、认知能力不全等因素，易出现严重的应激反应。此外，为了保证护理治疗工作的顺利实施，避免交叉感染，在患儿治疗期间禁止家属陪护，限制了家长探视制度，也相应地增加了家长负面情绪。对于家长来说，因患儿病情危重则承担着巨大的精神和心理压力，易产生焦

笔记

虑、恐慌等情绪，甚至会不理解、误会医护人员，给治疗及护理工作的顺利实施带来严重影响。因此，护士必须要重视患儿及家长的负面情绪，加强患儿及家长的心理护理，保证治疗和护理工作的顺利实施。

2. 持续评估和监护要点　减轻治疗操作给患儿带来的痛苦；给予患儿抚触、搂抱，缓解患儿负面情绪；以玩具安抚患儿，转移其注意力；与患儿沟通时态度要温柔和蔼、亲切；创建和谐温馨的住院环境；做好家长心理护理稳定家长情绪等。此外，在住院期间，应加强与患儿、家长沟通交流。如患儿气管插管通气，失去沟通能力，则做好家长的沟通交流十分重要，争取得到家长的理解和支持，保证治疗和护理工作的顺利实施。

（二）儿童谵妄护理评估（详见本章第八节）

（三）儿童意外拔管的评估

导管留置是重症儿童治疗的重要环节，而在患儿留置导管期间，极易发生意外拔管。

1. 意外拔管的常见原因　约束不当、分泌物造成胶布潮湿松动、患儿自拔、咳嗽自行咳出、转运途中造成意外拔管等。

2. 意外拔管的护理要点

（1）密切观察并记录插管外露刻度及导管固定情况，若有脱出或深入要及时处理；加强胶布固定的评估，及时将口腔和鼻腔的分泌物彻底清除，以免沾湿胶布，一旦发生胶布松动，要立即更换。

（2）有效使用约束工具，仔细认真照看患儿；使用约束工具时应附上软垫，正确固定，注意患儿约束时间，适当给以关节活动，并对约束部位的血液循环、神经功能和皮肤状况密切观察，防止并发症发生。

（3）在实施镇静措施时，应利用镇静评分工具，对患儿实际情况进行评估，适时有效评估采取合理的镇静干预措施，以此降低意外拔管发生率。

医护人员要对患儿留置导管情况进行持续评估，对符合导管拔除指征的患儿应尽早拔除导管，以免长时间留置造成意外拔管以及导管相关性感染的发生。

知识拓展

国内外常用的ICU患者评估系统

为评估危重症患者的病情严重程度及判断预后，临床常使用的评估工具有：

（1）急性生理及慢性健康（APACHE）评分系统

（2）简化急性生理功能评分（SAPS）

（3）死亡概率模型（MPM）

（4）急性肾衰竭（ARF）

（5）多器官功能衰竭（MODS）

（6）小儿危重评分

（7）胃黏膜 pH

（8）炎症反应器官功能不全评分（IRODS）

（9）治疗干预评分系统（TISS）

（10）学龄前期以上儿童谵妄评估工具（pCAM-ICU）；学龄前期及以下儿童谵妄评估工具（PAED、CAP-D）

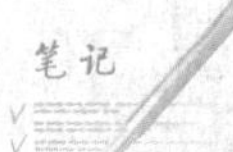

第七节 重症患者疼痛的评估与监护

重症监护病房的患者处于强烈的应激环境之中，创伤、外科手术、各种有创操作、各种治疗需要的插管都会引起不适和痛苦，疼痛是其常见症状。因此，镇痛与镇静已成为ICU患者的常规治疗，而镇痛是镇静的基础和前提，疼痛常使患者感觉"无助与恐惧"，ICU患者由于各种原因，无法描述其主观感受，因而产生躁动挣扎，危及生命安全。因此，恰当的镇痛治疗对ICU患者尤显重要。疼痛程度的评估直接关系到治疗护理措施的选择，进而影响到止痛的效果。

一、疼痛的评估

对于重症患者而言，疼痛应作为第五项生命体征与其他各系统的评估相结合进行常规评估。如果患者有能力进行交流，应鼓励其以语言或非语言方式表述疼痛的性质、部位和强度。疼痛评估不仅能够帮助医护人员判断患者的疼痛状况，亦有利于评价镇痛药物对患者的效果。

（一）疼痛强度的评估

患者的主诉是评估疼痛的最可靠的方法。可以使用一些方法来帮助患者恰当反映其遭受的疼痛及疼痛的程度。能说话的患者，可以用语言评分法（verbal rating scale，VRS）：按从疼痛最轻到最重的顺序以0分（不痛）至10分（疼痛难忍）的分值来代表不同的疼痛程度，由患者自己选择不同分值来量化疼痛程度。

1. 数字评分法（numeric rating scale，NRS） NRS是一个从0~10的点状标尺，0代表不疼，10代表疼痛难忍，由患者从上面选一个数字描述疼痛。见图9-2。

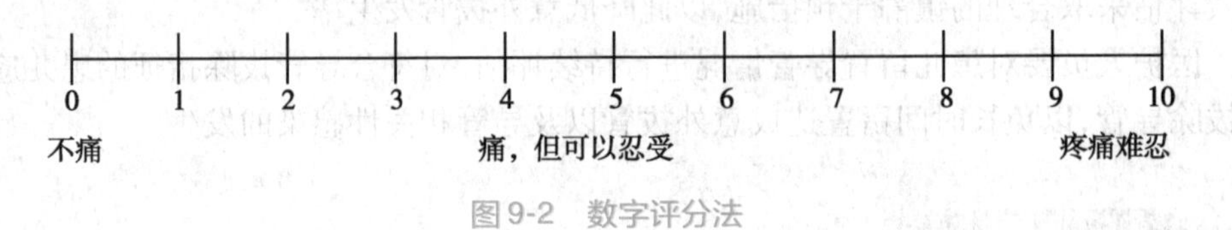

图9-2 数字评分法

2. 视觉模拟法（visual analogue scale，VAS） 对无法发声的患者，可以考虑采用视觉模拟法：用一条100mm的水平直线，两端分别定为不痛到最痛。由被测试者在最接近自己疼痛程度的地方画垂线标记，以此量化其疼痛强度。VAS已被证实是一种评价老年患者急、慢性疼痛的有效和可靠方法。见图9-3。

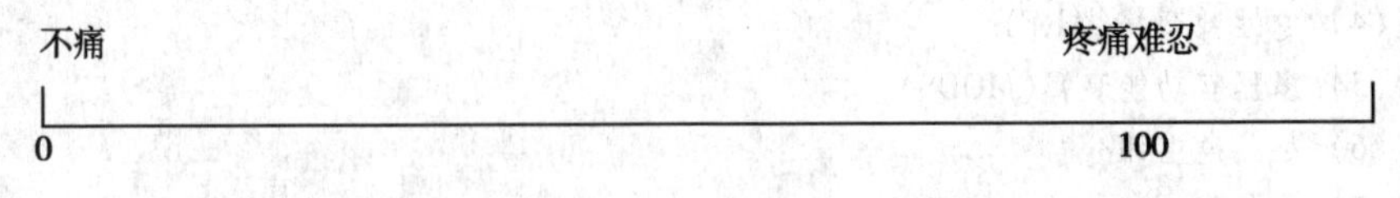

图9-3 视觉模拟法

3. 面部表情疼痛量表（faces pain scale，FPS） 为6个水平排列的面部表情，与面部表情疼痛评定量表相比更接近正常人的表情，便于患者选择与自己的疼痛程度相对应的面部表情。这个方法适用于老年人或认知水平较低的患者，也可用于有交流障碍

笔记

的患者。见图9-4。

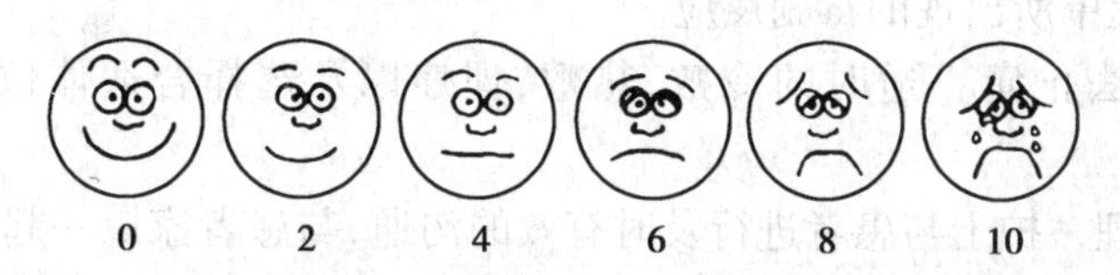

图9-4　面部表情疼痛量表

4. 疼痛的客观评价方法　ICU患者中有相当一部分是无法和临床医生交流的，使医生无法了解其是否存在疼痛及疼痛程度。但尽管患者没有疼痛主诉，但是一些有害的刺激仍会引起患者对疼痛的条件反射。因此，采用有效、客观和程序化的工具来评估患者对不利事件的反应也是镇痛评估的一种必要方法。对ICU中无法交流的机械通气患者常可采用客观的疼痛行为评估工具如疼痛行为量表(the pain behavior scale，PBS)和危重症患者疼痛观察工具(the critical-care pain observation tool，CPOT)等，也可请家属代诉患者的疼痛表现以及患者对疼痛的耐受能力等信息。

5. 诊断性镇痛治疗　对无法反映疼痛以及可疑疼痛的ICU患者还可以进行诊断性镇痛治疗来进行疼痛的评估。诊断性镇痛治疗的主要目的是为了证实疼痛的存在。如果患者确实有疼痛，诊断性镇痛治疗也可以作为镇痛治疗的基础。镇痛试验前预先假设危重症患者正在经历着中重度的疼痛，即刻给予患者一个低剂量的止痛药(如静推2～5mg吗啡)，随后观察给药后患者的相关表现。如果在经验性镇痛后患者的疼痛相关行为无明显改变，即在先前的剂量基础上成比例追加负荷量；如果在给药后患者的疼痛相关行为有所减轻，那么就可以制定下一步的止痛治疗，如24小时持续止痛治疗；如患者疼痛行为一直无任何改变，需考虑是否存在其他的原因，如低氧、脓毒血症、代谢紊乱等。

(二)疼痛部位、性质与伴随症状的评估

除了评估患者的疼痛程度以后，还应该明确疼痛的部位和性质。疼痛部位的描述可依赖患者自身述说，或以人体图片指引患者按图指出疼痛的位置以及疼痛的性质和相伴的症状。其他疼痛的评估有患者的自我感受，如疼痛开始时间、持续时间、性质，患者的生理反应如血压升高、脉搏增快、出汗以及行为改变如痛苦貌、呻吟、强迫体位、身体肌肉僵硬、深呼吸、深咳嗽、活动能力下降等来判断。对于不能描述疼痛的患者，如昏迷患者，疼痛评估则依赖护士的观察来判断患者的疼痛部位和强度，除了观察患者的生理反应之外，护士也可根据患者的病情或受伤机制判断疼痛的部位。

二、重症患者疼痛的管理

由于重症患者的病情复杂，疼痛发生的原因和临床表现多样，决定了单靠某一种止痛措施难以取得理想的止痛效果，因此应综合考虑止痛方法，建立疼痛控制目标。

1. 专人护理　护士应正确判断患者疼痛的部位、性质和程度，以及如何给予处理。

2. 实施健康教育　正确及时地实施健康教育，为患者解释疼痛产生的原因，控制疼痛的方法等，以提高患者对疼痛的认识程度，减少疼痛带来的恐惧与焦虑，增强患者对疼痛的自控能力。

笔记

3. 止痛药物的应用　护士应熟练掌握药物的类别、给药途径、毒副反应，以便正确处理用药过程中所出现的毒副反应。

4. 物理方法止痛　适时的冷敷、热敷、理疗以及选择合适体位均能缓解某些疼痛。

5. 心理护理　护士与患者进行及时有效的沟通，与患者家属一起关爱患者，进行良性暗示，可引导患者摆脱痛苦意境或淡化疼痛意念。如患者情况允许，鼓励患者参加富有情趣的文化娱乐活动，分散对疼痛的注意力。

护士应至少每两小时评估一次患者的疼痛强度，在操作之前、操作之后、给镇痛药后适当时间内再评估患者对药物治疗的效果及副作用，减少引起疼痛的刺激，如吸引、翻身、更换床单和敷料，插入和拔除引流管时，护士还应负责对患者和家属的宣教，及时解答患者对镇痛药使用的疑问，指导患者配合治疗。

三、重症患者的镇静干预

随着医学社会的发展，患者对医疗和护理质量的要求也越来越高。临床治疗和护理技术的不断发展，为患者提供了更有效更舒适的治疗过程。重症患者存在着各种突出的心理问题和躯体不适，镇静干预治疗也就显得尤为重要。镇静干预通过使用药物及非药物的方法使患者镇静，不仅仅使患者在精神和肉体上感到舒适，也有利于各种诊疗和护理措施的实施。

（一）重症患者的镇静干预治疗

1. 使用镇静剂　镇静剂的种类包括安定剂、抗焦虑剂、安眠药、镇痛药等。

（1）镇静剂的选择要点：①药物作用要迅速，并且持续的时间可以预测；②选择的药物应具有遗忘作用以及抗焦虑和（或）镇痛作用；③药物应无不良反应，尤其是对呼吸和循环系统没有影响；④给药途径最好选择静脉给药，同时药物通过静脉给药应可以控制其药物动力学；⑤药物的代谢产物应没有活性，无蓄积（既无肝脏的代谢和肾脏的排泄）；⑥药物供应方便，价格低廉，使用简单；⑦药物的半衰期应短，并且应具有拮抗药物。

（2）镇静剂的不良反应：①延迟苏醒；②增加院内感染发生的概率；③患者缺乏运动易引起肌肉萎缩和皮肤的压迫，易产生静脉血栓；④可能延误对某些神经系统疾病的诊断；⑤患者可能产生药物依赖或药物成瘾现象。

2. 心理疗法　包括精神疗法、心理和肌肉的放松疗法、自我放松法、自我调节法、分散注意力等。

3. 物理疗法　包括按摩、超声理疗、激光理疗和电流理疗等。

（二）护理要点

1. 病情观察　ICU 护士应正确评价患者的焦虑状态和镇静效果，分析患者引起焦虑的原因，必要时应配合医生进行血药浓度监测，以调整镇静药物的剂量。

2. 心理护理　护士除了要执行有关医嘱，按时给予镇静药物外，有时还要根据具体情况，在自己的职权范围内，运用非药物的方法减轻患者的焦虑，减少患者对镇静药物的需求。

3. 基础护理

（1）引流管护理：对于有多种引流管的患者应妥善固定和合理放置引流管，保证各引流管引流通畅，防止由于牵拉及阻塞而造成患者的疼痛和不适。

（2）安置舒适体位：对于活动受限的患者应注意体位的舒适，应经常变换患者的姿势，一般每2小时变换1次，同时要注意患者头部的活动，以防止耳部受压，局部产生疼痛感及不适。

（3）预防局部受压：对于皮肤受压部位应经常进行按摩，以促进局部的血液循环，一般定期（每4小时）用按摩油进行涂擦，以防止局部出现皮肤发红和（或）压疮现象，避免引起患者的不适。

（4）创造舒适环境：尽量减少噪声，根据患者的需求调节灯光强度，以减少患者的不良视觉刺激。

（5）减少对患者的干扰：合理计划各项诊疗和护理工作时，应尽量有计划、合理地安排时间，集中进行，从而减少对患者睡眠及休息的干扰。

（6）提高患者睡眠质量：在进行镇静干预治疗的患者，应帮助其建立起正常的睡眠周期，防止患者出现睡眠日夜颠倒现象，从而影响患者疾病的治疗效果及康复周期。

（7）增加患者与其家属的交流：对于镇静干预治疗中的清醒患者，应采取灵活的探视制度，满足患者的合理需求，使用呼吸机的患者鼓励其与家属进行各种非语言交流（如手势，写字，图片等）以减轻患者的焦虑情绪，使患者能更好地配合诊疗和护理工作，从而保证患者疾病得到最佳的治疗效果。

第八节　重症患者的心理护理

随着现代医学的不断进步，临床上对危重症患者的救治水平显著提高，但与此同时，危重症患者的不良心理反应问题亦愈显突出，直接影响到患者的病情稳定、疾病转归和生活质量等。因此，对危重症患者施以有效治疗的同时，加强必要的心理护理，能使患者在获得良好的心理支持和稳定的情绪状态下，最大限度地发挥其主观能动性，与医护人员密切合作，促进疾病的康复。

一、危重症患者的心理变化特点

危重症患者因病情危重，病势发展凶猛，对突然起病或突遭意外缺乏足够的心理准备，常会导致强烈而复杂的心理反应。危重症患者进入重症监护病房后的心理变化有以下四个阶段：

（一）初期焦虑、恐惧

常常出现在患者进入ICU后的1～2天。主要由于患者对ICU环境、疾病转归、治疗效果等不明白而引起，常表现为烦躁不安、敏感多疑、激惹性增高、精神高度紧张和极度恐惧等。

（二）心理否认期

多数患者自进入ICU后第2天开始出现，第3、4天达到高峰，约有50%的患者可能发生心理否认反应。这些患者经抢救后病情好转，急性症状初步控制，就否认自己有病，或认为自己的病很轻，不需住院监护治疗。

（三）中期抑郁

抑郁症状一般在第5天以后出现，可见于30%的患者。ICU内的患者多数因急症

笔记

入院，对入院后的陌生环境缺乏心理上的准备，而且家属探视受到限制，因此患者容易产生孤独感，加之周围有各种抢救仪器，故容易感到自己病情严重，担心是否能好转，产生无力感和绝望感，忧虑工作、家庭、生活，不愿朋友及同事知道其患病，对探视、治疗和护理多采取回避态度，严重者可萌发轻生念头。如烧伤患者，自我完整性破坏，当需要截肢或整容时，患者可能担心影响工作和家庭生活等；有些器官移植患者，一想到自己体内某个器官是他人供给的，就会产生一种强烈的异物感和排斥感，担心所移植的他人的器官与自己机体的功能不协调，而对自己的生命安全产生威胁等。

（四）撤离ICU的焦虑

危重症患者由于身体虚弱、生活自理能力差、渴望生存、期望迅速康复，故往往强化自己的患者角色，一切以自我为中心，对医护人员、家属、朋友依赖性增强，期待得到更多的照顾。有些患者适应了ICU，对ICU产生依赖，而对离开ICU缺乏充分的准备，故离开ICU时产生焦虑反应，表现出行为幼稚、退化，希望得到全面照顾。临床上，监护综合征也称作ICU综合征，是指患者在ICU监护过程中出现的以精神障碍为主，兼具其他表现的一组综合征，表现为谵妄、思维紊乱、情感障碍、行为动作异常等。原因较复杂，除与患者的疾病有关外，与患者对ICU环境不适应及社会心理因素也有密切关系。除非强调预防措施，患者在监护室里停留的时间越长，ICU综合征的发病率越高。如长期机械通气的患者，习惯于被动辅助通气，容易对机械通气产生依赖的心理，对脱机有恐惧感，担心呼吸困难和窒息的发生。

二、ICU谵妄

谵妄是一种注意和认知功能的急性障碍，表现为意识状态的急性改变或反复波动、注意缺损、思维紊乱和意识模糊。ICU谵妄是由于ICU患者经历一系列打击所致的一种中枢神经系统的急性功能障碍。

（一）常见原因

1. 患者因素　年龄在70岁以上；既往有神经精神病史、中风史、癫痫史、抑郁史；入院时有视力和听力减退、肝肾功能障碍。

2. 疾病因素　脑外伤、心肺疾病、内分泌及代谢紊乱、药物戒断、中毒性疾病、感染。

3. 治疗因素　一些侵入性操作如机械通气、各类管道的放置，ICU患者常用的精神活性药物如抗胆碱药物、止痛剂和镇静剂等，有机磷、阿托品、利多卡因、氨茶碱、西咪替丁、地塞米松、喹诺酮类、酒精等药物中毒均可以增加ICU患者的谵妄率。

4. 环境因素

（1）ICU内有许多抢救设备和监护仪器，限制探视，限制活动及使用约束，环境陌生，缺乏沟通及交流，这些都使患者容易产生焦虑、紧张、恐惧等心理反应。

（2）ICU患者睡眠时间减少，经常从睡眠中惊醒，睡眠质量差，存在严重的睡眠剥夺和睡眠周期紊乱问题。

（3）ICU危重症及抢救患者多，需要使用留置导尿及气管插管或气管切开行机械通气等特殊治疗及护理多。

（二）临床表现

ICU谵妄一般在入住重症监护病房的第2天发生。常起病较急，主要表现为意

笔记

识、认知、感知、情感和行为障碍。症状昼轻夜重,通常可持续数小时或数周,若未得到控制,则可发展为昏迷,甚至死亡。少数患者可有前驱症状,如倦怠、焦虑、失眠等,继而出现注意力不集中、嗜睡、定向障碍、错觉或幻觉、情感淡漠等表现,在行为上可有行动减少型和行动增多型两种行为障碍。

（三）危害

发生谵妄后造成的危害主要是住院时间延长、增加并发症的危险性、影响机械通气患者的脱机成功率,增加病死率、远期并发症和医疗费用。

（四）治疗措施

1. 寻找并去除诱因、病因,改善威胁患者生命的情况　明确原因是处理谵妄最关键的因素,应从患者、疾病、治疗及环境等诱发谵妄发生的危险因素中积极寻找发生的原因,预防和控制谵妄的发生。如积极处理原发疾病,改善缺氧,控制感染;积极解除疼痛和不适,尽早拔除有创管道,解除约束;降低噪声,改善灯光保证患者正常睡眠等。

2. 药物治疗　目的是镇静、控制精神症状、改善睡眠。在药物治疗前须考虑导致谵妄的原因是否已得到纠正以及是否有危及生命的情况存在,苯二氮䓬类、氟哌啶醇常用于谵妄的处理,一旦谵妄症状得到控制,规律用药要持续几天,然后逐渐减量。

（五）护理要点

1. 密切观察病情　严密观察患者生命体征,尤其是呼吸和血气分析变化,保证呼吸道通畅和呼吸机的正常运行;观察比较患者入院时和入院后的行为和认知水平变化,及时发现异常,鼓励家属与患者的交流,便于察觉患者的认知改变;观察用药后的反应,如低血压、急性运动障碍等锥体外系反应、尖端扭转性室速等氟哌啶醇的主要不良反应。

2. 控制危险因素　每天为患者提供3次刺激认知功能的活动,给患者时间、地点和人物的定向,以维持患者的定向力,促进患者对周围环境的感知;操作前向患者解释目的、意义、可能出现的不适等,消除紧张恐惧情绪,降低焦虑水平;提供舒适安全的环境,最大限度降低各种仪器的警报声,减少应激刺激,保证患者充足睡眠。

3. 预防并发症　ICU患者焦虑发作时,容易发生躁动,要做好保护措施;合理使用镇静药物,从小剂量开始,缓慢静脉滴入,达到有效血药浓度,严密监测并尽早停用;疼痛会导致躁动不安、意识模糊,诱发谵妄的发生,所以要缓解ICU患者出现的不同程度的疼痛,注意观察分析,运用音乐疗法、交谈或给患者舒适体位等缓解疼痛。

（六）重症儿童谵妄的评估

危重症患儿谵妄的评估工具除具备准确、有效、方便和省时的特点外,所选择的评估工具在提供可参考数据的基础上,必须兼顾临床可操作性,这样才能为医疗处置提供科学依据。因此,针对不同年龄阶段的儿童认知发育水平可采用不同的评估方法,即针对学龄前期以上的儿童,可使用含认知评估的谵妄评估工具(如pCAM-ICU),而对学龄前期及以下的儿童,采用以行为观察为主要的谵妄评估工具(如PAED、CAP-D),以期早期发现、早期干预和治疗。

笔记

三、影响ICU患者心理反应的因素

（一）疾病本身因素

ICU危重症患者常伴有不同程度的心理活动异常或精神异常，这可能与疾病本身息息相关，如肝性脑病前期患者，由于血氨增高，可产生不同程度的精神异常；急性失血性休克患者由于循环血量骤减，导致组织器官血液灌注不足而致脑缺血缺氧等。这些疾病还可出现类似神经官能症的表现，如焦躁不安、易疲惫、萎靡不振、情绪不稳、抑郁、睡眠障碍等。另外，疾病导致患者失去生活自理能力，也容易产生抑郁心理。

（二）个体因素

患者心理反应的强弱、持续时间的长短、严重程度、对症状改善和治愈的预期，与患者心理素质、个性特征、文化水平、家庭经济状况、对自身疾病的认识等因素密切相关，患者对疾病所造成痛苦的耐受性及社会因素也会影响患者对疾病的心理反应。患者对疾病的认识更多地取决于个人对疾病的体验和对外界刺激的认识和评价，大多数危重症患者，由于对凶险的病情缺乏心理准备，认为自己病情严重会危及生命，因此产生明显的恐惧感和威胁感。对疾病的经历和认识水平可使同样疾病、相似严重程度的患者产生截然不同的心理反应，如同为支气管扩张的患者，复发者可因有经验而保持冷静并主动预防窒息，初发者因惊慌失措而导致呼吸道阻塞。

（三）治疗因素

在治疗过程中，某些药物可以影响患者的脑功能，如利多卡因在治疗心律失常时，当静脉滴注速度达4mg/min时，大部分患者可出现谵妄等精神症状；机械通气、鼻饲、持续静脉滴注、心包、胸腔或脑室引流等诊治手段，都给患者带来一定的痛苦，成为其不良心理反应的诱发因素；气管插管及气管切开行呼吸机辅助呼吸的患者影响语言表达，易导致患者心理上的恐惧感和不安全感。

（四）环境因素

ICU环境对患者来说往往非常陌生，监护仪、输液泵、呼吸机发出的报警声音，以及医务人员的说话声、走路声，都会影响患者的心理状态；ICU昼夜光线通明，使患者很难维持生物节律，造成睡眠不足和身心极度疲乏；ICU患者缺少外界信息，高度隔离也增加了患者的不安全感及孤独感；ICU病室气氛严肃，医护人员忙于各种救护处置，无暇与患者充分交流，使患者得不到及时的信息，可因信息缺如而产生恐惧、孤独、忧郁等消极情绪。

（五）人际关系因素

1. 医护人员　ICU医患比例相对较高，工作节奏快，给患者以繁忙、嘈杂的感觉；医护人员在患者床边讨论病情或进行各项治疗护理活动，特别是一些刺激性操作，如吸痰、挤压引流管等，可引起患者不适；医护人员的言谈举止、行为表现、技术熟练程度等，可对患者产生不同程度的刺激。

2. 同室患者　同室患者的痛苦表情或呻吟，其他患者的死亡，会加重患者焦虑、紧张的情绪。

3. 患者家属　ICU患者对家属特别依恋，但由于病情及治疗的需要，往往不允许

笔记

家属陪护，故患者倍感孤独。此外，有些家属自身的不安情绪也会给患者造成不良的心理影响。

四、危重症患者心理评估的方法

危重症患者由于起病急、病情重，心理反应复杂，表现方式多样。护理人员要准确掌握患者的心理状态，首先要全方位采集能反映其心理状态的各种信息，运用各种心理评估的方法，综合判断，寻找主要心理问题。

（一）观察法

危重症患者病情危重，有些插有气管插管，语言表达受到限制，因此观察法是重症患者心理评估的主要方法之一。观察法可分为自然观察法和标准情形下的观察法两种。自然观察法是指在自然条件下，对反映心理的外部活动进行观察；标准情形下的观察法是指在特殊的试验条件环境下观察个体对特定刺激的反应。采用观察法对重症患者进行评估时需注意，由于个体差异可使患者的焦虑、紧张程度与其疾病的严重程度不呈正比。因此，判断患者情绪时既不能被夸张的情绪表现所迷惑，也不可忽视那些被掩饰的情绪反应。对重症患者，自然观察法更适宜，观察内容包括对表情、动作的观察和对生理反应的观察。

（二）调查法

调查法是通过会谈、询问、座谈或问卷等方式获得资料，并对调查结果加以分析研究的方法。对重症患者，病情重，不良心理反应复杂，应先判断其认知功能，通过与患者交谈，了解其思维、反应、情感活动、定向力等，引导、鼓励患者表达其内心的想法；重症患者自己不能填写问卷，可由护理人员逐条念出内容，根据患者回答进行填写，然后收集问卷对其内容逐条分析，进行等级记录并研究。调查内容应尽可能广泛、详细，如患者的身份、就诊的原因、既往病史、人格特征、家庭情况、社会地位、人际关系、有无心理异常等，还可以调查患者及家属的需求、对护理工作的满意程度等。

（三）心理测验法

运用心理学的理论和技术对人们的心理状态和行为进行客观的标准化的测量，是测量心理现象的数量化手段。临床护理工作中，护理人员可以用诸如人格量表、智力量表、症状量表、焦虑自评量表、抑郁自评量表、敌对情绪症状心理测量表等为患者进行心理评估，所得结果与常模进行比较，可避免一些主观因素的影响，具有较高的科学性和实用性。

五、危重症患者的心理护理

危重症患者时刻面临生命威胁和遭受躯体的不适，如果再加上抢救时的种种不良刺激，可能会加重病情，造成严重后果。因此，监护室内良好的心理护理尤为必要。

（一）稳定患者情绪

对于危重症患者，必须分秒必争，尽快救治。抢救工作中要做到忙而不乱，动作敏捷轻巧，以增加患者的安全感。应特别指出，在患者面前不可说“这么重”、“怎么办”之类的话。要做好保护性医疗工作，对生命体征不平稳，生命危在旦夕的患者，只能单独向家属作交代，并提醒他们不可在患者面前流露。

笔记

（二）创造良好的环境

创造舒适的治疗环境，ICU 室内的色调应是使人情绪安静、平稳而舒适的冷色，如蓝色、绿色；向患者说明仪器是为了监测病情，并非意味着病危；为避免对患者的刺激，应在不影响诊疗规程的情况下，尽量将诊疗操作集中完成；室内悬挂日历和时钟，增加患者的时空感，减轻紧张和恐惧情绪。

（三）加强沟通与交流

ICU 护士应仔细观察患者的面部表情、语言、动作，主动与患者交谈，抓住时机对患者说些安慰性、鼓励性、积极暗示性和健康指令性的话语，了解患者对疾病的认识、态度、对治疗和护理的要求、对工作和家庭的牵挂及生活习惯等，同时要认识到非语言沟通的重要性，微笑的面容、鼓励的眼神、皮肤的接触等都可以减轻患者孤独不安的心理。对因气管插管或气管切开而不能用语言交流的患者，可采用规范化手势语、图片卡、写字板和摇铃等四种便于患者理解和表达的非语言交流方法。

（四）放松训练方法

放松训练可使患者达到一种主观的安静状态，逐渐产生安详和幸福的感觉，这样的状态可以抗衡患者可能存在的焦虑等不良心理反应。

1. 音乐放松训练　音乐是一种特殊的语言，旋律优美的音乐可减少交感神经活动，增加副交感神经活动，缓和交感神经的过度紧张，使人精神放松，减轻压力，减少和预防 ICU 综合征的出现。

2. 肌肉放松训练　患者保持舒适体位，闭上双眼，集中意念深呼吸，然后进行肌肉收缩-舒张的交替训练，顺序是沿着手、前臂、肘部、上臂、头颈部、脸部、肩部、背部、腹部、大腿、小腿、足部，最后全身放松，回到正常呼吸。

3. 深呼吸放松训练　患者闭上眼睛，慢慢做深呼吸，护士可配合患者的呼吸节奏给予如下指示语："呼……吸……呼……吸"。

4. 想象放松训练　患者放松，闭上眼睛，然后开始由护士给予言语指导，进而由患者进行想象，在想象的情境中，患者可感到舒适、惬意和放松，护士的语气要柔和，语调适中，节奏逐渐变慢，配合患者呼吸。

5. 给予理解和帮助　对危重症患者要理解并谅解他们可能表现出的过激行为。焦虑和抑郁对患者所造成的心理损伤，护士应以同情、关心的态度，耐心听取患者的想法和感受，切忌以武断、轻率、否定的态度和患者沟通。当重症患者情绪难以自控而言行不当时，护士最好先保持沉默，切不要与之理论争辩，以免引发患者更强烈的情绪反应，待基本平息后，再给患者耐心细致地说明。护士不能机械地听取患者叙述，要深入了解其内心世界，注意言谈和态度所表达的心理问题，引导患者倾吐内心感受，这种方法本身就有宣泄治疗的作用。

6. 加强心理支持和社会支持

（1）心理支持：护士要与患者建立良好的、彼此信任的治疗性人际关系，通过使用动作和言语表达、情绪感染直接影响患者，使患者产生积极获取健康的内在驱动力。

（2）社会支持：是指社会方面包括家庭、朋友、同事、社会团体、工会组织等给予患者精神上和物质上的帮助支援。

笔记

7. 提高患者对疾病的认知能力　帮助患者较为客观地看待自己的病情，使其认识到思维方式及对疾病的态度也是导致心理问题的重要原因。对于进入ICU的患者，用通俗易懂的语言介绍病房的基本设置及各种仪器设备，讲解疾病的相关知识，对自己的病情有正确的认识，使其减轻心理压力。

8. 帮助患者适应各种变化　对于心理矛盾冲突比较严重的患者，可给予心理治疗，如以宣泄法使患者发泄压抑的情绪、以升华法转移心理矛盾、以调查法使患者正视自己的病情，正确对待疾病、对待生活。对病情好转但有依赖心理的患者，应注意不能突然停用原治疗方案，要制定强化治疗和预防复发的治疗措施，同时做好解释工作，使患者明确自身疾病已经缓解，树立战胜疾病信心，逐渐恢复自理能力；对恐惧和焦虑的患者，要调动患者自身能力不断进行内部调节，教给患者放松技巧和应对策略，以使之适应客观现实和环境，恢复心理平衡。

9. 消除呼吸机依赖心理　对产生呼吸机依赖的患者，应做好解释工作，告诉患者现在的病情已经好转，可以按计划间断撤离呼吸机，直至完全撤机。给患者心理支持，向患者保证呼吸机就在身旁，一旦在撤机过程中，出现呼吸困难和窒息，可以随时接上呼吸机，以消除患者的顾虑和担心，并向患者解释撤机过程中和拔管时可能出现的感觉，做好心理准备，减轻焦虑。

六、危重症患者家属的心理干预

危重症患者由于病情和治疗的需要，往往不允许家属长时间陪在患者床旁，导致患者对家属特别依恋，此时如果家属有不良情绪，会对患者的心理产生较大影响。因此，在日常工作中，必须关注患者家属的心理变化，及时给予干预。

（一）向家属介绍ICU基本情况及患者的病情

在家属探视时，护士应主动介绍ICU的环境、有关制度、患者的病情、治疗计划，简要介绍仪器的使用目的、患者身上的管道对维持生命的意义、一些特殊检查和诊疗的目的等，有利于减轻患者和家属视觉上的超负荷感受；随时为患者家属提供抢救、诊断和治疗情况，适当疏导情绪，提供精神支持。

（二）给予患者家属情感上的支持和安慰

要与患者和家属建立一种良好的信任关系，倾听家属的顾虑，表示愿意与家属一起讨论解决患者所面临的各种治疗与护理的问题，能对家属情感上的需要提供帮助；告诉家属如何配合医疗护理工作，如何给患者关心、支持和鼓励。

（三）与家属加强沟通与联系

及时与家属沟通患者病情及治疗效果方面的信息，在患者病情变化时，或可能抢救无效的危重症患者，ICU护士应及时通知家属，使其有一个逐步认可事实的过程，建立良好的心理应对机制；对抢救无效死亡的患者，和家属一起严肃、认真地做好患者的善后护理，体现对死者和家属的尊重和关心，做好家属的心理疏导工作。

第九节　重症患者和家属的健康教育

在危重症患者的不同时期，护理人员的支持、同情和教育对危重症患者和家属都

笔记

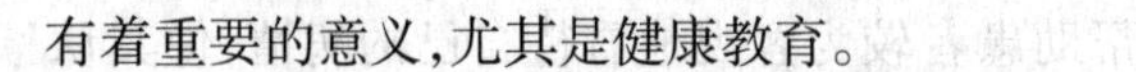

有着重要的意义，尤其是健康教育。

一、制定健康教育计划

（一）准确评估

护理人员是患者健康教育的主要施教者，在整个教育过程中扮演着重要的角色。ICU 患者病情危重，躯体和精神两方面都承受巨大痛苦和压力，接诊后应使患者尽快熟悉病房环境、设施和制度，消除紧张情绪，正确评估患者的身体状况、心理状况、社会文化背景、学习能力及健康需求，为制订计划提供依据。

（二）确立教育目标

在评估患者健康状态和学习需求的基础上，将获取的信息进行分析，判定患者缺乏哪些知识和技能，并综合考虑他们的文化程度和影响学习的生理、心理因素，制定教育目标，以促进其实现知识、信念、态度和行为的转变。

（三）制订教育计划

ICU 患者教育活动周期通常较短，灵活性较大，影响因素较多，为保证教育工作落实，必须对各系统某些疾病进行全面评估和分析，找出共性及个性健康问题，拟定标准教育计划，以便护士在制订某病例教育计划时参考，再根据教育对象的个体差异进行增减，根据各影响健康的危害性及重要性，合理安排教育内容。

二、教育方式

ICU 患者教育有别于一般健康教育，教育对象病情危重，年龄和知识层次各异，故教育方式应符合 ICU 住院患者的期望和需要，内容丰富，灵活多样，随着病情发展程度有计划地实施，结合日常护理活动有针对性地进行，以便取得较好的效果。

（一）口头讲解

最基本、最主要的教育方式。针对患者的病情，讲解疾病过程、用药、使用各种监测仪器的目的、注意事项、术前术后指导、恢复期锻炼、出院后不良行为纠正等。

（二）提问回答

一方面鼓励患者提出问题，由护士予以解答，另一方面选择已讲过的内容进行提问或讨论，从而加深对讲解内容的认识，从中可判断患者对知识的掌握程度及教育效果。对于不能进行语言交流的如气管插管、接受呼吸机辅助治疗等患者，神志清楚，手可以活动的，通过患者的表情、手势或使用写字板等了解他们所要表达的意图。

（三）示教模仿

由护士对操作进行示教，如术后卧位、翻身、咳嗽、排痰、手语、早期床上功能训练等，然后让患者模仿训练，在患者训练时加以纠正和指导。

（四）文字阅读

此方式教育内容全面，又可节省时间。对于有一定文化程度的患者，在护士给予必要解释的基础上，把健康教育小册子、科普读物、宣传卡片、图文像册等健康教育内容交给患者自己阅读，并在过程中正确引导，以取得较好效果。

笔记

学习小结

1. 学习内容

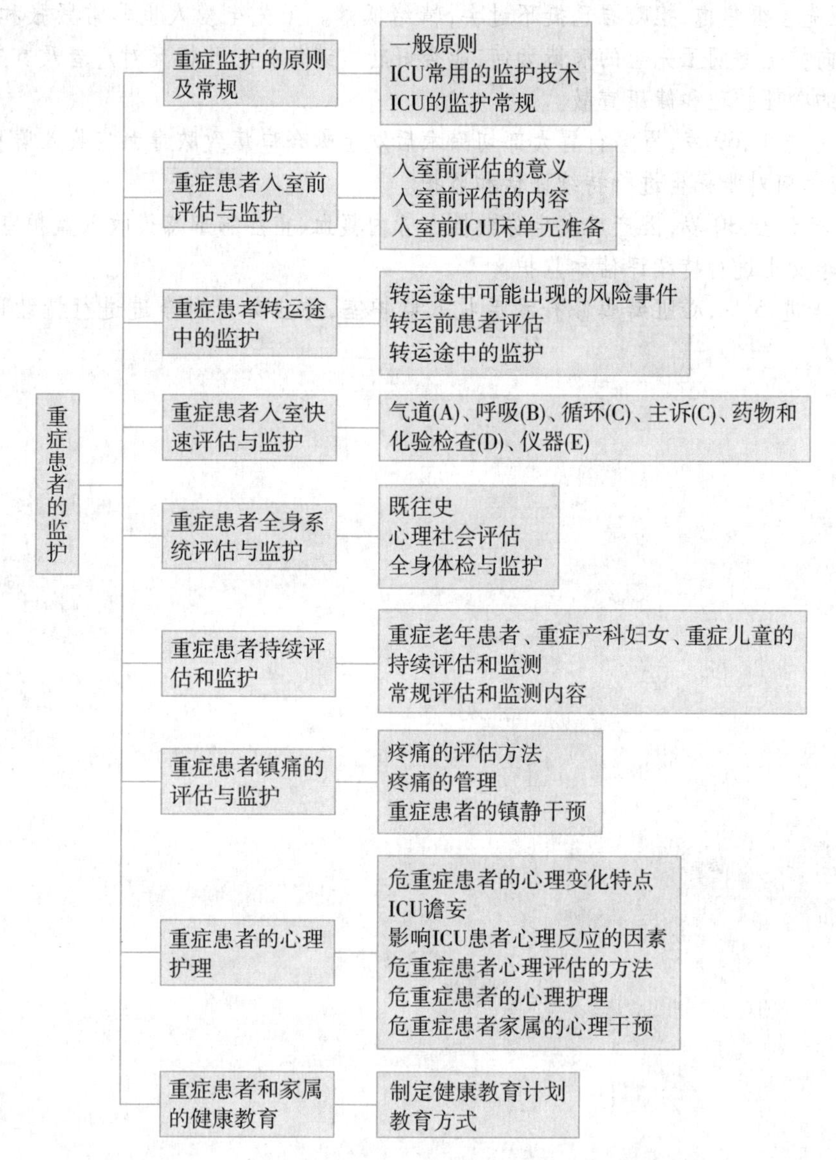

2. 学习方法 ICU护士关注的不仅仅是监护仪器设备提供的各项参数，重要的是要运用护理程序，用评判性的思维分析问题、解决问题，建立对重症患者"全程护理"的理念，对重症患者监护的五个阶段：入室前、转运途中、入室快速和全身系统评估与监护，要梳理、归纳，总结，同时要清楚重症患者不同阶段可能存在的病情变化风险，掌握重症患者的心理，做好其心理护理及家属的健康教育。

（王惠峰 徐建宁）

复习思考题

1. 监护室护士接到急诊科电话，"现有一位车祸后导致颅脑、胸部损伤的患者，目前已经过初步处理,但是生命体征仍不稳定,需要入住监护室进行治疗”,作为监护室护士,你应如何对患者进行评估?

2. 王先生,76岁,因COPD急性发作导致呼吸衰竭入院,收入监护室后接呼吸机氧疗,王先生很焦虑,担心自己挺不过去,情绪低落。王先生爱人也非常紧张和焦虑,不停地向护士询问王先生的病情如何,能否好转。请你针对此情况对患者及其家属进行有效的心理护理和健康宣教。

3. 张先生,69岁,胃癌行胃大部切除术后发生吻合口瘘致脓毒血症收入监护室治疗,你应如何对张先生进行持续评估和监护。

4. 李女士,30岁,因产后发生弥散性血管内凝血、重症肺部感染收入监护室,你应如何对李女士进行持续评估和监护。

5. 李进,5岁,心脏瓣膜修补术后收入监护室,你应如何对李进进行持续评估和监护。

笔记

第十章

重症患者监护技术

学习目的

通过学习ICU内常用重症监测技术的目的、适应证、禁忌证、操作步骤和监护要点，为重症患者实施监护工作奠定理论基础。

学习要点

心电图、有创动脉血压、中心静脉压、肺动脉压、动脉血气和酸碱度、经皮脉搏氧饱和度、脉搏指示连续心排量监测、肝功能、肾功能、血糖和有创颅内压的监护要点。

应用现代化的监护设备对重症患者进行监护，可以及时地发现患者的病情变化，从而为医护人员及时采取有效救护措施提供依据。因此，熟练掌握各项重症监护技术是重症病房护士必备的基本技能之一。

第一节　循环系统监护技术

循环系统监护主要包括有创和无创两种监测方法。心电图监护和无创血压监测是通过监护仪器经患者皮肤或黏膜间接测定心率、心律和血压等心血管功能状态的指标，对患者的组织器官没有损伤，因此是ICU内最常用的监测方法，而中心静脉压、有创动脉压、肺动脉压、脉搏指示连续心排量监测是将导管或探头经体表插入患者心脏或血管内，直接测量各项血流动力学指标，虽然可导致出血、感染等多种并发症，却是ICU内对严重创伤、休克、DIC、心脏和大血管手术等患者实施救护时不可或缺的监测手段。

一、心电图监护

（一）目的

监测心脏的电活动，及时发现和识别心律失常；判断药物治疗心律失常的效果；调节和监测起搏器的起搏功能；监测心脏有无缺血性损害；判断心脏电复律的效果。

（二）适应证

心律失常；电解质紊乱；缺血性心脏病；严重创伤和休克；大中型手术的术中和术

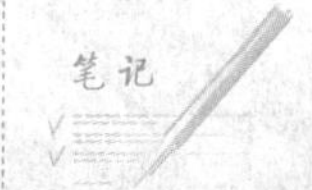

后监护。

（三）操作步骤

1. 准备用物，包括床旁心电监护仪及其导线，电极片和酒精棉球。

2. 连接电源，将心电监护的导线插头插入心电监护仪的心电插孔内，将电极片扣入电极头。

3. 患者取平卧位或半卧位，暴露监护区域，评估患者监护区域的皮肤清洁情况。

4. 用酒精棉球清洁监护区域的皮肤，以祛除皮肤表面的汗渍，防止电极片与皮肤接触不良（胸毛浓密者应备皮祛除胸毛）。

5. 待监护区域的皮肤表面酒精挥发后，粘贴电极片，要注意避开除颤位置。

6. 打开监护仪开关，选择需要显示的导联，调节心电监护的报警参数。

7. 整理、固定导线，记录监测结果。

（四）注意事项

1. 床旁心电图监测是利用皮肤电极片将监测到的心脏搏动信号转变为电信号，然后通过导线引入到监护仪内，所以电极的安放应尽量减少电极与皮肤接触不良，以避免造成皮肤—电极间的阻抗增高，使监测心电图的信号幅度降低。

2. 电极片应根据监护仪的要求放置。心电监护仪使用三个电极时，其安放原则是正电极、负电极和接地电极形成三角形，负极—正极的放置与心电向量平行、方向一致（右上—左下），两者距离较大时可获得波幅较大的正向 QRS 波；使用五个电极时（图 10-1），通常肢体导联的电极放在左右锁骨中线第一肋间和左右锁骨中线与剑突水平处，改良胸前导联放在胸骨右缘第四肋间（V1）或腋前线第五肋间（V5）。

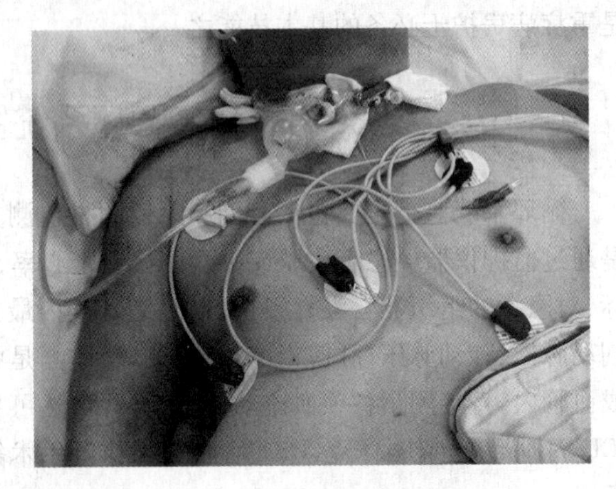

图 10-1　五导联心电监护

3. 心电图监测是用 3～7 个导联代替标准 12 导联体表心电图进行心电监测，虽然有的监护仪可同时显示两个导联波形，或自动进行 ST-T 分析，但其监测的图形均不能代替 12 导联的心电图检测进行 ST-T 和 QRS 分析。

（五）监护要点

1. 妥善安放电极，电极安放的位置应保证获得清晰的心电图监测波形（P 直立，QRS 波幅>0. 5mV）；避免安放在骨隆突处；避免肌肉活动干扰心电图曲线，形成心电监测伪差。同时不影响心脏听诊、心电图检查和心脏电除颤。

2. 护士应根据患者病情选择需要监测的导联，选择肢体导联进行监测可以及时发现心律失常；若需要监测患者有无心肌缺血，应选择改良的胸前导联进行监测（图

笔记

10-2）。

3. 定时更换电极片及监护部位。当电极片脱落、接触不良或检测图形出现干扰时也应及时更换电极片。

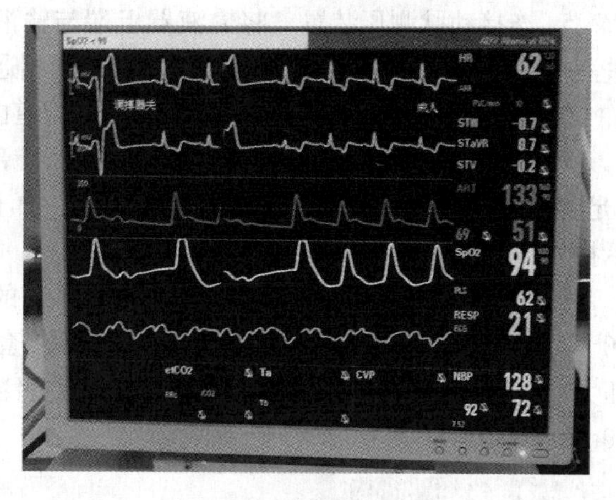

图 10-2　心电监测波形

二、有创动脉血压监测

（一）目的

实时了解动脉血压变化；了解患者左心室收缩功能、心室后负荷和周围血管阻力。

（二）适应证

大中型手术的术中和术后监护；严重创伤、休克、心功能衰竭和高血压；监测和判断血管活性药物的治疗效果。

（三）禁忌证

出血性疾病、凝血功能障碍；穿刺血管侧支循环功能障碍；穿刺部位感染、损伤。

（四）操作步骤（以经皮桡动脉穿刺为例）

1. 检测桡动脉侧支循环功能（Allen 试验）　患者需要检测的上肢抬高，超过心脏水平后握拳；护士分别压迫患者的桡动脉和尺动脉，使患者的拳头因缺血发白；嘱患者将手放回至心脏水平后松拳，护士松开压迫尺动脉一侧的手后观察患者手掌颜色恢复的速度，以辨别尺动脉血液通畅情况。正常时患者手掌在 6 秒内恢复红晕，若恢复红色超过 15 秒为 Allen 试验（+），说明尺动脉血液循环差，此患肢禁忌桡动脉穿刺。

2. 准备用物　包括动脉置管针、一次性压力传感器套装（图 10-3）（包括一次性压力传感器、一次性输液器、三通管和压力延长管）；监护仪及压力连接线；肝素、5ml 注射器、0. 9% 生理盐水 500ml；压力泵和加压袋。

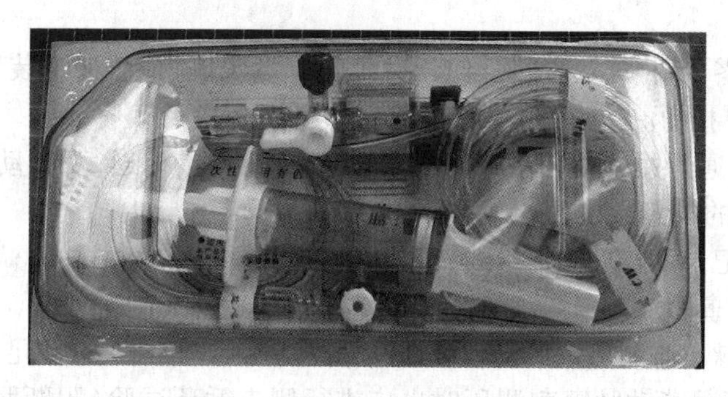
图 10-3　一次性压力传感器套装

3. 连接压力冲洗装置　将 12 500U 的肝素注入 500ml 生理盐水袋内，然后将输液袋套入装有压力泵的加压袋套内。挤捏加压袋的皮囊，打气到 300mmHg。

4. 连接压力监测装置　将压力传感器固定于固定架上，并与右心房水平相当。将压力连接线分别与传感器和监护仪的压力监测孔连接（图 10-4）。

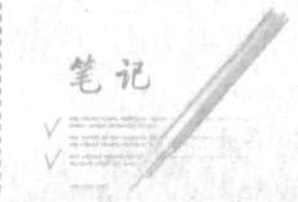

5. 连接动脉测压装置 将输液器上端与输液袋连接，下端接一次性压力传感器进液端，然后调节三通使出液端与压力延长管相通。

6. 排气 打开输液器开关，将动脉测压管道内的空气排尽。

7. 卧位 患者平卧，前臂伸直，掌心向上，腕部垫小枕，充分暴露穿刺部位后消毒（足背动脉穿刺时，足部保持跖屈位），同时，护士消毒用于固定穿刺部位的中指和示指。

8. 操作 护士用示指和中指固定需穿刺的动脉，另一只手持动脉置管针，以20°～30°从动脉搏动最明显处进针，见回血后将套管针全部插入，然后退出针芯，连接压力连接管；用肝素盐水冲洗后，调节三通关闭冲洗通路；敷贴妥善固定穿刺针（图10-5）。

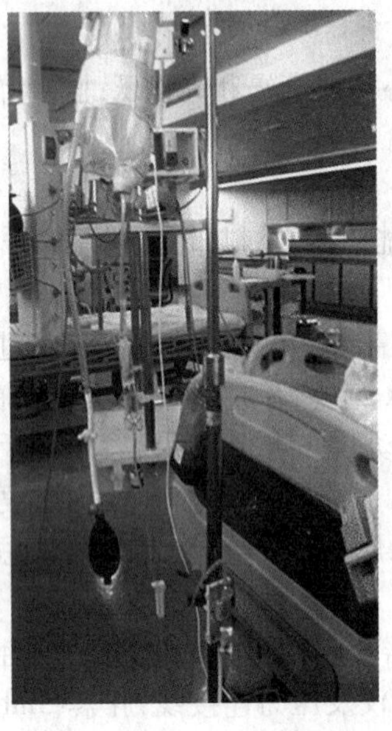
图10-4 压力冲洗装置和压力传感器

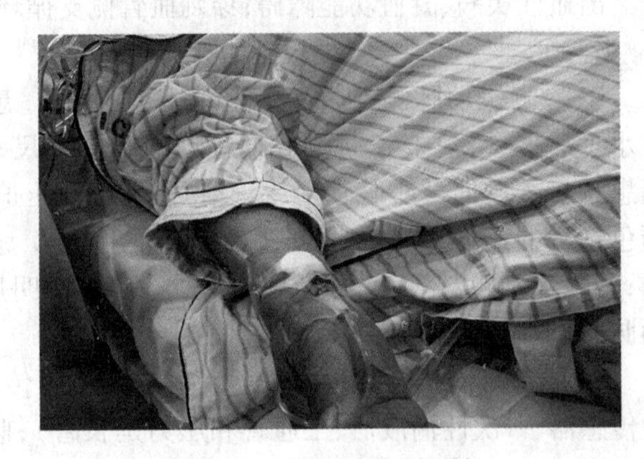
图10-5 桡动脉穿刺置管

9. 压力校零 调节三通开关，使压力延长管端关闭，持续冲洗装置与大气相通，按下监护仪归零按钮。

10. 调节三通开关 使压力延长管和持续冲洗装置相通，观察动脉压图形和数值，调节监护仪的报警参数。

11. 整理、记录 整理固定导线，记录监测结果。

（五）注意事项

1. 有创动脉压监测可选用桡动脉、股动脉、肱动脉（图10-6）和足背动脉等，但首选桡动脉。进行足背动脉穿刺测压时也应进行侧支循环试验（阻断胫后动脉和足背动脉，踇趾屈曲数次颜色变白，松开胫后动脉踇趾10秒钟内变红为阴性）或多普勒超声检查了解足背动脉侧支循环情况。

2. 有创动脉压的正常值为100～140/60～90mmHg，通常较袖带压高5～20mmHg。另外，不同部位的有创压也存在差异，一般下肢动脉的收缩压较上肢高，而舒张压较上肢低（图10-7）。

笔记

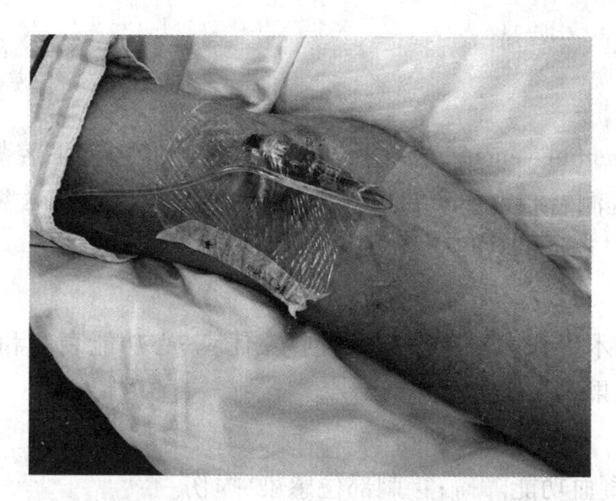

图 10-6　肱动脉穿刺置管

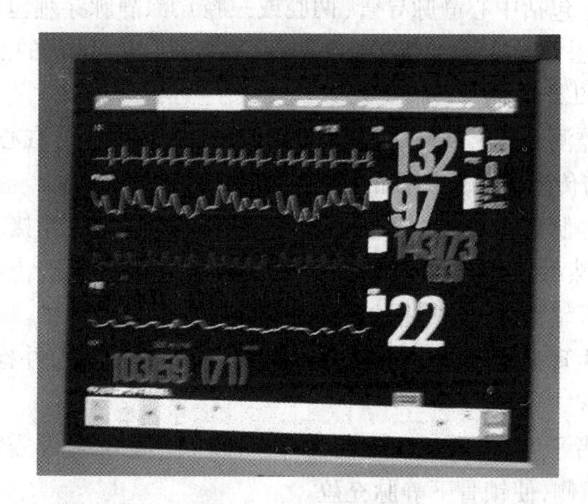

图 10-7　桡动脉压监测

3. 动脉置管在压力连接管间增加一个三通管（或应用带安全采血装置的压力传感器套装），可用于抽取动脉血进行血气分析；抽血前应调节此三通管使测压通路关闭，用一支注射器抽取管道内液体 5～10ml，然后再用另一支注射器抽取动脉血，以免血标本内混入肝素冲洗液影响检查结果；取血后可将第一支注射器内液体再注回到管道，并用肝素盐水冲洗。

4. 压力连接管越长、直径越大、弹性越好或管道内有小气泡均会增加测压管道的共振和顺应性，使测量值偏高；而管道内大量气体会降低顺应性，使测量值偏低。

（六）监护要点

1. 严格无菌操作，并保持管道密闭和持续正压，保证导管内无回血、无气泡。

2. 持续用肝素盐水冲洗管道（3ml/h），防止血栓形成。

3. 监测体位一般为平卧位，也可取半卧位，但换能器应与右心房（第四肋间腋中线）平齐，患者改变体位时应重新校正零点。

4. 有创血压监测数值过高或过低、波形幅度低平，应检查管路是否通畅，传感器位置是否准确或肢体位置有无影响。

笔记

三、中心静脉压监测

（一）目的

中心静脉压(central venous pressure,CVP)是指胸腔内上下腔静脉内的压力。监测 CVP 可以间接推测右心室前负荷和循环血量变化,判断心脏收缩功能和肾脏排泄功能,间接推测容量治疗的效果。

（二）适应证

大中型手术的术中和术后监护;严重创伤、休克、心功能衰竭和肾功能衰竭;监测和判断容量治疗效果。

（三）禁忌证

出血性疾病、凝血功能障碍;穿刺部位感染、损伤。

（四）操作步骤（以锁骨上法进行锁骨下静脉穿刺测压为例）

1. 准备用物　包括中心静脉导管(两腔或三腔)、深静脉穿刺包;一次性压力传感器套装;监护仪及压力连接线;肝素;局麻药;肝素盐水(12 500U 的肝素注入 0.9% 生理盐水 500ml);5ml 注射器。

2. 连接压力监测装置　将压力传感器固定于固定架上,与右心房水平相当。将压力连接线分别与传感器和监护仪的压力监测孔连接。

3. 连接中心静脉测压装置　将输液器上端与输液袋(瓶)连接,下端接一次性压力传感器进液端,然后打开三通使出液端与压力延长管相通。

4. 排气　打开输液器开关,将中心静脉测压管内的空气排尽。

5. 预冲　用生理盐水预冲中心静脉导管、穿刺针和扩张管,并检查中心静脉导管和穿刺针是否通畅。

6. 卧位　患者平卧,肩胛间垫软枕,使头后倾 15°角,充分暴露穿刺部位,同时嘱患者头转向穿刺对侧,使锁骨下静脉充盈。

7. 准备　估计静脉导管留置长度,穿刺点至胸锁关节加上胸锁关节至第二肋骨的距离,12 ~ 15cm;穿刺部位定位后(胸锁乳突肌外侧和锁骨上 1cm),常规消毒皮肤,铺洞巾,局麻药局部麻醉;注射器抽取肝素盐水然后连接中心静脉穿刺针。

8. 操作　穿刺针与前额面呈 20° ~ 30°角,进针 1.5 ~ 2cm,出现落空感后回抽注射器,吸出血液同时注入通畅表明穿刺针已进入锁骨下静脉;将注射器与穿刺针分离,一手压住针柄防止空气进入,另一只手将中心静脉导管的导引钢丝自穿刺针尾孔插入 12 ~ 15cm;然后退出穿刺针,用小刀划开穿刺点的皮肤后用扩张器扩张皮肤及皮下切口;通过钢丝将静脉导管送入上腔静脉内,退出静脉导管内钢丝,用注射器回抽血液通畅(再次确认导管在静脉内),将压力连接管与中心静脉导管连接。

9. 缝合　在穿刺口部位将静脉导管与皮肤缝合,然后用无菌敷料覆盖(图 10-8)。

10. 压力校零　调节三通开关,使压力延长管端关闭,持续冲洗装置与大气相通,按下监护仪归零按钮。

11. 测压　调节三通开关,使压力延长管开放;观察中心静脉压数值,调节心电监护的报警参数;不测压时,调节三通开关使其与静脉测压管关闭(图 10-9)。

笔记

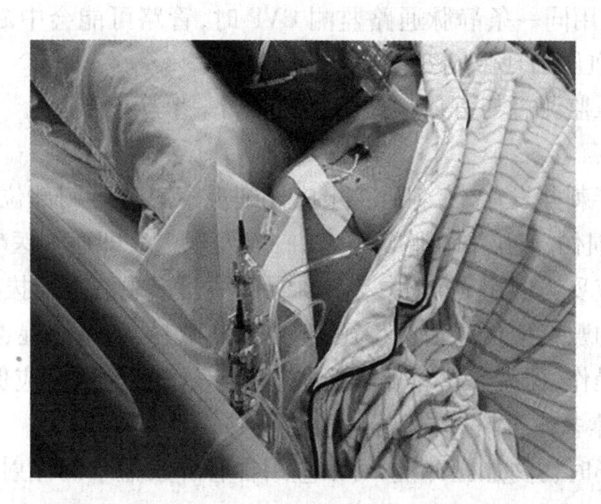

图 10-8　锁骨下静脉置管

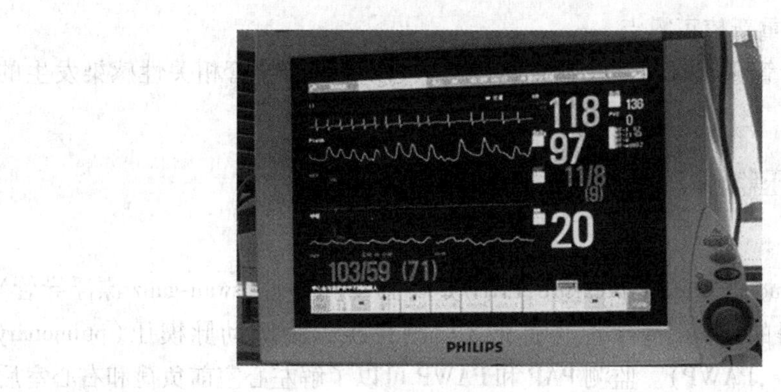

图 10-9　中心静脉测压

12. 连接　将静脉输液通路与中心静脉导管的另一腔连接，持续输液，以保持静脉导管的通畅。

13. 整理、记录　整理、固定导线，记录监测结果。

（五）注意事项

1. 中心静脉压监测可选用锁骨下静脉、贵要静脉、颈内静脉、颈外静脉和股静脉。通常采用锁骨下静脉、颈内静脉和颈外静脉进行穿刺，因为此处采取留置的线路最短，但无论哪种置管方法都应将导管尖端送至胸腔内；颈内静脉和颈外静脉置管易穿刺，但穿刺后颈部活动受限，且不易固定；锁骨下静脉置管颈部后活动不受限制、易固定，但出血和血肿不易压迫，易损伤胸膜。

2. 经锁骨下静脉、贵要静脉、颈内静脉和颈外静脉置管测量的是上腔静脉内的压力，经股静脉置管测量的下腔静脉的压力。上腔静脉测压较下腔静脉测压更能准确反映右心房压力，尤其在腹内压增高等情况下。

3. CVP 正常值为 5～12cmH_2O，主要反映右心室前负荷和血容量，与静脉张力和左心功能无关。判断循环血量和右心功能时，CVP 应与动脉压和尿量结合，进行综合判断。

4. 应选用至少有两腔的中心静脉置管，其中一腔为输液通路，一腔为 CVP 测压通路。这是因为若使用同一条静脉通路监测 CVP 时,管路可能会中断血管活性药物输入,从而导致患者血压出现急剧变化。

5. 中心静脉压监测可与有创动脉压监测共用一个换能器。

(六)监护要点

1. 观察有无穿刺并发症,穿刺后护士应仔细观察患者穿刺部位有无出血、血肿和感染;有无淋巴管损伤、气胸和血胸等征象,一旦发现应立即通知医生。

2. 穿刺部位应妥善固定,防止中心静脉导管脱落或患者自行拔除。

3. 穿刺部位的敷料应保持清洁干燥,定期更换敷料,如有潮湿、脱落应立即更换。

4. 严格无菌操作,保持管道密闭,防止空气进入。不测压时应保证静脉置管内液体通畅,定时用肝素盐水冲洗,防止静脉血栓形成。

5. 管道不通畅时切勿加压冲洗,可以应用含有肝素盐水的注射器缓慢回抽,防止血栓脱落引起肺、脑栓塞。

6. 监测体位一般为平卧位,也可取半卧位,但换能器应与第四肋间腋中线齐平,患者改变体位时应重新校正零点。

7. 中心静脉置管测压时间一般不宜超过 7 天,以免增加导管相关性感染发生的几率。

四、肺动脉压监测

(一)目的

肺动脉压(pulmonary artery pressure,PAP)是将肺动脉导管(swan-ganz 漂浮导管)插入肺动脉内测得的压力,将导管气囊充气后测得压力为肺动脉楔压(pulmonary artery wedge pressure,PAWP)。监测 PAP 和 PAWP 可以了解左心室前负荷和右心室后负荷,指导和评价强心药、血管活性药和容量治疗的效果。另外,通过漂浮导管还可以测定心脏排血量,判断心功能与心脏前后负荷的关系。

(二)适应证

心脏、大血管术后监护;急性呼吸窘迫综合征并发心功能衰竭;心功能衰竭或血流动力学不稳定,需用强心药或主动脉球囊反搏泵维持;严重休克或多脏器功能衰竭。

(三)禁忌证

三尖瓣、肺动脉瓣狭窄;右心室、右心房内肿物;法乐四联症;出血性疾病、凝血功能障碍;严重心律失常;穿刺部位感染、损伤;近期置心脏起搏器。

(四)操作步骤(以经皮颈内静脉穿刺为例)

1. 准备用物　包括 Swan-ganz 漂浮导管、深静脉穿刺包;一次性压力传感器套装;监护仪及压力连接线;局麻药;肝素盐水;5ml 注射器。

2. 连接压力监测装置　将压力传感器固定于固定架上,与右心房水平相当,将压力连接线分别与传感器和监护仪的压力监测孔连接。

3. 连接肺动脉压测压装置　将输液器上端与输液袋连接,下端接一次性压力传感器进液端,然后调节三通,使出液端与压力延长管相通。

4. 准备　打开输液器开关,将测压管内的空气排尽;调节三通开关,使压力延长管端关闭,持续冲洗装置与大气相通,按下监护仪归零按钮;用肝素盐水冲洗漂浮导

笔记

管、静脉穿刺针、静脉扩张器，并检查导管是否通畅，气囊是否漏气、充气后导管是否居中，然后漂浮导管装上保护外套。

5. 卧位　患者平卧、肩部垫软枕使头后倾15°，充分暴露穿刺部位，同时嘱患者头转向穿刺对侧，使颈内静脉充盈。

6. 局部麻醉　穿刺部位定位后（胸锁乳突肌三角顶点），常规消毒皮肤，铺洞巾，局麻药局部麻醉；注射器抽取生理盐水然后连接颈内静脉穿刺针。

7. 操作　穿刺针与胸锁乳突肌锁骨头内侧缘平行，与额面呈45°～60°角进针3.5～4.5cm；出现落空感后，回抽注射器，吸出血液同时注入通畅表明穿刺针已进入颈内静脉；注射器与穿刺针分离，一手压住针柄防止空气进入，另一只手将中心静脉导管的导引钢丝自穿刺针尾孔插入12～15cm，然后退出穿刺针，用小刀划开穿刺点的皮肤后用扩张器扩张皮肤及皮下切口；通过导引钢丝将静脉扩张器插入颈内静脉，拔出导引钢丝，将导管鞘插入静脉内后拔出静脉扩张器，连接旁路输液管；漂浮导管通过导管鞘插入颈内静脉。

8. 将漂浮导管的肺动脉管腔与压力连接管相连　漂浮导管进入颈内静脉15～20cm后（心电监护仪上显示右房压波形：接近基线的小锯齿波，波动范围0～8mmHg）即进入右心房，将气囊部分充气，方便推进导管。漂浮导管经三尖瓣进入右心室（心电监护仪上显示右室压波形：波动范围在0～30mmHg的大振幅波）后，将气囊完全充气，以减少导管顶端对右心室壁的刺激。继续推进导管，使其嵌入左心房水平的肺小动脉分支内（心电监护仪上显示PAWP波形：振动幅度小、远离基线，波动范围10～30mmHg；放气后显示PAP波形：小锯齿波、离基线近，波动范围6～12mmHg）；将压力连接管与漂浮导管的右心房管腔接头连接。

9. 确认　X线摄影显示导管位置正确后，无菌敷料覆盖穿刺部位。

10. 整理、记录　整理、固定导线，记录监测结果。

（五）注意事项

1. 肺动脉压监测可选用贵要静脉、锁骨下静脉、颈内静脉和股静脉等，通常采用颈内静脉进行穿刺，因为从该部位置入漂浮导管的路径最短，且不易感染。

2. PAP收缩压/舒张压的正常值为15～30/5～15mmHg。PAP降低表示回心血量减少或心源性休克；PAP升高常见于肺动脉高压、肺栓塞、肺不张或低氧血症。

3. PAWP正常值为6～12mmHg。PAWP>20mmHg表示左心室前负荷增加（二尖瓣狭窄、肺静脉阻力增加）或左心功能衰竭；PAWP<5mmHg表示左心室前负荷减少。

4. 在自主呼吸时，患者呼气时的PAWP较吸气时高，而机械通气也可使PAWP升高。因此，无论自主呼吸还是机械通气，均应在呼气末测量PAWP。

5. 漂浮导管进入右心时，裸露的导管顶端刺激心内膜可引起心律失常。因此当导管进入右心房后应部分充气，进入右心室后气囊应全部充气以减少对心房和心室壁的刺激。

6. 定期进行胸部X线检查，发现导管扭曲、打结应及时拔除。

（六）监护要点

1. 穿刺过程中应密切进行心电图监护，同时给予患者氧气吸入。一旦发现患者

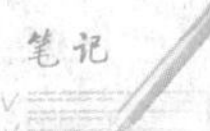

出现严重心律失常,应立即暂停操作,对症处理。

2. 留置期间,每 2h 用肝素盐水冲洗一次,防止静脉血栓形成。每次测量血流动力学指标前用肝素盐水冲洗,保证测得数据准确。

3. 气囊充气应缓慢,充气量应<1.5ml,防止气囊充气过度导致气囊破裂或肺动脉出血、破裂。若怀疑气囊破裂,应抽出已注射的气体,并及时拔出导管。

4. 护士应持续进行 PAP 监测,以观察其压力和图形的变化,同时判断导管位置是否正常,管腔是否通畅。若 PAP 波形变平或上升,应在气囊放气后将导管退出 1 ~ 2cm,以免导管顶端损伤肺血管壁。

5. 尽量缩短漂浮导管留置时间,一般不超过 72 小时,以免发生感染或栓塞。

6. 拔出导管前应将气囊内气体排空,以免损伤心内膜。

五、脉搏指示连续心排量监测

（一）目的

脉搏指示连续心排血量(pulse indicator continuous cardiac output,PiCCO)技术由经肺热稀释技术和动脉脉搏波形分析技术结合而成,该监测设备采用热稀释法测量单次的心输出量(CO),通过分析动脉压力波曲线下面积来获得连续的 CO,同时可计算胸内血容量(intrathoracic blood volume,ITBV)、血管外肺水(extravascular lung water,EVLW)、肺毛细血管通透性指数(pulmonary vascular permeability index,PVPI)、全心射血分数(global ejection fraction,GEF)、心脏功能指数(cardiac function index,CFI)、外周血管阻力(SVR)等参数。

（二）适应证

同 Swan-Ganz 漂浮导管。

（三）禁忌证

禁用于股动脉移植和穿刺部位严重烧伤的患者。

（四）操作步骤（以经皮颈内静脉穿刺为例）

1. 准备用物　深静脉穿刺包、中心静脉导管、PiCCO 动脉导管、监护仪、压力传感器套装、冰盐水。

2. 穿刺深静脉(锁骨下或颈内静脉)放置中心静脉导管,穿刺动脉(如股动脉或腋动脉)放置 PiCCO 导管。

3. 将温度探头与中心静脉导管连接,将 PULSION 压力传感器套装与 PiCCO 机器连接,连接动脉压力电线。

4. 打开机器电源开关,输入患者基本资料(身高,体重,BSA)。

5. 换能器压力“调零”,并将换能器参考点置于腋中线第 4 肋间心房水平,准备好合适注射溶液,注射速度应快速、均匀,以 5 秒为佳,从中心静脉导管注射,PiCCO 监测仪通过热稀释法测量心输出量(建议测定 3 次心输出量)求其平均值,打印,记录参数。

6. 切换到脉搏轮廓测量法的显示页,监测相关数据。

（五）注意事项

1. PiCCO 的校正　置管成功后,为了保持脉波轮廓分析对患者状况有更准确的

笔记

监测，推荐病情稳定后每8小时用热稀释测定一次CO校正。校正方法为从中心静脉注入一定量温度指示剂（冰盐水），经过上腔静脉→右心房→右心室→肺动脉→血管外肺水→肺静脉→左心房→左心室→升主动脉→腹主动脉→股动脉→PiCCO导管接收端，计算机将整个热稀释过程画出热稀释曲线，并自动对该曲线波形进行分析，得出基本参数，然后结合PiCCO导管测得的股动脉压力波形，最终计算出一系列具有重要意义的临床参数。

2. 应用PiCCO方法进行血流动力学监测　用该法获得的重要参数：①心脏前负荷指标——ITBV：是反映循环血容量的有效参数，由左、右心室舒张末期容量和肺血容量组成，因而与心腔充盈量密切相关，可作为心脏前负荷的灵敏度指示器，是较PCWP和CVP更好的心脏前负荷指标，且不受机械通气的影响；②肺水肿的血流动力学指标——EVLW：指分布于肺血管外的液体，包括细胞内液、细胞外液和肺泡内液，后两种过多造成肺水肿，在任何原因引起的肺毛细血管滤出过多或液体排除受阻所致的肺水肿时，EVLW是唯一评价肺血管通透性的指标。正常时肺通透性指数（PBI=EVLW/ITBV）为20%～30%，超出此范围提示肺水肿发生，若PBI≥1.5时提示肺严重受损。

3. 接受主动脉内球囊反搏治疗的患者　脉搏指示分析法不能准确反映各项指标。

（六）监护要点

1. 保持动脉导管通畅　动脉导管接肝素盐水持续滴注，以防血液凝固堵管。如导管内有凝血而发生部分堵塞而导致波形异常时，应及时抽出血块加以疏通。

2. 防止空气进入测压系统　在测压、取血、调试零点等操作过程中，要严防进入空气而造成动脉内出现气栓。

3. 校准　常规每8小时进行一次校准，当病情有变化时，如每搏输出量变异性（SVV）增加超过10%、全身血管阻力变化超过20%等，均需重新校正。

4. 监测影响因素　指示剂注入量和注入部位不当（贵要静脉、股静脉）及心内分流、主动脉瘤、动脉狭窄、肺叶切除等影响温度稀释；动脉压力监测管路中有气泡；严重主动脉瓣关闭不全；心律紊乱；IABP术等影响脉搏轮廓。

5. 管道管理　PiCCO有两套管路，分别是中心静脉插管（锁骨下或颈内静脉）和PiCCO专用动脉插管（股动脉或腋动脉），应做好管道常规管理，如严格无菌以预防导管相关性感染、注意凝血情况、保持导管通畅、注意导管侧肢体末梢的循环情况等。

第二节　呼吸系统监护技术

呼吸系统监测包括呼吸运动、通气功能和换气功能监测。呼吸运动监测包括呼吸频率、呼吸类型和呼吸周期比率等；通气功能监测包括潮气量、分钟通气量、气道压力、流量—容积环和动脉血二氧化碳分压等；换气功能监测包括动脉血氧分压、血氧饱和度和动脉氧分压/吸氧浓度等。呼气末二氧化碳分压不仅可以监测通气也能反映循环功能和肺血流情况，目前已成为危重症呼吸监测中的重要手段。

笔记

一、动脉血气和酸碱度监测

（一）目的

通过监测动脉血酸碱度（pH）、标准碳酸氢根（standard bicarbonate，SB）、实际碳酸氢根（actual bicarbonate，AB）、碱剩余（base excess，BE）、氧分压（pressure of arterial oxygen，PaO_2）、二氧化碳压（pressure of arterial carbon dioxide，$PaCO_2$）、动脉血氧饱和度（saturation of oxygen in arterial blood，SaO_2）等指标，分析判断患者通气和换气功能；判断、调节呼吸器的治疗效果。

（二）适应证

酸碱失衡；通气或换气功能障碍；严重创伤和休克；大中型手术的术中和术后监护。

（三）操作步骤

1. 血气分析仪处于备用状态。

2. 准备一次性血气针或肝素湿润的注射器（肝素加入生理盐水中，配制浓度为1000U/ml的肝素稀释液。用1ml注射器抽取肝素稀释液0.2～0.5ml，针头向上反复抽拉针栓2～3次，使肝素稀释液遍布针管内，然后排空针管内的肝素稀释液）。

3. 选择动脉搏动最明显处进针，见鲜红色血液顶入注射器即为进入动脉，采集血标本0.5～1ml。

4. 采集血标本后立即用橡皮塞封闭注射器针尖以隔绝空气。

5. 用手搓动（或颠倒混匀）注射器3～5次，使血标本与针管内肝素混匀，防止标本凝固。

6. 选择标本类型，待吸样针弹出后去掉注射器针头，使吸样针插入血标本中吸取血样，吸样完毕后移开血样。

7. 输入患者体温和吸氧浓度，打印检测结果。

（四）注意事项

1. 为随时进行血气分析，仪器应处于备用状态，否则应待仪器开机后预热到37℃再使用。

2. 严格按照操作规程进行操作、校正和测定。

3. 每天应检查试剂量是否充足，并定期清洁、维护管道和电极。

4. 正常动脉血气监测结果是 pH：7.35～7.45、SB=AB：22～28mmol/L、BE：-3～+3mmol/L、PaO_2：90～100mmHg、$PaCO_2$：35～45mmHg、SaO_2：96%～100%。pH<7.35表示酸中毒、pH>7.45表示碱中毒；临床上常计算AB与SB的差值来判断酸碱失衡的性质。正常情况下AB=SB，两者皆低为代谢性酸中毒，两者皆高为代谢性碱中毒；AB>SB为呼吸性酸中毒，AB<SB为呼吸性碱中毒；BE<-3mmol/L表示代谢性酸中毒、BE>+3mmol/L表示代谢性碱中毒；$PaCO_2$<35mmHg表示呼吸性碱中毒、$PaCO_2$>45mmHg表示呼吸性酸中毒（$PaCO_2$>50mmHg表示呼吸衰竭）；SaO_2<95%或PaO_2<80mmHg表示低氧血症（表10-1）。

笔记

表 10-1　动脉血气分析常用监测指标及其临床意义

监测指标	正常值	临床意义
pH	7.35～7.45	酸中毒，pH<7.35；碱中毒，pH>7.45
BE	-3～+3mmol/L	代谢性酸中毒，BE<-3mmol/L
		代谢性碱中毒，BE>+3mmol/L
SB 和 AB	22～28mmol/L	代谢性酸中毒，AB=SB<22mmol/L
		代谢性碱中毒，AB=SB>28mmol/L
		呼吸性酸中毒，AB>SB
		呼吸性碱中毒，AB<SB
$PaCO_2$	35～45mmHg	呼吸性碱中毒，$PaCO_2$<35mmHg
		呼吸性酸中毒，$PaCO_2$>45mmHg
PaO_2	85～105mmHg	轻度低氧血症，PaO_2 60～85mmHg
		中度低氧血症，PaO_2 40～60mmHg
		重度低氧血症，PaO_2<40mmHg
SaO_2	96%～100%	轻度低氧血症，SaO_2 91%～95%
		中度低氧血症，SaO_2 75%～91%
		重度低氧血症，SaO_2<75%

（五）监护要点

1. 准确配制肝素稀释液，浓度过高会影响检测结果，过低会导致血液凝固。

2. 采集标本后，血液应与肝素稀释液充分混匀，防止血液凝固堵塞仪器的管道。

3. 血标本中不能含有气泡、混入消毒剂或麻醉剂等杂质，以免影响检测结果。

4. 血标本采集后应立即用橡皮塞封闭，若混入空气可导致 PaO_2 检测值升高。

5. 患者使用呼吸机或吸氧时，应在调节呼吸机参数或吸氧浓度后等待 30 分钟再采集标本。

6. 血标本采集后应在 30 分钟内检测，否则血标本发生无氧酵解，生成的乳酸可使 pH 和 PaO_2 检测值降低，$PaCO_2$ 检测值升高。

二、经皮脉搏氧饱和度监测

（一）目的

利用血氧饱和度测定探头，监测患者指（趾）端等小动脉波动时氧合血红蛋白占血红蛋白的百分数（saturation of peripheral oxygen，SpO_2），判断患者组织的氧供情况。

（二）适应证

严重创伤和休克；大中型手术的术中和术后监护。

（三）禁忌证

监测部位损伤、感染或循环障碍。

（四）操作步骤

1. 准备心电监护仪，将血氧饱和度的导线插头插入心电监护仪的氧饱和度插孔内。

2. 将传感器固定在指（趾）端。

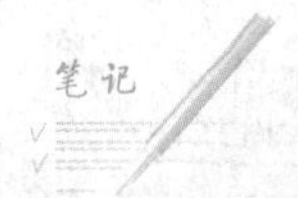

3. 打开监护仪开关，调节心电监护的报警参数。

4. 整理、固定导线，记录监测结果。

（五）注意事项

1. SpO_2正常范围是95% ～100%，SpO_2<90%提示患者存在低氧血症。患者体温过低（<35℃）、休克或血压降低均可导致末梢循环障碍，会导致检测信号下降。另外，血液中存在高铁血红蛋白、碳氧血红蛋白可使监测值偏高；而高血脂、指甲上涂有指甲油或体内注射亚甲蓝等染料可使监测值偏低。

2. 心电监护仪的地线应妥善连接，否则会干扰监测的波形，甚至损害患者和医护人员的人身安全。

3. 根据传感器的规格和形状选择监测部位，如指（趾）甲床、耳垂和鼻翼等，但常用监测部位是指（趾）甲床，此时应确保探头内发出暗红光或红光一面与甲床接触。

（六）监护要点

1. 环境中有较强的光源或手术电灼时应将探头覆盖，以免损伤探头或影响监测结果。

2. 监测SpO_2的肢体应与监测无创血压的肢体分开。

3. 监测SpO_2的指（趾）端应清洁，无污垢、染色物和灰指（趾）甲。同时，指（趾）甲不能过长。

4. 患者躁动时应妥善固定探头，防止探头脱落影响监测结果或探头损坏。

5. 定时更换监测部位，防止指（趾）端长期受压出现血循环障碍，影响监测结果，或导致患者指（趾）端青紫、肿胀。

三、呼气末二氧化碳分压监测

（一）目的

呼气末二氧化碳分压（$PETCO_2$）指呼气终末期呼出的混合肺泡气含有的二氧化碳分压或浓度值，正常值35～45mmHg。它具有高度的灵敏性，不仅可以监测通气也能反映循环功能和肺血流情况，是危重症呼吸监测中的重要手段。

（二）适应证

严重创伤和休克；心肺脑复苏；大中型手术的术中和术后监护。

（三）禁忌证

$PETCO_2$作为一种无创伤监测技术，没有禁忌证。

（四）操作步骤

根据检测气体抽样方式的不同，CO_2探测器分为主流探头和旁流探头两种，本书以主流探头为例。

1. 将呼吸机管道与患者气管插管连接，将CO_2探测器接在呼吸机通气道接口上，将CO_2探测器的导线插头插入心电监护仪的$PETCO_2$插孔内。

2. 打开监护仪开关，调节心电监护的报警参数。

3. 整理、固定导线，记录监测结果。

（五）注意事项

1. 正常的CO_2波形一般可分四相四段（图10-10）：

笔记

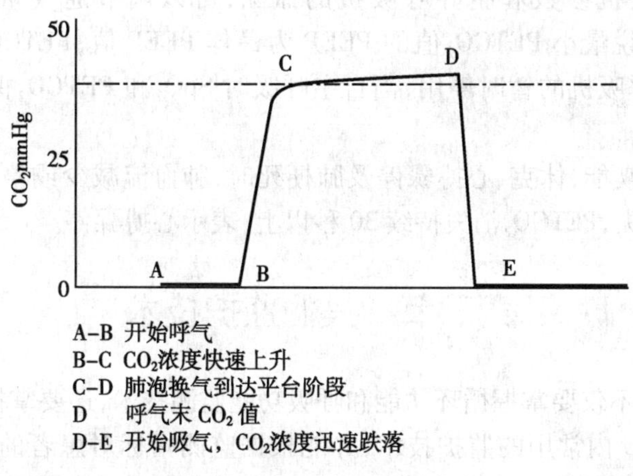

图 10-10 正常 CO_2 波形图

（1）Ⅰ相:吸气基线,应处于零位,是呼气的开始部分为呼吸道内无效腔气,基本上不含二氧化碳。

（2）Ⅱ相:呼气上升支,较陡直,为肺泡和无效腔的混合气。

（3）Ⅲ相:二氧化碳曲线是水平或微向上倾斜,称呼气平台,为混合肺泡气,平台终点为呼气末气流,为 $PETCO_2$ 值。

（4）Ⅵ相:吸气下降支,二氧化碳曲线迅速而陡直下降至基线新鲜气体进入气道。

2. $PETCO_2$ 波形异常

（1）上升段延长提示因呼吸道高位阻塞或支气管痉挛以致呼气流量下降。

（2）肺泡平台倾斜度增加,可能为慢性阻塞性肺疾病患或气管痉挛使肺泡排气不均。

（3）$PETCO_2$ 突然下降但未至零水平,提示呼吸管道漏气;$PETCO_2$ 突然降到零附近,提示气管插管误入食管、通气环路接头脱落或呼吸道梗阻。

（4）$PETCO_2$ 呈指数降低,提示心搏骤停、肺栓塞、严重肺低灌注。

（5）$PETCO_2$ 逐渐降低,提示低体温、肺灌注降低、过度通气。

（6）$PETCO_2$ 持续降低,且平台消失,提示吸气前肺换气不彻底,支气管痉挛、分泌物增多造成小气道阻塞。

（7）$PETCO_2$ 持续降低但肺泡平台良好,提示存在过度通气,过大的生理性无效腔（见于各种原因引起的肺血管床减少、肺血流减少或肺血管栓塞）。

（六）监护要点

1. 监测通气功能,正常情况下 $PETCO_2 \approx PaCO_2$,故 $PETCO_2$ 逐渐增高反映通气不足,是非常迅速、敏感的指标。

2. 维持正常通气量,使用呼吸机时,可根据 $PETCO_2$ 来调节通气量,避免发生通气不足和过度,造成高或低碳酸血症。

3. 及时发现呼吸机的机械故障,如接头脱落,回路漏气,导管扭曲、气管阻塞、活瓣失灵以及其他机械故障等,$PETCO_2$ 波形会消失或发生变化,可以提示监护人员及时检查问题所在。

笔记

4. 调节呼吸机参数和指导呼吸机的撤除，可以调节通气量；帮助选择最佳PEEP值，一般来说最小$PETCO_2$值的PEEP为最佳PEEP值；$PETCO_2$为连续无创监测，可用以指导呼吸机的暂时停用，当自主呼吸时SpO_2和$PETCO_2$保持正常，可以撤除呼吸机。

5. 监测循环功能，休克、心搏骤停及肺梗死时，肺血流减少或停止，CO_2浓度迅速为零，CO_2波形消失，$PETCO_2$消失持续30秒以上，表示心搏骤停。

第三节 其他监护技术

ICU内，护士不仅要掌握循环功能和呼吸功能监测技术，还要掌握肾功能、肝功能和凝血功能等ICU内常用的监护技术，并能根据监测指标对患者的病情做出综合判断，及时采取有效的措施为患者实施救护。

一、肾功能监测

（一）目的

通过尿量、血肌酐（creatinine in blood，Cr）和血尿素氮（blood urea nitrogen，BUN）等指标的观察，判断患者肾血流灌注情况及肾小球滤过功能。

（二）适应证

严重创伤和休克；大中型手术后；上消化道大出血；大面积烧伤；心功能衰竭；肾功能衰竭；尿毒症。

（三）操作步骤

1. 单位时间尿量监测，患者留置尿管后将精密尿袋与尿管连接（图10-11）。

2. 血肌酐、尿素氮监测，患者禁食禁水12小时后，静脉取血进行血肌酐、尿素氮检查。

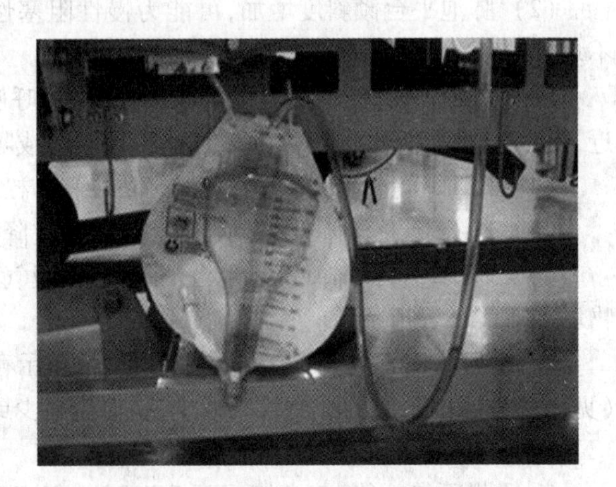

图10-11 精密尿袋监测单位时间尿量

（四）注意事项

1. 尿量是肾小球滤过率的直接反映，重症患者通常应监测每小时尿量和24小时尿量。尿量>30ml/h或>1ml/(kg·h)表示内脏灌注良好；尿量<0.5ml/(kg·h)表示内脏灌注减少。尿量<17ml/h或24小时尿量<400ml为少尿；24小时尿量<100ml为无尿；尿量>250ml/h或24小时尿量>2500ml为多尿。48小时内尿量<0.5ml/(kg·h)，并持续6小时以上提示患者肾功能有发生损伤的危险；尿量<0.5ml/(kg·h)，并持续12小时以上提示患者发生急性肾损伤；尿量<0.3ml/(kg·h)，并持续24小时以上或无尿持续12小时以上提示患者出现急性肾衰竭。

2. BUN是肾脏排泄的蛋白质代谢产物，参考值范围2.8～6.8mmol/L（酶法）。

笔记

BUN 升高，表明肾小球滤过减少或体内蛋白质过度分解。通常，轻度肾功能损害时血尿素氮无变化，而血尿素氮进行性升高（>20mmol/L）则表明肾功能衰竭或患者处于高分解状态，应动态进行监测。

3. 肌酐是肌肉代谢产物，经肾小球过滤，不能被肾小管吸收和分泌。血 Cr 参考值（苦味酸法）范围是男性 44 ~ 133μmol/L、女性 70 ~ 106μmol/L、儿童 27 ~ 62μmol/L。在肾血流正常的情况下，血 Cr 升高表明肾小球滤过功能降低。由于肾脏代偿能力大，当肾小球轻度损害时，血肌酐通常不升高。若 48 小时内血 Cr 增加的绝对值超过 26.4μmol/L 或增加值≥基础值的 1.5 倍提示患者肾功能有发生损伤的危险；血 Cr 增加值≥基础值的 2 倍提示患者发生急性肾损伤；血 Cr>354μmol/L 且增加的绝对值超过 44μmol/L 或增加值≥基础值的 3 倍以上提示患者出现急性肾衰竭。

（五）监护要点

1. 应用精密尿袋监测患者每小时的尿量时，在每次记录后应将精密计量盒内的尿液排入尿袋中。护士同时应密切观察尿液的颜色和性状，若进行尿标本检查，尿标本应在 1 小时内送检，以免因酸碱度的变化影响尿中的有形成分。

2. 患者出现无尿或少尿时，应首先检查导尿管位置是否正确，导尿管是否通畅，然后根据血压、中心静脉压和输入液量的变化进行综合考虑，判断尿量减少是否为肾前性、肾性或肾后性因素引起。

3. 血肌酐不受高蛋白饮食影响，但血尿素氮易受饮食和运动影响。因此血尿素氮检查前 3 天，患者每日进食蛋白量应<40g/d，并且禁止食用肉类、咖啡和浓茶，同时，禁止剧烈运动。

三、有创颅内压监测

（一）目的

颅内容物对颅腔壁产生的压力称为颅内压（intracranial pressure，ICP）。持续动态监测 ICP，可及时发现脑组织灌注异常；帮助判断脑损伤严重程度和愈后；及时控制颅内高压，减少脑疝的发生；判断手术时机和指导药物治疗。

（二）适应证

脑损伤；脑水肿；脑脊液循环障碍；进行性颅内压升高；颅脑手术后。

（三）禁忌证

出血性疾病、凝血功能障碍；穿刺部位感染、损伤；颅脑损伤或肿瘤导致侧脑室变形移位。

（四）操作步骤（以经颅钻孔侧脑室穿刺测压为例）

1. 准备用物　包括脑室穿刺包；一次性压力传感器套装；监护仪及压力连接线；局麻药；生理盐水；脑室引流管和引流瓶。

2. 备皮　护士对患者穿刺处皮肤进行备皮。

3. 连接压力监测装置　将压力传感器固定于固定架上，置于患者眉末端与耳廓顶点连线的中点水平位置，将压力连接线分别与传感器和监护仪的压力监测孔连接。

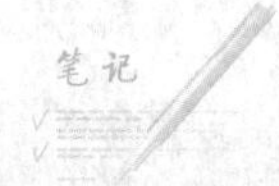

4. 连接ICP测压装置　将输液器上端与生理盐水连接,下端连接一次性压力传感器进液端,压力连接管连接另一个三通后再分别与脑室引流管和脑室引流瓶连接,然后调节三通使出液端与压力延长管、脑室引流管和脑室引流瓶相通。

5. 排气　打开输液器开关,将ICP测压管内的空气排尽。

6. 卧位　患者平卧,护士协助固定其头部。

7. 协助医生进行脑室穿刺　常规消毒皮肤,铺洞巾,局部麻醉后,眼眶上方冠状缝处切开皮肤和皮下组织后,用骨钻钻开颅骨内外板,然后刺破硬脑膜,以腰椎穿刺针向外眦方向穿刺3~5cm,见脑脊液流出后将脑室引流管插入侧脑室前角;确定脑室引流管进入侧脑室,即脑室引流管内液体搏动,放低或抬高引流管可见脑脊液流出或流入;在穿刺口部位将导管与皮肤缝合,然后无菌敷料覆盖。

8. 压力校零　调节三通开关,使压力延长管端关闭,持续冲洗装置与大气相通,按下监护仪归零按钮。

9. 测压　调节三通开关,使脑室引流管开放,观察颅内压数值,调节监护仪的报警参数。

10. 固定　妥善固定引流瓶,保持脑室引流瓶内引流管顶点高于穿刺部位15cm左右。

11. 整理、记录　整理、固定导线,记录监测结果。

(五)注意事项

1. 有创颅内压监测途径包括脑室内、脑实质内、硬膜下和硬膜外。因为脑室内穿刺测压准确、方法简单,而且可行脑脊液引流和化验,所以最常用,但可导致颅内感染、脑组织损伤和脑脊液漏等并发症。

2. ICP<15mmHg为正常,ICP15~20mmHg为轻度升高;ICP20~40mmHg为中度升高;ICP>40mmHg为重度升高。ICP>20mmHg时脑组织微循环发生障碍,应行降颅压的治疗;ICP≥平均动脉压,且无波动5分钟以上可诊断为脑死亡。

3. 正常ICP的波型平坦,随呼吸、心跳上下波动,若波形为直线表示引流管堵塞;若ICP反复出现高原波(突然升高至50~100mmHg,持续5~20分钟,然后下降至原来水平或较前水平降低),表示颅腔代偿功能衰竭,脑发生不可逆损伤。

4. ICP监测时间一般不应超过1周。

(六)监护要点

1. 患者取平卧位,头部抬高15°~30°。

2. 穿刺部位应妥善固定,防止引流管脱落。

3. 穿刺部位的敷料应保持清洁干燥,每24小时更换1次。

4. 观察有无脑脊液漏、颅内感染和脑组织损伤等并发症,一旦发现应立即通知医生。

5. 患者躁动、咳嗽和翻身均可使ICP升高,因此应待患者平静后监测。

6. 护士应根据ICP监测结果调节脑室引流瓶的高度以控制脑脊液引流的速度,防止颅内压下降过快诱发小脑幕切迹疝或颅内出血;更换引流瓶和搬动患者时应关闭引流管,防止脑脊液倒流。

笔记

三、肝功能监测

（一）目的

通过胆红素、蛋白和酶等指标的监测，判断患者肝脏排泄、代谢和解毒等功能状态；肝脏有无损伤及损伤的程度；评价治疗的效果。

（二）适应证

严重创伤和休克；黄疸；肝炎；肝性脑病；急性出血坏死型胰腺炎；肝肾综合征；急性梗阻性化脓性胆管炎；静脉高营养。

（三）操作步骤

1. 患者禁食禁水 8～12 小时。
2. 静脉取血进行血白蛋白、胆红素、转氨酶和碱性磷酸酶等测定。

（四）注意事项

1. 肝脏的功能复杂，检查项目繁多。因此应结合患者临床表现，选择相关项目进行筛查和监测。

2. 肝脏是机体蛋白代谢的主要器官，监测总蛋白（total protein，TP）、白蛋白（albumin，Alb）、球蛋白（globulin in serum，GLB）、白蛋白与球蛋白的比值（albumin/globulin ratio，A/G）、前白蛋白（prealbumin，Pre-Alb）可了解肝脏损伤的严重程度。

知识链接

蛋白代谢检查

Alb（溴钾酚绿法）参考值范围是 35～55g/L；TP（双缩尿法）参考值范围是 60～80g/L；GLB（计算法）参考值范围是 20～40g/L；A/G（计算法）参考值范围是 1.5～2.5/L；Pre-Alb（免疫比浊法）参考值范围是 170～420mg/L。

肝功能受损早期白蛋白即减少，其下降程度与肝病的严重程度一致。因此，监测白蛋白的变化趋势，即可了解有功能的肝细胞数量。当 Alb<20g/L 表示肝功能严重受损，预后差。前白蛋白的半衰期较白蛋白短，因此作为肝功能损害的监测指标比白蛋白更敏感。另外，二者均可作为营养监测和治疗的指标。

肝功能受损早期，球蛋白（主要是 γ 球蛋白，非肝细胞合成）生成增加，所以总蛋白通常无变化。若 TP 进行性减少，提示发生肝坏死。

3. 肝脏血清酶检查中，丙氨酸转氨酶（alanine aminotransferase，ALT）和天门冬氨酸氨基转移酶（aspartate aminotransferase，AST）的监测可帮助判断肝实质细胞受损的程度和数量。ALT（速率法）参考值范围是<40U/L，AST（速率法）参考值范围是<34U/L，AST/ALT≈1。肝实质损害越严重，AST 和 ALT 升高的幅度越大。但轻型肝炎时，ALT 较 AST 增高幅度大，因此 AST/ALT<1；暴发型肝炎和肝衰竭时，AST/ALT>1。当两者持续升高后突然下降，而血清胆红素升高，黄疸等临床表现持续加重，多提示肝细胞大量坏死。

4. 胆红素代谢监测是了解肝的排泄功能；监测血清总胆红素（total bilirubin，T-BIL）、直接胆红素（direct bilirubin，D-BIL）、间接胆红素（indirect bilirubin，I-BIL）和直接胆红素与间接胆红素比值（DBIL/IBIL），可帮助判断黄疸类型和程度，但同时应结合粪胆素、碱性磷酸酶、尿内胆红素和尿胆原的检查。

笔记

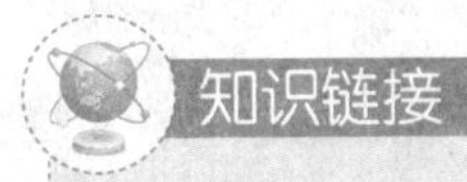

胆红素代谢检查

T-BIL(G-J 法)参考值范围是 3.4～20μmol/L;D-BIL(G-J 法)参考值范围是 0～6.8μmol/L;I-BIL(计算法)参考值范围是 1.71～11.97μmol/L;DBIL/IBIL 参考值范围是 0.2。溶血性黄疸时,总胆红素和间接胆红素升高,但 DBIL/IBIL<0.2;阻塞性黄疸时,总胆红素和直接胆红素升高,DBIL/IBIL>0.6;肝细胞性黄疸时总胆红素、间接胆红素和直接胆红素均升高,DBIL/IBIL 波动在 0.4～0.6 左右。

5. 血氨(blood ammonia)升高主要见于肝功能严重损害,参考值范围是 100～600μg/L(速率法)。当血氨升高 2 倍时患者多出现意识障碍。

（五）监护要点

1. 肝功能检查与运动、饮食密切相关,因此,肝功能检查前一日患者应避免食用富含胡萝卜素、叶黄素的食物,晚餐应禁酒、禁食高脂肪和高蛋白食物,然后禁食禁水 8～12 小时,抽血当日避免剧烈运动。

2. 检测期间患者应用药物可影响肝功能的检查结果,因此,护士应掌握患者用药情况,同时,避免输液期间抽血检测。

3. 采血时,止血带压迫时间应控制在 1 分钟内,防止血管受压迫后静脉淤血,从而使总蛋白检测结果数值升高。

4. 卧位和站位采血时肝功能检测结果会出现改变,另外,血液中的胆红素在一天内会出现周期性变化,因此,患者采血时间和采血的体位应固定。

5. 标本采集后避免阳光直射,防止溶血,及时送检;进行血氨监测时,标本应隔绝空气,防止发生脱氨作用使监测结果偏高。

四、止血和凝血功能监测

（一）目的

通过血小板计数(blood platelet count,BPC)、活化部分凝血酶原时间(activated partial thromboplastin time,APTT)和血浆凝血酶原时间(plasma prothrombin time,PT)等监测,判断患者有无内源性和外源性凝血功能障碍;诊断出血和血栓性疾病;评估和调节溶栓和抗凝治疗。

（二）适应证

严重创伤、休克和感染;DIC;肺栓塞;急性冠脉综合征;血小板减少性紫癜;肝脏疾病;毒蛇咬伤;肾病综合征;妊娠高血压综合征;抗凝和(或)溶栓治疗。

（三）操作步骤

1. 根据监测项目,选择采血管和采血时间。

2. 静脉取血进行凝血和出血检验。

（四）注意事项

1. 出血和凝血功能监测常用的监测项目是 BPC、APTT、PT 和纤维蛋白(原)降解产物(fibrin/fibrinogen degradation products,FDP)。

2. BPC 参考值范围是$(100\sim300)\times10^9/L$。BPC>$600\times10^9/L$ 为病理状态;BPC>

笔记

1000×10^9/L 易血栓形成；BPC<40×10^9/L 易发生出血。

3. APTT 主要用于筛查第一阶段内源性凝血途径有无障碍。APTT 参考值范围是 35～45 秒，延长或缩短 10 秒以上有临床意义。APTT 延长主要见于凝血活酶生成的因子缺陷、凝血酶原减少和纤维蛋白原减少；APTT 缩短表示血液处于高凝状态。当应用肝素、双香豆素进行抗凝治疗时，APTT 应维持在 1.5～3.0 倍；应用尿激酶和链激酶进行溶栓治疗时，APTT 应维持在 2.0 倍左右；当 APTT 超过 90～100 秒时应减少抗凝剂的剂量。

4. PT 主要筛查第一阶段外源性凝血途径有无障碍。PT 参考值范围（Qucks 法）是 12～14 秒，延长或缩短 3 秒以上有临床意义；PT 时间缩短表示血液处于高凝状态。PT 较正常延长 3 秒以上见于 DIC 低凝期、肝胆疾病和肝素抗凝治疗等凝血酶原的减少，但因其影响因素多，监测抗凝治疗时较 APTT 敏感性差，因此 PT 应与 APTT 联合监测。另外，使用国际化标准比值（international normalized ratio，INR），即患者凝血酶原时间与正常对照平均凝血酶原时间比值作为报告形式。PT 的 INR 标准值范围是 0.8～1.5，应用肝素、双香豆素进行抗凝治疗时，PT 的 INR 值应维持在 2～4 倍，当 INR 值超过 4.5 时应停药或减量。

5. 纤维蛋白原主要由肝脏产生，是参与凝血过程的一种凝血因子。FDP 是纤维蛋白（原）在纤溶酶作用下生成的碎片，血清 FDP 参考值是<5μg/ml。纤维蛋白原降低，而 FDP 增加表明纤维蛋白溶解亢进，患者易发生出血；当 FDP>20mg/L、血浆纤维蛋白<1g/L，且 BPC<100×10^9/L 或进行性下降、PT 或 APTT 延长或缩短即可诊断为 DIC。

（五）监护要点

1. 根据监测项目选择真空采血管，如 BPC、PT 和 APTT 均要求使用 3.8% 枸橼酸钠抗凝剂的真空采血管。

2. 护士进行静脉穿刺时禁忌反复穿刺，以防止穿刺部位形成血肿或标本混进组织液，影响检验结果。止血带压迫时间应控制在 1 分钟内，防止血管受压迫后激活凝血过程，从而消耗凝血因子，使监测结果数值偏低。

3. 溶栓治疗时要求每 2～4 小时监测一次 APTT 和 PT。在肝素抗凝治疗的 24～48 小时内，要求每 4～6 小时监测一次 APTT 和 PT；当 APTT 维持在 1.5～3.0 倍、PT 的 INR 值维持在 2～4 倍时，改为每天监测一次，同时每 1～3 天监测一次 BPC；BPC<100×10^9/L 或进行性下降 30% 以上应停用肝素。

4. 口服、静脉注射或皮下注射抗凝剂时，应在药物使用前取血，或在两次药物应用的中间取血，以免药物因素影响监测结果；持续静脉滴入者应避免在输液侧肢体采血。

5. 采血时采血量应准确，要求抗凝剂与血的比例为 1∶9，因为真空采血管内抗凝剂为 0.2ml，所以要求采血量为 1.8ml。

6. 采血后应颠倒采血管，使静脉血与抗凝剂混匀，但动作应轻柔，防止颠倒过程中激活凝血过程，使血液凝固或发生溶血。

7. 采血后及时送检，BPC 要求 1 小时内检测，APPT 要求 2 小时内检测，而 PT 要求 4 小时内检测。

笔记

五、血糖监测

(一)目的

通过毛细血管血糖监测,判断糖尿病和重症患者血糖变化,指导和评价胰岛素治疗。

(二)适应证

严重创伤、感染和休克;糖尿病;酮症酸中毒;甲状腺或肾上腺等分泌功能异常。

(三)禁忌证

指尖或足跟等采血部位感染、水肿或损伤。

(四)操作步骤

1. 准备用物,包括毛细血管血糖仪;一次性采血针和试纸条;酒精棉球;棉签。

2. 75%酒精消毒采血的手指尖部(足跟),待皮肤完全干燥后,用采血针刺破皮肤,患者掌心向下,使指尖血液自然流出。

3. 用棉签吸去第1滴血后,将第2滴血滴到试纸条的吸收垫内,使其充满。

4. 静置数秒,自血糖仪机器屏幕读取血糖值并记录。

(五)注意事项

1. 血糖仪应保持清洁,防止受潮、比色系统被污染而影响检测结果。

2. 当血糖仪更换电池或更换新批号试纸条时应进行质控品的检测。

3. 血糖仪监测结果应定期与生化检查结果进行比对。

(六)监护要点

1. 每次检测前,应检查试纸条和质控品贮存是否恰当;试纸条的有效期;试纸条的条码是否与血糖仪符合。

2. 采血时不能用力挤压采血部位,否则会使组织液稀释血标本,影响监测结果。

3. 根据患者皮肤的厚度调节采血针刺入的深度,防止刺入过浅或过深,导致血糖仪不能进行检测或影响检测结果。

学习小结

1. 学习内容

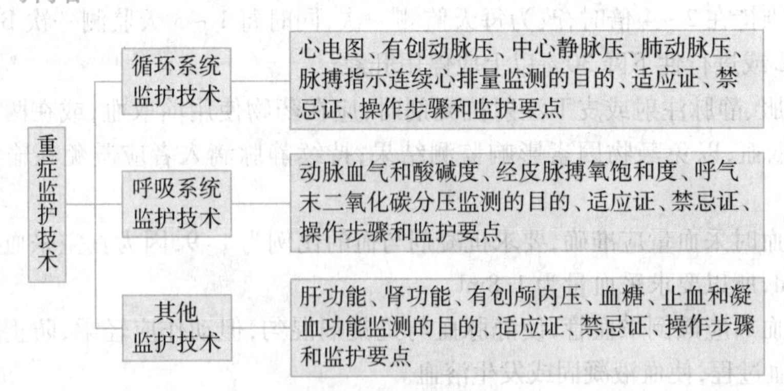

2. 学习方法 本章重点介绍重症监护各项技术的监护要点,通过比较和分析有创动脉血压、肺动脉压、中心静脉压、脉搏指示连续心排量的监测技术的异同点,掌握

有创血压的监护技术和肝功能、肾功能、止血和凝血功能常用的监测指标及其临床意义。

（徐建宁）

复习思考题

1. 比较有创动脉压、肺动脉压和中心静脉压的监测技术有何区别和联系？

2. 患者，男，因失血性休克收入监护室，为评估患者的血流动力学指标，医嘱中心静脉压监测，请列出监测期间护理要点。

3. 患者，男，因呼吸衰竭需接呼吸机治疗收入监护室，血气分析报告如下：pH7.32、$PCO_2$60mmHg、HCO_3^-30mmol/L，请分析患者发生了何种酸碱失衡？

4. 患者，男，40岁，车祸导致颅脑、胸和腹部损伤，伤后6小时送入医院治疗，给予气管插管呼吸机辅助呼吸、锁骨下中心静脉置管、胸腔闭式引流和留置导尿等处理。BP:133/51mmHg；CVP:22cmH_2O；查血气电解质示K^+:5.8mmol/L；Na^+:138mmol/L；pH:7.41；PaO_2:75mmHg；$PaCO_2$:40mmHg；BE:-1.8mmol/L；AB:24mmol/L。

问题：通过监测指标患者存在哪些异常？护士还需要评估哪些指标，并应采取哪些护理措施？

第十一章

危重病营养支持的护理

学习目的

通过学习，重点了解危重症患者的营养策略、营养液的组成和配制方法、营养支持途径与选择，能运用各种营养评定指标评估患者的营养状况且正确为患者实施肠内、外营养。

学习要点

危重症患者的营养评估、肠内外营养的适应证、营养液的组成和配制方法、营养支持的概念及肠内、外营养常见并发症与处理方法、不同危重患者的代谢特点与营养支持原则。

现代重症医学与临床营养支持的发展几乎是同步的，都已经历了半个世纪的历史。大量临床数据表明，在住院重症患者中，营养不良，特别是低蛋白性营养不良，不仅增加了住院患者的死亡率，而且显著增加了平均住院时间和医疗费用的支出。因此早期适当的营养支持治疗是非常重要的。

第一节　概　　述

营养支持的目的是供给细胞代谢所需要的能量与营养底物，维持组织器官结构与功能。通过营养素的药理作用调理代谢紊乱，调节免疫功能，增强机体抗病能力，从而影响疾病的发展与转归。虽然营养支持并不能完全阻止和逆转重症患者因严重应激导致的分解代谢和人体病理结构改变，但合理的营养支持，可减少净蛋白的分解并增加其合成，改善潜在和已发生的营养不良状态，防治并发症。因此，临床营养支持已成为重症患者综合治疗的一个重要组成部分。

一、营养支持概念

营养支持（nutritional support，NS）是指在患者饮食不能或摄入不足的情况下，通过肠内或肠外途径补充或提供全面的营养素。危重症患者由于严重创伤、手术、感染等，引起机体内分泌系统、神经系统及临床代谢改变，可引起包括肠功能衰竭在内的多系统器官功能障碍或衰竭，导致非常严重的后果。营养支持作为有效的治疗手段，在保护脏器、减少并发症、创伤组织修复、控制感染和促进机体康复等很多方面起着重要作用。当今，各类研究结果使人们对临床营养支持有了更深刻的认识，它的概念已经不仅仅限于满足提供患者能量及蛋白质，而且涉及代谢支持、营养素的药理和免疫作用。

笔记

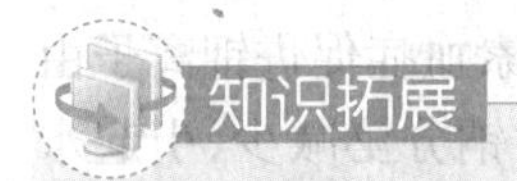

营养支持治疗

近年来有学者认为，营养既然有免疫调控、减轻氧化应激、维护胃肠功能和结构、降低炎症反应、改善患者的生存率等作用，不应再称为“营养支持（nutrition support）”，而宜改称“营养治疗（nutrition therapy）”更为合适。Bozzetti 等则认为，营养对正常健康人和患者都是必需的，而不像药物一样仅仅是为了治疗疾病，所以支持（support）的含义更广，更合适；同时，营养在治疗中起主导作用的范围与病种尚有限。这一更改虽尚未得到共识，但已逐渐被推广。2009 年，美国肠外肠内营养学会发表的有关指南，使用“营养支持治疗（nutrition support therapy）”一词。

二、危重症患者的代谢和营养变化

合理地实施营养支持治疗，应充分了解重症患者的代谢和营养变化，使营养支持更适应危重患者的代谢状态。危重症患者的基本代谢变化包括糖代谢紊乱、脂肪代谢紊乱、蛋白质代谢紊乱以及电解质、微量元素代谢和胃肠功能改变，其反应程度与创伤、感染的程度及部位有密切关系。

（一）糖代谢紊乱

在严重创伤、大手术、严重感染等情况下机体可发生应激反应。糖原异生增加，血糖浓度升高，但糖氧化直接供能减少，糖无效循环增加，组织对糖的利用亦发生障碍。糖利用障碍是在应激状态下胰岛素浓度增加但胰岛素受体缺乏，导致胰岛素耐受，使胰岛素不能发挥正常作用，机体呈高血糖状态。血糖的增高可加重应激、破坏机体免疫、增加呼吸负担等。

（二）脂肪代谢紊乱

严重创伤和（或）感染等应激状态下，机体储存的糖原很快被耗尽，体内脂肪动员，氧化利用率增加，此时即使补充外源性脂肪，也难以完全控制体内脂肪分解，出现血中游离脂肪酸及甘油浓度增高，如果脂肪酸的清除率大于产生率，也可表现为游离脂肪酸浓度下降。

（三）蛋白质代谢紊乱

应激和高分解状态下，由于机体出现葡萄糖不耐受现象，使得能量消耗依赖于肌肉蛋白及细胞结构蛋白的大量分解，导致肌肉群消耗，骨骼肌快速萎缩。随着外周和内脏蛋白质的分解增加，总体净蛋白的合成降低。在肝功能损害严重时，糖异生出现抑制，肝脏合成蛋白质障碍。在危重患者中出现低蛋白血症是创伤和应激的标志。

（四）胃肠道功能改变

创伤、感染、休克等危重患者的胃肠道功能发生许多改变：①消化腺分泌功能受抑制，胃肠蠕动减慢，使患者出现食欲下降、厌食、腹胀等情况；②常并发应激性溃疡；③因禁食和使用广谱抗生素，导致肠道菌群失调，肠道屏障功能障碍和肠源性细菌移位。危重病患者胃肠道功能的改变，严重限制了营养素在胃肠道的消化和吸收，进一步加剧了营养代谢障碍。

（五）电解质及微量元素代谢改变

严重创伤、感染、多脏器功能不全综合征患者容易出现低钾、低镁、低磷等电解质

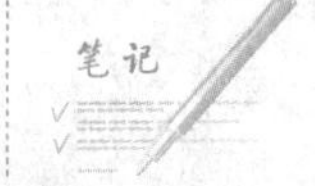

紊乱。可能与高糖血症及高胰岛素血症有关，高糖血症及高胰岛素血症促进钾离子由细胞外向细胞内转移血清钾浓度降低；胰岛素导致肾远曲小管对钠分泌减少，引起水钠潴留；胰岛素促进三磷酸腺苷合成，使磷消耗增加，血磷浓度降低；胰岛素增加肌肉对镁的摄取而导致低镁血症。

第二节　营养评估

对危重患者营养状态的评定，既可判断其营养不良程度，又是营养支持治疗效果的客观评价指标。营养不良包括营养不足和肥胖，但在重症状态下，营养不良通常是指营养不足。营养不良主要分为蛋白质营养不良和蛋白质—能量营养不良两大类，均可发生于重症患者。蛋白质营养不良以情感淡漠、内脏蛋白合成降低为特征，而内脏蛋白的合成减少主要表现为血浆蛋白、转铁蛋白下降、机体水肿、消瘦及总淋巴细胞数下降。蛋白质—能量营养不良表现为短期内体重减少10%以上，肌肉萎缩、腹胀和厌食。对重症患者可进行营养风险筛查，常用的是营养风险筛查表(nutrition risk screening，NRS)。对可能出现临床并发症或营养因素影响结局的风险情况进行筛查，以便为临床营养干预提供线索。临床上常通过以下几个方面的评估，确定患者对营养支持的需要。

一、了解饮食史

询问患者在最近数月是否食欲良好并保持体重稳定是非常重要的。应尽早获取患者的饮食史，包括饮食种类、食欲改变、体重改变或者有无进食困难(倦怠、疲劳、情感淡漠)等，均应予以记录。

二、人体测量

主要通过测量患者体重、体重指数、皮褶厚度及上臂围等方法来判定其营养状况。

(一)体重(body weight，BW)

体重是营养评定中最简单、直接而可靠的指标。但短期内体重变化，可受脱水或水钠潴留因素的影响，故体重评定应根据病前3～6个月的体重变化加以判断。测定时间应选择晨起空腹，排空大小便后。体重的常用指标有：①实际体重占理想体重(ideal body weight，IBW)百分比：即实际体重/IBW×100%，正常值是-10%～+10%；②体重改变(%)：体重改变(%)=[通常体重(kg)-实测体重(kg)]/通常体重(kg)×100%。近3周体重减轻≥5%基础体重，或近3个月体重减轻≥10%基础体重，提示负氮平衡。

(二)体重指数(body mass index，BMI)

BMI=体重(kg)/身高^2(m^2)。BMI是反映蛋白质热量营养不良及肥胖症的可靠指标。理想值为18.5～23，BMI<18是营养不良的重要指标。

(三)三头肌皮褶厚度(triceps skin fold thickness，TSF)

通过皮下脂肪含量的测定可推算体内脂肪含量。正常参考值：男性11.3～13.7mm，女性14.9～18.1mm。

笔记

（四）上臂肌围（arm muscle circumference，AMC）

可间接反映体内蛋白质储存水平，与血清白蛋白水平相关。计算公式：AMC(cm)=上臂中点周长(cm)-3.14×TSF(cm)。参考值男性为22.8~27.8cm，女性为20.9~25.5cm。

三、血清蛋白测定

血清蛋白是临床上最常用的营养评估指标，包括血清白蛋白、转铁蛋白及前白蛋白的浓度测定等。血清白蛋白主要由肝脏合成，占总蛋白的40%~60%，它可维持血浆胶体渗透压的恒定，同时可反映疾病的严重程度，是营养状况的重要参考指标之一。但是血清白蛋白半衰期长，约为20天且体内贮存量大，蛋白质代谢及营养支持对其浓度的影响需较长时间方能显现，对急性营养改变不敏感，而转铁蛋白半衰期约为8天，较血清白蛋白对营养支持的反应更快，是连续检测的首选。前白蛋白半衰期约为2天且体内含量极少，在蛋白质和热能摄入不足或体内急需合成蛋白时，如创伤、急性感染等，其含量于短期内即有变化。因此，转铁蛋白和前蛋白对了解近期的营养变化更有临床意义。

四、免疫学测定

包括细胞和体液免疫两个方面，营养不良时多以细胞免疫功能损害为主，从而增加患者术后感染率和死亡率。

（一）总淋巴细胞计数

总淋巴细胞计数(total lymphocyte count，TLC)是反应细胞免疫状态的一项简易方法，但感染、应激、肿瘤和免疫抑制剂的使用均会影响淋巴细胞计数。计算公式：TLC=淋巴细胞%×周围血白细胞计数。正常值为$2.5\sim3.0\times10^9/L$，轻度营养不良为$1.5\sim1.8\times10^9/L$，中度营养不良为$0.9\sim1.5\times10^9/L$，重度营养不良为$<0.9\times10^9/L$。

（二）迟发性变态反应试验

迟发性变态反应试验(delayed hypersensitive testing，DHT)　是评价细胞免疫功能的指标之一。该试验是将不同的抗原于前臂屈侧不同部位皮下注射0.1ml，24~48小时后测量接种处硬结直径，若皮丘直径≥5mm为正常。营养不良时，细胞免疫功能受损，DHT的反应减弱或无反应。

五、氮平衡试验

氮平衡是评价蛋白质在体内合成与分解代谢的重要参数，是通过摄入氮与排出氮之差而计算出来的。若氮摄入量大于排出量，为正氮平衡，反之为负氮平衡。氮平衡值为零时，肌肉蛋白和内脏蛋白耗损与修复处于动态平衡之中，正值为蛋白合成状态，负值为蛋白分解状态，以此可测量患者对氨基酸和蛋白质的需要。氮平衡(g/d)=24小时摄入氮量(g/d)-24小时排出氮量(g/d)，计算氮平衡时，要求准确收集和分析氮的摄入量与排出量。氮的摄入(N-intake)应记录经口、肠道摄入及经静脉输入的氮。在一般膳食情况下，大部分氮的排出为尿氮(urinary N，UN)，约占排出氮总量的80%。其他排出途径包括从粪和汗液、非蛋白氮、体液丢失氮等，四者数量较少且较恒定。氮平衡的计算公式为：氮平衡(g/d)=摄入氮量(g/d)-[尿中尿氮量(g/d)+4]。

笔记

六、判断营养需要

判断患者的营养需要是营养评估的最后阶段，常用基础能量估计患者对营养的需要。基础能量消耗（basal energy expediture，BEE）是指人体在清醒、安静的状态，不受肌肉活动、环境温度、食物及精神紧张等因素影响时的能量代谢率。可由 Harris-Benedict 公式计算：

男性 BEE(kcal/24h) = 66.5+13.7×W+5.0×H−6.8×A

女性 BEE(kcal/24h) = 66.5+9.6×W+1.7×H−4.7×A

W—体重（kg）；H—身高（cm）；A—年龄（岁）

不同应激状态下能量的需求，在计算出基础能量消耗后，须予以修正。轻度应激及外科小手术 1.3×基础能量消耗；中度应激及外科大手术 1.5×基础能量消耗；严重应激 2.0×基础能量消耗。通过评估一旦确认营养缺乏是急性或潜在的问题后，在治疗中应尽早提供营养支持，以维持生命及促进愈合。

第三节　危重患者营养支持途径与选择

根据营养素补充途径，临床营养支持分为肠外营养支持（parenteral nutrition，PN）与肠内营养支持（enteral nutrition，EN）两种方法。

一、肠外营养（PN）

肠外营养（PN）是指通过静脉途径提供人体代谢所需的营养素。当患者被禁食，所需要的营养素全部经静脉途径给予时，应选择全胃肠外营养（total parenteral nutrition，TPN）的途径。

（一）适应证与禁忌证

对于肠内营养禁忌的重症患者，如不及时有效地给予 PN，其死亡的风险将增加三倍。胃肠道仅能接受部分营养物质补充的重症患者，可采用部分肠内与部分肠外营养（partial parenteral nutrition，PPN）相结合的联合营养支持方式，目的在于支持肠功能。一旦患者胃肠道可以安全使用时，则逐渐减少乃至停止肠外营养支持，联合肠道喂养或开始经口摄食。

1. 适应证

（1）胃肠道功能障碍的重症患者。

（2）由于手术或解剖问题胃肠道禁止使用的重症患者。

（3）存在尚未控制的腹部情况，如腹腔感染、肠梗阻、肠瘘等。

2. 禁忌证

（1）早期复苏阶段、血流动力学尚未稳定或存在严重水、电解质与酸碱失衡。

（2）严重肝功能衰竭、肝性脑病。

（3）急性肾功能衰竭存在严重氮质血症。

（4）严重高血糖尚未控制。

笔记

（二）肠外营养的配方

肠外营养的配方应能满足营养不良患者或高风险者对水、电解质、矿物质以及多种营养素的全面需求，并且配比适当，有利于各种成分在体内的生物利用。

1. 葡萄糖　葡萄糖是肠外营养中碳水化合物的主要来源，能够在所有组织中代谢，提供所需要的能量，是蛋白质合成代谢所必需的物质，是脑神经系统、红细胞等所必需的能量物质，每天需要量>100g。但以葡萄糖为唯一能量来源可导致高糖血症以及必需脂肪酸缺乏，过量输注葡萄糖可引发脂肪肝、肝功能损害与胆汁淤积。故提倡以糖脂双能源提供非蛋白热卡，糖脂比例保持在6∶4～5∶5。

2. 脂肪乳剂　脂肪乳是肠外营养中非蛋白热量的重要组成部分，尤其对于糖耐量异常和呼吸功能不全合并二氧化碳潴留患者，脂肪最多可构成50%的非蛋白热量。目前临床上常用的脂肪乳剂有长链脂肪乳剂和中链脂肪乳剂，其浓度有10%、20%、30%。脂肪乳剂与葡萄糖同时使用有进一步的节氮作用，但应注意高龄及合并脂肪代谢障碍的患者要减少补充量。脂肪乳剂的pH值为6.5，且为等渗溶液，可从周围静脉输入，但单位时间输注速度过快，患者会出现寒战、发热、呕吐、背痛等不良反应。关于脂肪乳剂静脉输注要求，美国CDC推荐指南指出：含脂肪的全营养混合液（total nutrients admixture，TNA）应24小时内匀速输注，如脂肪乳剂单瓶输注时，输注时间应>12小时。

3. 氨基酸/蛋白质　输注氨基酸的目的是提供机体合成蛋白质所需要的氨基酸而非提供能量。如果未能通过葡萄糖和脂肪乳剂提供充分能量，氨基酸会被用于分解供能，而氮将被排出而非用于合成，因此应给予足够的非氮源热量。氨基酸液作为肠外营养蛋白质补充的来源，含有各种必需氨基酸（EAA）及非必需氨基酸（NEAA），鉴于疾病的特点，氨基酸的需要（量与种类）也有差异。一般营养支持应用的配方为平衡型氨基酸溶液，它不但含有各种必需氨基酸，也含有各种非必需氨基酸，且各种氨基酸间的比例适当，具有较好的蛋白质合成效应。特殊氨基酸溶液专用于不同疾病，配方成分也做了相应的调整。目前临床使用的是稳定和高度可溶的合成双肽甘氨酰-谷氨酰胺和丙氨酰-谷氨酰胺，其进入体内后可很快被分解成谷氨酰胺而被组织利用。

4. 水、电解质　营养液的容量应根据病情及每个患者具体需要，综合考虑每日液体平衡与前负荷状态确定，并根据需要予以调整。水的入量为2000ml/d，也可按1～1.5ml/（kcal·d）计算。每日常规所需要的电解质主要包括钾、钠、氯、钙、镁、磷，营养支持时应经常监测。

5. 维生素　维生素是参与人体代谢、调节和维持内环境稳定所必需的营养物质。几乎所有的维生素都来自于体外，补充维生素也就成为肠外营养配方不可或缺的一部分。水溶性维生素（维生素B族、C等）在体内无储备，非正常饮食时将缺乏；脂溶性维生素（维生素A、D、E、K）在体内有一定储备，短期禁食一般不会缺乏。急性疾病应激状态下，人体对部分水溶性维生素需要量增加，可适当增加供给量。

6. 微量元素　人体对微量元素需要量极少，但它们具有重要或特殊功能。主要的微量元素（锌、铜、铁、硒、铬、锰）均参与酶的组成、三大营养物质代谢、上皮生长、创伤愈合等生理过程。短期肠外营养患者不会发生微量元素缺乏，禁食超四周患者必须予以补充。

笔记

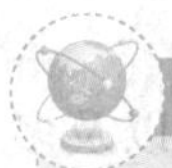
知识链接

常见肠外营养制剂

目前用于肠外营养制剂的品种丰富，包括不同类型的化合物、脂肪、氨基酸、维生素、矿物质制剂和电解质等。临床常见的制剂有：

(1) 复方氨基酸20AA(丰诺安)：主要用于预防和治疗肝性脑病；肝病或肝性脑病急性期的静脉营养。

(2) 复方氨基酸注射液18AA-Ⅱ(乐凡命)：主要用于不能口服或肠道补给营养，以及营养不能满足需要的患者，可静脉输注本品以满足机体合成蛋白质的需要。

(3) 复方氨基酸18AA-Ⅴ(嘉苑)：主要用于营养不良、低蛋白血症及外科手术前后。

(4) 复方氨基酸注射液3AA：用于各种原因引起的肝性脑病、重症肝炎以及肝硬化、慢性活动性肝炎，亦可用于肝胆外科手术前后。

(5) 复方氨基酸注射液17AA-H：用于肝性脑病(亚临床、Ⅰ级、Ⅱ级)，高氨血症。

(6) 小儿复方氨基酸注射液18AA-Ⅱ：主要用于①早产儿、低体重儿及各种病因所致不能经口摄入蛋白质或摄入不足的新生儿；②各种创伤：如烧伤、外伤及手术后等高代谢状态的小儿；③各种不能经口摄食或摄食不足的急、慢性营养不良的小儿：如坏死性小肠结肠炎、急性坏死性胰腺炎、化疗药物反应等。

(7) 氨基酸葡萄糖注射液(克灵麦)：适用于口服或肠内营养供给不能、不足或禁忌者。对长期进行肠外营养的患者，可以在克灵麦中加入脂肪乳以提供热量和必须脂肪酸。

(8) 长链脂肪乳(克凌诺)：适用于口服或肠内营养摄取不能、不足或禁忌的患者，进行肠外营养补充脂肪。

(9) 中/长链脂肪乳C8-24(侨光卡路)：用于胃肠外营养，满足能量和必需脂肪酸的要求。

(10) ω-3鱼油脂肪乳注射液(尤文)：当口服或肠内营养不可能、功能不全或有禁忌时，为患者补充长链脂肪酸。

(三) 全营养混合液(TNA)

肠外营养液应在无菌环境(层流室和层流台)中配制。用由聚合材料制成的输液袋，将碳水化合物、脂肪乳剂、氨基酸、微量元素、电解质及维生素等各种营养液混合，称为全营养混合液(total nutrient admixture，TNA)，又称为全合一(all in one，AIO)。TNA既可经中心静脉也可经周围静脉输注，是目前院内和家庭进行TPN治疗的一种非常成功的方法。其优点有：①将全部营养物质混合后同时输入体内，有利于更好地发挥代谢和利用作用，增加节氮效果；②简化输液过程，节省输液和护理时间；③降低了与肠外营养有关的代谢性并发症发生率；④配置时不需要用进气针，减少被污染和发生气栓的机会。

TNA液的配制步骤是：①检查输液袋，注明床号、姓名及配制时间，按医嘱备好所有的药液；②电解质、水溶性维生素、微量元素、胰岛素加入葡萄糖液或氨基酸中；③磷酸盐加入另一瓶葡萄糖液或氨基酸中；④脂溶性维生素加入脂肪乳剂中；⑤将加入添加剂的液体按葡萄糖、氨基酸、脂肪乳剂的顺序注入3L袋中进行混合，并不断地摇动使之成分均匀。混合后的葡萄糖最终浓度为10%～20%，能获得相容性稳定的TNA液。

(四) 肠外营养的输入途径

肠外营养支持途径可选择经中心静脉和经外周静脉营养支持，可提供完整充分营

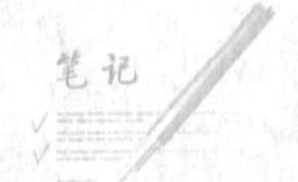

养供给，ICU 患者多选择经中心静脉途径。营养液容量、浓度不高，或接受部分肠外营养支持的患者，可采取经外周静脉途径。

1. 中心静脉营养　中心静脉营养(central parenteral nutrition，CPN)是指全部营养要素通过中心静脉补充的方法，适用于需要长期 PN 支持者。常用静脉有锁骨下静脉、颈外静脉、颈内静脉和股静脉等。其优点有：①一次穿刺置管后可长期使用，减少了反复穿刺给患者带来的痛苦；②中心静脉管径粗，一般不受输入液体浓度、pH 值和输注速度的限制，对血管壁的刺激较小；③能在 24 小时内持续不断地进行液体输注，并可根据机体的需要最大限度地调整输入液量、浓度和速度，保证供给机体所需的热量和各种营养物质。其缺点是需要护士有熟练的置管技术及严格的无菌技术，且易引起损伤、感染、空气栓塞、导管意外等多种并发症。

2. 外周静脉营养　外周静脉营养(peripheral parenteral nutrition，PPN)是指通过外周静脉导管全面输送营养要素的方法，适用于病情较轻、用量小的肠外营养患者，但在 ICU 已很少使用。

（五）护理要点

1. 体位　在不影响输注的情况下，协助患者采取舒适体位。

2. 合理控制输液速度　最好用输液泵，如发现患者面部潮红、出汗、高热和心率加速等不适感觉，应减慢输注速度。

3. TNA 液要现配现用　配好的 TNA 应在 24 小时内输完，暂不使用时要置于 4℃冰箱内保存；如从冰箱中取出的 TNA 液要置于室温下复温 0.5 ~ 1 小时后再给患者输入。

4. 确保输入 TNA 的安全性和有效性　目前主张不在 TNA 中添加其他任何药物，如必须经此静脉输入其他药物时，则暂停输注 TNA，并在用药前后用生理盐水冲洗输液管道至少 5 分钟。

5. 加强常规监护

(1) 体重：有助于判断患者营养量的供给是否合适。

(2) 体温：能及时了解感染等并发症，如患者出现高热等，应及时寻找原因，进行相应处理。

(3) 环境：保持环境、床铺清洁，物品每日用消毒液擦拭，保持空气清新。

6. 每日进行营养状况动态评价，记录 24 小时出入量。

7. 潜在的并发症

(1) 技术性并发症：包括气胸、血胸、空气栓塞等，此类并发症与中心静脉导管的放置或留置有关，一旦发生后果严重，甚至导致死亡。

(2) 代谢性并发症：其发生原因与补充不足、糖代谢异常以及肠外营养本身所致。

(3) 感染性并发症：与置管技术、导管使用及护理有密切关系。

二、肠内营养(EN)

肠内营养(enteral nutrition，EN)是经胃肠道，包括经口腔或喂养管，提供维持人体代谢所需营养素的方法。凡胃肠道功能正常或存在部分功能者，营养支持时应首选肠

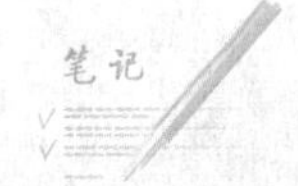

内营养(EN)。

(一)适应证与禁忌证

肠内营养的实施主要取决于小肠是否具有吸收所提供的各种营养素的功能及肠道能否耐受肠内营养制剂。当患者因原发病或治疗的需要而不能经口摄食,或摄食量不足时,均可考虑管饲肠内营养支持。

1. 适应证

(1) 吞咽和咀嚼困难。

(2) 意识障碍、无力进食。

(3) 急性消化道疾病稳定期。

(4) 高分解代谢状态,如严重创伤、感染和中毒。

(5) 慢性营养不良,如恶性肿瘤。

(6) 上消化道梗阻或手术。

2. 禁忌证

(1) 完全性机械性肠梗阻和持续麻痹性肠梗阻。

(2) 急性活动性胃肠道出血。

(3) 持续严重呕吐、顽固性腹泻、严重小肠或结肠炎症患者。

(4) 严重腹胀或腹腔间隔室综合征。

(二)肠内营养制剂

肠内营养剂种类繁多,按其组成成分可分为匀浆膳、要素膳、组件型和特殊应用型肠内营养制剂四类。

1. 匀浆膳　匀浆膳是用天然食物配置而成的糊状、浓流体或粉剂的平衡饮食,由大分子营养素组成,可经鼻饲、胃或空肠置管滴入或以灌注的方式给予的肠营养剂。其营养成分全面,蛋白质与热量充足,并可满足患者对维生素及微量元素的需要。匀浆膳对患者胃肠道功能要求较高,在肠腔内形成的残渣也较多,因此,对要求减少消化道刺激的患者慎用。

2. 要素膳　是一种人工精制、营养素齐全、由无渣小分子物质组成的水溶性营养合成剂。其特点是营养价值高,营养成分明确、全面、平衡,不含膳食纤维,不需要消化就可被小肠吸收,比较适用于消化功能较弱的患者。由于其渗透压较高,故使用时容易产生腹泻,应用时应加强护理。

3. 组件型肠内营养制剂　又称调节性制剂,是指各类营养素,如蛋白质、糖、脂肪等为单独形式包装,应用时根据需要相互混合或以单独形式提供,也可将某一成分的调节性制剂加入其他配方中,以增强该成分的比例,亦可采用两种或两种以上的组件型肠内营养制剂构成组件配方,以适合患者的特殊需要。

4. 特殊应用型肠内营养制剂　是为特殊患者制备的营养液。常用的有:①浓缩营养液,适用于需限制液体入量的患者;②高蛋白营养液,可提供大量所需蛋白质,减少氮损失,适用于代谢亢进者,但肾衰、氮质血症及肝性脑病者禁用;③婴儿用营养液;④特殊疾病(如肾病、糖尿病、肝病、先天性氨基酸代谢缺陷症等)营养液。

笔记

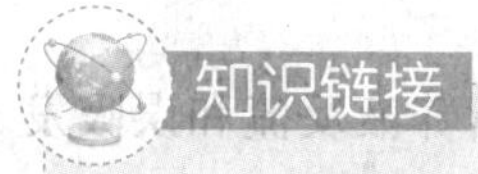

常见肠内营养制剂

肠内营养制剂临床上的主要有6种：①立适康肾脏疾病专用1kcal/ml：本品含有低钠、低钾，适用于肾病患者；②立适康支链氨基酸型0.9kcal/ml：含有较高的支链氨基酸，适用于肝病型疾病患者；③肠内营养乳剂(TP-HE)：本品不含果糖和乳糖，含有较高的蛋白质、易消化的脂肪，主要用于烧伤患者；④肠内营养乳剂(TPF-T)：具有高脂肪、高蛋白、高能量、低碳水化合物，主要适用于肿瘤患者；⑤肠内营养液：是一种能量缓释碳水化合物，主要适应于糖尿病患者；⑥肠内营养乳剂(TPF-D)：适用于糖尿病患者。

（三）肠内营养途径

肠内营养的途径根据患者的情况可采用鼻胃管、鼻空肠管、经皮内镜下胃造瘘(percutaneous endoscopic gastrostomy，PEG)、经皮内镜下空肠造瘘(percutaneous endoscopic jejunostomy，PEJ)、外科途径等进行肠内营养。

1. 经鼻胃管　适用于胃肠功能正常、非昏迷以及经短时间管饲即可过渡到口服饮食的患者。其优点是简单、易行，缺点是反流、误吸、鼻窦炎、上呼吸道感染的发生率增加。

2. 经鼻空肠置管　适用于有误吸风险、胃动力障碍的患者。优点在于因导管通过幽门进入十二指肠或空肠，使反流与误吸的发生率降低，患者对肠内营养的耐受性增加，但要求在喂养的开始阶段，营养液的渗透压不宜过高。

3. 经皮内镜下胃造瘘(PEG)　适用于昏迷、食管梗阻等长时间不能进食，但胃排空良好的重症患者。PEG是在纤维胃镜引导下行经皮胃造口，将营养管置入胃腔。优点是去除了鼻管，减少了鼻咽与上呼吸道的感染并发症，可长期留置营养管。

4. 经皮内镜下空肠造瘘(PEJ)　适用于有误吸风险、胃动力障碍、十二指肠郁滞等需要胃十二指肠减压的重症患者。PEJ是在内镜引导下行经皮胃造口，并在内镜引导下，将营养管置入空肠上段，可以在空肠营养的同时行胃腔减压，可长期留置。其优点除减少了鼻咽与上呼吸道的感染并发症外，减少了反流与误吸风险，并在喂养的同时可行胃十二指肠减压。

5. 外科途径　包括胃造口术和套针空肠造口术。胃造口可使用大管径喂养管避免穿透和撕裂腹腔其他器官，但具有潜在的发病率和病死率。其主要优点是术后即可行肠内营养，且并发症发生率低。

（四）肠内营养的实施

根据喂养管尖端所在位置和胃肠道承受能力，选择间隙输入法或持续输入法。间隙缓慢滴注喂养每天4～6次，每次30～60分钟。此法优点是患者有较多的自由活动时间，类似正常饮食，耐受性好；持续输入在输入泵控制下保证稳定的流速，可允许营养液在小肠内得到吸收，更利于重症患者。成人每日用量为2000～3000ml，开始输注时速度宜慢，从40～60ml/h逐渐增至100～150ml/h，浓度可逐渐增加，以便胃肠道逐步适应，耐受肠道营养液。临床实践表明，连续经泵输注时，营养素吸收较分次给予好，大便次数及大便量也明显少于分次给予，患者胃肠道不良反应也较少，营养效果好。

笔记

（五）护理要点

1. 体位 喂养管尖端在胃内者，根据病情可取半卧位，避免营养液反流和误吸发生；喂养管尖端在空肠内者，病情允许可取任意体位。

2. 喂养管的护理

（1）喂养开始前，必须确定导管尖端的位置。可通过抽吸胃内容物、X线摄片和抽吸物的pH值测定方法定位。

（2）妥善固定喂养管，防止移位和脱落。

（3）定时冲洗喂养管，保持通畅。在每次喂养前后和连续管饲过程中每间隔4小时均要用30～50ml生理盐水或温开水冲洗喂养管。

（4）长期留置鼻胃管或鼻肠管者，应每天检查鼻、口腔、咽喉部有无不适及疼痛，每天用油膏涂试鼻腔黏膜避免长时间受压产生溃疡。

3. 胃肠道状况的护理

（1）及时估计胃内残留量，每4小时抽吸并估计胃内残留量，若胃内残留液大于100～150ml，应延迟或暂停输注。

（2）维持患者正常的排便形态，大约5%～30%的肠内营养治疗患者可发生腹泻，护理时应注意：营养液应从低浓度开始输注，逐步递增；营养液宜从少量开始，在5～7日逐步达到全量；输注速度应逐步增加，应用输液泵控制最佳；营养液的输注温度以接近正常体温为宜；营养液应现配现用，避免污染和变质导致腹泻发生。

4. 密切观察 注意病情和肠内营养效果的观察，记录24小时液体出入量。

5. 潜在并发症

（1）误吸：年老体弱，昏迷或存在胃潴留的患者，当通过鼻胃管输入营养液时，可因呃逆后误吸而导致吸入性肺炎。

（2）腹胀、腹泻：其发生率3%～5%，与输入速度、溶液浓度、溶液的渗透压有关。

第四节 不同危重患者的代谢特点与营养支持原则

不同危重患者具有各自的代谢特点，而营养支持则是重要的辅助治疗手段。机体在危重状态下对代谢的改变极为敏感，蛋白质热卡营养不良将导致免疫功能受损、内脏蛋白消耗、感染加重及多器官功能障碍综合征的发生发展，而营养不良又可引起二氧化碳产量增加、高糖血症等并发症，从而影响代谢及器官功能，严重者危及生命。只有适当的代谢支持才能有效地缩短患者住院时间，减少并发症的发生。

一、脓毒症和多器官功能障碍综合征患者的营养支持

（一）脓毒症和器官功能障碍综合征患者的代谢特点

脓毒症（sepsis）患者处于高代谢状态，且代谢途径异常，对外源性营养底物利用率低，主要靠分解自身组织获取能量，其中对蛋白的消耗增幅最大，可在短期内导致蛋白-能量营养不良对严重脓毒症患者的研究中发现，瘦体组织（无脂组织群 lean body mass，LBM）的丢失速度为每天0.5%～1%。脓毒症常可导致多器官功能障碍综合征（multiple organ dysfunction syndrome，MODS）的发生，由于机体的高代谢率，MODS患者

笔记

胃肠道系统对缺血极度敏感,在胃肠道系统功能正常的情况下,肠道内的细菌未浸润和感染机体之前,可发生肠道内细菌的移位。在 MODS 患者,肠道的作用已越来越受到重视,对于是否清除胃肠道内容物以防止细菌的移位目前仍存在着较多的争议。有研究表明清除胃肠道内容物并不能降低患者的死亡率,但早期保持胃肠道功能的稳定是十分必要的,早期给予营养支持可以减少分解代谢。

(二)脓毒症和多器官功能障碍综合征患者的营养支持原则

Sepsis 与 MODS 患者营养支持中非蛋白质热量与蛋白质的补充应参照重症患者营养支持的原则。以应激性高血糖为突出的代谢紊乱及器官功能障碍,常常限制营养素的补充,应密切监测器官功能与营养素的代谢状态,同时注意补充支链氨基酸(branched chain amino acid,BCAA)和谷氨酰胺(Gln)。BCAA 有促进蛋白质合成、抑制蛋白质分解的作用,肌肉中合成 Gln 和丙氨酸的氮源主要由 BCAA 提供,因此补充 BCAA 有重要的意义。补充外源性 Gln 可以改善脓毒症患者免疫细胞功能,其增强免疫细胞功能的同时不会增加促炎细胞因子的产生,还可促进肌肉蛋白的合成,改善氮平衡。临床上对于 MODS 实施胃肠外营养的患者,可从消化道滴入营养液以保持胃肠道的完整性。

二、急性肾功能衰竭患者的营养支持

(一)急性肾功能衰竭患者的代谢特点

急性肾功能衰竭(acute renal failure,ARF)是指肾脏排泄功能的可逆性的急剧恶化,发展过程中出现多种代谢改变,影响机体容量、电解质、酸碱平衡以及蛋白质与能量的代谢。已经存在或医院获得性的营养不良是导致 ARF 患者高死亡率的一个重要因素,因此营养支持被认为是其治疗的一个重要部分。以最大限度的减少蛋白分解,减缓尿素氮(BUN)、血肌酐(BCr)升高,有助于肾损伤细胞的修复和再生,提高 ARF 患者的生存率。对于未接受肾脏替代治疗的 ARF 患者,应注意血清必需氨基酸/非必需氨基酸比例失衡。

(二)急性肾功能衰竭患者的营养支持原则

尿毒症和由急性疾病引起的应激反应可引起营养底物利用的明显变化。在营养支持过程中必须考虑蛋白质、碳水化合物、脂代谢异常以及电解质、液体负荷、酸碱平衡等改变的规律。ARF 本身对能量代谢基本没有直接影响,热卡需要量更多的取决于基础疾病和当前患者状态。ARF 患者体内蛋白分解增加,蛋白合成也受到抑制,如何遏制这种状态一直是营养支持的一个重要方面。蛋白的供给量需要考虑分解程度和是否接受肾替代治疗,其摄入应该既能满足机体需要,又不致产生过多氮代谢产物。ARF 期氨基酸代谢异常,体内氨基酸谱发生改变,应给予含非必需氨基酸和必需氨基酸混合配方。ARF 患者要限制液体量,宜用高浓度、高热量的能量底物,如脂肪乳剂、肾必氨基酸等为患者提供能量。

三、肝功能不全患者的营养支持

(一)肝功能不全患者的代谢特点

肝脏是营养物质代谢的中心器官,肝脏疾病时机体各种营养素代谢均发生改变,

笔记

机体物质代谢破坏并造成较严重的营养不良。营养不良在肝功能代偿期发生率为20%，而在肝病失代偿期的发生率达60%，营养不良使肝病患者腹水、出血、感染及肝性脑病的发生率增加，并影响肝脏功能，加速疾病进程。合理的营养干预能减缓患者全身衰竭的进一步发展并可改善肝细胞代谢。①碳水化合物能量代谢：肝脏在碳水化合物代谢中的作用为储存糖原及进行糖异生。肝功能不全时肝糖原储存减少，且因胰高血糖素增高及胰岛素抵抗使糖氧化供能发生障碍，机体对糖耐受下降，易出现血糖紊乱，糖作为能源物质供能减少，脂肪成为主要能源物质，且糖异生增加；②脂肪代谢：肝脏在脂肪代谢中的作用为脂肪、肉毒碱、酮体合成及脂肪酸氧化，肝功能不全患者胆汁分泌减少，使脂肪吸收发生障碍，导致必需脂肪酸缺乏，且脂肪氧化供能比例增加，体脂肪消耗，其程度与营养不良的严重程度及肝病严重程度相关；③蛋白质和氨基酸代谢：肝脏在蛋白质代谢的作用为合成蛋白，分解芳香族氨基酸及将氨转化为尿素。肝功能不全的患者其蛋白质合成减少和分解增加，导致低蛋白血症，使器官功能障碍、免疫力下降和腹水增加，加速肝功能不全的进展，此时积极的蛋白补充与合理的营养支持在一定程度上能改善氮平衡，减缓营养不良的进展；④维生素代谢：肝功能不全时食欲下降伴消化吸收不良使维生素吸收障碍，胆盐分泌减少使脂溶性维生素的吸收障碍更为明显，易出现维生素 A、D、E、K 的缺乏。

（二）肝功能不全患者营养支持原则

在早期肝硬化患者，蛋白质分解增加，低蛋白血症加速了肝细胞损害及肝功能不全的进展，此时补充蛋白质能促进正氮平衡而不导致肝性脑病，可根据肝功能代偿情况给予蛋白质1.3～1.5g/(kg·d)。在肝病终末期，增加蛋白的摄取可能导致血氨增加，加速肝性脑病的发生，蛋白摄入量可减至0.5～1g/(kg·d)。对于儿童，即使肝性脑病，蛋白摄入也不必过多限制，原因是分解代谢亢进和生长发育对蛋白的需要，蛋白质摄入量可2.5～3g/(kg·d)。补充支链氨基酸能改善肝脏蛋白合成，减少分解代谢，减轻肝性脑病。肝功能不全合并大量腹水时，需限制钠盐的摄入及提高摄入热卡的密度，以减少机体水分潴留，但应注意补充脂溶性维生素及微量元素。

四、急性重症胰腺炎患者的营养支持

（一）重症急性胰腺炎患者的代谢特点

重症急性胰腺炎(severe acute pancreatitis，SAP)早期代谢特点主要表现为静息能耗(resting energy expenditure，REE)增加，出现高分解代谢，患者很快出现严重负氮平衡和低蛋白血症。糖代谢方面，糖利用率降低、糖耐量下降、糖原异生增加，大部分患者出现高血糖。蛋白质代谢方面，蛋白质分解增多、尿氮排出增加，机体处于负氮平衡，每天尿氮排出增加20～40g，同时由于骨骼肌对支链氨基酸的摄取增加，其血浆浓度下降而芳香族氨基酸相应升高。脂肪代谢方面，高脂血症是SAP常见的临床表现，同时机体脂肪分解增加成为重要的能量来源。此外SAP患者早期尚存在低钙、低镁等代谢紊乱。

（二）重症急性胰腺炎患者的营养支持原则

为使“胰腺休息”减少分泌，禁食是SAP早期治疗的基本原则，但禁食可迅速导致

笔记

营养不良，因此SAP患者需早期给予营养支持。尽管PN不会刺激胰腺分泌，但高血糖和感染性合并症发生率明显增高。SAP早期应用EN的主要顾虑是营养底物对胰腺外分泌的刺激作用，其刺激作用主要取决于摄食部位，SAP早期经空肠喂养并不明显刺激胰腺外分泌，EN不仅能维护肠道结构和肠黏膜屏障的完整性，从而有助于降低感染性并发症发生率，利于高血糖控制，而且价廉。因此，EN应作为SAP营养支持的首选方式。对于SAP患者可采用鼻空肠管或空肠造口进行肠内营养，给予结晶氨基酸和短肽作为氮源，脂肪比例较低的要素饮食配方，胰酶不足时可添加外源性胰酶制剂。随病情的好转，可将配方逐渐过渡为以整蛋白作为氮源，并逐步转变为经口进食。

五、急性呼吸窘迫症患者的营养支持

（一）急性呼吸窘迫症患者的代谢特点

急性呼吸窘迫综合征（adult respiratory distress syndrome，ARDS）患者多存在严重的高分解代谢，短期内即可出现混合型营养不良，其REE显著增高；患者体内的肌糖原和肝糖原分解加速，脂肪大量氧化，随即瘦体组织大量分解，各种结构及功能蛋白被迅速消耗，并同时伴随着血糖的升高，机体对糖的利用减低，血清白蛋白下降，谷氨酰胺明显减少，血中氨基酸比例的失调；ARDS治疗过程中常因限制液体的输入而影响早期的营养支持，大量含磷的能量物质被消耗、各种离子消耗的增加、摄入的不足、分布的异常，可使患者出现低钾、低钙、低磷、低镁、低钠、低氯等表现和对某些微量元素的需求增加；严重的氧化应激消耗了大量的抗氧化物质。

（二）急性呼吸窘迫症患者的营养支持原则

患者肠道功能允许，应早期给予肠内营养，并采取充分的措施避免反流和误吸。应避免过度喂养，特别是碳水化合物补充过多将导致二氧化碳的产生过多，增加呼吸商，加重患者的呼吸负荷。但在ARDS患者的营养支持中添加鱼油和抗氧化剂，有助于降低肺血管阻力与通透性，改善肺功能，降低死亡率，缩短机械通气时间与在ICU住院时间等。

六、心功能不全患者的营养支持

（一）心功能不全患者的代谢特点

心功能不全系指在有适量静脉血回流的情况下，由于心脏收缩或舒张功能障碍，心排血量不足以维持组织代谢需要的一种病理状态，是一种以心排血量不足，组织血液灌注减少，以及肺循环或体循环静脉系统淤血为特征的临床综合征。心功能不全常导致不同程度的营养不良，严重者可出现体重下降、消瘦、低蛋白血症等心脏恶病质表现，其营养代谢改变主要表现为：①胃肠道淤血导致营养摄入和吸收障碍；②交感神经系统的代偿性兴奋引起的热量消耗增加；③由于肝脏淤血导致白蛋白合成减少，肾脏淤血引起蛋白尿，患者可出现低蛋白血症；④应用洋地黄、利尿剂以及过分的限制水、钠导致的电解质紊乱。

（二）心功能不全患者的营养支持原则

心功能不全患者经肠内营养可促进肠道运动、消化和吸收，改善肠黏膜细胞营养。

笔记

在肠内营养不能达到所需摄入热量要求，并且需严格控制液体量的情况下，可选择部分或全部使用肠外营养。根据患者的营养状态及代谢状况确定适宜的营养需要量，可选择热卡密度较高的营养配方，在进行肠外营养过程中需加用抑酸剂，并监测心脏功能及肝脏功能指标，及时调整肠外营养的剂量和配方。一旦胃肠道功能恢复，既应逐渐减少或停止肠外营养，尽早过渡到肠内营养或经口摄食。

七、脑损伤患者的营养支持

（一）脑损伤患者的代谢特点

脑损伤可表现为急性病变如脑外伤、脑血管意外或颅内感染，也可表现为慢性退行性病变如帕金森病或多发性硬化症等。急性脑损伤时，应激造成的细胞因子和分解激素释放以及使用糖皮质激素等因素可导致高代谢和高分解代谢，使内脏蛋白和骨骼肌大量丧失；而慢性脑神经病变时是由于意识障碍或运动功能受损而导致摄入不足。不同类型的脑损伤和疾病的不同时期，患者的能量消耗差异巨大，未进行镇静治疗的脑外伤患者，平均静息代谢能量消耗可达预测值的140%～200%，而脑死亡、巴比妥类药物或神经肌肉阻断剂能降低能量消耗。急性脑损伤患者氮的丢失量相当于烧伤面积为20%～40%的患者，平均每天丢失氮20g左右。糖皮质激素会加剧氮的丢失，丢失量与激素用量和使用时间有关。损伤早期（伤后7～10天）提高外源性氮的摄入并不能减少氮的丢失，患者往往需经过2～3周方能达到正氮平衡。

（二）脑损伤患者的营养支持原则

对中度和重度脑损伤患者应尽早进行营养支持，一般可在48小时之后开始。早期实施营养支持能够减少住院天数，降低感染率和后遗症发病率，提高存活率。肠内营养是脑损伤患者首选的营养支持方式，但胃排空障碍会影响肠内营养的实施，有时需10～14天方达到满意的营养需要量。在实施肠内营养时，可将营养管放入小肠进行营养支持，能够迅速达到充足的营养需要量，并且患者耐受好，可使氮潴留高、感染发生率低、ICU住院时间短。如果肠内营养不能达到患者的营养需求量，或因某些原因禁忌使用肠内营养，应采用肠外营养进行补充或进行完全肠外营养支持。

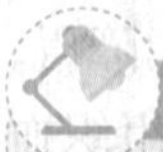

案例分析

患者，女性，58岁。胃癌姑息性切除术后第5天，禁食，血清白蛋白26g/L，经空肠造瘘予以肠内营养支持（500ml/d）。肠内营养支持第2天，患者主诉在输注营养液期间腹部不适，24小时排便5次，大便不成形。体检：T 37.3℃，P 90次/分，R 20次/分，腹平软，无压痛、反跳痛和肌紧张，大便隐血试验（－），大便常规检查（－）。

问题：

1. 该患者出现何种并发症？相关因素有哪些？
2. 如何预防上述并发症的发生？

学习小结

1. 学习内容

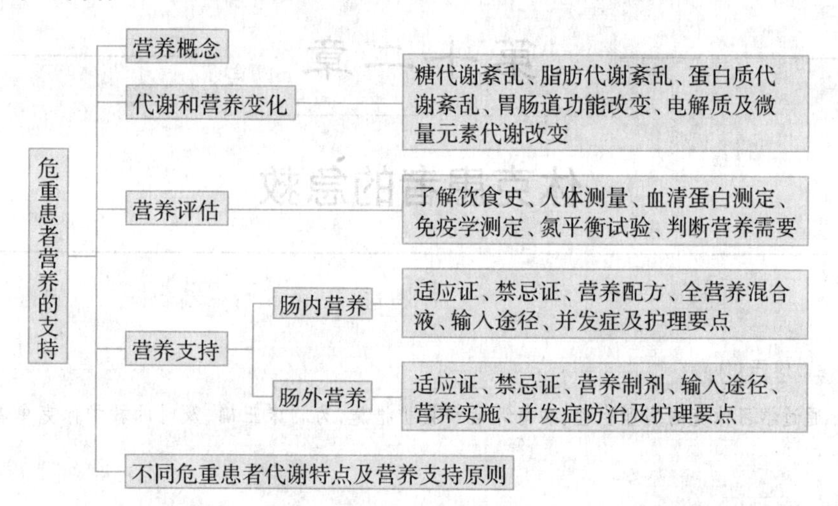

2. 学习方法　本章重点介绍危重患者的代谢特点、营养状况的评估方法、肠内、外营养液的组成和配制、营养支持的输入途径和方法。可采用归纳、分析、临床见习的学习方法，加强对危重患者临床营养支持评估、肠内、外营养支持以及护理的学习应用。

（戎有和）

复习思考题

1. 为什么在给患者营养支持时要首选肠内营养？
2. 给予患者肠内营养时，预防误吸的方法有哪些？
3. 给予患者肠外营养时，导管性脓毒症的预防措施有哪些？
4. 患者，男性，60岁，不慎高空坠落，由当地“120”送入医院急诊。查体：神志清，BP 130/85mmHg，P 90次/分，R 20次/分，右上肢肌力2级，左上肢0级，双乳连线以下平面感觉障碍，大小便失禁，MRI示$C_4 \sim C_6$脊髓受损。入院后医嘱予以绝对卧床，吸氧、心电监护、禁食、甲强龙激素冲击治疗，同时加强脱水、抗炎补液支持治疗。入院当晚患者即出现持续高热，体温达40℃，予以吲哚美辛（消炎痛）栓剂塞肛、冰袋降温，效果不佳，后予以冬眠疗法。

（1）试判断该患者的营养需要量？

（2）该患者宜选择哪种途径的营养支持？治疗过程中可能会出现哪些代谢性并发症？

笔记

第十二章

休克患者的急救

学习目的

通过学习休克的病理生理、病情评估和救护措施，为临床正确、及时的救护休克患者打下基础。

学习要点

休克的概念、病理生理、临床表现、救治要点及护理措施。

休克(shock)是多种病因引起有效循环血量锐减，组织血流灌注不足导致的以广泛的细胞受损和生命器官代谢功能障碍为特征的病理性症候群，是临床常见的危重症。

第一节 休克概述

休克的病因很多，无论哪一种休克，有效循环血量锐减是其共同特点。有效循环血量是指单位时间内通过心血管系统的血量，不包括停滞于毛细血管床及储存在肝、脾等血窦中的血量。有效循环血量的维持与三个因素有密切关系，即充足的血容量、足够的心排出量和适宜的外周血管张力。每个因素都极为重要，任何一个要素发生严重异常，都可导致有效循环血量的减少，发生休克。

一、病因与分类

休克的分类方法很多，尚无统一分类，通常将休克分为低血容量性、感染性、心源性、神经性和过敏性休克五类。

（一）低血容量性休克

包括失液性休克、失血性休克和创伤性休克。失血性休克常由于有效循环血量锐减引起，如大出血等；剧烈呕吐、腹泻、肠梗阻等可导致失液性休克；创伤性休克是严重外伤导致，其发生与血容量减少（机体血液或血浆丢失，以及损伤处体液渗出）和疼痛有关，常见于挤压伤、大手术、复杂性骨折等。

（二）感染性休克

主要是由于细菌及毒素作用引起，常见于严重感染如急性化脓性腹膜炎、绞窄性肠梗阻和败血症等。

笔记

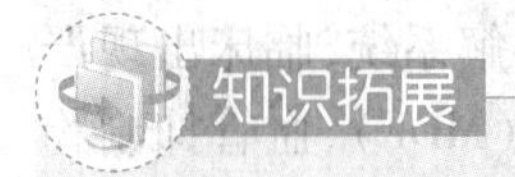

中毒休克综合征

中毒休克综合征(toxic shock syndrome,TSS)为特殊类型的感染性休克,主要由金黄色葡萄球菌和A组溶血性链球菌引起,属于ICU的重要感染(即ICU常见,或必须在ICU中进行监护治疗的感染)。患者发病急,常有原发感染性疾病,临床表现轻重不一;前驱期(约1~4天)有高热、头痛头昏、关节疼痛等发生;TSS的特征性表现为猩红热样皮疹;重症病例多在发热后72小时出现休克,可有低血压或直立性晕厥,本病死亡率高,需及时诊断和积极治疗。

(三)神经源性休克

常见于脑脊髓损伤、麻醉意外、剧痛等剧烈刺激,阻滞交感神经系统,引起反射性周围血管扩张,有效血容量相对减少。

(四)过敏性休克

主要是因为机体对某些药物(如青霉素等)或生物制品发生过敏反应引起血管床容积扩张,毛细血管通透性增加所致,属Ⅰ型变态反应,是过敏性疾病中最严重的症状。

(五)心源性休克

由于心泵功能衰竭导致心输出量下降所致,重要脏器和组织严重灌注不足,出现一系列缺血、缺氧、代谢障碍及重要脏器损害。常见于心肌梗死、心脏压塞等,而急性心肌梗死是心源性休克的最常见病因。

二、病理生理

各类休克的共同病理生理基础是有效循环血量锐减和组织灌注不足及由此导致的微循环、代谢改变及内脏器官继发性损伤等。

(一)微循环的变化

1. 微循环收缩期　又称休克早期或休克代偿期。有效循环血量减少,心排出血量下降 CI<2.2L/(min·m^2)时,机体启动一系列的代偿机制,包括主动脉弓和颈动脉窦压力感受器产生的血管舒缩中枢加压反射,以及交感-肾上腺轴兴奋后释放大量儿茶酚胺、肾素-血管紧张素分泌增加等。不同的器官、血管对儿茶酚胺的敏感性不同,反应不一,使血液重新分布以保证心、脑等重要器官的血液灌流。若在此期去除病因积极复苏,休克可得到纠正。

2. 微循环扩张期　又称休克期。此期微循环功能严重紊乱导致组织持续缺血缺氧,细胞无氧代谢后大量乳酸堆积,组胺等血管活性物质释放。毛细血管前括约肌松弛,尔后括约肌仍处于收缩状态。血液滞留于毛细血管内,血浆外渗、血液浓缩和血液黏稠度增加,进一步使回心血量降低,心排出量减少,休克加重。此期的微循环改变形成了不断加重的恶性循环,进入失代偿阶段,若无有效的抢救措施,病情将不断加重,直至死亡。

3. 微循环衰竭期　又称休克晚期、休克难治期。由于组织严重缺氧、微循环内血液浓缩、黏稠度增加和酸性环境中血液的高凝状态,使红细胞与血小板易发生凝集,在血管内形成大量微血栓,甚至发生弥漫性血管内凝血(disseminated intravascular coagu-

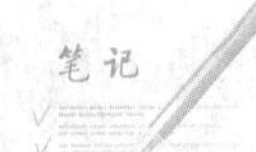

lation，DIC）（图 12-1）。随着各种凝血因子消耗，激活纤维蛋白溶解系统，临床出现严重出血倾向。同时因胰腺、肝、肠缺血后分别产生心肌抑制因子（MDF）、血管抑制物质（VDM）及肠因子等有害物质，最终导致重要脏器发生严重损害及功能衰竭，休克发展到 DIC 或重要器官功能衰竭时，对临床治疗带来极大的困难。

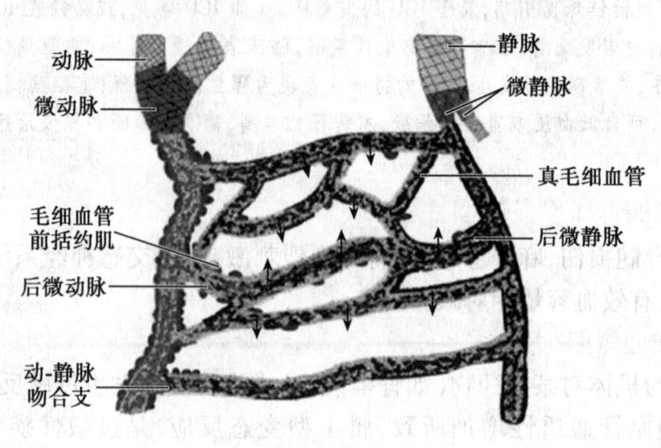

图 12-1　微循环的变化

（二）代谢的变化

1. 休克时儿茶酚胺释放能促进高血糖素生成并抑制胰岛素分泌，刺激垂体分泌促肾上腺皮质激素，使血糖升高；在高度应激状态下，蛋白质被分解消耗，糖和脂类代谢障碍会引起负氮平衡、营养不良，从而导致严重并发症（如脓毒症和多器官功能障碍）。此外，过度炎症反应时组胺、缓激肽等内源性扩血管物质增加，舒、缩血管物质分泌紊乱，血管反应性低下，一部分组织器官过度灌注而出现“窃血”现象，导致氧供障碍。

2. 休克时血容量降低，刺激血管升压素和醛固酮分泌，肾素-血管紧张素-醛固酮系统兴奋，使垂体后叶抗利尿激素的分泌增加，通过肾使钠、水潴留以增加循环血量。

3. 休克期由于组织细胞明显缺血缺氧，经无氧代谢后乳酸生成显著增多、组织产生代谢性酸中毒。

4. 休克期由于细胞缺氧，使细胞膜上的钠-钾泵（Na^+-K^+-ATP 酶泵）运转失灵，因此细胞内 Na^+增多，而细胞外 K^+增多，从而导致细胞水肿和高钾血症。

5. 休克晚期 ATP 的不足和酸中毒使溶酶体膜破裂，释放出溶酶，造成细胞自溶和组织损伤。

6. 特殊的代谢产物　组胺、5-羟色胺、缓激肽、前列腺素产生增加。

（三）内脏器官的继发性损害

1. 肺脏　休克时，低灌注、缺氧以及休克晚期肺部形成微小血栓，可直接损伤肺毛细血管的内皮细胞和肺泡上皮细胞，出现肺间质水肿、肺不张。患者因而可能出现进行性低氧血症和进行性呼吸困难，称之为“休克肺”，属于急性呼吸窘迫综合征之一，约占休克死亡人数的 1/3。

2. 肾脏　休克时，儿茶酚胺、血管升压素和醛固酮分泌增加，引起肾血管强烈收缩，肾血流灌注压降低，使肾小球滤过率和排尿量减少，肾皮质内肾小管上皮细胞受损、变性和坏死，引起急性肾功能衰竭。

3. 心脏　除了心源性休克伴有原发性心功能障碍以外,其他类型休克早期,由于机体的代偿,冠状动脉血流量能够维持,因此心泵功能一般不受显著的影响。但是随着休克的发展,动脉血压进行性降低,使冠状动脉流量减少。心肌缺血缺氧、心肌微循环内血栓形成、酸中毒及高血钾症等可使心泵功能发生障碍,导致急性心功能衰竭。

4. 脑　在休克早期,由于血液的重新分布和脑循环的自身调节,保证了脑的血液供应,因而早期没有明显的脑功能障碍表现,但当血压持续下降或脑循环出现 DIC 时,脑血液循环障碍加重,脑组织缺血缺氧,细胞水肿,血管通透性增加,出现继发脑水肿和颅内压增高。

5. 胃肠道和肝脏　胃肠道是休克所致缺血-再灌注损伤最早受累器官之一。持续的胃肠道缺血可引起严重的消化道功能紊乱,有时因交感神经兴奋及应激激素的大量分泌形成应激性溃疡,肠道细菌大量繁殖,在上述病理情况下,肠道屏障功能严重削弱,大量内毒素甚至细菌入血,患者可并发肠源性感染或毒血症,从而加重休克。肝脏持续缺血、淤血引起肝功能障碍,而肝脏受损后合成凝血因子减少,使凝血功能受损,是休克晚期 DIC 发生的基础。

6. 多脏器功能障碍综合征(MODS)　是休克晚期的严重合并症,是重症休克的主要死亡原因。各脏器因有效灌注不足发生缺血缺氧、代谢产物蓄积,从而影响、损害各脏器功能,出现序贯或同时发生多个器官功能障碍。一旦出现多脏器功能障碍综合征,抢救比较困难,患者的存活率极低。

第二节　休克患者的病情评估

休克的病情判断一般不难,关键是早期发现。凡遇到严重损伤、大量出血、重度感染以及过敏患者和有心脏病史者,应考虑到并发休克的可能。

一、临床表现

各类休克虽然有共同的病理生理改变,但不同病因引起的休克临床表现各有特点。

(一)低血容量性休克

是由于大量出血,体液的丧失,导致有效循环血量下降而引起的休克。包括失血性休克、失液性休克和创伤性休克。由于大量出血,体液的丧失,导致有效循环血量下降,临床上表现为表情淡漠、皮肤苍白发凉、外周静脉萎陷、血压下降、脉压减小、脉率增加、尿量减少、中心静脉压下降。

(二)感染性休克

感染性休克的表现与低血容量性休克基本相似,但临床上显著的区别是局部反应有红、肿、热、痛和功能障碍;全身反应有畏寒、发热、呼吸加快和器官功能障碍等全身感染症状。临床上根据血流动力学改变的特点,有“暖休克”和“冷休克”区分,两者表现不一(表 12-1)。暖休克又称高排低阻型休克,多由革兰阳性菌感染或真菌感染所致,其特点是周围血管阻力降低,心排出量增加,患者皮肤比较温暖干燥。冷休克又称低排高阻型休克,多由革兰阴性菌感染所致,特征是周围阻力增加而心排出量降低,患

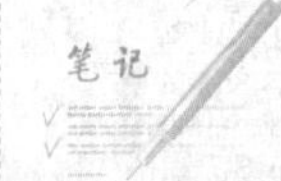

者皮肤湿冷。临床上冷休克比较常见，常继发于弥漫性腹膜炎、化脓性胆管炎、绞窄性肠梗阻等。

表 12-1 感染性休克临床特点

临床特点	暖休克（高排低阻型）	冷休克（低排高阻型）
意识	清楚	烦躁、淡漠、嗜睡
皮肤色泽	淡红或潮红	苍白、发绀、花斑
皮肤温度	温暖、干燥	湿冷、出冷汗
表浅静脉	充盈	萎陷
脉搏	搏动清楚、无力、不增快	细速或摸不清
血压	稍低	正常或低
脉压（mmHg）	>30	<20
毛细血管充盈时间	<2 秒	>3 秒
每小时尿量	>30ml	<25ml

（三）心源性休克

特点是心排血量快速下降。休克早期患者神志清醒，烦躁、焦虑或激动，面色及皮肤苍白、肢体湿冷、口唇及甲床稍有青紫，心率增快、胸闷、呼吸困难、脉搏尚有力，收缩压偏低，舒张压升高，脉压减小。尿量减少。随着病情进展，休克程度加重，患者由焦虑转为淡漠，反应迟钝，甚至昏迷，脉搏细速，收缩压下降至 80mmHg 以下，脉压小于 20mmHg，表浅静脉萎陷，少尿或无尿。

（四）过敏性休克

常突然发生，约半数患者在接触病因抗原 5 分钟内出现症状。过敏性休克有两大临床特点：①一旦发生休克，血压立即下降到 80/50mmHg 以下，并出现意识障碍。②在休克出现之前或同时，常会出现一些与过敏相关的皮肤潮红、瘙痒，继之以广泛的荨麻疹和（或）血管神经性水肿。由于气道水肿，喉头和支气管痉挛，患者表现为气道阻塞感，胸闷、憋气、呼吸困难、烦躁不安、心悸、出汗、肢冷、面色苍白、发绀、脉搏细弱，甚至出现心律失常，血压迅速下降，乃至测不到，最终导致心搏停止。

（五）神经源性休克

患者一般伴有明确的外伤史、脑脊髓损伤、麻醉意外史或有可导致剧烈疼痛的病症。此类休克常见于严重创伤、剧烈疼痛，高位脊髓麻醉或损伤，动脉阻力调节功能严重障碍，导致周围血管阻力降低。一般表现为神志清醒，反应正常损伤平面以上皮肤红润、肢端温暖、外周静脉充盈良好。血压下降、脉率正常或稍慢、尿量正常或减少、中心静脉压正常。

二、休克程度判断

在确定患者是否处于休克状态的同时，还必须鉴别休克的严重程度。临床上将休克分为轻度休克、中度休克和重度休克，详见表 12-2。

笔记

表 12-2　休克程度的判定

休克程度	失血量（ml）	失血量占血容量比例	血压	脉搏（次/分）	呼吸（次/分）	尿量（ml/h）	神经系统症状
轻度休克	750～1500	15%～30%	下降	>100	>20～30	>20～30	中度焦虑
中度休克	>1500～2000	>30%～40%	下降	>120	>30～40	5～20	萎靡
重度休克	>2000	>40%	下降	>140	>40	无尿	意识模糊

三、辅助检查

（一）实验室检查

1. 血常规　红细胞计数、血红蛋白测定有助于失血性休克的诊断，以及对休克过程中血液浓缩和治疗效果的判断；白细胞计数及分类则是感染性休克诊断的重要依据。

2. 尿、大便常规　有助于了解休克对肾功能的影响及病因测定；大便常规检查及潜血实验对感染性或失血性休克的判定有一定的诊断价值。

3. 血生化检查　乳酸、血 pH 值及二氧化碳结合力有助于了解休克时酸中毒的程度；尿素氮及肌酐则有助于了解休克时肾功能的情况；电解质的测定有助于了解休克时电解质平衡紊乱。

4. 凝血功能的检测　血小板计数、出凝血时间、凝血酶原时间和纤维蛋白原的测定有助于判断休克的进展及 DIC 的发生。

5. 血清心肌损伤标记物检查　该项检查对于心源性休克患者具有重要意义，急性心肌梗死时，血清心肌损伤标记物（肌红蛋白、肌钙蛋白、天冬氨酸转氨酶、肌酸激酶、肌酸激酶同工酶）呈动态性升高改变。

（二）影像学检查

创伤者应视受伤部位作相应部位的影像学检查以排除骨骼、内脏及颅脑的损伤。常用检查方法有 X 线、CT、MRI、B 超（对于心源性休克采取超声心动图和彩色多普勒检查）等。

（三）心电图检查

心电图检查有助于发现急性心肌梗死引起的心源性休克，应严密监测，尤其是急性心肌梗死发病后 72 小时内的心电图。

（四）其他

腹腔穿刺有助于发现腹腔内实质性脏器或空腔脏器损伤所引起的失血性或感染性休克；后穹隆穿刺有助于发现育龄妇女因宫外孕破裂出血所引起的失血性休克。

第三节　休克患者的救护

引起休克的原因众多，但其病理生理改变和临床表现基本相同，各类休克的治疗

笔记

也遵循相同的原则。抢救休克的基本原则首先是稳定生命体征,保持重要器官的微循环灌注和改善细胞代谢,并在此前提下进行病因治疗。

一、现场救护

脱离危险环境,于安全环境下采取就近原则进行积极抢救,尽快补充循环血量,处理原发病,争取在最短时间内使患者脱离生命危险。要求医务人员早期诊断休克,一旦确诊立即现场紧急同步救治,医护配合默契,同时建立静脉通道、给氧、监测生命体征(体温、脉搏、呼吸、血压、尿量等)。救治创伤性休克患者的顺序为:抢救第一,其次为诊断病因,最后为相关治疗。具体现场救护措施如下:

(一)安置体位

采取仰卧头低位,下肢抬高 20°~30°(图 12-2),有利于增加回心血量,保证脑部血供;有心衰或肺水肿者宜取半卧位或端坐位。注意保暖,怀疑有颈椎骨折者应给予颈托固定,不宜过多移动。

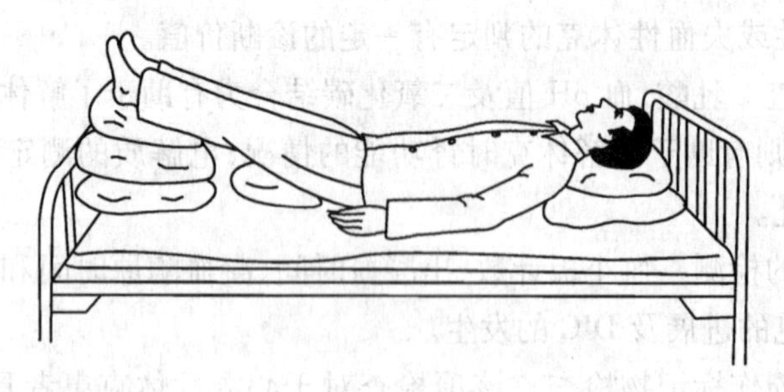

图 12-2　休克体位

(二)畅通呼吸道、吸氧

清除口腔、呼吸道分泌物。立即给予氧气吸入,高流量给氧。若因气道灼伤、毒气吸入、过敏反应引起的喉头水肿、颈部血肿压迫气管,以及严重胸部创伤的患者,应立即建立人工气道,确保呼吸道通畅。

(三)建立静脉通道、补充血容量

现场救护至关重要的一环是尽快补充血容量。迅速进行静脉穿刺,最好同时建立两条静脉通路,通常首先选用等渗晶体液(如乳酸钠林格液或生理盐水)1000ml 快速注入,以及时、快速、足量扩充血容量,维持有效循环。

(四)处理局部创伤

积极处理引起休克的原发伤、病,如创伤处包扎、固定、制动和控制大出血。止血可采取局部压迫或扎止血带等。对于难以止血和不明原因出血者,可同时补充血容量,采取止血措施和寻找出血原因;对受伤表现较轻的患者,可通过观察精神状态、测量脉搏血压和了解肢体湿冷情况来判断有无休克。创伤具体处理原则详见“第十二章创伤患者的急救”。

(五)镇静止痛

患者精神紧张会增加患者对氧的需求,使心肌的氧需求量增加。心肌梗死剧痛时

笔记

可肌内或静脉注射吗啡 5～10mg 或哌替啶 50～100mg，但严重颅脑外伤、呼吸困难、急腹症患者诊断未明确应禁用。

二、转运

患者经现场急救处理后应立即转送至医院作进一步治疗。因休克的死亡率高，在搬运期间，患者的病情，尤其是创伤性休克患者会随时变化，甚至死亡，因此不宜远距离运输，短程运输应在患者血压稳定之后进行，并注意在搬运前向患者家属进行说明，以获得理解。转送途中应密切观察患者的病情变化（图 12-3、图 12-4），发现异常及时处理（详见第二章院前急救的组织与管理）。

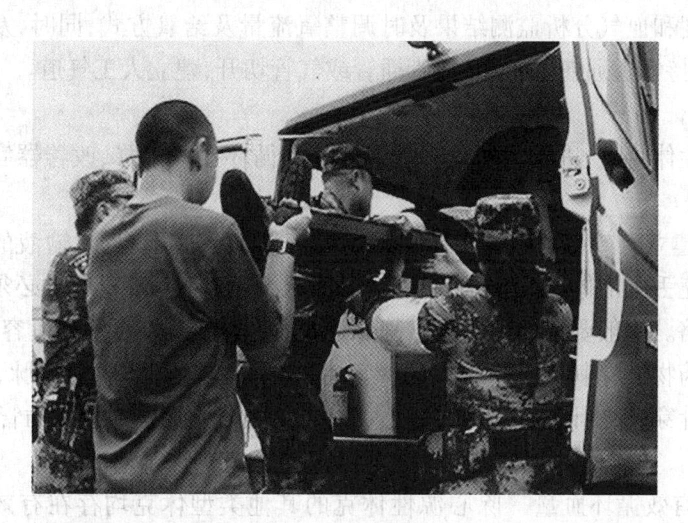

图 12-3　急救转运

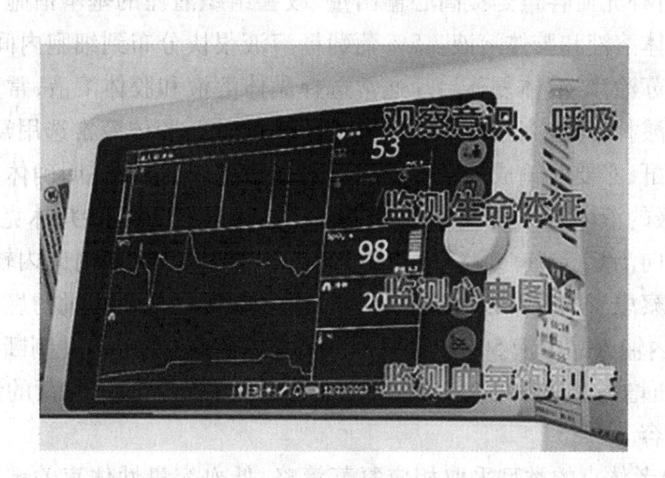

图 12-4　转运中的监护

三、院内救护

患者经院前初步救护被送到医院后，应根据初步急救效果，给予进一步全面的检查、监测，明确休克的原因，决定下一步的治疗与护理方案。

（一）保暖与体位

提高病室温度或为患者加盖棉被、毛毯等保暖。不能在体表加温，禁用热水袋和电热毯，这是因为体表加温可使皮肤血管扩张，减少重要器官的血流灌注和增加氧的消耗，对纠正休克不利，但感染性休克持续高热时，必须采用降温措施。

采取休克卧位（头部、躯干抬高约20°～30°，下肢抬高约15°～20°），以增加回心血量。昏迷、消化道出血或合并颅脑外伤等患者，头偏向一侧（颈椎骨折者禁用），防止呕吐物阻塞咽喉与气道。

（二）氧疗

一般采用鼻导管或面罩吸氧，氧流量约2～4L/min，重度休克4～6L/min，护士应根据氧饱和度和血气分析监测结果及时调整氧流量及给氧方式，同时，及时清除呼吸道分泌物，保持气道通畅，必要时气管插管或气管切开，建立人工气道。

（三）液体复苏

除心源性休克外，进行液体复苏是纠正有效循环血量下降，改善器官微循环灌注的首要措施。

1. 迅速建立有效静脉通道　休克时进行液体复苏刻不容缓，输液的速度应快到足以迅速补充丢失液体，以改善组织灌注。因此，在紧急容量复苏时必须迅速建立有效的静脉通路。一般要快速建立两条静脉通道，一条快速输液补充血容量，另一条输入各种急救药物。穿刺的静脉常规选择正中静脉、贵要静脉、大隐静脉，使用16～18号静脉套管针穿刺，保证液体能快速进入，有条件最好采用中心静脉插管，以迅速补充血容量。

2. 补充有效循环血量　除心源性休克的其他类型休克均存在有效循环血量不足。尽早、及时补充血容量是提高心输出量、改善组织灌注的基本措施。液体复苏治疗可以选择晶体溶液和胶体溶液。5%葡萄糖溶液很快分布到细胞内间隙，因此不推荐用于液体复苏治疗，液体复苏治疗通常选择晶体溶液和胶体溶液，常用的晶体液为生理盐水和乳酸林格液，高张盐溶液一般不超过400ml；胶体液常选用羟乙基淀粉、白蛋白或右旋糖酐，必要时输成分血或全血。对休克患者，争取在明确休克的最初6小时内，进行积极的液体复苏，以尽快稳定循环功能和组织氧供，治疗休克的这一策略成为早期目标导向治疗（early goal-directed therapy，EGDT）。在短时间内输入大量液体，要同时严密观察患者的反应以防止发生肺水肿。在可疑低血容量的患者可以先快速补液：30分钟内输入晶体液500～1000ml或胶体液300～500ml，并判断患者对液体复苏的反应（血压增高及尿量增多）及耐受性（有无血管内容量过负荷的证据），从而决定是否继续扩容。

3. 依据患者休克的类型采取相应复苏策略，低血容量性休克关键在于以及时补充血容量、治疗其病因和制止其继续失血、失液。感染性休克患者在休克未纠正前，治疗休克和感染并重。

（四）病情监测

对休克的监测极为重要，即可了解患者病情变化和治疗反应，为调整治疗方案提供客观依据。

笔记

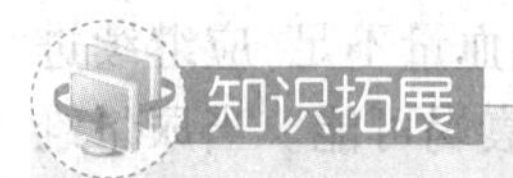

超声在指导休克诊治中的作用

近年来,人们利用经胸或经食管超声心动图来实现功能性血流动力学监测(functional hemodynamic monitoring,FHM)。FHM是全新的血流动力学监测方式,它是以心肺交互作用为基本原理,将循环系统受呼吸运动影响的程度作为衡量指标,以此预测循环系统对液体符合的反应结果,进而对循环容量状态进行判断的血流动力学监测方式。FHM的指标是功能性的、动态的参数,不同于目前临床常用的静态指标。通过超声等无创手段,获得下腔或上腔静脉直径呼吸变异率、主动脉峰值血流速变异率、收缩压变异率、每搏量变异率、脉压变异率从而进行容量评估,指导临床治疗休克。

1. 一般监测

(1) 精神状态:患者的意识情况是反映休克的一项敏感指标,是脑组织血液灌流和全身循环状况的反应。在治疗中,若患者神志清楚,对外界的刺激反应正常,说明患者循环血量已基本足够;相反若患者表情淡漠、不安、谵妄或嗜睡、昏迷,则提示脑组织血循环不足,存在不同程度的休克,可采用Glasgow昏迷评分,观察患者的意识状况,以及时发现患者颅内病变征象;如有使用镇静药物者,需要注意药物的毒副作用。

(2) 血压:血压并不是反映休克程度最敏感的指标,在判断时应兼顾其他的参数进行综合分析。在观察血压情况时,还要强调应定时测量、比较。通常认为收缩压<90mmHg、脉压<20mmHg是休克存在的表现;血压回升、脉压增大则是休克好转的征象。

(3) 脉率:休克时脉搏变弱、变快,常超过120次/分,其变化多出现在血压下降之前,故常作为判断休克的体征之一。当血压还较低,但脉率已恢复且肢体温暖者,常表示休克趋向好转。常用脉率/收缩压(mmHg)计算休克指数,帮助判定休克的有无及轻重。指数为0.5多提示无休克;>1.0~1.5提示有休克;>2.0为严重休克。

(4) 呼吸:休克早期,呼吸增快、变浅,出现代偿性过度通气。随着休克加重和代谢性酸中毒的出现,呼吸加深、幅度增大。在休克晚期,呼吸变浅而且急促,如患者出现进行性呼吸困难、发绀,吸氧也不能改善其症状,则提示出现ARDS,后果严重。因此应注意监测呼吸的频率、节律、深浅度和动脉血气分析的变化。

(5) 体温:皮肤温度可反映外周循环血流灌注情况,大多数休克患者体温偏低,但感染性休克者体温可突然升高到40℃以上或骤然下降。有条件时可监测中心温度和外周温度差,正常情况下相差0.5~1℃,如大于2~3℃提示外周循环收缩,皮肤循环血流灌注不足。当中心温度<34℃时,可以导致严重的凝血功能障碍。

(6) 皮肤温度、色泽:是体表血流灌流情况的标志。如患者的四肢温暖,皮肤干燥,轻压指甲或口唇时,局部暂时缺血呈苍白,松压后色泽迅速转为正常,表明末梢循环已恢复、休克好转;反之则说明休克情况仍存在。脓毒性休克者,有时会表现四肢温暖,即所谓"暖休克",对此要有足够的认识,不要疏漏。

(7) 尿量:尿量是反映肾血液灌注情况的有效指标。尿少通常是早期休克和休克复苏不完全的表现。对疑有休克或已确诊者,应留置尿管并连续监测其每小时尿

笔记

量。当尿量<25ml/h 时,比重增加者表明仍存在肾血管收缩和供血量不足,应继续进行液体复苏;血压正常但尿量仍少且比重偏低者,提示有急性肾衰竭可能。当尿量维持在 30ml/h 以上时,则提示休克已纠正。此外创伤危重患者复苏时使用高渗溶液者可能产生明显的利尿作用;涉及神经垂体的颅脑损伤可出现尿崩现象;尿路损伤可导致少尿与无尿,判断病情时应注意鉴别。

2. 特殊监测 包括以下监测方法。

(1) 中心静脉压(CVP):CVP 的正常值为 5 ~ 10cmH_2O,当 CVP<5cmH_2O 时,表示血容量不足;高于 15cmH_2O 时,则提示心功能不全、静脉血管床过度收缩或肺循环阻力增高;若 CVP 超过 20cmH_2O 时,则表示存在充血性心力衰竭(具体见表 12-3)。临床实践中,通常进行连续测定,动态观察其变化趋势,以准确反应右心前负荷的状况。

表 12-3 中心静脉压与补液的关系

CVP	BP	原因	处理原则
低	低	血容量严重不足	充分补液
低	正常	血容量不足	适当补液
高	低	心功能不全或血容量相对过多	给强心药,纠正酸中毒,舒张血管
高	正常	容量血管过度收缩	舒张血管
正常	低	心功能不全或血容量不足	补液实验*

*补液试验:取等渗盐水 250ml,于 5 ~ 10 分钟内经静脉注入。如血压升高而中心静脉压不变,提示血容量不足;如血压不变而中心静脉压升高 3 ~ 5cmH_2O,则提示心功能不全。

(2) 肺毛细血管楔压(PCWP):肺动脉压(PAP)的正常值为 10 ~ 22mmHg;PCWP 正常值为 6 ~ 15mmHg,与左心房内压接近。PCWP 低于正常值反映血容量不足(较 CVP 敏感);PCWP 增高可反映左心房压力增高例如急性肺水肿时。因此临床上发现 CVP 尚属正常,也应该限制输液量以免发生或加重肺水肿。此外,还可在作 PCWP 时获得血标本进行混合静脉血气分析,了解肺内动静脉分流或肺内通气/灌流比的变化情况。但必须指出肺动脉导管技术是一项有创性检查,有发生严重并发症的可能(发生率 3% ~5%),故应严格掌握适应证。

(3) 心排血量(CO)和心脏指数(CI):CO 是心率和每搏排出量的乘积,可应用 Swan-Ganz 导管经热稀释法测出,成人 CO 的正常值为 4 ~6L/min。单位表面积上的心排血量称作心脏指数(CI),正常值 2. 5 ~3. 5L/(min · m^2)。

(4) 动脉血气分析:动脉血氧分压(PaO_2)正常值 80 ~ 100mmHg,动脉血二氧化碳分压($PaCO_2$)正常值为 36 ~ 44mmHg,动脉血 pH 正常值为 7. 35 ~7. 45。休克时可因肺换气不足,出现体内二氧化碳聚积致 $PaCO_2$ 明显升高;相反,如患者原来并无肺部疾病,因过度换气可致 $PaCO_2$ 较低。若 $PaCO_2$ 超过 45 ~50mmHg 时,常提示肺泡通气功能障;PaO_2<60mmHg,吸入纯氧仍无改善则可能是 ARDS 的先兆。

(5) 动脉血乳酸盐测定:其正常值为 1 ~1. 5mmol/L,危重患者可达到 2mmol/L。一般情况下,休克时间越长,动脉血乳酸盐浓度越高,乳酸盐浓度超过 8mmol/L,患者死亡率几乎达 100%。若乳酸浓度在 12 ~24 小时内降至正常水平,表明复苏有效。

(6) DIC 的检测:休克时较易出现凝血和纤溶系统功能障碍,当下列五项检查中出现三项以上异常,结合临床上有休克及微血管栓塞症状和出血倾向时,便可诊断

笔记

DIC。包括:①血小板计数低于 80×10^9/L 或进行性下降;②凝血酶原(PT)时间延长3秒以上;③血浆纤维蛋白原低于 1.5g/L 或进行性下降;④3P(血浆鱼精蛋白副凝)试验阳性;⑤血涂片中破碎红细胞超过2%。

(7) 胃肠黏膜内 pH(intramucosal pH,pHi)值监测:pHi 代表了胃黏膜的供血、供氧情况,反映内脏微循环灌注水平。根据休克时胃肠道较早处于缺血、缺氧状态,因而易引起细菌移位、诱发脓毒症和 MODS,而全身血流动力学检测常不能反映缺血严重器官组织的实际情况。测量胃黏膜 pHi,不但能反映该组织局部灌注和供氧的情况,也可能发现隐匿性休克。pHi 的正常范围为 7.35~7.45,若 pHi 持续降低,说明组织灌注和氧合作用不足,对外科危重患者的休克、全身性严重感染、MODS 均有预警作用;若在 pHi 出现进行性下降时及时进行液体复苏,pHi>7.3 表示液体复苏良好。

(五) 原发病处理

对原发病作积极处理的意义与改善有效循环血量有同等重要的意义。如过敏性休克应终止接触抗原物质,配合抗过敏治疗;心源性休克应增强心功能,纠正心律失常;出血性休克应迅速恢复有效循环血量,尽快止血,有内脏大出血者应及早手术,以控制出血;感染性休克的患者应积极治疗其感染病灶,主张大剂量,联合静脉用药,首剂加倍冲击疗法,按药物敏感程度指导用药;神经源性休克时应迅速止痛、使用血管活性药物等措施。在创伤性休克、感染性休克和低血容量性休克患者的救治中,如一系列抗休克治疗后休克还不能及时纠正时,应在抗休克的同时及早采取相应的手术治疗。

(六) 血管活性药物的应用

严重休克时,单用扩容治疗不易迅速改善循环和升高血压。若血容量已基本补足但循环状态仍未好转,表现为发绀、皮肤湿冷时,应选用下列血管活性药物以改善组织微循环,按其作用可分为血管收缩剂和血管扩张剂两大类:

1. 血管收缩剂　可暂时升高血压,但也可加重组织缺氧,应慎重使用。其适应证包括:①对于过敏性休克和神经源性休克,应尽早使用;②紧急情况下,血压过低而又不能及时补液时,可暂时使用;③对于高动力型休克和低阻力型心源性休克,可作为综合治疗措施之一。常用药物有去甲肾上腺素、间羟胺、多巴胺和多巴酚丁胺等。

(1) 去甲肾上腺素:对单纯外周血管收缩不足而非心功能不全所致的低血压效果较好,其滴速视体重及血压反应而定,常用量为 0.5~2mg,注射泵持续静脉滴注,使血压维持在90mmHg 左右即可,较大剂量虽可暂时提升血压但不能改善预后。滴注期间应加强巡视,慎防液体渗漏导致局部皮肤坏死。

(2) 多巴胺:用药量根据用药的目的而定。小剂量[<2μg/(kg·min)]使心、脑、肾和肠系膜血管扩张,增加尿量;中剂量[2~10μg/(kg·min)]增强心肌收缩力,同时也增加心肌氧耗;大剂量[>10μg/(kg·min)]使血管收缩,升高血压。抗休克时应采取小剂量,注射泵静脉滴注,根据血压调整滴速。

(3) 多巴酚丁胺:对血压影响较小,适用于心肌梗死后或休克的患者,优于异丙肾上腺素;对改善左心室收缩功能优于多巴胺。

2. 血管扩张剂　血管扩张剂主要用于休克早期微血管痉挛收缩阶段,以扩张微血管,改善营养血管的灌注。常用于治疗周围循环不良或输液量已足够,CVP 高于正常,但血压、脉搏仍不改善而无心力衰竭表现的患者。常用药物有酚妥拉明、硝普钠和

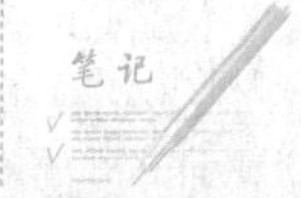

硝酸甘油等。

(1) 酚妥拉明：阻滞α受体，有对抗肾上腺素及去甲肾上腺素的功能，能降低血管阻力，增加周围血容量，扩张小动脉及毛细血管，改善微循环及心肌功能，增加心排血量。用法：5mg加入生理盐水50ml注射泵持续静脉滴注。

(2) 硝普钠：为作用迅速的强效血管扩张药，直接松弛动、静脉血管平滑肌，特别适用于心功能不全所致的休克，滴注时警惕突然发生严重低血压，停药1～10分钟后作用消失，滴注时输液瓶及输液管应避光，用药超过3天者应每日检测血硫氰酸盐浓度，超过12.8%时即应停药。

(3) 硝酸甘油：作用于血管平滑肌，扩张动脉和静脉，使心脏的前、后负荷减少，降低心肌耗氧量。用法：5～10μg/min起始，静脉泵持续静脉滴注，每5分钟增量，一般剂量100μg～200μg/min持续泵入。

为改善微循环，提高重要脏器的灌注水平，常将血管收缩剂与扩张剂联合应用，如去甲肾上腺素和硝普钠联合静脉滴注，多巴胺与去甲肾上腺素联合静脉滴注等。应用血管活性药物应由低浓度、小剂量、慢速度开始，切忌一开始即高浓度、大剂量、快速给药，也忌给药忽快忽慢，同时应动态监测血压，有条件时可使用动脉穿刺插管直接测压法测量血压，根据血压调节滴速。

(七) 纠正酸中毒

休克患者由于组织灌注不足和细胞缺氧可导致代谢性酸中毒，快速发生的代谢性酸中毒可能引起严重的低血压、心律失常和死亡，合并高钾血症常诱发心搏骤停。临床上使用碳酸氢钠能短暂改善休克时的酸中毒，但不主张常规使用。研究表明，代谢性酸中毒的处理应着眼于病因处理、容量复苏等干预治疗，在组织灌注恢复过程中酸中毒状态可逐步纠正，过度的血液碱化使氧解离曲线左移，不利于组织供氧。因此，在休克的治疗中，碳酸氢盐的治疗只用于紧急情况或pH<7.20。

(八) 抗凝药物的应用

对诊断明确的DIC，可用肝素抗凝，一般1.0mg/kg，6小时一次，成人首次可用10 000U(1mg相当于125U左右)。目前提倡小剂量使用，3000～6000U/24h。DIC患者不可贸然使用一般止血剂，以免血小板及其凝聚因子被消耗，加重出血。应用肝素时护理要注意：

1. 用药前测定凝血时间，用药过程中每4～6小时检查活化部分凝血酶时间(APTT)1次，以便随时调整剂量。APTT应维持在正常对照值1.5～2.5倍。当APTT超过90～100秒时应减少抗凝剂的剂量。

2. 注意过敏反应的发生，轻者可出现荨麻疹、鼻炎和流泪，重者可引起支气管痉挛、过敏性休克。

3. 肝素使用过量可引起消化道、泌尿系、胸腔或颅内出血，应注意观察有无出血倾向，若大出血不止，常用鱼精蛋白拮抗，注射鱼精蛋白速度宜慢，防止抑制心肌引起血压下降，心动过缓等。

4. 在DIC低凝期，应同时补充凝血因子。

(九) 糖皮质激素的使用

糖皮质激素具有抗炎、抗毒素、抗过敏和抑制免疫反应的作用，可用于感染性休克、过敏性休克和其他严重的休克。一般主张早期、大剂量、短疗程使用，常用氢化可

笔记

的松200~500mg或地塞米松20~50mg静脉滴注，疗程不超过72小时，同时使用对细菌敏感的抗生素，防止感染加重或发生继发感染。

（十）维持重要器官功能的护理

1. 维持呼吸功能　休克时，由于肺循环障碍，肺泡/血流比例失调，肺顺应性下降，导致低氧血症，这与组织细胞对氧的需求形成矛盾。因此维持有效通气和氧供非常重要，应持续监测血氧饱和度（SpO_2）、动脉血氧分压（PaO_2），若出现进行性呼吸困难、血氧分压进行性下降，应注意以下可能：①气道堵塞；②胸部严重创伤如气胸、血胸等使大量气体、血液积聚在胸膜腔内，使肺脏受压，通气障碍，形成低氧血症，应立即吸出呼吸道内痰液和分泌物，解除气道阻塞，必要时给予气管插管或气管切开，人工呼吸机辅助呼吸，根据病情选用呼气末正压给氧，使萎陷的肺泡扩张，促进肺换气功能。如怀疑血气胸者给予进一步检查，一旦确诊，应予以胸腔闭式引流，预防性使用抗生素，避免因肺内感染导致肺功能进一步下降，高流量吸氧者，停用前先降低流量，逐渐停用，不宜骤停吸氧，防止发生ARDS。

2. 改善心功能　休克时，由于心肌缺血缺氧，导致心肌收缩力减弱，当中心静脉压高，血压低，脉搏>140次/分，或心功能不全时，可用强心药毛花苷C、多巴胺、多巴酚丁胺等增加心肌收缩力，减慢心率，并配合利尿，限制输液量等治疗；有条件时给予心电监护，了解心脏的节律和频率；在中心静脉压和漂浮导管监测下，动态观察心功能变化，及时给予相应的治疗。

3. 维持肾功能　肾衰竭是休克的一种急性并发症，改善肾血流的治疗越早越好。及时补足血容量，合理应用血管活性药物，留置导尿管记录每小时和24小时尿量，定时检测有关肾功能的各项血、尿指标，是预防急性肾功能衰竭的重要措施。若有效循环血量、血压已恢复正常，而每小时尿量仍<20ml，且比重低，应警惕发生急性肾功能衰竭的可能。协助医生进行利尿试验，用20%甘露醇溶液100~200ml于15~30分钟内静脉滴注，或用呋塞米20~40mg于1~2分钟内静脉注入，如不能使尿量增加，表明已发生急性肾功能衰竭，必要时行腹膜透析或血液透析，并动态观察肾功能检查结果。

4. 维持脑功能　随着休克的发展，脑细胞缺血缺氧必然引起不同程度的脑水肿和颅内压增高，应持续监测意识、瞳孔和生命体征的变化，保证氧气的供给。若颅内压增高，应限制输液总量，并用20%甘露醇250ml快速静脉滴注，或呋塞米20~40mg一次静脉注射，以减轻脑水肿，防止脑疝形成。高热患者采用冰袋、冰帽等方式进行头部降温，提高中枢神经系统对缺氧的耐受力，降低脑细胞的耗氧量；同时应用地塞米松10~20mg或氢化可的松200~300mg静脉注射，减轻脑水肿；补充ATP、辅酶A、细胞色素C及多种维生素等促进脑细胞代谢。

（十一）心理护理

休克多为强烈刺激突然发病，抢救措施繁多，仪器设备繁多，以及有创、无创监护技术的使用，使伤病员倍感病情危重而产生焦虑、恐惧、紧张等不良反应，配合较差。在抢救过程中，应保持病室安静、整洁、舒适，工作快而有序，尽量减少紧张气氛。护士应以娴熟的急救技术，沉着稳重地为伤病员进行各种治疗，同时做好家属的工作，稳定家属的情绪，及时做好病情解释工作，使患者和家属积极配合抢救，树立战胜疾病的信心。

笔记

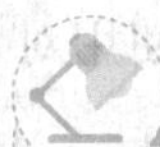

案例分析

患者男性，42岁，司机，车祸伤，方向盘撞击左上腹部，入院时患者烦躁不安，面色苍白，四肢湿冷。测P:112次/分，R:36次/分，BP:95/65mmHg，尿量:5ml/h。腹式呼吸减弱，左上腹部疼痛，移动性浊音(+)，腹腔穿刺为不凝固的血性液体。实验室检查：WBC:9.8×10^9/L，N:0.82，PLT:208×10^9/L，Hb:90g/L。

问题：

(1) 该患者是否存在休克，如果存在休克，是什么类型休克？

(2) 针对该患者的情况，制订紧急救护措施。

(3) 对该患者应做好哪些方面监测？

学习小结

1. 学习内容

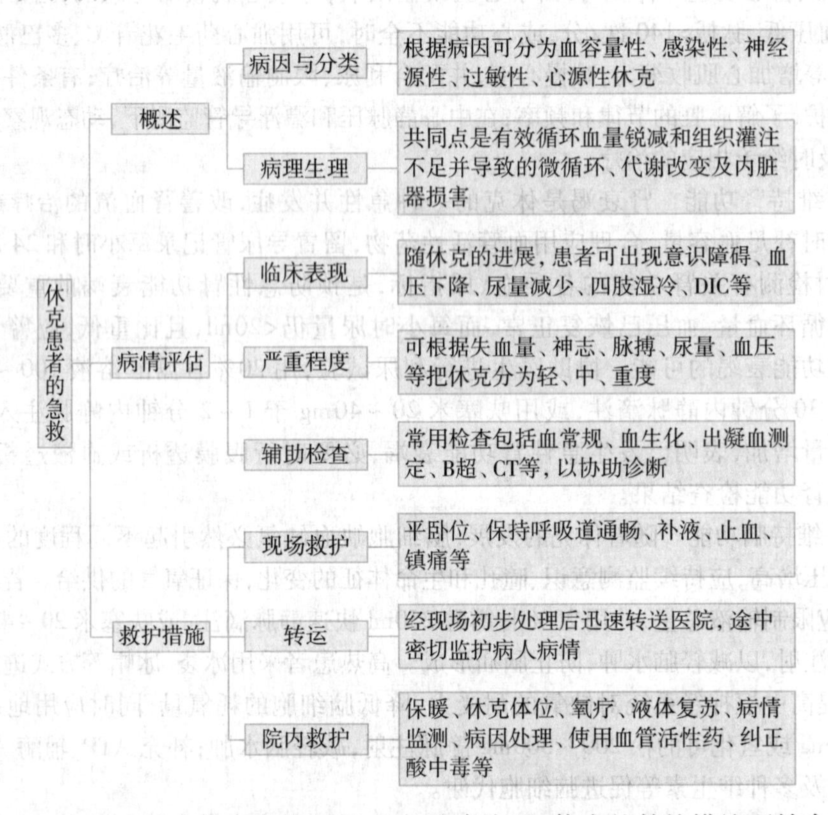

2. **学习方法**　结合休克病理生理，理解临床表现；休克的救护措施可结合临床病例，对不同病因的休克救护措施可总结出共同点及区别点。

（陈偶英）

复习思考题

患者，男性，41岁，因交通事故右腹部遭剧烈撞击当即倒地不起。患者情绪紧张，手捧腹部大声呼痛，面色苍白。送急诊科后，初步检查：心率125次/分，窦性心律，血

笔记

压 70/50mmHg,呼吸 23 次/分,反应迟钝,面色苍白,皮肤湿冷,呼吸急促,右上腹有大片瘀斑,无开放性伤口,腹式呼吸减弱,肝区叩痛,移动性浊音(+),肠鸣音亢进,腹腔穿刺:不凝集血性液体。腹部 CT 示:肝右叶后上段见卵圆形均呈高密度出血期,边缘较清楚;肝包膜下见半月形低密度血肿区其中见有散在气体。血常规示:血红蛋白 80g/L,白细胞 8.9×10^9/L,中性粒细胞百分比 70%,血小板计数 150×10^9/L。

1. 患者可能的诊断有哪些?
2. 患者处于哪种休克类型? 属于休克的哪一期?
3. 如何对患者进行现场抢救?
4. 简述患者常用的病情监测项目。

笔记

第十三章

创伤患者的急救

学习目的

通过学习创伤患者的病理生理、病情评估和救护措施，可以理解创伤患者的临床特点，从而能对创伤患者的病情做出迅速判断并能采取相应的救护措施。

学习要点

创伤后局部反应、机体代谢、免疫等功能的变化；创伤患者的评估方法以及创伤患者的救护。

随着社会的发展、工业的进步及交通运输的多样化，各种灾害和意外事件时有发生，创伤的发生率较前增加。目前我国每年因创伤致死者达20余万人，致伤者达数百万人，每年因创伤而死亡的人数仅次于心、脑血管疾病和肿瘤，居死亡原因第3位。创伤已构成严重的社会公害，积极开展创伤救治及预防是急救医学、急救护理学的重要任务。

第一节 概 述

创伤（trauma）的概念有广义和狭义之分，广义的创伤是指机械、物理、化学或生物等各种因素造成的机体损伤；狭义的创伤是指机械性致伤因素作用于机体造成的组织结构完整性破坏或功能障碍。创伤严重者可涉及心、肺、脑、肝、肾等重要脏器而危及生命。

一、分类

对创伤进行分类，有利于了解创伤的部位、性质和严重程度，以便对患者做出正确的判断和及时有效的救治。按照不同的分类方法，创伤可分为以下几种类型：

（一）按受伤部位分类

1. 部位伤 人体致伤部位的区分和划定与正常的解剖部位相同，即颅脑伤、颌面颈部伤、胸部伤、腹部伤、骨盆部伤、脊柱脊髓伤、上肢伤、下肢伤，是临床上最常用的分类方法。

2. 多发伤 其定义目前未完全统一。一般指机体在单一机械性致伤因素作用下，同时或相继遭受2个或2个以上解剖部位的损伤，其中至少有一处损伤可危及生命或肢体。多发伤的特点可以概括为：不同器官可以相互影响，加重损伤反应；伤情较

笔记

单一损伤严重、复杂;伤情变化快,死亡率高;休克发生率高;容易漏诊和误诊;并发症发生率高;在抢救时各部位伤的治疗方法往往发生矛盾。

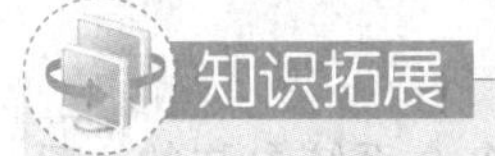

多发伤需与以下概念相区别

复合伤:指两种或两种以上的致伤因子同时或相继作用于机体所造成的损伤。解剖部位可以是单一的,也可以是多部位或多脏器,如大面积烧伤合并骨折。

多部位伤:在同一解剖部位或脏器有两处以上的损伤,如腹部撞击伤导致的小肠多处穿孔。

多处伤:同一致伤因素引起同一解剖部位两处以上脏器损伤,如投射物造成的肠穿孔和肝破裂。

联合伤:属描述性词语,指两个相邻解剖部位均发生的损伤,多特指胸腹联合伤。

(二)按致伤原因分类

可分为锐器所致的刺伤、切割伤等;钝性暴力所致的挫伤、挤压伤等;切线动力所致的擦伤、撕裂伤等;热力所致的烧(烫)伤;高压高速气浪所致的冲击伤等。

(三)按皮肤是否完整分类

1. 闭合性创伤　伤后皮肤或黏膜保持完整,常见如挫伤、挤压伤、闭合性骨折、闭合性内脏伤、关节脱位等。

2. 开放性创伤　有皮肤破损,有伤口或创面,如擦伤、撕裂伤、刺伤等,因伤口与外界相通,可受到不同程度的污染。

(四)按伤情严重程度分类

1. 轻伤　指无生命危险,现场不需要特殊处理的伤情,如皮肤擦伤、闭合性四肢骨折、局部烧伤等。

2. 重伤　指暂时无生命危险,伤员生命体征平稳的伤情,需严密观察,力争及早处理,如胸外伤不伴有呼吸衰竭、深部软组织伤未发生休克、开放性骨折未大出血等。

3. 危重伤　指出现生命危险,需立即处理的伤情,如窒息、出血性休克、脑挫裂伤等。

二、病理生理

创伤的病理生理变化有局部与全身两方面。局部的病理变化过程,除了创伤直接造成的组织破坏和功能障碍,主要是创伤性炎症、细胞增生和组织修复过程。伤后的全身反应则是机体对各种刺激因素的防御、代偿或应激反应,为维持自身稳定所需要。一般而言,较轻的创伤如小范围的浅部软组织挫伤或切割伤,全身性反应轻微;较重的创伤则有明显的全身性反应,而且容易引起并发症。

(一)局部反应

在致伤因子的刺激下,伤后数小时即可出现炎症反应,如有细菌污染、异物存留或有较多的坏死组织,则炎症反应更加严重。受创组织发生炎症反应表现为局部血管通透性增加、血浆成分外渗、白细胞等炎症细胞在趋化因子的趋化下集聚于伤处以吞噬和清除致病菌或异物。

创伤性炎症一定程度上有利于创伤修复,如中性粒细胞可吞噬和杀灭细菌;局部

笔记

血流量增加可为增生的细胞提供充足的养分，但是过度的炎症反应可因大量血浆渗出而致血容量减少，组织内压过高，局部血液循环受阻，组织细胞的裂解产物进入血循环损害其他器官。

（二）全身性反应

是指机体受到创伤后所出现的以神经内分泌系统反应为主、多个系统参与的一系列非特异性全身反应。创伤后除引起神经内分泌反应外，还激活免疫和凝血等系统，引起机体代谢和器官功能的复杂变化，以提高机体对创伤的适应和稳定能力，但反应过强或持续时间过长，可造成机体内环境失调，增加并发症，加重病情。

1. 生命体征改变　伤后常有发热，是由于组织炎症和细胞因子（TNF、IL-1、IL-6）释放所致。并发感染时体温明显增高；并发严重休克时体温反应受抑制从而可出现体温不升；体温中枢受累严重时可发生高热或体温过低；创伤后还可出现血压升高、心动过速和呼吸加快。

2. 神经内分泌系统的变化

（1）交感-肾上腺髓质系统：机体创伤后，由于疼痛、精神紧张、失血、损伤等因素兴奋交感神经及肾上腺髓质，去甲肾上腺素及肾上腺素增多，引发生理效应：①心率加快，心肌收缩力增强，心排血量增加，血压升高；②皮肤、腹腔内脏和肾脏血管收缩，冠状动脉扩张，体内血液重新分布以保证心、脑等重要脏器血供；③呼吸增快，潮气量增大、氧供增加；④促进糖原和脂肪分解，为组织细胞提供更多能源物质。

（2）下丘脑-垂体-肾上腺皮质系统：机体创伤后，刺激下丘脑-垂体-肾上腺皮质系统，糖皮质激素大量分泌，以提高机体抗应激能力。效应如下：①促进蛋白质、脂肪分解，增强糖原异生，升高血糖，以保证重要器官的能量供应；②参与儿茶酚胺对血管功能的调节，以维持血压；③降低毛细血管通透性，有利于血容量的维持；④稳定溶酶体膜，防止或减轻组织损伤；⑤抑制化学介质的合成，减轻炎症反应。

（3）其他激素：创伤应激时生长激素分泌增多，利于创伤后组织修复；抗利尿激素分泌增多，促进水的重吸收，醛固酮分泌增加，引起体内水钠潴留，以维持血容量。

3. 代谢变化　代谢的改变主要是在应激激素、细胞因子（TNF、IL-1、IL-6 等）及交感神经系统的共同作用下发生的，主要表现为能量物质分解增多，合成减少，机体处于高代谢状态。

（1）高代谢：创伤后机体分解代谢明显高于正常水平，表现为高氧耗量，通气量增加，基础代谢率升高，且不能通过减少活动而降低代谢率。

（2）糖、脂肪、蛋白质代谢：创伤后由于儿茶酚胺、糖皮质激素、生长激素分泌增加，血浆胰岛素浓度下降，引起糖、脂肪、蛋白质代谢改变。糖代谢表现为糖原分解、糖异生增强，血糖升高，外周组织对糖的利用率下降。创伤后脂肪动员、分解加速，成为体内主要能源，血中酮体增高。中、重度创伤时蛋白质合成和分解都明显增加，分解率增加更明显，机体呈负氮平衡。

4. 免疫功能改变　创伤后机体免疫功能紊乱，表现为免疫功能抑制或过度的炎症反应损害。适度的炎症反应可增强机体的抵抗力，促进组织修复，但是，失控或过度激活的防御反应，所释放的大量细胞因子等炎症介质，可引起强烈的全身性炎症反应，临床上称为全身炎症反应综合征（SIRS），SIRS 可进一步发展为 MODS。同时，严重创伤还可抑制机体免疫功能，使机体容易发生继发性感染和脓毒症，成为创伤后期患者死亡的主要原因。

（三）创伤修复

创伤后组织修复和伤口愈合大致经历三个基本阶段:①炎症反应;②组织增生和肉芽形成;③伤口收缩与瘢痕形成。三个阶段彼此重叠。

1. 炎症反应　伤后立即开始,通常持续 3 ~5 天。主要改变是血液凝固和纤维蛋白溶解、免疫应答、微血管通透性增加、炎性细胞(起初为中性粒细胞,随后是单核细胞)渗出,其意义在于清除致伤因子和坏死组织,防止感染,以奠定组织再生与修复的基础。

2. 组织增生和肉芽形成　创伤性炎症出现不久,即可有新生的上皮细胞在局部出现,细胞增生伴有细胞间基质沉积,同时新生的毛细血管也开始由损伤处附近的血管"发芽"长出。增生的成纤维细胞与新生的毛细血管形成肉芽组织,肉芽组织除填补和修复缺损组织外,还有较强的抗感染能力和吸收、清除坏死组织的作用。

3. 伤口收缩与瘢痕形成　伤后 3 ~5 天,伤口的边缘开始向中心移动、收缩、以消除创面,恢复机体组织的连续性。伤口的收缩使伤口逐步合拢,创面愈合,随着愈合过程的进展,胶原纤维不断增加,成纤维细胞和毛细血管逐渐减少,最后逐渐转变为细胞和血管较少而纤维较多的瘢痕组织。

第二节　创伤患者的病情评估

在伤员救治过程中,如何评定损伤的严重程度,如何做到迅速的救治,涉及诸多方面。就创伤急救而言,应该是在尽可能短的时间内对患者的伤情做出判断、分类,并给予分级救治。

一、伤情评估

由于创伤伤情复杂而紧急,可同时涉及多处器官的损伤,医务人员须在短时间内对患者的伤情做出初步判断,以做出正确而及时的处理措施。

（一）危及生命的伤情评估

对严重多发伤的早期检查,应快速判断有无致命伤,先要判断伤员的神志、呼吸、血压、脉搏、出血等,以快速确定以下几点:

1. 气道与颈椎　有无气道阻塞或不畅,颈椎有无损伤。

2. 呼吸情况　有无呼吸困难、双侧胸廓运动是否对称、呼吸音有无减弱,特别注意有无张力性气胸或开放性气胸。

3. 循环情况　有无出血及出血量的多少,观察血压和脉搏,以判定有无休克。

4. 中枢神经系统情况　意识状态、瞳孔大小、对光反射及有无截瘫。

（二）全身伤情评估

在进行紧急处理后,生命体征稳定的前提下,应及时进行全身检查,对伤情做出全面判断。检查时可以参考 CRASHPLAN 方案,即心脏(cardiac)、呼吸(respiration)、腹部(abdomen)、脊髓(spine)、头颅(head)、骨盆(pelvis)、四肢(limbs)、动脉(arteries)、神经(nerves)。应详细了解病史、受伤原因和经过,并进行各种特殊实验检查和影像

笔记

诊断。根据以上评估，确立损伤救治的先后顺序。

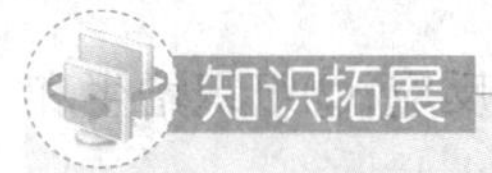

评估伤情九大步骤

A(airway)呼吸道是否通畅
B(breathe)呼吸运动和频率
C(circulation)脉率、血压、末梢循环
D(disability)神经系统
E(expose)充分暴露
F(follow)配合医生行诊断性操作
G(gain or guardianship)获得生命体征数据并密切监测其变化
H(history)询问伤员创伤史、既往病史
I(inspect)全身系统检查

二、评估方法

所谓创伤严重程度评分就是应用量化和权重处理后的患者生理指标或诊断名称等作为参数，经数学计算以显示伤情严重程度及预后方案。目前创伤评估方法众多，院前评估常用的有院前指数(prehospital index, PHI)、创伤记分(trauma score, TS)和CRAMS(circulation, respiration, abdomen-thorax, movement and speech score)评分法等，院内创伤评估常用的有简明损伤评分(abbreviated injury scale, AIS)和急性生理学及既往健康评分(acute physiology and chronic health evaluation Ⅱ, APACHE Ⅱ)等。

(一) 院前评分

院前评分是指在事故现场或到达医院前，由救护人员根据伤员的生命体征、意识状态和大致伤情作出简单评定和分类，这类评分所依据的参数必须是直接可测的定量指标，以便急救人员对患者病情做出快速、科学的判断。

1. 院前指数(prehospital index, PHI)　该指数是1980年由Kochler等制定，它包括呼吸、神志、收缩压和脉率4个方面，每方面评分0~5分。如伤员合并有胸、腹穿透伤，总分内另加4分。总分0~3分者为轻伤，死亡率为0，手术率为2%；4~20分者为重伤，死亡率为16.4%，手术率为49.1%。该指数使用方便，更具有统计学可靠性。具体评分方法见表13-1。

表13-1　院前指数评分

分　值	0	1	2	3	5
收缩压(mmHg)	>100	86~100	75~85	0~74	
脉率(次/分)	51~119			≥120	<50
呼吸(次/分)	正常			费力或浅	<10次/分或需插管
意识状态	正常			模糊或烦躁	无可理解语言

2. 创伤记分(trauma score, TS)　1981年由Champion等提出，以格拉斯哥昏迷定级法(Glasgow coma scale, CGS)为基础，结合呼吸频率、呼吸幅度、收缩压、毛细血管再

充盈度四个生理参数分别计分相加得 TS 值。它不仅反映了创伤的严重性及生理损害程度,而且还预示伤员生存的可能性。Jacobs 等统计,TS 值 14 分以上者,生理变化小,预后佳,96%存活;4~13 分者,生理变化明显,抢救效果显著;小于 3 分者,生理变化大,病死率>96%。具体评分标准见表 13-2。

表 13-2　创伤记分

分　值	0	1	2	3	4	5
呼吸(次/分)(A)	0	<10	>35	25~35	10~24	
呼吸幅度(B)	浅或困难	正常				
收缩压(mmHg)(C)	0	<50	50~70	70~90	>90	
毛细血管充盈(D)	无充盈	充盈迟缓	正常			
意识状态 GCS(E)		3~4	5~7	8~10	11~13	14~15

注:A+B+C+D+E=TS

3. 校正的创伤记分(revised trauma score,RTS)　1989 年 Champion 等人在 TS 的基础上进一步提出校正的创伤评分,RTS 取消了 TS 中难以判断的呼吸幅度、毛细血管充盈度这两项指标,保留了呼吸频率(RR)、收缩压(SBP)和 GCS 评分三项指标,取值范围 0~12 分,<11 分为重伤,>11 分为轻伤(表 13-3)。RTS 更适用于躯干伤,针对性更强、更准确、更实用。

表 13-3　校正的创伤记分

分值	0	1	2	3	4
呼吸频率	0	1~5	6~9	>29	10~29
收缩压	0	1~49	50~75	76~89	>89
GCS 评分	3	4~5	6~7	9~12	13~15

4. CRAMS(circulation,respiration,abdomen,movement and speech)评分法　1982 年由 Gormican 等提出,包括循环、呼吸、胸腹压痛、运动和语言五个参数,此法简单、易行,便于记忆。在现场测试时,CRAMS 区分轻重伤的准确度很高,灵敏度为 92%,特异度为 98%。1985 年,Clemmer 等又对此记分法进行了修正使其准确度更高。此法适用于战场或野外创伤评定,至今仍然广泛使用。具体评分方法见表 13-4。

表 13-4　CRAMS 评分

分值	2	1	0
循环	毛细血管充盈良好,收缩压>100mmHg	毛细血管充盈缓慢,收缩压 85~99mmHg	毛细血管充盈消失,收缩压<85mmHg
呼吸	正常	>35 次/分	无呼吸运动
胸腹部	腹或胸无压痛	腹或胸有压痛	板状腹、连枷胸或穿透伤
运动	正常或服从命令	仅对疼痛有反应	体位固定或无运动
语言	讲话正常	答非所问	无或不可理解

如果得分≤8 分为重度创伤,得分≥9 分为轻度创伤。

笔记

5. 创伤指数(trauma index,TI) 采用损伤部位、损伤类型、呼吸、循环和意识状态五方面进行评分,TI≤9 分为轻度或中度伤,10～16 分为重度伤,≥17 分为严重创伤(表 13-5)。TI≥17 分者死亡率为 50%,21 分以上者病死率剧增,29 分以上者 80% 在一周内死亡。TI 使用方便,但精确度较低,适宜在事故现场做检伤分类使用。

表 13-5 创伤指数

分值	1	3	5	6
受伤部位	四肢	背部	胸部	头、颈、腹部
损伤类型	撕裂伤	挫伤	刺伤	钝器伤、子弹伤
呼吸状态	胸痛	呼吸困难	发绀	无呼吸
意识状态	嗜睡	恍惚	半昏迷	深昏迷
循环状态				
外出血	有			
血压(mmHg)		60～97	<60	测不到
脉搏(次/分)		100～140	>140	<50

(二)院内创伤评分

院内创伤评分是指患者到达医院后,根据损伤类型及其严重程度对伤情进行定量评估的方法。它可用于预测预后,比较各医疗单位的救治水平。

1. 简化创伤分级标准(abbreviated injury scale,AIS) AIS 由 1969 年美国医学会和机动车医学促进会出版,其后历经 6 次修定,用于各类创伤患者的评估。AIS 将人体划分为头、面、颈、胸、腹和盆腔、脊柱脊髓、上肢、下肢、体表和其他 9 个部位。按组织器官解剖损伤程度,逐项记录每处损伤,损伤级别为 1～6 分,分值越大越严重,AIS≥3 分为重度损伤,6 分属几乎不能救治的致死性损伤。生命威胁较小的器官如胃、小肠、结直肠和膀胱等的最高分值≤4 分。

知识拓展

损伤严重度评分(injury severity score,ISS)

是基于简化创伤分级标准(AIS)的基础上发展而来的。ISS 将创伤患者每一创伤评分(人体按头颈、面部、胸部、腹部、四肢和体表 6 个部位划分),然后取身体 3 个最严重损伤区域的最高 AIS 值的平方和,由此确定患者创伤严重程度。分值范围为 1～75 分。ISS 分值越高,则创伤越严重,死亡率越高。ISS≥16 分者为重伤,>50 分者死亡率很高;75 分者几乎无存活可能。

2. 急性生理学及既往健康评分Ⅱ(APACHEⅡ) APACHEⅡ适用于 ICU 患者评分。由急性生理评分(acute physiology score,APS)、年龄及既往健康评分(chronic health score,CPS)三部分组成(具体评分方法见表 13-4、13-5)。APS 由 12 项参数组成,每项分值为 0～5 分,总分值0～60 分。年龄分值 0～6 分,CPS2～5 分。APACHE 的总分值为 0～71 分,分值越大,伤情越重,但实际上得分 55 分以上者基本没有。当 APACHEⅡ > 20 分时,院内预测死亡率为 50%,所以 20 分为重症点。

（三）创伤评估注意事项

创伤评估对后续救治护理至关重要，但对创伤严重者，评估和救治需同时进行，故在创伤伤情评估时应注意：

1. 评估步骤尽量快速，对于正常部位及明显外伤不必浪费时间。

2. 评估动作须谨慎轻巧，不能因评估加重创伤。

3. 评估时发现严重伤情，如窒息、大出血、心搏骤停等，必须立刻抢救。不能因评估耽误抢救时机。

4. 早期评估中对于隐匿伤有可能漏诊，在生命体征平稳后，应及时对患者进行全身评估。

三、临床表现

不同部位、不同器官的创伤会有各自相应的临床表现。伤情的不同、致伤因子的不同等会使创伤临床表现更为多样化、复杂化。创伤共有的一些症状和体征包括：

（一）局部表现

1. 疼痛　与受伤部位的神经分布、创伤轻重、炎症反应强弱等因素相关。伤处活动时疼痛加剧，制动后可减轻；严重损伤或合并失代偿性休克等情况下，患者常不诉疼痛；创伤所致的疼痛一般在2～3日后可缓解，疼痛持续或加重表示可能并发感染。

2. 肿胀　为局部出血和（或）炎性渗出所致。受伤部位较浅者，肿胀处可伴有发红、青紫或波动感（血肿表现）；四肢部位的严重肿胀，因伤处组织内张力增高阻碍静脉血回流，可致远侧肢体也发生肿胀，严重时可影响动脉血流而致肢体远端苍白、皮温降低等。

3. 功能障碍　组织结构破坏或疼痛限制运动可直接造成功能障碍，如骨折或脱位的肢体不能正常活动；局部炎症也可引起功能障碍，如腹部损伤可致腹式呼吸减弱；某些急性功能障碍可直接致死，如开放性或张力性气胸引起呼吸衰竭。

4. 伤口或创面　为开放性创伤所共有，其形状、大小和深度不一，伤口伴有出血，出血量由受伤的血管种类、是否已经部分自然止血所决定。伤口或创面还可能有泥砂、木刺、弹片等异物存留。

（二）全身表现

1. 体温增高　为损伤区血液、渗出液及其他组织成分的分解产物吸收所引起，一般在38℃左右。颅脑外伤可引起难以逆转的中枢性高热，因伤口污染合并感染也可出现高热。

2. 脉搏、血压和呼吸的改变　伤后儿茶酚胺释出增多，可使心率和脉搏加快。周围血管收缩，故舒张压可上升，收缩压可接近正常或稍高，脉压缩小，但若发生大出血或休克，则可出现血压降低，脉搏细弱。一般的创伤患者，呼吸多无明显改变；较重的创伤常出现呼吸加快，原因与机体缺氧、发热、精神紧张、疼痛等有关。

3. 其他　严重创伤可发生应激性溃疡，导致上消化道出血；其他视损伤程度可出现口渴、尿少、食欲缺乏、意识障碍等。

笔记

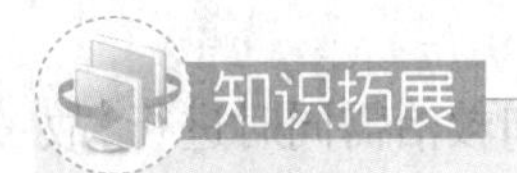

创伤后应激障碍

创伤后应激障碍(post traumatic stress disorder,PTSD)是指突发性、威胁性或灾难性生活事件导致个体延迟出现和长期持续存在的精神障碍。其特征性症状为反复重现精神创伤事件,努力回避易使人联想到创伤的活动和情境,以及觉醒程度高,其中情感、思维、行为和生理反应等症状贯穿于其中。

（三）并发症

创伤可出现多种并发症,往往会加重患者伤情,影响患者预后,甚至直接危及生命。常见的创伤并发症有以下几种。

1. 化脓性感染　为最常见的并发症。开放性伤口一般都会受沾染,除非沾染轻微或经过适当处理,伤口极易发生感染;闭合性创伤若累及消化道或呼吸道,也容易发生感染,感染的伤口可有疼痛、红肿、触痛、脓性分泌物等表现,体温可升高,中性粒细胞可增多,严重时可导致脓毒症而危及生命。

2. 创伤性休克　早期表现为失血性休克,伤员可有面色苍白、烦躁不安或表情淡漠、脉搏细速、血压降低、皮温降低等,部分患者还可能由于神经系统受强烈刺激、心脏压塞、纵隔移位或摆动等,导致有效循环血量减少和微循环障碍;创伤晚期可因感染导致脓毒症,出现感染性休克,也常是重度创伤患者死亡的常见原因。

3. 应激性溃疡　重度创伤患者还可出现应激性溃疡,溃疡可为多发性,患者可表现消化道大出血。

4. 器官功能障碍　重度创伤多伴发组织的严重损伤,并发感染(和)或休克,容易继发多系统器官衰竭,如急性呼吸窘迫综合征、急性肾功能衰竭等严重并发症。

第三节　创伤患者的救护

创伤患者具有伤情复杂、病情迅速、死亡率高、并发症多等特点,故争分夺秒地进行有效救护,为后续救治赢得时机,对提高救治效率具有重要意义。现代创伤救护的过程主要包括现场救护、转运途中救护和院内救护三个环节。

一、现场救护

急救医疗模式的改变将创伤院内救护拓展到家庭、社区和医院外公共场所的第一现场救护,使伤者在发生危急情况的第一时间能得到及时救治。严重创伤患者抢救的黄金时间是30分钟,在此时间段内患者得到及时有效抢救,其死亡率和伤残率将大大降低。

（一）创伤现场急救目的

抢救患者生命;减少出血,防止休克;保护伤口;固定骨折部位,预防并发症并创造条件快速转运。

（二）现场急救原则

创伤在各种突发情况下发生,创伤程度各种各样,现场救护要根据现场条件和伤

笔记

情采取不同的救护措施。但创伤的现场救护又有共同的规律,需要遵循以下原则:

1. 树立整体意识,为防止危险环境对伤员或救助者造成继发损伤,在确保现场环境安全的前提下,重点、全面了解伤情,避免遗漏。

2. 在伤员众多或病情复杂的情况下,优先救治危及生命的情况,重点判断是否有意识、心跳、呼吸,如心跳、呼吸骤停,首先进行心肺复苏术。

3. 检查伤情,快速、有效止血。

4. 优先包扎头部、胸部、腹部伤口以保护内脏,然后包扎四肢伤口。

5. 先固定颈部,然后固定四肢。

6. 操作迅速、平稳,防止损伤加重。

7. 尽可能佩戴个人防护用品,戴上医用手套或用几层纱布、干净布片、塑料袋替代。

(三)现场急救措施

为顺利运送患者到达医院得到进一步救治处理创造条件,具体措施包括:

1. 脱离危险环境　抢救人员到达现场后,应使患者迅速安全地脱离危险环境,排除可以造成伤害的原因。如将患者从倒塌的建筑物或损坏变形的汽车内抢救出来,转移到通风、安全、保暖、防雨的地方进行抢救,搬运患者时动作要轻稳,切忌将伤肢从重物下强拉出来,避免再损伤或继发性损伤的发生。

2. 现场评估　其目的是了解伤因、暴力情况、受伤的详细时间、受伤时体位、神志、出血量等,以便向接收救治人员提供伤情记录,帮助伤情判断以指导治疗。首次检查力争在最短的时间内完成,要明确患者是否存在脑、胸、腹等致命伤,且遵循边诊断边抢救的原则,把抢救生命放在第一位。如若遇到有较多的患者需要进行现场急救,要根据患者病情的轻重缓急进行急救,将危重而有救治希望的伤者优先救治。

3. 心肺复苏　如有呼吸及心搏骤停者,应立即配合医生实施现场心肺复苏术,条件许可时可行气管插管术。

4. 保持呼吸道通畅　呼吸道梗阻或窒息是患者死亡的主要原因,应及时清除口咽部的血块、呕吐物、稠痰及分泌物,给患者取侧卧位,或头转向一侧,以保持呼吸道通畅,对于休克或意识不清的患者要放置牙垫或通气管。

5. 处理活动性出血　控制明显的外出血,是减少现场死亡的最重要措施。最有效的紧急止血法是加压于出血处,压住出血伤口或肢体近端的主要血管,然后在伤口处用敷料加压包扎,并将伤部抬高,以控制出血。慎用止血带,但对出血不止的四肢大血管破裂,则可用橡皮止血带或充气止血带止血。

6. 伤口处理　伤口用无菌敷料覆盖,如无现成的无菌敷料,也可暂时用洁净的布类物品代替以覆盖创面,外用绷带或布条包扎;创面中外露的骨折端、肌肉、内脏、脑组织都禁忌回纳入伤口内,以免加重损伤和将污染物带入伤口深部;伤口内异物或血凝块不要随意去除,以免再度发生大出血。

7. 抗休克治疗　快速建立静脉通道及时补充液体,采取有效的止血措施,必要时给一定量的止血药,防止和纠正因创伤和失血导致的休克。

8. 及时做好转运准备　在做好相应的处置后,要及时转送到医院进一步抢救及治疗,特别是对于疑有内脏损伤的患者,途中要严密观察其生命体征的变化,及时处理突发情况,必要时进行心电监护,保持与医院的联系做好接诊和抢救的准备。

笔记

（四）现场救护技术

创伤患者现场急救的主要技术包括止血、包扎、固定和搬运（详见第三章第二节）。

二、转运途中的救护

经过现场紧急处理后，在患者呼吸道通畅、休克得到基本纠正的情况下，应立即将患者转运至医院抢救，使其尽早接受专科医生的治疗，以减少伤残率。

1. 运送条件要求　力求快速，尽量缩短途中时间，做好途中救护的抢救器材、药品、物品准备，保证途中抢救工作不中断。

2. 伤员体位　伤员在转送途中，应根据不同的伤情选择不同的体位。一般创伤患者取仰卧位，头偏向一侧；颅脑伤、颌面部伤应侧卧位或头偏向一侧，以防舌后坠或分泌物阻塞呼吸道；胸部伤取半卧位或伤侧向下的低斜坡卧位，减轻呼吸困难；腹部伤取仰卧位，膝下垫高使腹壁松弛；休克患者取仰卧中凹位。

3. 搬运方法　疑有脊椎损伤的患者，应3~4人一起搬动，保持头、颈、躯干成直线位置，以防造成继发性脊髓损伤，尤其是颈椎伤可造成突然死亡。

4. 转送　担架运送时，患者头部在后，下肢在前，以便观察患者面色、表情、呼吸等病情变化；飞机转运时，体位应横放，以防飞机起落时头部缺血；汽车转运时，车速不宜太快应减少颠簸。

5. 观察病情变化　转运过程中应严密观察患者的神志、瞳孔、光反射、生命体征、面色、肢体末端循环，如发现变化应及时处理，并保持输液通畅，留置尿管观察尿量，评估休克状况。转运途中应做好救护记录，同时通知院内领导和相关科室，做好抢救工作。

6. 做好患者交接　患者转运到医院后，抢救人员应与急诊室医护人员做好交接班工作，详细说明受伤时间、原因、伤情，是否合并损伤、现场及转运途中情况等。

三、院内救护

医院是创伤救护最重要的场所，创伤患者的救护应以维持生命、最大限度减轻创伤和防止并发症为目的。有些危及生命的创伤需手术处理，手术应在抢救生命、保存脏器和肢体的基础上尽可能维持功能。其院内救护措施有：

1. 体位　创伤患者应避免过多地搬运，根据病情采取合适的体位，且利于患者呼吸和促进伤处静脉回流。

2. 保证气道和静脉管路通畅　要及时检查气道是否畅通，根据病情可给予气管插管或气管切开，同时要注意确保静脉管路通畅，必要时可建立2~3条静脉通路，可采用静脉留置针或深静脉置管，以保证用药及抗休克治疗的需要。

3. 病情监测　密切观察患者的生命体征、神志的变化，同时要注意血流动力学的监测，及时了解呼吸功能及血气分析结果。

4. 各器官功能的维护　对于任何部位的创伤，除了积极处理局部外，还应密切观察其对全身的影响，加强对重要脏器功能的监测，采取相应的措施防治休克和多器官功能衰竭。

5. 伤口的护理　小范围的软组织挫伤，伤口早期局部冷敷，以减少组织内出血，

笔记

24小时后可温敷或理疗，以利于炎症的消退；对开放性创伤，应尽早施行清创处理，根据伤情选用敏感的抗生素，预防感染。

6. 协助医生做好检查和手术准备　及时协助急救医师通知相关科室会诊，配合做好各种准备工作，如腹部穿刺、胸腔闭式引流、清创缝合术等；对于需要手术者要及时进行采血、备血，同时做好其他相关的术前准备工作，如备皮、留置胃管和尿管等。

7. 心理护理　应关心患者的心理状态，帮助其面对压力，缓解其紧张、恐惧、焦虑，保持其情绪稳定。

四、各系统脏器损伤患者的急救

严重的致伤因素往往容易造成两个或两个以上解剖部位或脏器损伤，如果其中至少有一处损伤是危及患者的生命，即为多发伤。不同脏器的损伤应采取相应的处理措施。

（一）颅脑损伤患者的急救处理

颅脑损伤是常见的严重创伤，发生率占全身各部位伤的10%～20%，是暴力直接或间接作用于头部引起。颅脑损伤患者的急救是否正确及时，是抢救成功与否的关键。急救人员应全面了解患者的受伤过程，对头部和全身情况认真检查。一般处理措施有：

1. 保持气道通畅，确保供氧，使患者过度换气（约24次/分）；颈部制动（颈托或颈部固定板）；深昏迷者应气管内插管，及时进行气道痰液的清除；无气管内插管者，应注意避免呕吐致呼吸道误吸，及时吸引呕吐分泌物，确保气道通畅。

2. 及时检查和记录基本症状和体征，如血压、呼吸、瞳孔（大小和对光反射）、患者自发运动和感觉；低血压者应考虑存在出血或脊髓损伤。

3. 开通静脉通道，有颅脑损伤者，应注意防治脑水肿，可用20%甘露醇与呋塞米交替使用，也可用胶体溶液如白蛋白、血浆，提高胶体渗透压，如明确有颅内血肿，应尽早开颅减压，清除血肿。

（二）胸部损伤患者的急救处理

胸部损伤由于心、肺等重要脏器损伤而危及生命，是创伤死亡的主要原因之一。迅速正确的救护，是提高抢救成功率的关键。一般处理措施有：

1. 保持气道通畅，彻底清除口咽腔血液、异物、分泌物，紧急时行环甲膜切开。

2. 开放性气胸患者立即用急救包、衣物、毛巾或手掌堵塞伤口，变开放性气胸为闭合性气胸，以待进一步处理。

3. 张力性气胸患者立即排出胸腔积气，降低胸内压，可在伤侧锁骨中线第2肋间插入粗针头排气，转运时用活瓣排气法。

4. 浮动胸壁呈反常呼吸患者立即用敷料、衣物等置于软化区，加压包扎或压一沙袋，控制反常呼吸。

5. 胸骨骨折患者应过伸仰卧位搬运，防止继发性损伤。

6. 有出血性休克应立即建立静脉通道，尽快补血、补液。

7. 有血气胸者，行胸腔闭式引流，当置管后一次引出1000～1500ml以上血量或引流3小时内，引流速度仍在200ml/h以上者，应准备行开胸探查术。

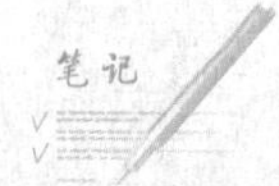

（三）腹部损伤患者的急救处理

不论战时或平时，腹部创伤都是一种常见的危急状态，为创伤死亡的常见原因之一，总死亡率约10%。当发生腹部大血管或实质性脏器的严重损伤导致大出血、腹腔多个脏器严重损伤时，常会直接威胁生命，如诊断和处理不当，将会产生严重的后果。一般处理措施有：

1. 迅速全身检查，首先处理危及生命的呼吸道窒息和全身的多发性伤，如有呼吸道梗阻或呼吸循环紊乱，应尽快纠正呼吸道梗阻和处理呼吸循环紊乱，必要时作气管内插管进行辅助人工呼吸。

2. 迅速建立静脉通道，特别是腹腔实质性脏器损伤，必须建立两条以上静脉通道，防治休克，可快速滴入血浆代用品或平衡盐液，适当给予血管活性药物。

3. 若存在明显的出血，尽可能采取有效的止血措施，如静脉应用有效的止血药物、明胶海绵填塞、止血钳等。

4. 给氧，密切观察生命体征变化。多发伤伴有腹部伤者，应密切注意腹部体征，如情况可疑，在B超或腹腔穿刺得以证实后，应及时行开腹探查术，切不可为等待诊断明确而贻误手术时机。

（四）脊柱损伤患者的急救处理

脊柱损伤是由坠落、车祸、斗殴、枪击或刺伤等所造成。在急救中，唯一安全的措施是首先要考虑受伤者有脊柱损伤的可能，并对其进行适当的固定、包扎及搬运。脊柱、脊髓损伤的初期处理非常重要，处理不当可造成难以挽回的严重后果；对疑有脊柱损伤的患者，应立即在现场进行简单的检查及处理，先不要轻易搬动，如患者清醒，可询问并触摸疼痛部位；对昏迷患者，则用手指由颈部沿棘突逐一触摸，检查脊柱畸形、间隙增宽及淤血肿胀的部位，观察是四肢瘫还是下肢瘫，从而确定是颈椎还是胸腰椎损伤。

（五）骨关节损伤患者的处理

四肢损伤很容易发现，一般很少会立即危及生命。现场救护处理中首先应进行抗休克、复苏和致命伤的处理，保持呼吸道通畅、维持正常呼吸功能和循环血容量，而不应先进行四肢伤的检查和治疗，但骨盆或股骨骨折常可引起出血性休克，成人股骨骨折、骨盆骨折和多发性创伤伴有大血管撕裂时，局部失血甚多。一般处理措施有：

1. 全面观察受伤部位，不能脱下的衣裤要剪开。

2. 夹板固定前要检查记录肢体远侧端的感觉及血液循环。

3. 如果肢体有严重的成角畸形，可顺应肢体轴线方向手法轻柔地牵引，初步纠正畸形压迫，以改善局部血运并做好运送固定；如果肢体保持伸直有对抗，应在成角的部位给予夹板固定。

4. 开放性创口，在夹板固定之前用无菌敷料覆盖；使用夹板时要远离创口，以免压迫创面造成组织坏死。

5. 应用夹板固定时，必须超过受伤骨折上、下各一个关节。

6. 四肢开放性骨折在全身情况稳定下应尽早行清创或一期内固定术。

五、战地创伤患者的急救

战地创伤是指在战争中由武器直接或间接造成的各种损伤。由于现代战争中应用了高新武器，伤员的创伤也发生了很大的变化，多种因素造成的复合伤和多发伤明

笔记

显增多，火器性创伤发生率很高，伤员伤势危重，受野战环境和战区卫生资源等条件限制，根据伤员伤情的轻重缓急，采用阶梯式救治的组织形式，是提高救治率的有效手段。一般要遵循以下原则：

（一）执行时效救治原则

即为达最佳治疗效果对伤员在最佳时间采取相应措施的分级救治，此过程多是由前方与后方的通力配合来完成完整救治的。

（二）控制伤害手术

伤后1小时内的死亡伤者中颅脑伤和致命性大出血占90%以上，伤后1～4小时内的死亡伤者中致命性大出血占30%，应及时对严重的致死性火器伤伤员尽早实施损伤控制手术，控制出血，保存生命，为日后确定性手术赢得时机。

（三）初期外科处理

对于火器伤伤员早期处理最主要的措施就是清创缝合术，一是可以充分清除坏死或缺失组织、异物、血块等以预防感染，二是可以改善伤口局部组织循环状况，使污染伤口变为接近清洁伤口。

（四）预防感染

因火器伤伤道污染严重、伤员免疫力低下等原因使得火器伤伤员发生感染的几率很高，火器伤伤员后期死亡有2/3与感染有关，应提早预防，采取相应措施控制感染。

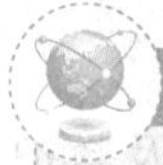

知识链接

创伤弹道的特点

创伤弹道按其形态可分为盲管伤、切线伤、贯通伤和反跳伤，盲管伤的特点为有入口，无出口；切线伤是枪弹沿体表切线方向行走后留下沟槽状伤道；贯通伤的特点为有入口，也有出口；反跳伤为入口和出口是一点的浅表性伤口。伤道周围组织的病理学改变可分为三个区，分别是原发伤道区、挫伤区和震荡区，原发伤道区是枪弹直接击穿组织或脏器后导致的空腔，内有坏死的组织、血凝块或污物；挫伤区紧邻原发伤道区，其发展与伤后救护是否及时有效有关；震荡区为挫伤区以外区域，早期与挫伤区分界不清，后随挫伤区改变呈现明显分界。

案例分析

急救报警电话称发生一起车祸，汽车在高速行驶中撞树，内有伤员一名，年龄约30岁。到达撞车现场时，发现肇事车驾驶室撞凹，受损严重，驾驶员被安全带安全固定于座位，腿部被夹住需解救。解救后，患者清醒，对疼痛刺激有定位反应，腹痛剧烈，以上腹为主。查体：P：85次/分，R：20次/分，BP：120/85mmHg。

问题：

1. 作为急救人员赶到现场后，能为患者实施哪些救护措施？

2. 患者能否排除有危及生命的损伤？如有腹部损伤，可能以何种方式出现及可能存在何种损伤？

3. 车祸后45分钟被急救中心送到急诊室，测BP：85/60mmHg，腹痛出现加重趋势，进急诊室前已输入晶体液3.0L。此时，作为急诊接诊护士应该如何处理？

笔记

学习小结

1. 学习内容

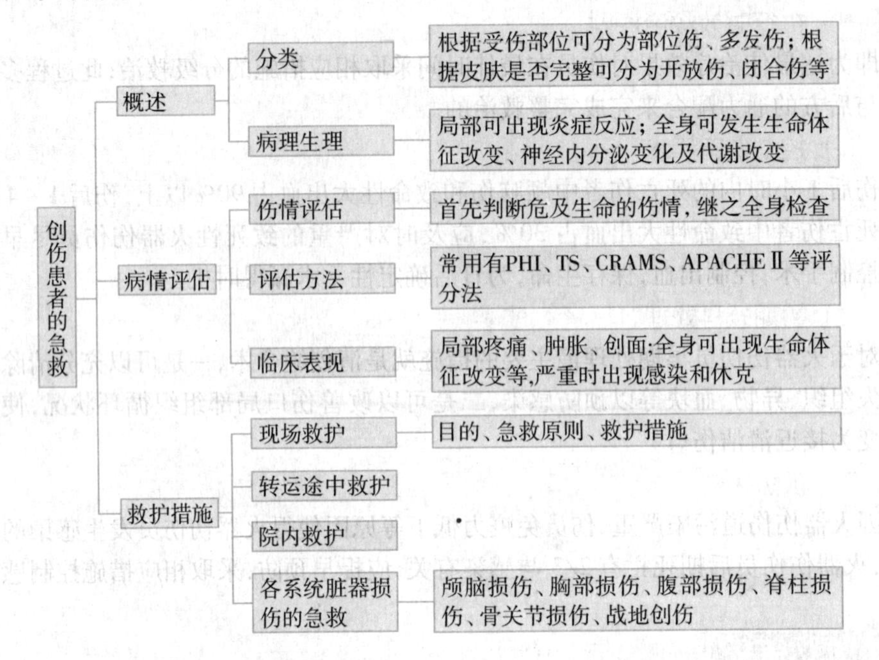

2. 学习方法　本章重点介绍创伤患者的伤情评估、评估方法、临床表现以及救护措施。采用理论学习、临床见习、情景模拟等学习方法，加强对创伤患者伤情评估、临床表现以及救护措施的学习应用。

（张春梅　齐丽）

复习思考题

1. 患者，男，47 岁，上班途中发生车祸，昏迷 5 分钟伴左下肢活动功能受限 25 分钟后被送入院。患者入院时神志清，瞳孔等大等圆，对光灵敏，血压 100/70mmHg。右耳有血性液体流出，左耳及鼻部未见异常。心肺功能及腹部体格检查未见明显异常。右大腿中段肿胀畸形、成角，有一约 3.0cm 长的皮肤裂伤口，伤口有活动性出血，可触及明显骨擦感，患者远端血运及感觉良好。请对该患者进行病情评估。

2. 简述创伤患者的现场救护措施。

第十四章

急性中毒患者的急救

学习目的

通过学习有机磷农药中毒、急性一氧化碳中毒、镇静催眠药中毒、急性细菌性食物中毒、急性亚硝酸盐中毒、急性毒蕈中毒、急性酒精中毒、强酸强碱中毒、百草枯中毒的临床表现、救治与监护，为今后临床实践护理工作奠定理论基础。

学习要点

有机磷杀虫药中毒、急性一氧化碳中毒、急性酒精中毒、百草枯中毒的发病机制、临床表现、并发症、救治与监护；镇静催眠药中毒、急性食物中毒、强酸强碱中毒临床表现、救治与监护。

大量毒物短时间内经皮肤、黏膜、呼吸道、消化道等途径进入人体，致使机体受损并发生功能障碍，称之为急性中毒。急性中毒包括食物中毒、药物中毒、毒气中毒、虫兽伤中毒等，是临床常见的急症。由于毒物的性质、种类、中毒机制、进入人体的途径、速度、进入量及个体对毒物的敏感性不同，导致中毒的临床表现和严重程度不尽相同，救护的方法也不同。因此，一旦发生急性中毒，应尽早确定中毒的时间、剂量、毒物的种类、中毒的程度，了解中毒的危害，采取相应的急救措施，尽可能地减轻和消除中毒对人体的危害，减少中毒死亡人数。

第一节　概　　述

由于科学技术迅猛发展，对生活环境造成了一定的影响，人类接触有毒物质、发生中毒的概率亦日益增多。因此，掌握急性中毒的救治与护理对临床医护人员来说十分重要。

一、中毒分类

某种物质进入人体后达到一定量，损害组织和器官的生理功能，破坏组织结构而引起一系列临床症状和体征，称中毒。引起中毒的物质，称为毒物。中毒根据病程、来源和用途、毒性作用、毒物的物理状态和吸收方式的不同可以分为以下几种：

（一）根据病程急、缓不同

中毒分为急性中毒和慢性中毒。大量毒物短时间内经皮肤、黏膜、呼吸道、消化道

笔记

等途径进入人体,使机体受损并发生功能障碍,称之为急性中毒(acute poisoning);长时间接触小量毒物可引起慢性中毒(chronic poisoning)。

(二)根据来源和用途不同

可分为职业性中毒和生活性中毒。职业性中毒包含工业毒物,见于生产原料、副产品、辅助剂、原料等;食物、药物、农药、有毒动植物中毒等属于生活性中毒。

(三)根据毒性作用分类

腐蚀性毒物、器官损害毒物、血液毒物、神经毒物等。

(四)根据毒物的物理状态

分为挥发性与非挥发性毒物。

(五)根据毒物吸收方式

分为食入、吸入、皮肤接触吸收性毒物等。

二、毒物分类

毒物品种繁多,引起中毒的毒物包括以下几种:

(一)工业性毒物

包括工业原材料,如化学溶剂、油漆、重金属汽油、甲醇硫化氢、氯气氰化物等。

(二)农业性毒物

有机磷农药、灭鼠药、化学除草剂、化肥等。

(三)食物性毒物

过期或霉变食品、腐败变质食物、有毒食品添加剂等。

(四)动物性毒物

毒蛇、蜈蚣、蜂类、蝎、蜘蛛、河豚、新鲜海蜇等。

(五)药物过量中毒

许多药物(包括中药)过量均可导致中毒,如地高辛、抗癫痫药、抗心律失常药、退热药、麻醉镇静药等。

(六)植物性毒物

野蕈类、乌头、白果等。

(七)其他

强酸强碱、一氧化碳、化妆品、灭虫药、洗涤剂等。

三、中毒发病机制

由于毒物种类不同,其作用机制也不同,主要表现以下六种形式:

(一)局部刺激和腐蚀作用

强酸强碱吸收组织中水分,与蛋白质或脂肪结合,使细胞变性,坏死。

(二)缺氧

一氧化碳、硫化氢、氰化物可阻碍氧的吸收、转运或利用。

(三)中枢神经抑制作用

有机溶剂和吸入性麻醉剂有强嗜脂性,可透过血脑屏障,抑制脑功能。

笔记

（四）抑制酶的活力

很多毒物或其代谢产物通过抑制酶活力而产生毒性作用，如有机磷农药抑制胆碱酯酶。

（五）干扰细胞膜和细胞器的生理功能

四氯化碳产生三氯甲烷自由基，作用于肝细胞膜中的不饱和脂肪酸，产生脂质过氧化，导致线粒体和内质网变性，肝细胞死亡。

（六）受体竞争

阿托品阻断毒蕈碱受体。

四、毒物的体内过程

（一）毒物进入人体的途径

主要经过消化道、呼吸道、皮肤黏膜三条途径进入人体。

（二）毒物的代谢

主要经肝脏代谢。

（三）毒物的排泄

大多数经肾脏排出，还可经汗腺、唾液腺、呼吸道、皮肤排出。

五、中毒的临床表现

由于各种毒物的毒理作用和机体的反应性不同，各种中毒症状和体征不完全相同，中毒临床表现见表 14-1。

表 14-1　中毒临床表现

受累系统	临床表现	毒　物
皮肤黏膜	灼伤	强酸、强碱、甲醛、苯酚、百草枯（不同毒物呈现不同特征，如：皮肤在硫酸灼伤后呈黑色、盐酸灼伤后呈棕色、硝酸灼伤后呈黄色、过氧乙酸灼伤后呈无色等）
	发绀	亚硝酸盐、硝基苯、氰化物、麻醉药、有机溶剂、刺激性气体、苯胺
	颜面潮红	阿托品、颠茄、乙醇、硝酸甘油、CO
	皮肤湿润	有机磷杀虫药、酒精、水杨酸、拟胆碱药、吗啡类
	樱桃红色	CO、氰化物中毒
	黄疸	毒蕈、鱼胆、四氯化碳、百草枯
眼	瞳孔缩小	有机磷杀虫药、阿片类、镇静催眠药、氨基甲酸毒蕈
	瞳孔扩大	阿托品、莨菪碱、肉毒、甲醇、乙醇、大麻、苯、氰化物
	视神经炎	甲醇、CO
神经系统	昏迷	麻醉药、镇静催眠药、有机磷杀虫药、有机溶剂、CO、硫化氢、氰化物、有机汞、拟除虫菊酯、乙醇、阿托品
	谵妄	有机磷杀虫药、拟胆碱药、有机汞、苯、铅
	肌纤维颤动	有机磷杀虫药、有机汞、有机氯、汽油、乙醇、硫化氢

续表

受累系统	临床表现	毒　物
	惊厥	毒鼠强、窒息性毒物、有机氯杀虫剂、拟除虫菊酯、异烟肼
	瘫痪	可溶性钡盐、CO、三氧化二砷、蛇毒、河豚毒素、箭毒
	精神异常	二氧化碳、CO、阿托品、有机溶剂、乙醇、蛇毒、抗组胺药
呼吸系统	呼吸气味	氰化物苦杏仁味；有机磷杀虫药、黄磷、铊等大蒜味；苯酚和甲酚皂溶液苯酚味；乙醇酒味
	呼吸加快或深大	二氧化碳、呼吸兴奋剂、甲醇、水杨酸类、抗胆碱药、可卡因、樟脑
	呼吸减慢	镇静催眠药、吗啡、海洛因、氰化物
	肺水肿	刺激性气体、磷化锌、百草枯、有机磷杀虫药、氰化物
消化系统	胃肠症状	磷化锌、有机磷杀虫药、铅、锑、砷、强酸、强碱
	肝损害	磷、硝基苯、毒蕈、氰化物、蛇毒
循环系统	心动过速	阿托品、颠茄、氯丙嗪、拟肾上腺素、可卡因
	心动过缓	洋地黄类、毒蕈、拟胆碱药、钙离子拮抗剂、β 受体阻滞剂
	心搏骤停	如洋地黄、茶碱类、河豚、窒息性毒物等中毒
	心脏毒性	洋地黄、奎尼丁、氨茶碱、吐根碱
	缺氧	窒息性毒物
泌尿系统	低钾血症	可溶性钡盐、棉酚、排钾性利尿剂
	肾小管坏死	升汞、四氯化碳、毒蕈、毒蛇、生鱼胆、斑蝥、氨基糖苷类
	肾小管堵塞	砷化氢、蛇毒、磺胺结晶
血液系统	溶血性贫血	砷化氢、苯胺、硝基苯
	再生障碍性贫血	氯霉素、抗肿瘤药、苯
	凝血障碍	肝素、香豆素类、水杨酸类、敌鼠、蛇

六、中毒的辅助检查

毒物的实验室过筛对确定诊断和判定毒物类型有帮助。

（一）毒物分析

中毒患者的呕吐物、血、尿液或其分解产物。

（二）特异性化验检查

1. 血液胆碱酯酶——有机磷农药中毒。
2. 碳氧血红蛋白——CO 中毒。
3. 高铁血红蛋白——亚硝酸盐中毒。

笔记

（三）非特异性化验检查

肝、肾功、心肌酶谱、心电图检查、判断患者中毒后其他脏器的损害，是否出现合并症。

（四）血液检查

1. 外观　粉红色见于急性溶血，如砷化氢、苯胺、硝基苯等中毒；褐色—见于亚硝酸盐、苯胺、硝基苯等中毒引起的高铁血红蛋白血症。

2. 生化检查　低钾血症见于排钾利尿药、氨茶碱、可溶性钡盐、棉酚等中毒；肝功能异常见于毒蕈、氰化物、四氯化碳、硝基苯、毒蛇、乙酰氨基酚、重金属等中毒；肾功能异常见于氨基糖苷类抗生素、重金属、蛇毒、生鱼胆、毒蕈等中毒。

3. 凝血功能检查　凝血功能异常多见于水杨酸类、肝素、抗凝血类灭鼠药、蛇毒、毒蕈等中毒。

4. 动脉血气分析　低氧血症见于刺激性气体、窒息性毒物等中毒；酸中毒见于水杨酸类、甲醇等中毒。

（五）尿液监测

1. 肉眼血尿　见于影响凝血功能的毒物中毒。

2. 镜下血尿或血红蛋白尿　见于升汞、生鱼胆等中毒。

3. 橘黄色尿　见于氨基比林等中毒。

4. 绿色尿　见于麝香草酚中毒。

5. 蓝色尿　见于含亚甲蓝的药物中毒。

6. 灰色尿　见于酚或甲酚中毒。

7. 结晶尿　见于磺胺、扑痫酮等中毒。

七、急性中毒的救治原则及救护要点

对于中毒早期患者，应脱离中毒环境，尽快做出诊断，及时准确判断伤情和中毒原因，针对病因使用特效解毒剂，同时给予对症支持治疗。

（一）救治原则

1. 立即终止接触毒物　尽早撤离环境，脱去污染的衣物，清洗接触部位的皮肤，终止接触毒物。

2. 清除未吸收的毒物　吸入性中毒者应保持气道通畅并给氧；接触性中毒者立即清除毒物，清洗时勿用热水，以免增加毒物的吸收，若毒物遇水发生反应，则先用干布抹去污染物，再用水清洗；口服中毒者可经催吐、洗胃、导泻和灌肠清除。

3. 促进已吸收毒物的排出　可采用利尿（强力利尿、碱化利尿、酸化利尿）、补液、吸氧、血液滤过、血浆灌流和血浆置换术等。高压氧治疗是一氧化碳中毒的特效疗法；氯酸盐或重铬酸盐中毒能引起急性肾衰竭，首选血液透析，一般中毒12小时内进行血液透析效果好，如中毒时间过长，毒物与血浆蛋白结合，则效果较差；对镇静催眠药、解热镇痛药、洋地黄、有机磷杀虫剂等毒物，血液灌流均有清除作用，是目前最常用的中毒抢救措施；血浆置换对毒蛇、毒蕈等生物毒及砷化氢等溶血性毒物中毒疗效最佳。

4. 特殊解毒剂的应用　大多数毒物无特效解毒剂，仅少数毒物能利用相应药物达到解毒作用，常用特异性解毒剂见表14-2。

笔记

表 14-2 常用特异性解毒剂

解毒剂	毒 物
去甲肾上腺素及拟肾上腺素类(α 受体兴奋剂)	酚妥拉明、妥拉唑啉(α 受体阻滞剂)
异丙肾上腺素(β 受体兴奋剂)	普萘洛尔(β 受体阻滞剂)
强心苷抗体	洋地黄
阿托品(抗胆碱药)	毛果芸香碱、新斯的明、毒扁豆碱(拟胆碱药)
阿托品	有机磷杀虫药、神经性毒气、锑剂中毒引起的心率失常、含毒蕈碱类食物中毒、氨基甲酸酯农药、拟胆碱药
解磷定、氯解磷定、双复磷(胆碱酯酶复活剂)	有机磷杀虫药、神经性毒气
巴比妥类、安定及其他催眠药(中枢抑制药)	贝美格、苦味毒等(中枢兴奋药)
氯丙嗪	安非他明
镁盐(硫酸镁等)	钙盐(葡萄糖酸钙、氯化钙)
葡萄糖酸钙	链霉素(阻断神经肌肉接头)
鱼精蛋白	肝素
维生素 K	双香豆素
新斯的明	箭毒
亚甲蓝	小剂量治疗高铁血红蛋白血症(亚硝酸盐、苯胺中毒)。较大剂量治疗氰化物中毒
亚硝酸异戊酯和亚硝酸钠	氰化物
硫代硫酸钠	氰化物、砷、汞、铅、碘及溴
巯基丙醇	砷、汞、锑、铋、锰
巯基丁二钠	同二巯丙醇,对砷、汞解毒作用强
巯基丙磺酸钠	同二巯丙醇,对铅也有效,对酒石酸锑钾的解毒能力比二巯丙醇强 10 倍
依地酸二钠	洋地黄(络合钙离子)、高钙血症
喷替酸钙钠(二乙撑三胺五醋酸)	铅、铁、锌、铬、钴
羟乙基乙稀二胺三乙酸	促进铜和铁排出
青霉胺	铜、汞、铅
羟基胺	四乙铅
去铁胺	铁
乙酰胺(解氟灵)	氟乙酰胺、氟乙酸钠
盐酸巯乙胺、水杨酸	金属、预防和治疗放射病
L-半胱氨酸、盐酸盐	放射性毒物、重金属、毒蕈引起的肝坏死
多价抗肉毒血清	肉毒中毒
半胱氨酸	河豚中毒
抗蛇毒血清(蝮蛇等),抗五步蛇毒血清	蛇毒

笔记

5. 对症治疗　中毒的毒物不明确者，以对症与支持治疗为主。很多毒物至今尚无特异性解毒剂或有效拮抗剂，对症与支持治疗可保护重要器官，使其恢复功能，可帮助危重患者度过险关，如惊厥时应用抗惊厥药物苯巴比妥钠，有脑水肿时应用甘露醇行脱水疗法，有心衰或休克时积极应对治疗。

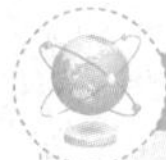
知识链接

中药特殊治疗

中药可通过中医通腑攻下，清热解毒，活血化瘀，补气补阴扶正促进毒物的排除，缓解中毒所致的相关症状，对某些特殊物质中毒疗效较好。如川连、黑豆、绿豆、甘草、生姜、芫荽等中药均有较好的解毒作用；服用芒硝 20～30 克或大承气汤进行导泄可促进毒物的排除；茶叶、白扁豆解药物毒；生姜、甘草、银花可解乌头中毒；蜂蜜解百毒。此外，洋地黄、阿托品药物中毒，可给予安神定志丸，镇惊定志，养心安神。

（二）救护要点

1. 病情观察　观察患者神志及生命体征（体温、脉搏、呼吸、血压、神志、瞳孔、心率等）的变化；详细记录出入水量，观察尿液的颜色、量、性状，注意血压与尿量的关系，及时补液，维持有效血容量；观察呕吐物及排泄物的性状，必要时送检；做好心脏监护，及早发现心脏损害（包括心律失常和心搏骤停），一旦出现心搏骤停，立即行心肺复苏，及时进行处理。

2. 保持呼吸道通畅　及时清除呼吸道分泌物，给予氧气吸入，必要时气管插管。

3. 维持水及电解质平衡　急性中毒常剧烈呕吐、腹泻而造成不同原因的缺水，甚至引起代谢性酸中毒和休克。

4. 早期防治多器官功能障碍综合征（MODS）　各种药物中毒均可导致 MODS 的发生，中毒患者若病情重，抢救不及时，易发生 MODS。早期通过补充血容量、维持微循环，氧疗，积极对症治疗对防止 MODS 有一定作用。

5. 洗胃的护理　见图 14-1，详见第七章院内急诊救护技术。

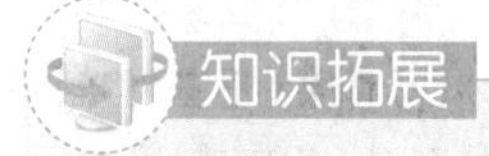

有关洗胃的争议

对洗胃的疗效及时机，国内外学者仍存在争议。多项实验及临床观察研究表明，洗胃对急性中毒毒物的清除作用是有限的，即使在服药后 1 小时内洗胃，清除率仅 32%～48%，且随着时间的延长，这种作用迅速减弱，而且洗胃可能增加误吸、消化道出血及心搏骤停的风险。国外学者主张洗胃只运用于中毒 1 小时内的患者，大多数国内学者对此持不同观点，认为早期、彻底洗胃是抢救成功的关键。洗胃时限拓宽到毒物摄入 6 小时内，而对摄入毒物较多或胃排空时间延长者，洗胃时间可放宽到 6 小时后甚至更长。洗胃时应该监测生命体征，对于昏迷、抽搐、烦躁等患者，应及时建立人工气道后在洗胃。

笔记

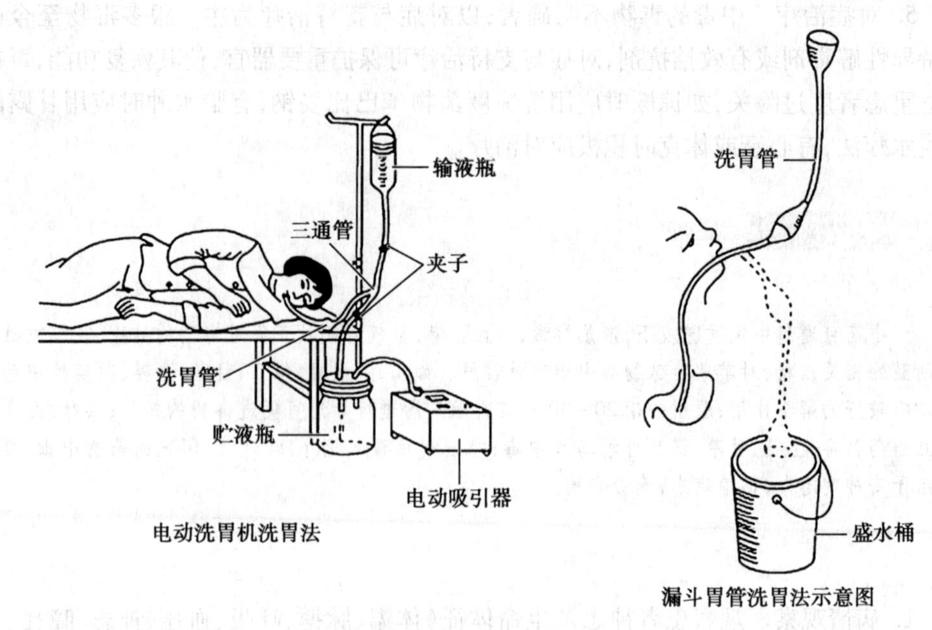

图14-1　电动洗胃机洗胃法和漏斗胃管洗胃法

第二节　有机磷杀虫药中毒

有机磷杀虫药(organophosphorous inseticides,OPI)是一种被广泛用于农、林业的主要农药之一。急性有机磷农药中毒(acute organophosphorus pesticides poisoning,AOPP)在我国极为常见,特别是在乡村、地区、县医院,几乎占急诊患者的1/10以上,多因误服、自服或污染食物所致,也可因生产和使用过程操作不当引起。

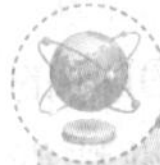
知识链接

有机磷杀虫药特点及分类

有机磷杀虫药多为油状或结晶状,呈淡黄色或棕色,微挥发性,具有特殊蒜臭味。一般难溶于水(敌百虫除外),大多在碱性溶液中易分解而失去毒力(但敌百虫与碱性溶液接触后,变成毒力更强的敌敌畏)。

有机磷杀虫药按毒性高低可分四类:剧毒类(甲拌磷、内吸磷、对硫磷)、高毒类(甲基对硫磷、甲胺磷、氧化乐果、敌敌畏)、中毒类(乐果、敌百虫、倍硫磷)、低毒类(氯硫磷、辛硫磷、马拉硫磷)。

一、病情评估

(一)病史

患者有确切的接触史,呼出气或呕吐物有特殊的蒜臭味;发病时间与农药的品种剂量和吸收途径而异。一般经皮肤吸收多在2~6小时发病,呼吸道吸入或口服后多在10分钟到2小时发病,一旦中毒症状出现后,病情迅速发展。

(二)发病机制

有机磷杀虫药的毒性作用主要是抑制胆碱酶。有机磷与体内胆碱酯酶结合形成磷

笔记

酰化胆碱酯酶，抑制胆碱酯酶的活性，使乙酰胆碱不能被酶分解而过量积聚，导致胆碱能神经功能过度兴奋，后转为抑制，出现一系列毒蕈碱样、烟碱样、中枢神经系统症状。

（三）临床表现

根据乙酰胆碱作用受体的不同可以分为以下几种：

1. 毒蕈碱样症状（M 样症状）　出现较早，主要因副交感神经末梢兴奋引起类似毒蕈碱作用，表现为：

（1）外分泌腺分泌增强：多汗、流涎、口吐白沫、流泪、流涕。

（2）内脏平滑肌痉挛：恶心、呕吐、腹痛、腹泻、大小便失禁。

（3）瞳孔括约肌收缩：瞳孔缩小、视物模糊。

（4）心率减慢，呼吸道分泌物增加、支气管痉挛，出现咳嗽、气促、呼吸困难，严重者发生肺水肿甚至呼吸衰竭。可用阿托品对抗。

2. 烟碱样症状（N 样症状）　乙酰胆碱蓄积于神经-肌肉接头处，引起骨骼肌神经终极产生先兴奋后抑制的效应。这种效应与烟碱所引起的症状相似，称烟碱样作用，表现为面部、眼睑、舌、胸部及四肢横纹肌纤维束颤动，重者全身肌肉纤维颤动或强直性痉挛，继而出现肌力减退和瘫痪，呼吸肌麻痹，引起周围性呼吸衰竭。这类症状不能用阿托品对抗。

3. 中枢神经系统症状　乙酰胆碱作用于中枢神经胆碱能受体，引起头痛、头晕、烦躁不安、谵妄、惊厥、抽搐、共济失调、昏迷，呼吸中枢抑制致呼吸停止。

4. 其他特殊表现

（1）中间综合征（intermediate syndrome，IMS）：一般发生在急性症状缓解后 1～4 天，个别于 7 天后出现呼吸肌麻痹，而有不同程度的呼吸困难，甚者突然死亡，症状可持续 4～18 天后恢复。IMS 可能是胆碱酯酶受到长期抑制，神经-肌肉突触后膜的功能受损所致。

（2）迟发性多发神经病：急性中毒症状消失后 4～45 天，可发生迟发性神经损害，表现为四肢远端，以下肢为重，四肢无力和肌肉萎缩，严重者呈足下垂及腕下垂。它的出现可能由于有机磷杀虫剂导致神经靶酯酶（NTE）失活进而老化所致，常见于乐果、对硫磷、甲基对硫磷等。

（3）迟发性猝死：急性中毒恢复期，突然死亡，常发生于中毒后 3～15 天。其机制主要是有机磷对心脏的迟发性毒性反应，心电图表现 Q-T 延长，并发生尖端扭转型心动过速，导致猝死，多见于口服中毒者。

（4）“反跳”现象：部分重度中毒者，经治疗症状明显缓解后，病情又急剧恶化，重新出现急性中毒症状，病死率达 50% 以上。目前认为可能与解毒药减量过快或停药过早、毒物继续吸收、大量输液及体内脏器功能严重损害有关。

5. 局部损害　除全身症状外，有机磷农药对局部组织也有损害，如污染眼睛会使结膜充血、瞳孔缩小、眼痛；皮肤接触敌敌畏会引起瘙痒、糜烂，口服引起腐蚀性胃炎；对硫磷、内吸磷等也可导致皮炎。

（四）实验室和辅助检查

1. 全血胆碱酯酶活性（CHE）测定　是诊断 OPI 中毒的特异性指标，能提示中毒的严重程度、观察疗效及判断预后。正常人的血胆碱酯酶活力值为 100%，急性有机磷杀虫药中毒时，CHE 降至正常人均值 70% 以下即有意义。

笔记

2. 尿中有机磷农药分解产物测定　可反映毒物吸收程度,有助于诊断。美曲磷酯中毒时尿中出现三氯乙醇,对硫磷中毒出现对硝基酚。

3. 其他检查　胸部X线、心电图、肌电图和血气分析等。

(五)病情分度

1. 轻度中毒　M样症状为主,全血胆碱酯酶活性为正常值的50%~70%。

2. 中度中毒　M和N样症状,全血胆碱酯酶活性为正常值的30%~50%。

3. 重度中毒　典型的M和N样症状及中枢神经系统症状,有呼吸衰竭表现,全血胆碱酯酶活性为正常值的30%以下。

二、救治与监护

OPI中毒的急救原则是迅速清除毒物,早期、足量、反复给予阿托品和胆碱酯酶复活药,维持生命体征稳定,对症支持处理。

(一)现场救护

迅速将患者脱离中毒现场,立即脱去被污染的衣服、鞋帽等。

(二)院内救护

1. 迅速清除毒物　及早、彻底清除毒物是抢救成功的关键。

(1) 皮肤吸收中毒者用大量清水或肥皂水(敌百虫禁用)彻底冲洗污染部位。眼部污染可用清水、生理盐水或2%碳酸氢钠溶液冲洗,至少10分钟,然后滴入1%阿托品。

(2) 口服中毒者用清水、2%碳酸氢钠溶液(美曲磷脂忌用)或1∶5000高锰酸钾溶液(对硫磷忌用)反复洗胃直至洗清为止,然后口服或注入50%硫酸镁或硫酸钠导泻,近来多主张用25%甘露醇500ml口服,导泻效果较好。

(3) 药用炭:洗胃后用药用炭50g口服,可以起到吸附毒物的作用。

(4) 导泻:用硫酸钠30~40g口服进行导泻。

(5) 碱化尿液、利尿:减少毒物在肾小管中的重吸收,可使长效巴比妥类镇静催眠药的肾排泄量提高5~9倍,但对吩噻嗪类无效。

2. 特殊解毒药物的应用　早期、足量、联合反复给予抗胆碱药和胆碱酯酶复活药。

(1) 阿托品(atropine)抗胆碱药:抗胆碱药能与乙酰胆碱争夺胆碱受体(分为N和M两类),起到阻断乙酰胆碱的作用。阿托品能阻断乙酰胆碱对副交感神经和中枢神经系统毒蕈碱受体的作用,其机制是与乙酰胆碱竞争M受体,对缓解毒蕈碱样症状和对抗呼吸中枢抑制有效,但对烟碱样症状和胆碱酯酶活力的恢复无效。阿托品剂量可根据病情每10~30分钟或1~2小时给药一次,指导出现"阿托品化"为止,表现为:①瞳孔较前扩大;②颜面潮红、口干、皮肤干燥;③意识清楚或模糊;④心率增快至(100~120)次/分;⑤肺部湿啰音消失。

如用药中出现①瞳孔极度散大;②皮肤紫红或干燥;③神志模糊、烦躁、抽搐、昏迷;④心动过速甚至室颤等,提示阿托品中毒,应遵医嘱停用阿托品,必要时给予补液促进排泄或毛果芸香碱解毒。对有心动过速及高热患者,应慎用阿托品。在阿托品应用过程中应密切观察患者的症状和瞳孔大小,并随时调整剂量。

(2) 胆碱酯酶复活药:肟类化合物能使被抑制的胆碱酯酶恢复活性,能对抗烟碱样症状,常用药物有氯解磷定(PAM-CI)和碘解磷定(PAM,解磷定),此外还有双复磷

笔记

(DMO4)和双解磷(TMB4)、甲磺磷定(P4S)等,其中PAM-CI为临床解毒药的首选,但对已经形成的老化酶无效,故需早期、足量使用。胆碱酯酶复活药对M样症状作用较差,所以有机磷农药中毒最理想的治疗是胆碱酯酶复活药与抗胆碱药合用,可取得协同效果。

3. 对症治疗　有机磷杀虫药中毒主要的死亡原因是呼吸衰竭、休克、心搏骤停、急性脑水肿、中毒性心肌炎。因此,应维持正常心肺功能,保持呼吸道通畅,正确氧疗及应用人工呼吸机;肺水肿用阿托品,脑水肿应用脱水剂和糖皮质激素;心律失常及时应用抗心律失常药物,休克用升压药;预防感染,适当选用抗生素;为了防止病情复发,中毒症状缓解后应逐步减少解毒药用量,直至症状消失后停药,并观察3~7天;危重患者可采用输血疗法。

4. 增加排泄　危重患者可采用血液透析和血液灌流,以清除血液中的毒物。

5. 输血或换血疗法　因红细胞胆碱酯酶活力保存时间较长,故重症患者输血时,若是库存血,可以输少量血浆红细胞。

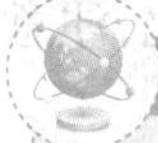

知识链接

临床常见毒物血液净化方式的选择

血液净化治疗技术是基于毒物动力学的基础之上的,其常用的方式有血液灌流(图14-2)、血液透析、血液滤过、血浆置换。对于临床上常见的有机磷农药中毒、镇静催眠药中毒、食物中毒等急性中毒患者,采取的血液净化方式主要根据毒物的理化性质及是否存在肝、肾功能衰竭。常见的毒物血液净化方式选择如下:

(1) 血液透析:适用于乙酰水杨酸、酒精、甲醇、2,4-双氯苯氧酸、普鲁卡因酰胺、硼酸和硼酸盐、溴化物等中毒。

(2) 血液灌流:镇静催眠药、抗精神失常药、解热镇痛药、心血管药、除草剂、有机磷农药、灭鼠药、茶碱、毒品等中毒。

血浆置换:生物毒素(毒蕈、蜂毒、鱼胆、蛇毒等)中毒。

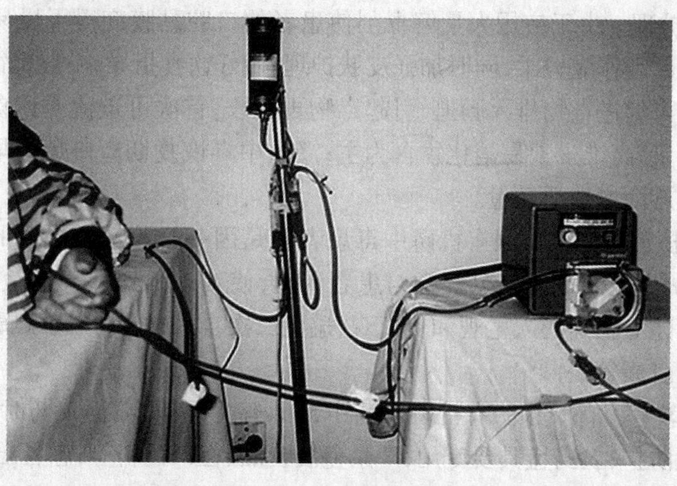

图14-2　血液灌流装置

笔记

（三）救护要点

1. 维持有效通气　由于有机磷中毒患者呼吸道有大量分泌物且常伴有肺水肿，因此对意识不清的患者，应将其肩下垫高，使颈部伸展，或头偏向一侧，防止舌根后坠，及时有效清除呼吸道分泌物，对使用机械通气的患者做好相应的护理。

2. 加强病情观察　在抢救过程中至少每 15～30 分钟测量 1 次血压、体温、呼吸、脉搏，观察瞳孔及意识变化并做好记录，尤其是呼吸的改变；加强心电监护，监测有无心律失常，及早发现反跳、猝死、中间综合征及迟发性神经病等征象，发现异常应及时通知医生并根据医嘱静脉补充阿托品，再次迅速达到阿托品化。

3. 用药护理

（1）阿托品用药的护理：阿托品用药的注意事项包括：①早期、足量、快速阿托品化；②阿托品兴奋心脏，中毒时可导致室颤，应充分吸氧，使血氧饱和度保持在正常水平；③及时纠正酸中毒，防止胆碱酯酶在酸性环境中作用减弱；④观察有无黄疸出现，大量使用低浓度阿托品输液时，可发生血液低渗，致红细胞破坏，发生溶血性黄疸。⑤“阿托品化”和阿托品中毒的剂量接近，因此使用过程中应严密观察病情变化，注意区别“阿托品化”和阿托品中毒。

（2）胆碱酯酶复活药的用药护理：①强调早期用药，一般中毒 36～48 小时后用药疗效较差；②首剂足量，尽快达到有效血浓度，足量的指标是烟碱样症状消失，血胆碱酯酶活力恢复到 50%～60%；③轻度中毒可用复活剂，中度以上中毒必须复活剂与阿托品并用；④未经稀释、注射太快、用量过大均可导致中毒，抑制呼吸，所以胆碱酯酶复活药应稀释后再缓慢注射；⑤胆碱酯酶复活药禁与碱性药物配伍时用，以免生成剧毒的氰化物；⑥碘解磷定药液刺激性强，不宜肌注，静脉注射时不慎漏入皮下可引起剧痛，造成损害，故必须确保针头在血管内方可给药。

4. 洗胃护理　不明原因的中毒选用清水或生理盐水，已经明确有机磷农药中毒选用 2% 碳酸氢钠（敌百虫禁用）或 1∶5000 高锰酸钾溶液（对硫磷忌用）。

5. 基础护理　由于应用大量解毒剂使患者的口腔黏膜变得干燥易出血，需每天两次口腔护理，动作应轻柔，同时加强皮肤护理；做好饮食指导，一般禁饮食 24～48 小时，过早进食可促进毒物排入肠道，引起毒物再吸收，首次可进流质饮食，逐渐增加进食量，以高热量、高维生素易消化饮食为主；严重中毒恢复期应避免过早下床活动，病情稳定后，再逐渐增加活动量。

6. 心理护理　许多口服有机磷中毒患者多是因一时冲动而采取的自杀行为，因此做好心理护理尤为重要。要经常与患者沟通，使其认识到理智地对待生活的重要性，帮助患者建立正确的人生观和价值观，避免二次自杀，同时鼓励家属与患者真诚沟通，以促进患者康复。

7. 健康教育　普及预防有机磷农药中毒的有关知识，喷洒农药时应遵守操作规程，加强个人防护；农药盛具要专用，严禁盛装食品、牲口饲料等；患者出院后向患者家属交代，患者需要在家休息 2～3 周，按时服药，不单独外出，以防止发生迟发性神经病，一般无后遗症。

笔记

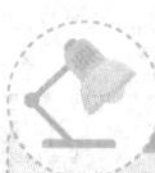

案例分析

患者，女性，45岁，有机磷农药中毒送医院。面色发绀，呼出浓重的大蒜气味，四肢抽搐，查瞳孔呈针尖样大小。

问题：患者可能是什么情况？为明确诊断还需要如何进行进一步紧急评估？如何对患者实施救护？

第三节 急性一氧化碳中毒

急性一氧化碳中毒（acute carbon monoxide poisoning），是指人体短时间内吸入过量一氧化碳（CO）所造成的脑及全身组织缺氧性疾病，严重者可引起死亡。CO即煤气，是无色、无味的气体，CO中毒是含碳化合物燃烧不全所产生。工业炼钢、炼焦、烧窑等生产可产生大量CO；家用煤气、在通风不良的浴室内使用燃气热水器或开空调车在车内睡觉均可发生CO中毒。

一、病情评估

（一）病史

有CO吸入史，了解中毒时所处的环境、停留时间以及突发昏迷情况。

（二）中毒机制

CO吸入体内后，与血液中红细胞的血红蛋白（Hb）结合，形成稳定的碳氧血红蛋白（COHb）。CO与Hb的亲和力比氧与Hb的亲和力大240倍。COHb不能携带氧，且不易解离，是氧合血红蛋白解离速度的1/3600（图14-3）。COHb的存在还能使血红蛋白氧解离曲线左移，阻碍血氧在组织中的释放，造成细胞缺氧。此外，CO还可与含二价铁的肌球蛋白结合，影响氧从毛细血管弥散到细胞内的线粒体，损害线粒体的功能，同时CO与还原型的细胞色素氧化酶的二价铁结合，抑制细胞色素氧化酶的活性，影响细胞呼吸和氧化过程，阻碍对氧的利用。中枢神经系统对缺氧最为敏感，脑组织最先受累，严重者有脑水肿。

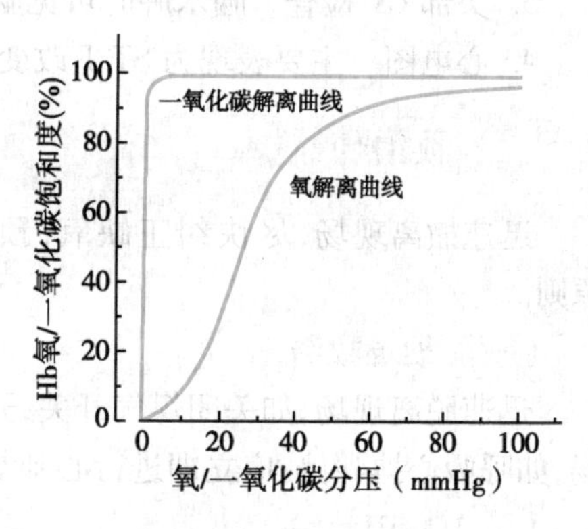

图14-3 氧解离曲线和一氧化碳解离曲线

（三）临床表现与中毒程度分级

与空气中CO、血液中COHb浓度呈正比例关系，也与个体健康情况有关，如妊娠、嗜酒、营养不良、贫血、有心血管疾病和呼吸系统疾病等均可加重中毒的程度（表14-3）。

（四）并发症

迟发性脑病（delayed encephalopathy）约50%的重度中毒患者，在意识恢复后两个月内，临床出现下列表现之一者：①精神意识障碍：痴呆、木僵、谵妄、去大脑皮质状态；

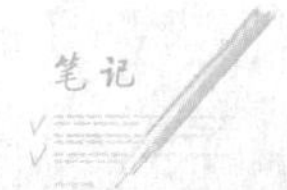

表 14-3　急性一氧化碳中毒程度的分级

中毒程度	临床表现
轻度中毒	血液 COHb 浓度达 10% ~20%。患者出现头痛、头晕、四肢无力、恶心、呕吐、心悸及视力模糊，如及时脱离中毒环境，吸入新鲜空气后症状迅速消失
中度中毒	血液 COHb 浓度可达 30% ~40%。除上述症状外，患者皮肤黏膜呈樱桃红色，呼吸及心率加快，四肢张力增高、瞳孔对光反射迟钝等浅昏迷表现，经治疗可恢复且无明显并发症
重度中毒	血液 COHb 浓度可高于 50%。患者深昏迷，各种反射消失，可呈去大脑强直状态，严重者死于呼吸循环衰竭。常有脑水肿、呼吸衰竭、肺水肿、上消化道出血、休克和严重的心肌损害等，患者死亡率高，抢救后多有不同程度后遗症

②锥体外系神经障碍：由于基底神经节和苍白球损害，出现震颤麻痹综合征（即帕金森病，表现为面具脸、四肢肌张力增高、静止性震颤、慌张步态）；③锥体系神经损害：偏瘫、病理反射阳性、大小便失禁等；④大脑皮质局灶性功能障碍：失语、失明、继发性癫痫；⑤脑神经及周围神经损害：视神经萎缩、听神经损害及周围神经病变等。

（五）实验室检查

1. 血液 COHb 测定　8 小时内取血样测定 COHb 浓度，是诊断一氧化碳中毒的特异性指标，并有助于分级和估计预后。

2. 脑电图检查　可见弥漫性低波幅慢波，与缺氧性脑病进展相平行。

3. 头部 CT 检查　脑水肿时可见脑部有病理性密度减低区。

4. 心电图　主要表现为 ST-T 改变、传导阻滞及心律失常。

二、救治与监护

迅速撤离现场，尽快纠正缺氧，预防迟发性脑病，是急性一氧化碳中毒的救治原则。

（一）现场救治

迅速脱离现场，如关闭煤气开关，开窗通风，移至空气新鲜处，保暖，保持呼吸道通畅，如呼吸心搏骤停，应立即进行心肺复苏。

（二）院内救治

1. 纠正缺氧　吸氧可加速 COHb 解离和 CO 的排出，是一氧化碳中毒的最有效的治疗。轻度中毒患者可用鼻导管或面罩高流量吸氧；中重度中毒者应尽快用高压氧治疗，可降低病死率、缩短病程，且可减少或防止迟发性脑病的发生。呼吸衰竭或呼吸停止时，应及早进行气管插管行机械通气；危重患者可考虑血浆置换。

2. 防治脑水肿　严重中毒后，脑水肿可在 24 ~48 小时发展到高峰。脱水疗法很重要，目前最常用的是 20% 甘露醇 250ml，静脉快速滴注，6 ~8 小时一次，待 2 ~3 天后颅压增高现象好转，可减量，也可用呋塞米 20 ~40mg 静脉注射，脱水过程中，要注意有无电解质紊乱、血容量不足等情况；三磷酸腺苷、肾上腺糖皮质激素的使用可以减少毛细血管通透性从而缓解脑水肿；对昏迷时间长、高热患者采用头部物理降温或实施

笔记

人工冬眠。

3. 对症治疗　有呼吸衰竭时应尽早机械通气，酌情使用呼吸兴奋药；频繁抽搐者首选地西泮 10～20mg 静脉注射；促进脑细胞代谢，常用药物有三磷酸腺苷、辅酶 A、细胞色素 C 和大量维生素 C 等；防治感染。

（三）救护要点

1. 加强病情观察　严密观察患者意识、瞳孔变化，血压、脉搏、呼吸是否平稳，持续血氧饱和度监测；注意有无头痛、喷射性呕吐等脑水肿发生，及时发现呼吸衰竭、严重心律失常或心衰、脑疝及其他严重并发症，立即报告医生，并协助紧急处理。

2. 氧疗的护理　采用高浓度面罩或鼻导管给氧（流量应保持 8～10L/min），给氧时间一般不应超过 24 小时，以防发生氧中毒和二氧化碳潴留；条件许可时可在患者呼吸浅、弱时，吸含 3%～5% 二氧化碳的氧气，呼吸深快的患者亦可吸含二氧化碳的氧气，以改善呼吸性碱中毒；重症可采用高压氧治疗。氧疗过程中注意随时清除口鼻腔及气道分泌物、呕吐物，保持呼吸道通畅，以提高氧疗效果，防止发生窒息。

知识链接

高压氧治疗的注意事项

（1）入舱前准备：做好宣传，消除紧张心理。严禁携带易燃易爆物品如打火机、手机等，不宜穿戴易产生静电的衣帽；患者入舱前排空大小便，饮食不宜过饱，不吃产气的食物和饮料，入舱前 2 小时不宜过多饮水，昏迷患者清除呼吸道分泌物；教会患者做好咽鼓管调压动作，如捏鼻鼓气、咀嚼吞咽，以防止加压导致中耳气压伤；示范面罩的佩戴方法。

（2）入舱后治疗：加压速度均匀，细心指导患者咽鼓管调压动作。昏迷患者注意体位，开放气道，及时清除呼吸道分泌物；经常检查患者是否按要求佩戴面罩，以防漏气导致供氧不足；观察生命体征并详细记录，观察是否出现烦躁不安、恶心、冷汗等氧中毒的表现，应迅速摘除面罩，改吸空气，必要时终止治疗；在减压过程中应密切观察患者呼吸、循环及神经系统的变化，继续指导调压动作；减少活动，不要屏气和剧烈咳嗽，防止肺气压伤；开放患者身上所有引流管；重度一氧化碳中毒患者常有心衰和肺水肿，减压时易出现反跳，故应放慢减压速度，有异常及时通知医生。

（3）出舱后护理：严密观察病情，持续心电监护、血氧饱和度监测，观察生命体征、意识、瞳孔、皮肤黏膜颜色，记录 24 小时出入量；预防并发症。

3. 基础护理

（1）严密观察输液的速度和量，避免输入过多过快。

（2）脱水剂应用后，记录出入水量，防止水电解质紊乱。

（3）做好留置导尿的护理，防止泌尿系感染。

（4）不能进食者可鼻饲，给予高热量、高蛋白、富含维生素的流质饮食。

（5）昏迷病患者做好口腔护理、皮肤护理，应定时翻身，加强受压处皮肤按摩。

（6）高热、抽搐的昏迷患者，用头部降温的冬眠疗法，注意保暖，防止自伤和坠床。

笔记

4. 心理护理 由于发病突然,患者往往无心理准备,难以接受身体的感觉、运动功能障碍等,护士应鼓励患者表达他们的感受,并提供有关疾病的客观资料,引导患者正确认识自己的病情,增强战胜疾病的信心。3 ~5 天后,患者有较大的情绪波动、反常,则应考虑是否有迟发性脑病。

5. 健康教育 要告诫患者及家属,家庭使用煤气及煤炉时的注意事项,提高防范意识,学会简单的急救知识及技术,减少意外伤害。

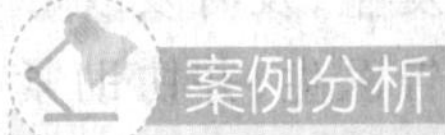

患者,女性,42 岁,急性一氧化碳中毒送医院。神志不清,双瞳孔等大等圆,对光反射减弱,两肺呼吸音粗,心率 80 次/分,律齐,腹部无异常体征,病理反射(-),体温正常。

问题:为明确诊断还需要如何进行进一步紧急评估?如何对患者实施救护?

第四节 镇静催眠药中毒

镇静催眠药能抑制中枢神经系统,在临床上广泛用于镇静、催眠、抗惊厥及麻醉前给药。过量服用或用药不当,引起镇静催眠药中毒(sedative hypnotic poisoning),可抑制延脑呼吸中枢及血管运动中枢,引起昏迷、呼吸衰竭、休克等,长期服用可产生依赖和成瘾,突然停药可出现戒断综合征。常用的镇静催眠药分为①巴比妥类:巴比妥、苯巴比妥、异戊巴比妥、硫喷妥钠;②苯二氮䓬类:地西泮、阿普唑仑;③吩噻嗪类:氯丙嗪、奋乃静;④其他:水和氯醛。不同种类的镇静催眠药药理作用不同,临床表现也各有不同。

一、病情评估

(一)病史

有应用镇静催眠药史,了解用药前情绪变化、药名、剂量和用药时间、用药前后有无饮酒。

(二)中毒机制

1. 巴比妥类抑制丙酮酸氧化酶系统,从而抑制脑干网状结构上行激活系统,大剂量还可抑制呼吸、血管运动中枢和体温调节中枢,引起呼吸衰竭、血压下降导致休克,体温过低,甚至呼吸心跳停止。吩噻嗪类和其他与巴比妥类药物作用机制相似。

2. 苯二氮䓬类对中枢神经抑制作用较轻,通过激活 γ-氨基丁酸(GABA,一种神经传递抑制剂且主要作用于大脑边缘系统,影响情绪和记忆力),使 GABA 与 GABA 受体结合的亲和力增强,以增强 GABA 对突触后的抑制功能。

3. 非巴比妥非苯二氮䓬类 中毒机制与巴比妥类药物相似。

4. 吩噻嗪类药物 主要作用于网状结构,对中枢神经系统多巴胺受体具有抑制作用,抑制脑干血管运动和呕吐反射。

(三)判断病情轻重

大致分为轻、重两种程度,注意初期表现为轻症者病情可能会随着药物吸收发生

笔记

进展，药物毒性、摄入量及药物半衰期对病情影响较大。

1. 轻度中毒　无意识或轻度意识障碍、呼吸、循环、氧合等重要生命体征及生理指标稳定。

2. 重度中毒　呼吸抑制、呼吸衰竭、循环衰竭、心律失常等，或伴发严重并发症，或有严重生理功能紊乱及脏器功能不全。

（四）临床表现

1. 巴比妥类中毒

（1）轻度中毒：发生于2～5倍催眠剂量。表现为嗜睡但易唤醒，言语不清、感觉迟钝、有判断力和定向力障碍、各种反射存在，生命体征均正常。

（2）中度中毒：发生于5～10倍催眠剂量。表现为昏迷、呼吸浅慢、血压正常、角膜反射、吞咽及腱反射存在。

（3）重度中毒：发生于10～20倍催眠剂量。表现为深昏迷，早期四肢强直、腱反射亢进、病理反射阳性、全身弛缓、各种反射消失、呼吸浅慢、不规则或呈潮式呼吸，可发生肺水肿；脉搏细弱、血压下降，严重者可休克、尿少；可因呼吸衰竭、休克或长期昏迷并发肺部感染而死。

2. 苯二氮䓬类中毒　摄入后30～120分钟，可以出现中枢神经系统抑制的表现。抑制较轻，很少出现严重症状，如出现长时间深昏迷和呼吸衰竭，应考虑同时服用了其他镇静催眠药或酒类。

3. 非巴比妥非苯二氮䓬类中毒　表现与巴比妥类相似但有其自身特点，如水合氯醛中毒，具有局部刺激性，口服可有胃部烧灼感，同时有心、肝、肾损害。

4. 吩噻嗪类中毒　锥体外系反应是最常见的表现，如震颤麻痹综合征，静坐不能、急性肌张力障碍反应，还可表现为嗜睡、低血压、休克等。

5. 戒断综合征　长期滥用镇静催眠药可引起耐药和依赖性，突然停药或减量可出现戒断综合征，即与药物作用相反的表现，主要为自主神经兴奋性增高和轻中度神经精神异常。

（1）巴比妥类戒断综合征：表现有焦虑、失眠、易激惹、幻觉、颤抖、共济失调、反射亢进，多数患者发生抽搐。短效、中效巴比妥类突然停药12～16小时，出现恶心、呕吐、直立性低血压、激惹；48～72小时的高峰期发生癫痫、谵妄，表现为思维混乱、记忆力减退、定向障碍；4～7天后恢复。

（2）苯二氮䓬类戒断综合征：长期服用后突然停药14天内出现，戒断表现5～6天达到高峰，4周左右恢复，表现有头痛、易激惹、失眠、颤抖、高血压、体温高、认知障碍和感觉异常。

（五）实验室和辅助检查

1. 血液、尿液、胃液中药物浓度测定　有助于明确病因。

2. 血液生化检查　肝功能、肾功能等。

3. 动脉血气分析　了解呼吸抑制所导致的缺氧和酸中毒情况。

二、救治与监护

镇静催眠药中毒救治原则包括维持和监测基本生命功能，清除毒物、使用特效解

笔记

毒药物,防止并发症。

（一）现场救治

口服催吐法,适用于清醒者,催吐前先饮水 200～400ml,然后再行催吐。

（二）院内救治

1. 清除毒物

（1）洗胃:尽早用温开水或 1∶5000 高锰酸钾溶液反复洗胃,服药量大者超过 6 小时仍需洗胃。

（2）导泻:胃管内注入活性炭(50～100g 加两倍的水)混悬液和硫酸钠 250mg/kg 导泻,每 4 小时 1 次,一般不用硫酸镁导泻。

（3）利尿、碱化尿液:积极补液同时用 5% 碳酸氢钠溶液 200ml 静脉滴注,使巴比妥盐酸离子化而不被吸收,并加用呋塞米 20～40mg 静脉滴注,加速毒物排出;对吩噻嗪类无效。

（4）血液净化治疗:严重患者可进行血液净化治疗,对苯巴比妥有效,对苯二氮䓬类无效。

2. 特效解毒疗法　巴比妥类和吩噻嗪类中毒无特效解毒药。氟马西尼(flumazenil,安易醒)是苯二氮䓬类拮抗剂,通常 0.2mg 静脉缓慢注入,可重复注射,总量可达 3～5mg。

3. 应用中枢兴奋剂　重症患者可适量应用,但不作为常规用药。代表药有:贝美格(美解眠)50～150mg 加入 5% 葡萄糖溶液 250ml 静脉滴注,可重复使用,直至呼吸、肌张力或反射恢复正常时减量。纳洛酮 0.4～0.8mg 静脉注射,每 5～10 分/次,可反复使用,直至呼吸抑制解除、意识恢复清醒。呼吸兴奋剂可用可拉明及洛贝林静脉滴注或静脉注射,使用时需严格掌握用量和方法,用量不宜过大,不宜反复多次使用。只有在患者处于深昏迷状态且抢救后效果不理想,或者出现有显著的呼吸衰竭时方可使用。

4. 防治并发症　积极防治肺部、皮肤等感染,及时纠正休克,维持水、电解质平衡,防治急性肾衰。

5. 戒断综合征治疗　应用足量的镇静安眠药物控制症状,病情稳定后再逐渐减量直至停药。

（三）救护要点

1. 严密观察病情　观察意识状态、瞳孔变化、血压和呼吸的变化,液体出入量等,及时发现问题;遵医嘱用药时注意观察药物的作用和患者的反应。

2. 保持呼吸道通畅　昏迷患者去枕平卧,头偏向一侧,及时吸除气道内的痰液,并给予持续吸氧,必要时床旁备气管切开包,做好气管插管或气管切开的护理。

3. 基础护理　清醒者鼓励咳嗽,昏迷者注意定时翻身拍背,加强皮肤护理,有水疱者应观察皮肤水疱有无破溃;加强营养,昏迷者超过 3～5 天,可给予高蛋白的鼻饲流质或静脉补充营养物质,以提高机体抵抗力。

4. 心理护理　镇静催眠药中毒患者多数为自杀行为,因此对清醒患者要严加看护,加强沟通与疏导。

笔记

5. 健康教育　日常生活中要加强镇静催眠药的处方、使用、剂量等管理，特别是对情绪不稳定和精神不正常的人，另外要防止患者对药物的依赖性，不能突然停药，应逐渐减量，并加强对该类药物处方的监督控制。

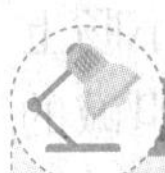

案例分析

患者，女性，32岁，镇静催眠药（地西泮）中毒送入医院。神志不清，压眶无反应，双侧瞳孔缩小如小米粒，对光反应消失，呼吸表浅，心音低钝，双肺听诊痰鸣音，四肢软瘫。查体：BP110/40mmHg，心率98次/分，P98次/分，呼吸减慢。

问题：患者可能是什么情况？为明确诊断还需要如何进行进一步紧急评估？如何对患者实施救护？

第五节　急性食物中毒

急性食物中毒是指凡进食被细菌及其毒素污染的食物，或摄入含有毒性物质（如亚硝酸盐、升汞、砷剂、有机磷等）的食物以及食物本身的自然毒素（如毒蕈、有毒鱼类等）所引起的急性中毒性疾病。本节重点介绍急性细菌性食物中毒、急性亚硝酸盐中毒和急性毒蕈中毒。

一、病情评估

急性食物中毒发病者均系摄入毒性食物引起，其特点是突然暴发、潜伏期短、易集体发病。通过病史及临床表现的评估，尽快明确中毒原因，及时给予相应的急救护理措施是减少患者并发症，提高抢救成功率的关键。

（一）急性细菌性食物中毒

1. 病史　应询问有无进食可疑污染食物史，进食的时间及量。细菌性食物中毒有明显的季节性，常发生在夏秋季节，且其发病率常随气温的升高而增加，通常4~5月份开始出现，6~9月达高峰；容易中毒的食品主要是肉类、乳类、蛋及水产品等动物性食品，其次是植物性食品，如剩米饭、糯米糕、豆制品等。

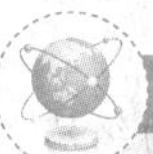

知识链接

食物中毒的常见原因

主要有：①食物原料腐败变质并有大量细菌繁殖，或食品虽未变质，但存放时间过长，受细菌污染后大量繁殖或产生毒素。②食品未烧熟煮透，加热不充分，细菌未被杀死。③食品保存不善或保存食品的容器不清洁。将食物放在冰箱内，因冰箱内的低温只能抑制细菌生长，不能灭菌，所以时间长了细菌仍能大量繁殖，另外冰箱不洁也可造成食品污染。④生熟食品交叉污染，尤其是制造过程中生熟不分，造成污染。⑤生吃水产品和凉拌菜，未能洗净消毒。

2. 中毒机制　急性细菌性食物中毒可分为胃肠型和神经型两大类。胃肠型细菌性食物中毒常见的致病菌有沙门菌属、副溶血弧菌、大肠杆菌、变形杆菌、金黄色葡萄

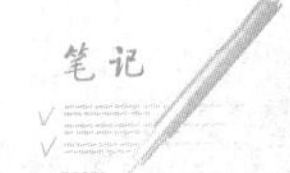

球菌、空肠弯曲菌等，细菌污染食物后，大量繁殖，并产生内毒素和（或）外毒素；神经型细菌性食物中毒又称肉毒中毒，是由肉毒梭状芽孢杆菌外毒素所引起的中毒性疾病，多发生在我国新疆等地区。肉毒杆菌为厌氧菌，在缺氧情况下可大量生长繁殖，并产生外毒素，腊肠、火腿、罐头等瓶装食物等易受污染，肉毒杆菌外毒素经胃和小肠上端吸收，通过淋巴和血液循环到达运动神经突触和胆碱能神经末梢，抑制乙酰胆碱的释放，使肌肉收缩运动障碍、肌肉麻痹导致患者瘫痪。

3. 临床表现

（1）胃肠型细菌性食物中毒：多发生于夏秋季，主要表现为恶心、呕吐、腹痛、腹泻、畏寒发热等胃肠炎症状。一般发病急骤，先有腹部不适，继而出现上、中腹部疼痛，腹痛多呈阵发性绞痛，腹泻每天数次至数十次，呈黄色稀便、水样便及黏液便，亦可呈脓血便或血水便；呕吐物为胃内容物及胆汁，严重者可出现水、电解质紊乱、酸中毒、血压下降及休克等；查体时可有上、中腹部轻度压痛，肠鸣音亢进等。

（2）神经型细菌性食物中毒：此型潜伏期大多数为12～36小时，起病突然，以神经系统症状如眼肌和咽肌瘫痪为主要特征。初期可有全身软弱、乏力、头痛、头晕，继而出现眼睑下垂、瞳孔扩大、复视、斜视及眼内外肌瘫痪，严重者有吞咽困难、咀嚼、言语及呼吸困难，亦可出现声音嘶哑、失音、抬头困难、共济失调等，肢体完全瘫痪者少见，如不及时抢救，病死率较高；因胆碱能神经传递的阻断，还可出现腹胀、尿潴留、唾液及泪液减少等；体温多正常或低热，神志清醒，知觉正常，患者可在4～10天后逐渐恢复。

4. 辅助检查　对可疑食物、呕吐物及粪便做细菌培养，以确定病原菌；肉毒中毒多是地区性疾病，如在新疆等地区出现上述症状，结合有食用厌氧发酵食物的病史即可明确诊断。

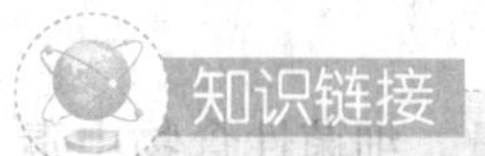

氰化物中毒

氰化物是分子化学结构中含有氰根（CN^-）的化合物，最常见的是氢氰酸、氰化钠和氰化钾。根据与氰基连接的元素或基团把氰化物分成两大类，即有机氰化物和无机氰化物。以氰化氢（又称氢氰酸）为代表的无机氰化物多属高毒类，氰化物可经各种途径吸收入人体。职业性氰化物中毒通常是通过呼吸道吸入和皮肤吸入引起，生活性中毒则以口服为主。

氰化物的毒性主要由在体内解离出的CN^-引起，最重要的毒性是迅速抑制呼吸链的终端酶——细胞色素氧化酶，导致细胞内呼吸中断，阻断电子传递和氧化磷酸化，从根本上抑制三磷腺苷的合成，从而抑制了细胞内氧的利用，对机体各脏器组织产生影响，以氧需求量最大的中枢神经系统和循环系统的表现为主。中毒后的潜伏期与接触氰化物的浓度及暴露时间有直接关系。吸入高浓度氰化物（$>300mg/m^3$）或吞服致死剂量的氰化钠（钾）可于接触后数秒至5分钟内猝死。

（二）急性亚硝酸盐中毒

亚硝酸盐中毒，又称肠源性发绀，是指误食亚硝酸盐或含有过量亚硝酸盐的食物所致的化学中毒性高铁血红蛋白血症，以组织缺氧为主要表现。

1. 病史　有食用或误服亚硝酸盐史，贮存过久的蔬菜及刚腌制不久的蔬菜（暴腌

笔记

菜)、煮熟后经高温腐败后的蔬菜等均含有大量亚硝酸盐,或者误将亚硝酸盐当食盐加入食品,患者因摄入此类食物后造成大量亚硝酸盐进入体内而引起中毒。

2. 中毒机制　亚硝酸盐是一种强氧化剂,被人体吸收后,迅速将正常血红蛋白中的二价铁氧化成三价铁,即高铁血红蛋白,使血红蛋白丧失携氧和释放氧气的功能,造成组织缺氧,中枢神经系统对缺氧最为敏感,引发一系列中枢神经系统症状,还可使血管扩张,血压降低,导致器官功能障碍。胃肠功能紊乱时,硝酸盐还原菌在肠道内大量繁殖,当食入富含硝酸盐的蔬菜(甘蓝、韭菜、菠菜、大白菜、芹菜、甜菜)时,硝酸盐在体内被还原成亚硝酸盐,引起亚硝酸盐中毒,称为肠原性青紫症。此外,亚硝酸盐在胃肠道的酸性环境中可以转化为亚硝胺,亚硝胺具有强烈的致癌作用,主要引起食管癌、胃癌、肝癌和大肠癌等,亚硝胺还能够透过胎盘进入胎儿体内,对胎儿有致畸作用。

3. 临床表现　一般发病较急、病程进展快,多在食后0.5~3小时出现症状,重者可在食后10分钟左右发病。临床表现的严重程度与食入亚硝酸盐的量成正比,发绀为其主要表现,轻者表现为头痛、头晕、恶心、呕吐、胸闷、乏力,口唇、耳廓、指甲和皮肤发绀;重者表现为面部、眼结膜及全身皮肤黏膜发绀、心率加快、嗜睡、烦躁不安、呼吸困难,甚至出现昏睡、昏迷、惊厥、大小便失禁,最终可因呼吸衰竭而死亡。

4. 辅助检查　可检测血中高铁血红蛋白含量;动脉血气分析,可出现低氧血症;心电图检查,可因缺氧而出现心律失常,如心动过速等。

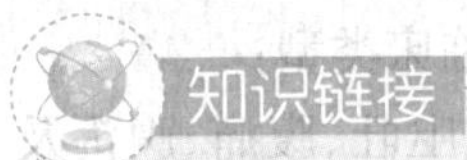

高铁血红蛋白血症

正常人血红蛋白分子含二价铁(Fe^{2+}),与氧结合为氧合血红蛋白。当血红蛋白中铁丧失一个电子,被氧化为三价铁(Fe^{3+})时,即称为高铁血红蛋白(简称MetHb)。正常人血MetHb仅占血红蛋白总量的1%左右,并且较为恒定。当血中MetHb量超过1%时,称为高铁血红蛋白血症;达总量的10%时,皮肤黏膜出现发绀;达20%~30%时可出现缺氧症状;达50%~60%时出现精神症状。当MetHb浓度高达60%时,患者可有昏睡甚至昏迷。

高铁血红蛋白血症的主要表现是缺氧和发绀,MetHb本身除不能供氧外,还同时加强了其它血红蛋白与氧的亲和力。因此即使在氧分压较低时,也不易将氧释放至组织,导致血红蛋白氧合解离曲线左移。轻度MetHb血症者有乏力、气急、心动过速、头痛及昏晕;中毒性MetHb血症,症状明显,MetHb含量超过20%者,应及时用美蓝1~2mg/kg,加5%葡萄糖溶液20~40ml,静脉推注;病情严重者,1小时后可重复给药1次。

(三)急性毒蕈中毒

毒蕈为有毒的野生蘑菇,成分为含有多个氨基酸的多肽,易溶于水,形状与食用菌相似,常被误食导致中毒。急性毒蕈中毒有明显的季节性和地域性,6~9月是毒蕈中毒事件的高发期,云南、广西、四川、贵州是毒蕈中毒的高发省份。

1. 病史　有食用蕈类史及吐泻症状,家庭多为毒蕈中毒的主要场所,其次是集体食堂。毒蕈有毒成分复杂,一种毒素可以见于数种蕈类中,一种毒蕈又可能含几种毒素。毒蕈毒素的形成和含量可因地区、季节和生长条件而异。因所含毒素不同,引起的中毒类型各不相同。毒粉褶菌、毛头乳菇、毒红菇、虎斑蘑、毛头鬼伞、墨汁鬼伞等可引起胃肠炎型毒蕈中毒;鹿花菌、褐鹿花菌、赭鹿花菌等引起溶血型毒蕈中毒;毒绳伞、

笔记

橘黄裸伞等引起神经-精神型毒蕈中毒;白毒伞、鳞柄白毒伞、褐鳞小伞、秋盔孢伞等引起肝损害型毒蕈中毒。

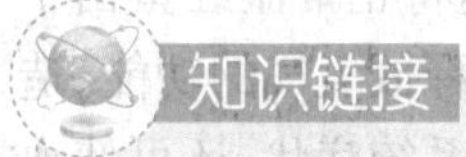

蕈　类

蕈类又称蘑菇,属于大型真菌。常见蘑菇呈伞状,多生长于潮湿阴暗处,靠吸收活植物体内的营养(寄生)或土壤中植物残体的分解物质(腐生)为生,全世界已知5000多种,有毒的100多种。中国有可食蕈300多种,毒蕈80多种,危害较大者20~30种,巨毒者10多种。

2. 中毒机制　毒蕈中毒多为误食了含有毒素的蕈类所致。毒蕈种类多,不同毒蕈所含的毒素不同,同一种毒蕈也可能含有多种毒素,如环肽类毒素、甲基肼化合物、蝇蕈碱、类阿托品样毒素、溶血毒素、肝毒素、神经毒素等,其中,环肽类毒素进入机体后主要抑制靶器官中的RNA聚合酶和DNA转录,导致细胞坏死。甲基肼化合物结构与异烟肼类似,可通过降低谷氨酸脱羧酶活性,减少γ-氨基丁酸的形成,还可导致肝细胞坏死和细胞色素P-450的活性下降。蝇蕈碱可通过刺激心脏乙酰胆碱受体,导致腺体分泌和肌肉松弛。

3. 临床表现　依据主要损害的靶器官,可大体分为如下几个临床类型:

(1)胃肠炎型:潜伏期为0.5~6小时,轻者主要表现为恶心、呕吐、腹痛、腹泻及流涎等,重者则吐泻严重,腹痛剧烈,水样便可伴黏液及红细胞,全身中毒症状严重,并可出现休克、谵妄及昏迷,经积极治疗后,可迅速恢复,病死率低。

(2)溶血型:潜伏期为6~12小时,除有胃肠炎症状外,尚有明显溶血,出现血红蛋白尿、溶血性黄疸、肝脾大及溶血性贫血等,大量溶血可继发急性肾衰竭,给予糖皮质激素及输血等治疗后,多可康复,病死率不高。

(3)神经-精神型:潜伏期为1~6小时,除恶心、呕吐、腹痛、腹泻等胃肠道症状外,尚有多汗、流涎、流泪、脉缓、瞳孔缩小等胆碱能神经兴奋症状,重者可有肺水肿、呼吸抑制及昏迷等;也有以精神症状为主,出现幻听、幻觉、狂躁、谵妄、昏迷等中枢神经损害,迫害妄想,哭笑无常,类似精神分裂症。

(4)肝损害型:潜伏期6~72小时,多在24小时内发病,以中毒性急性肝损害为最突出的临床表现,同时伴有脑、心、肾等内脏损害,其中以肝损害最为严重。在轻度胃肠炎表现症状持续1~2天自行缓解后,进入无明显症状的"假愈期",然后迅速出现肝大、黄疸、肝功能异常、转氨酶增高,伴全身出血倾向,常并发DIC,烦躁不安或淡漠、意识模糊,甚至出现急性肝坏死继发肝性脑病而死亡,此型病情最为凶险。

4. 辅助检查　取食后残余毒蕈喂食动物进行观察,或做毒物鉴定以明确诊断。

二、救治与监护

在抢救急性食物中毒患者时,确定中毒物质对治疗来说至关重要。因此在发生食物中毒后,要保存导致中毒的食物样本、患者的呕吐物和排泄物等,以供检测。

笔记

（一）现场救护

使患者处于空气新鲜，通风良好的环境中，并注意保暖。对中毒不久而无明显呕吐者，可用手指、筷子等刺激其舌根部的方法催吐，或让中毒者大量饮用温开水并反复自行催吐，以减少毒素的吸收。如病情严重，且中毒时间较长者，应迅速送到医院进行抢救。

（二）院内救护

1. 急性细菌性食物中毒

（1）迅速清除毒物：立即洗胃及导泻。经大量温水催吐后，呕吐物已为较澄清液体时，可适量饮用牛奶以保护胃黏膜。如在呕吐物中发现血性液体，则提示可能出现了消化道或咽部出血，应暂时停止催吐；如果患者吃下中毒食物的时间较长（超过两小时），而且精神较好，可采用服用泻药的方式，促使有毒食物排出体外，用大黄、番泻叶煎服或用开水冲服，都能达到导泻的目的。

（2）补液、抗炎、抗休克：胃肠型细菌性食物中毒者，如腹泻频繁，脱水严重者应补充液体、电解质，进行抗休克治疗。轻者可口服补液，重者给予静脉补液，注意补液原则，观察记录出入量，维持体液、电解质和酸碱平衡，同时按医嘱使用抗生素，观察用药反应。

（3）对症处理：胃肠型细菌性食物中毒者如呕吐腹痛明显，需采取解痉、镇痛的措施，轻者可口服 654-2 等抗胆碱药物，重者可用新型抗胆碱药长效托宁，对解除消化道等痉挛性疼痛的效果，明显优于 654-2 及阿托品；神经型细菌性食物中毒者应早期给予多价抗毒血清，在起病 24 小时内或肌肉瘫痪前使用效果最佳。惊厥者应保护患者避免受伤，应用抗惊厥药，高热者给予降温，尿潴留者给予导尿等。

2. 急性亚硝酸盐中毒

（1）迅速清除毒物：洗胃、导泻，鼓励大量饮水或静脉补液，以排除毒物。神志清楚者先给予温开水催吐，再行彻底洗胃术；昏迷者直接用 1∶5000 高锰酸钾溶液洗胃，然后给予牛奶 250ml 灌入。洗胃后由胃管内注入 20% 甘露醇 250～500ml 导泻，减少肠道内毒素的吸收。

（2）解毒剂：亚甲蓝为亚硝酸盐中毒的特效解毒剂，小剂量应用可以使高铁血红蛋白还原成血红蛋白，但是剂量过大（10mg/kg）可起氧化作用，导致高铁血红蛋白血症，小剂量亚甲蓝（美蓝）1～2mg/kg，用葡萄糖注射液稀释后缓慢静脉注射，1 小时左右未见好转或症状再出现可重复使用，直至发绀消失；大剂量维生素 C 可直接将高铁血红蛋白还原为亚铁血红蛋白，所以亚甲蓝与维生素 C 两者合用效果更好。

（3）吸氧：对于缺氧严重伴肺水肿、脑水肿、昏迷等患者应早期采用高压氧治疗。

（4）输新鲜血或红细胞置换治疗：中毒严重患者可输新鲜血 200～400ml，必要时可考虑采用换血疗法，溶血型病情严重者，同时应碱化尿液。

（5）对症处理：维护重要脏器功能；纠正酸中毒；呼吸衰竭者给予尼可刹米等呼吸兴奋剂；惊厥者给予镇静剂；休克或血压下降明显者给予缩血管药物。

3. 急性毒蕈中毒

（1）迅速清除毒物：尽早应用 1∶5000 高锰酸钾、清水等反复洗胃（即使超过 6 小时也应考虑洗胃），洗胃后可经胃管注入药用炭以减少毒素吸收，成人 50～100g，小儿 1～2g/kg，用水稀释成 10%～15% 的混悬液，症状严重者 2～4 小时后可按照以上剂量的一半重复使用；洗胃后注入 50% 硫酸镁 60ml 导泻，也可甘草绿豆汤口服或灌肠帮

笔记

助解毒;大量补液及利尿促进毒物排泄。

(2) 阿托品等抗胆碱药物:阿托品等抗胆碱药可拮抗毒蕈碱作用,适用于含毒蕈碱的毒蕈中毒,0.5～1mg 肌内注射直至阿托品化。

(3) 巯基类络合剂的应用:巯基类络合剂对肝损害型毒蕈中毒有一定疗效,此类药阻断毒素分子中的硫醚键,使毒素活力减弱,从而保护了巯基酶的活性,并恢复部分已与毒素结合的含巯基酶的活性。一般选用5%二巯丙磺钠5ml 作肌内注射(成人),或用10%葡萄糖溶液20ml 稀释后静脉注射,每6小时一次,症状缓解后改为每日2次,连用5～7日。

(4) 糖皮质激素的应用:糖皮质激素可用于溶血毒素引起的溶血反应,对中毒性心肌病变、中毒性肝病变和脑神经病变,均有一定的治疗作用,宜早期、短程、大量使用,如氢化可的松300～400mg/d 或地塞米松20～40mg/d,一般连用3～5日。

(5) 对症处理:及时补液,纠正水、电解质紊乱及酸碱平衡失调,积极施以保肝和支持治疗,防治中毒性脑水肿、呼吸衰竭、急性肾衰竭。兴奋、谵妄、精神错乱者给予镇静剂治疗。

(6) 血液净化治疗:有肾功能损害者,应早期应用血液透析和血液灌流治疗,以清除血液中的毒素,缓解水、电解质和酸碱平衡紊乱。

(三) 救护要点

1. 急性细菌性食物中毒

(1) 密切观察生命体征:神经型细菌性食物中毒者可因呼吸中枢麻痹而危及生命,因此需加强呼吸管理,及时清除呼吸道分泌物,保持呼吸道通畅,吸氧,必要时气管切开,行机械通气辅助呼吸。

(2) 保留食物样本,及时送检:注意观察患者呕吐物及排泄物的性状,必要时留标本送检。

(3) 补充营养和水分:卧床休息,治疗的同时应补充足够的营养和水分。胃肠型细菌性食物中毒者,可给予易消化的流质或半流质饮食,吐泻严重者应暂时禁食;神经型细菌性食物中毒者如发生吞咽困难时给予鼻饲或静脉补充营养。

(4) 对症护理:高热者给予物理降温或药物降温。腹痛严重者注射654-2,并注意观察药物疗效及不良反应。

(5) 健康指导:日常生活中应积极预防急性食物中毒,彻底加热杀灭食物中的病原体,防止生、熟食品的交叉污染。

2. 急性亚硝酸盐中毒

(1) 密切观察生命体征:严密观察体温、脉搏、呼吸、血压及神志变化,观察有无发绀、抽搐等症状;迅速建立有效的静脉通道,做好抢救准备。

(2) 保持呼吸道通畅:尤其是昏迷者,患者平卧位,头偏向一侧,防止呕吐物和分泌物阻塞呼吸道,而引起窒息;及时清除口鼻处分泌物,保持面部清洁;在抢救的同时,给予低流量氧气吸入,必要时行高压氧治疗。

(3) 控制亚甲蓝的剂量和注射速度:亚甲蓝为氧化还原剂,只有在低浓度(1～2mg/kg)时才会使高铁血红蛋白还原为正常血红蛋白,所以,应严格控制剂量和注射速度。

(4) 注意安全防护:呕吐者,防止误吸和肺炎发生;神志不清、抽搐痉挛者,应加

笔记

强安全防护，避免自伤。

（5）加强预防：养成良好的生活习惯，不吃腐烂变质、存放过久的蔬菜和新腌制的菜类、不饮用苦井水等。

3. 急性毒蕈中毒

（1）严密观察生命体征：密切监测体温、脉搏、呼吸、血压及神志变化，了解中毒类型，做好病情观察记录。

（2）保持呼吸道通畅：昏迷患者要保持呼吸道通畅，清除呼吸道分泌物，定时吸痰，防止肺炎发生。

（3）加强安全防护：神经-精神型中毒者，密切观察患者惊厥和烦躁症状，及时进行约束保护，防止摔伤。

（4）一般护理：详细做好各项记录，加强基础护理，防止并发症发生；注意观察药物的毒副作用；观察呕吐物颜色、次数和量，记录24小时出入量；观察肝、心、肾、脑及神经系统的功能状态。

（5）健康教育：掌握常见毒蕈的识别方法，提高对毒蕈的鉴别能力，不随意食用认识不清或未吃过的菌类，宣传毒蕈中毒自救措施，提高患者的自我保护能力。

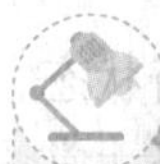
案例分析

患者，女，21岁，在读大二学生，头痛、恶心、呕吐、腹痛、腹泻，呈水样便。体格检查：体温39.2℃，神志清、双侧瞳孔等大等圆，双肺呼吸音清，心率110次/分，律齐，腹部压痛，四肢无力，血常规结果显示白细胞$22.8\times10^9/L$。就诊的同时，另有两名有相同症状的同学来医院就诊，三名同学大便检查均检出金黄色葡萄球菌。

问题：

1. 该患者可能发生了什么临床问题？哪些护理评估内容支持该诊断？
2. 针对该患者应采取哪些紧急救治措施？
3. 对这三名学生应采取哪些护理措施？

第六节　急性酒精中毒

酒精是乙醇的水溶液，是无色芳香易挥发的液体，多用作工业原料、医用消毒剂等，10%～60%浓度的乙醇溶液是人们常用的饮料。急性酒精中毒是由于服用过量的乙醇所引起的中枢神经系统由兴奋转为抑制状态，表现为一系列精神、神经系统症状，严重者导致昏迷、呼吸抑制甚至死亡。

一、病情评估

（一）病史

有大量饮酒或吸入其蒸气、摄入高浓度酒精等化学物质的病史。

（二）中毒机制

乙醇可经呼吸道、消化道进入人体，进入人体的乙醇约80%由十二指肠、空肠吸收，其余由胃吸收，吸收后迅速分布至全身各组织，绝大部分经肝脏代谢分解，约2%

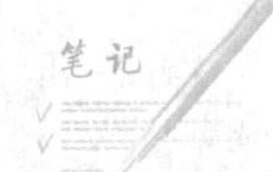

经呼吸道和肾排出体外。胃内有食物存在时可延缓乙醇的吸收。饮酒后，乙醇直接进入人体的血液循环，被体内的乙醇脱氢酶氧化分解，形成对人体肝脏有极大毒性的乙醛。正常情况下，乙醛可被人体内的乙醛脱氢酶分解为无毒物质而排出体外，但是当摄入乙醇量过多时，部分乙醛不能被完全分解，可直接进入肝脏损害肝细胞，饮酒量越多的人，其体内的乙醛含量就越高，其肝脏受到的损害也越重。当肝功能受损时，乙醇的分解速度进一步减慢，易发生蓄积而导致中毒。乙醇可明显抑制肝细胞的再生及修复，加重肝炎患者的肝脏受损程度。乙醇的代谢产物乙醛和醋酸盐可直接损害心肌，会致心肌细胞和心肌间质纤维化，使得心肌收缩和舒张功能减退。另外，乙醇还是中枢神经系统抑制药，进入人体后，首先作用于大脑皮质，表现为兴奋，当中毒进一步加重时，皮质下中枢和小脑受累，表现为共济失调等运动障碍，继而功能抑制出现精神异常，严重者可出现昏迷，最后由于抑制延髓呼吸中枢和血管运动中枢而出现休克、呼吸衰竭而致患者死亡。

（三）临床表现

急性酒精中毒的症状轻重与酒精浓度、饮酒量、饮酒速度、个体耐受性和敏感性及是否空腹饮酒等因素有关，主要表现为中枢神经系统、循环系统和呼吸系统功能紊乱，大致分为三期：

1. 兴奋期　血液中乙醇浓度达11mmol/L(500mg/L)时，大脑皮质处于兴奋状态，表现为头晕、面色潮红、眼结膜及皮肤充血，有恶心呕吐、欣快感、言语过多、喜怒无常、情绪不稳，也有安静入睡者，呕吐物及呼气中有酒味。

2. 共济失调期　血液中乙醇浓度达11～33mmol/L(500～1500mg/L)时，即出现共济失调，表现为动作笨拙、步态蹒跚、语无伦次、口齿不清等。

3. 昏睡、昏迷期　血液中乙醇浓度超过54mmol/L(2500mg/L)时，患者出现昏睡，重者处于深昏迷状态，表现为面色苍白，皮肤湿冷，呼吸深慢且有鼾声，口唇青紫，瞳孔散大，脉搏细弱，心动过速，血压下降，体温降低，大、小便失禁，甚至出现惊厥、休克、脑水肿等，可因延髓呼吸与血管运动中枢衰竭致心搏骤停而死亡。

（四）辅助检查

1. 呼气和血、尿乙醇浓度测定。

2. 动脉血气分析和电解质测定　可有轻度代谢性酸中毒、低血钾、低血镁、低血钙。

3. 其他检查　心电图检查可有心律失常和心肌损害的心电图表现。血糖检查可出现血糖降低。

二、救治与监护

（一）现场救护

轻度醉酒者，可让其静卧，最好是侧卧，以防吸入性肺炎，注意保暖，避免受凉；重度酒精中毒且神志清醒者，应用筷子或勺柄压舌根部，迅速催吐，但禁用吗啡，以免加重乙醇的抑制作用；若中毒者昏迷不醒，应立即送医院救治。

（二）院内救护

1. 迅速清除毒物　首先清除尚未吸收的酒精，对于饮酒时间不长者，可立即应用1%碳酸氢钠、0.5%活性炭悬混液或生理盐水洗胃，血压稳定者可应用利尿剂，以促进

笔记

血液中酒精的排出；给予50%葡萄糖100ml静脉注射，同时肌内注射维生素B_1、B_6和烟酸各100mg，加速乙醇在体内的氧化代谢；如患者病情危重，出现休克、呼吸抑制、昏迷等，应尽早进行血液透析治疗。

2. 特效解毒剂的应用　纳洛酮是阿片受体拮抗剂，主要解除β_2内啡肽的中枢神经系统抑制作用，消除乙醇中毒时产生的自由基，对急性酒精中毒导致的昏迷和呼吸抑制的患者有兴奋呼吸和催醒的作用，还可改善循环和呼吸功能。该药生效快，疗效高，可重复使用，直至清醒为止。

3. 对症治疗　呼吸衰竭者给予适量呼吸兴奋剂如尼可刹米、洛贝林等；补充血容量以纠正休克；选用甘露醇等脱水剂防治脑水肿，降低颅内压；躁动不安、过度兴奋的患者，慎重选用地西泮等镇静催眠药；如出现低血糖，应立即静注高渗葡萄糖液。

（三）救护要点

1. 密切观察病情　注意观察意识状态、瞳孔、血压、呼吸、脉搏等生命体征的变化，并及时做好记录；观察呕吐物的量和性状，分辨有无胃黏膜损害情况，必要时留取呕吐物标本送检；乙醇中毒者全身血管扩张，散发大量热量，如洗胃后，患者出现寒战等反应，应及时给予保暖措施，并补充能量；个别患者使用纳洛酮后，可出现头晕、收缩压升高等症状，应注意观察。

2. 保持患者呼吸道通畅　让患者平卧，头偏向一侧，及时清除呕吐物和呼吸道的分泌物，防止误吸和窒息，给予氧气吸入。呼吸抑制者，给予洛贝林等呼吸兴奋剂，必要时行气管插管或呼吸机辅助呼吸。

3. 加强安全防护　烦躁不安者，应加强巡视，使用床档保护或用绷带约束四肢，防止坠床等意外情况发生，同时，要防止患者伤害他人，医护人员在护理急性酒精中毒的患者时，要做好自身防护。

4. 心理护理　了解患者急性酒精中毒的心理社会层面的原因，注意观察患者的情绪变化，根据患者不同的心理状态，给予相应的沟通交流和心理护理。

5. 健康教育　开展酗酒危害的宣传教育，不饮用散装、标签标注不全的酒类。告知并强调长期大量饮酒的危害，例如可导致肝硬化，诱发或加重慢性胃炎、肠炎等疾病。对医用酒精、工业用乙醇要严加管理，避免滥用或误饮。

案例分析

男性，36岁，语无伦次、步态不稳，由其妻搀扶入院，家属代诉患者半小时前喝半瓶白酒，呕吐物有酒精气味，查体：T：36.5℃，P：84次/分，R：19次/分，BP：125/82mmHg，心脏未闻及杂音，神志呈谵妄状态，瞳孔等大等圆，直径3mm，对光反射灵敏，病理反射未引出。辅助检查：头颅CT平扫未见明显异常，电解质、血常规、肾功能正常。临床诊断：急性酒精中毒。

问题：

1. 针对该患者需采取哪些紧急救治措施？

2. 对该患者需采取哪些护理措施？

笔记

第七节　强酸强碱中毒

强酸主要指硫酸、硝酸和盐酸等；强碱主要指氢氧化钠、氢氧化钾、氧化钠和氧化钾等。强酸和强碱均具有强烈的刺激和腐蚀作用，可直接或间接造成患者呼吸系统、消化系统和皮肤黏膜严重的损伤及全身多脏器损害，甚至危及生命。

一、病情评估

（一）强酸中毒

1. 病史　有接触或误服硫酸、硝酸和盐酸等强酸史。

2. 中毒机制　强酸与皮肤黏膜接触后，导致接触部位的皮肤发生蛋白质凝固性坏死，当强酸通过呼吸道、消化道进入人体后，可造成口腔、咽喉部、支气管、肺泡、食管、胃肠道等充血、水肿、坏死和溃疡，严重者可造成空腔器官穿孔、瘢痕形成、狭窄和畸形成。若强酸进入血液循环，还可导致肝、肾等器官功能损害。

3. 临床表现

（1）皮肤黏膜接触者：不同的强酸与皮肤接触后引起的损害不尽相同，硫酸引起皮肤溃疡边界清楚，溃疡较深，周围微红，溃疡面上覆盖以灰白色或棕黑色痂皮，局部疼痛难忍。被50% ~60%硝酸灼伤后，局部皮肤呈黄褐色，有结痂，经1~2周后脱落，如果是98%的硝酸接触皮肤后，则呈Ⅲ度灼伤，局部呈褐色，结痂的皮肤边界清楚，周围红肿起疱，痂皮脱落后形成溃疡。当强酸接触眼部时，可引起结膜炎，角膜灼伤、浑浊甚至穿孔。

（2）消化道吸收者：口服强酸类毒物后，口腔黏膜糜烂，局部形成不同色泽的痂皮，患者的口腔、咽喉、食管、胃有剧烈灼痛，反复恶心呕吐，呕吐内容物含有血液和黏膜碎片，严重者可发生穿孔、酸中毒和肝肾损害等。病程后期，患者可发生食管、幽门和肠狭窄性梗阻。

（3）呼吸道吸收者：强酸烟雾吸入后，引起呼吸道刺激症状，表现为呛咳、胸闷、呼吸加快等，鼻腔和咽喉黏膜严重充血、水肿，有浆液性分泌物，如短时间内吸入高浓度烟雾，可引起喉头痉挛和肺水肿，并迅速因呼吸困难和窒息而死亡。

（4）全身表现：局部剧痛可引起反射性神经精神症状或疼痛性休克等，还可导致全身严重的酸中毒，肝、肾功能严重障碍，甚至发生急性肾功能衰竭，部分患者可出现意识障碍，终因呼吸中枢麻痹而死亡。

（二）强碱中毒

1. 病史　有接触或误服氢氧化钠、氢氧化钾、氧化钠和氧化钾等强碱史。

2. 中毒机制　强碱接触皮肤或进入消化道后，可与组织蛋白形成可溶性、胶样的碱性蛋白盐，并能皂化脂肪，使组织细胞脱水，造成组织坏死。皂化时产生的热量可使深层组织坏死，形成较深的溃疡，进入血液循环可导致代谢性碱中毒、肝肾脂肪变性和坏死。

3. 临床表现

（1）皮肤黏膜接触者：皮肤接触强碱后，发生充血、水肿、糜烂，局部皮肤颜色改变，由白色变化为红色和棕色，并形成溃疡，严重者可引起体液丢失而发生休克；眼部

笔记

接触强碱后，发生角膜炎和角膜溃疡，甚至失明。

（2）消化道吸收者：口服强碱后，发生消化道严重灼伤和腐蚀。有烧灼痛、语言障碍和吞咽困难、呕吐血性内容物、腹部绞痛，还可出现空腔脏器穿孔等，从而导致急腹症、休克甚至昏迷、死亡。

（3）呼吸道吸收者：氢氧化铵释放出氨，吸入后可引起剧烈咳嗽等呼吸道刺激症状，咳出大量泡沫样痰和坏死组织，并可发生肺水肿，严重者可因反射性声门痉挛而引起呼吸骤停。

（4）全身表现：吸收过量的强碱，超过机体的调节能力时，可发生手指麻木刺痛、腕足痉挛、手足搐搦等代谢性碱中毒的表现，严重者出现神志模糊、反应迟钝、甚至谵妄，后期可因继发性感染、胃肠道出血及急性肾功能衰竭而危及生命。

二、救治与监护

（一）现场救护

立即将患者脱离中毒现场，转移到空气新鲜的地方，脱去污染的衣服、鞋帽等。

（二）院内救护

1. 强酸中毒

（1）皮肤灼伤者：快速用大量流动水冲洗，之后给予2% ~5%碳酸氢钠或1%氨水或肥皂水以中和强酸，然后再用水冲洗；眼睛接触者，应立即用大量清水或生理盐水彻底清洗，然后给予可的松及抗生素眼药水交替滴眼。

（2）口服中毒者：应尽快给予弱碱溶液，如镁乳、氢氧化铝凝胶或石灰水以中和强酸，如一时得不到弱碱溶液，可选择蛋清、豆浆、牛奶、植物油、米汤等保护剂服用，以暂时保护胃黏膜；切记禁忌催吐和洗胃，禁止使用碳酸氢钠溶液，以免产生二氧化碳气体而使胃肠道膨胀，甚至穿孔；有瘢痕狭窄者，需考虑食管扩张术。

（3）呼吸道吸入者：立即吸氧，给予2% ~4%碳酸氢钠溶液雾化吸入。有严重喉头水肿、大量血性痰、呼吸困难者，酌情行气管切开术，同时，应用抗生素以防止肺部感染；发生肺水肿者，应立即采取坐位以减少回心血量，面罩吸氧，给予氢化可的松或地塞米松加入5%葡萄糖500ml中静脉滴注。

2. 强碱中毒

（1）皮肤接触者：尽快用大量流动水冲洗，然后涂以1%醋酸溶液以中和强碱，切忌在冲洗前使用中和剂，以免发生中和热，加重损伤。眼部接触者，应立即用清水反复冲洗，然后滴入1%的硫酸阿托品；石灰烧伤者，应先将石灰粉末擦拭干净，再用大量流动清水冲洗，以免石灰遇水生热而加重烧伤。

（2）口服强碱者：立即用食醋、5%稀盐酸、3% ~5%醋酸、柠檬汁或大量橘汁等中和，然后服用生蛋清或牛奶；碳酸盐中毒禁忌用醋酸，以免发生穿孔；早期使用肾上腺皮质激素，可减轻消化道瘢痕狭窄。禁忌催吐和洗胃。

（3）吸入强碱者：吸入性氨中毒者应给予吸氧，保持呼吸道通畅，必要时气管切开；补液和纠正电解质紊乱，积极防治肺水肿和休克，并适当应用抗生素，以预防和控制继发性感染。

（三）救护要点

1. 密切观察病情　严密观察意识状态、体温、脉搏、呼吸、血压等生命体征变化；

笔记

注意观察有无腹膜炎、纵隔炎的表现；应用止痛药应慎重。

2. 口腔护理　吞服强酸、强碱等强腐蚀性毒物后，易导致口腔黏膜糜烂、出血、坏死等，因此，急性期不宜漱口，以减少疼痛，避免再出血，护理时动作要轻柔，避免对新鲜创面刺激。另外，可选择1% ~4%过氧化氢溶液擦洗口腔，防止厌氧菌感染。

3. 营养支持　中毒的早期阶段应严格禁食，给予胃肠外营养，中毒恢复期宜流质饮食，少量多餐，逐渐过渡到半流质、普食，避免干、硬、有刺激性的、不易消化食物的摄入；吞咽障碍者，可鼻饲供给营养。

4. 心理护理　强酸、强碱中毒由于其对皮肤和黏膜的强刺激性和腐蚀性，造成患者极度痛苦，尤其面部受损及造成食管狭窄不能进食者，再加之经济负担，易产生焦虑、紧张心理及悲观绝望情绪，担心预后恢复情况等。因此，应加强与患者的沟通交流，出现心理问题时及时给予心理疏导，树立战胜疾病的信心，防止患者出现过激行为。

5. 健康教育　加大对强酸、强碱类化学物品管理的宣教力度，加强急救知识的普及，使用时严格遵守操作规程，出现强酸强碱烧伤或误服者应立即就医抢救。

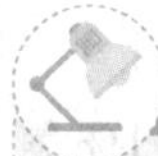

案例分析

女性，5岁，10分钟前在玩耍时因误服少量稀盐酸，急诊入院，患儿自诉咽喉部及上腹部烧灼样疼痛，口腔黏膜可见充血、糜烂。

问题：

1. 该患儿的紧急救治措施包括哪些？

2. 对该患儿采取哪些护理措施？

第八节　百草枯中毒

百草枯(paraquat，PQ)又名克芜踪，俗名“一扫光”。是一种作用迅速、效果较好的有机杂环类接触性脱叶剂及除草剂，使用范围较广。百草枯农药人体中毒致死剂量小，病程进展迅速，且无特效解毒药及有效的治疗手段，临床病死率与致残率极高，目前已成为继有机磷农药之后最常引起人类急性中毒的农药之一。

一、病情评估

近年来百草枯农药中毒病例逐年增多，多为意外中毒或故意服毒。百草枯进入人体后快速分布至全身，对各组织、脏器产生毒性。小剂量主要引起肺的损伤，大剂量中毒后病情常迅速进展到多器官功能障碍综合征。

（一）病史

1. 生活过程接触史　有误服百草枯污染的食物、水或穿过被百草枯污染过的衣物等病史。

2. 生产使用过程接触史　有生产过程中接触百草枯、直接使用百草枯或通过环境污染等方式间接接触过百草枯的病史。

笔记

（二）中毒机制

百草枯可经呼吸道、皮肤和胃肠道吸收。因无挥发性，一般不易引起吸入中毒；皮肤黏膜（尤其是破损的皮肤黏膜）长时间或短时间内高浓度接触，可引起全身中毒；胃肠道吸收是中毒的主要途径。百草枯进入人体后可迅速分布至全身各组织、器官，以肺组织浓度最高。

百草枯中毒机制至今尚未完全阐明，相关学说众多。百草枯经口摄入后，首先导致接触部位黏膜充血、糜烂、溃疡、出血外，吸收入血的百草枯主要通过以下两大学说进一步对机体造成损伤：①氧自由基损伤学说：百草枯进入人体后，导致机体内产生大量的氧自由基，超出了机体的清除能力，从而诱导脂质过氧化，直接引起机体细胞结构和功能障碍。脂质过氧化过程中产生的降解产物继续对机体组织、细胞产生直接或间接的破坏作用。②细胞因子学说：百草枯进入人体后可激活巨噬细胞、中性粒细胞等免疫活性细胞，后者可产生大量的炎性细胞因子（IL-6、TNF 等），继而引发严重的全身性炎症反应，其中对肺的损伤最明显，早期表现为肺泡充血、水肿，晚期转化为纤维化过程；除此之外，还可导致微血栓形成，加重全身微循环障碍和器官功能损伤，最终导致全身多脏器功能衰竭。

（三）临床表现

百草枯中毒后的临床表现与服毒量、服毒后时间长短等因素有关。百草枯中毒后可导致全身多脏器功能受损，其中主要表现为肺损伤。

1. 局部表现

（1）口服中毒者出现口腔、咽喉部、食管黏膜有烧灼感，甚至溃疡、出血。

（2）皮肤接触者可出现接触性皮炎、灼伤，表现为红斑、溃疡、水疱等。

（3）接触眼睛者可出现眼内结膜、角膜灼伤或溃疡。

（4）接触鼻黏膜者可有鼻黏膜刺激症状、鼻出血等。

2. 呼吸系统　肺损伤最突出、最严重。小剂量中毒者，早期表现不明显，可出现咳嗽、咳痰、胸闷、气促、发绀等；大剂量中毒者，24～48 小时内迅速发展为肺水肿、肺出血，常在 3 天内因急性呼吸衰竭而死亡；部分患者急性中毒症状控制后 1～2 周内出现进行性肺间质纤维化，可再次因急性呼吸衰竭而死亡。

3. 消化系统　口服后数十分钟至数小时内出现接触部位黏膜烧灼感、充血、水肿、糜烂、溃疡，并有恶心、呕吐、腹痛、腹泻等表现，重者可有消化道出血、胃肠穿孔。中毒 2～3 天后可出现中毒性肝病，表现为黄疸、肝区疼痛、肿胀、肝功能异常等。

4. 泌尿系统　中毒后早期可表现为膀胱刺激征，随肾脏损伤加重，可出现出血尿、蛋白尿，血肌酐和尿素氮升高，重者发生急性肾衰竭。

5. 中枢神经系统　表现头痛、头晕、烦躁、抽搐、意识障碍、幻觉、昏迷等。

6. 其他　可有心肌损害、脑水肿等。

（四）辅助检查

1. 药物检测　取血、呕吐物等进行定量或定性检测，以明确中毒药物种类、血药浓度，了解中毒类型，判断病情预后。取血应在患者摄入百草枯 4 小时后，血样需保存在塑料管内。尿液检测结果呈碱性或尿硫代硫酸钠阳性，提示百草枯中毒。

2. 其他检查　血气分析，肝、肾功能检查，心电图及心肌酶学检查，胸部影像学检查等，以了解器官受损情况。

笔记

二、救治与监护

目前尚无特效解毒剂，治疗以迅速清除毒物、减少毒物吸收和对症支持治疗为主。

（一）现场救护

1. 口服中毒者应立即反复刺激其咽后壁催吐，口服白陶土悬液或就地取材用泥土混成泥浆水 100～200ml 口服催吐。

2. 皮肤黏膜接触中毒者立即用清水、生理盐水或肥皂水冲洗皮肤、毛发、指缝等部位，注意眼睛接触百草枯者立即用流动的清水冲洗眼内 15 分钟以上。

（二）院内救护

1. 减少毒物吸收

（1）洗胃：立即用碱性液体反复洗胃，洗胃时注意避免损伤黏膜发生胃穿孔。

（2）口服吸附剂：15%～20% 的漂白土 300ml 或药用炭 60g。

（3）导泻：口服硫酸镁 15g 或 20% 的甘露醇 100～150ml，每 2～3 小时 1 次，交替使用，持续 1 周。

2. 加速毒物排泄　给予输液、利尿、血液灌注、血液透析等，目前以血液灌注效果最好，最好在中毒后 6～12 小时内进行血液灌流，碳罐每 3 小时更换 1 次，连续 2～3 天。

3. 药物治疗　应用维生素 C、还原型谷胱甘肽、乙酰半胱氨酸等清除氧自由基减少肝、肺损害，为减轻肺间质水肿和延缓肺纤维化的发生，可早期大剂量应用糖皮质激素。应用泮托拉唑等质子泵抑制剂和法莫替丁等 H_2 受体拮抗剂保护胃黏膜，中重度患者可使用环磷酰胺。

4. 氧气治疗　早期不宜给予高浓度氧疗，当动脉血氧分压低于 40mmHg，或出现 ARDS 时才给予高浓度氧疗。因为高浓度氧疗可加速氧自由基的形成，过早给予可促进死亡。

5. 对症治疗　针对口腔黏膜炎症、糜烂，可应用珍珠粉、冰硼散等喷洒于创面；有消化道出血的患者可应用奥曲肽等止血药治疗；晚期呼吸衰竭的患者可应用呼吸机辅助呼吸治疗。

（三）救护要点

1. 对症护理　口腔、咽喉部及食管黏膜充血、肿胀、糜烂者，为减轻患者痛苦，应做好口腔护理，疼痛严重者可用盐酸普鲁卡因注射液涂抹患处，进食以流质食物为主，以免加重病情。

2. 维持有效通气　早期常因呼吸道内分泌物较多、肺水肿、呼吸肌麻痹或呼吸中枢抑制等原因，造成患者严重缺氧。因此，应为患者采取侧卧位或平卧位头偏向一侧，同时鼓励清醒患者做深呼吸、咳嗽，清除呼吸道内分泌物，积极进行呼吸功能锻炼，必要时气管插管或气管切开，呼吸机辅助呼吸，保证患者有效通气。注意百草枯中毒患者早期尽量不给予吸氧，以免加重肺损伤，只有血氧分压<40mmHg 或极度呼吸困难时才考虑吸氧，但禁止高压氧氧疗。

3. 洗胃护理　毒物未明时，应用清水、生理盐水洗胃，严格掌握洗胃的适应证、禁忌证及注意事项。当明确为百草枯中毒时，可应用碱性溶液（碳酸氢钠）洗胃，并且越早洗胃效果越好。

笔记

4. 病情观察　监测并记录患者生命体征、意识状态及动脉血气分析结果的变化，发现异常，及时告知医生。

5. 心理护理　有自杀倾向、抵触心理严重者，护理人员应认真倾听患者的主诉，针对原因，详细分析，耐心安慰和疏导患者，从精神和心理上给予支持，减轻患者的心理压力和身体痛苦。

案例分析

李某，男性，47岁。因与家人怄气服下百草枯50ml。家人发现后随即将其送至就近医院急诊科。入院时患者出现烦躁不安，咳嗽、咽喉部疼痛不适，口腔黏膜充血、肿胀、糜烂，恶心、呕吐，吐出血性胃内容物等表现。急诊科给予紧急处理5小时后患者意识模糊，呼吸急促，颜面、口唇黏膜发绀，四肢间断抽搐。动脉血氧饱和度28%～40%，经口给予气管插管呼吸机辅助呼吸，给氧浓度25%，呼吸机辅助呼吸后血氧饱和度逐渐上升至65%～85%。

问题：

1. 医院急诊科应给患者做哪些紧急处理？
2. 患者住院期间采取哪些护理措施？

学习小结

1. 学习内容

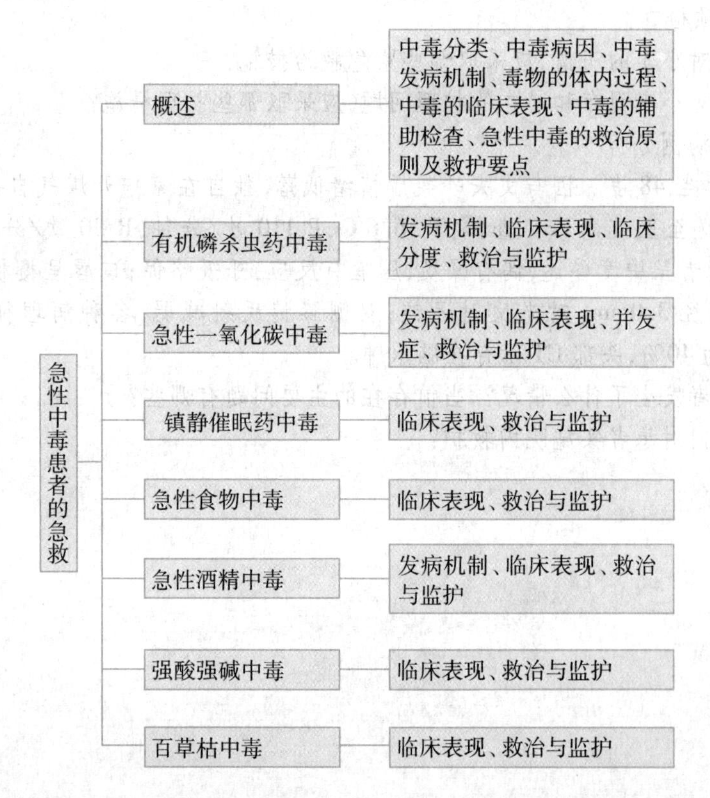

2. 学习方法　采用理论联系实际的学习方法，加强对各种急性中毒临床表现、现场和院内救护、救护要点的理解，对于急性食物中毒中的急性细菌性食物中毒、急性亚

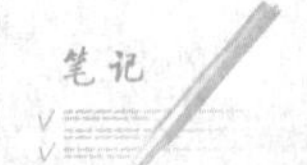

硝酸盐中毒和急性毒蕈中毒，还应采用对比、归纳和分析的方法，加以区别。通过发病机制、临床表现能够对有机磷杀虫药中毒、急性一氧化碳中毒、镇静催眠药中毒、百草枯中毒制定临床救护措施。

（陈偶英 张春梅）

复习思考题

1. 若你在院外遇到百草枯中毒者，你将如何对其进行现场抢救？

2. 结合生活，谈谈哪些食物中亚硝酸盐含量较高，一旦发生急性亚硝酸盐中毒，应如何开展急救？

3. 如果你遇到有机磷杀虫药中毒的患者，该如何实施救治？

4. 简述急性一氧化碳中毒的救护要点。

5. 简述镇静催眠药中毒的临床表现、救治和护理要点。

6. 职工小李，女，38岁，以突发呼吸困难，伴恶心、呕吐、头晕、乏力、视物模糊30分钟入院。入院后检查：口唇及四肢末端明显发绀，神志清楚，双侧瞳孔等大等圆，无颈静脉怒张，双肺呼吸音粗，心率90次/分、律齐，各瓣膜听诊区未闻及病理性杂音，腹平软、无压痛、反跳痛，双下肢无水肿。心肌酶及心电图检查正常，血气分析：pH：7.35，PaO_2：50mmHg，$PaCO_2$：60mmHg，SaO_2：78%。胸片：双肺纹理增粗。尿亚硝酸盐检测阳性。请问：

（1）小李可能出现了什么临床问题？目前哪些护理评估内容支持该诊断？最好还应完善哪项检查？

（2）针对小李的病情，应采取哪些紧急救治措施？

（3）针对小李现存和潜在的护理问题，应采取哪些护理措施？

7. 临床病例分析

患者，女性，48岁。因与丈夫吵架后情绪低落，独自在家拧开煤气自杀，1小时后被家属发现送至医院急诊。查体：T 36.6℃，P 110次/分钟，R 30次/分钟，BP 100/60mmHg。患者呈中度昏迷，偶有躁动，压眶有反应，呼吸略促；口唇呈樱桃红色，瞳孔等大等圆，直径3.0mm，对光反射迟钝；双侧膝腱反射减弱，各种病理征均阴性，血COHb测定为40%，头部CT示存在脑水肿。

（1）患者发生了什么情况？当前存在的主要问题有哪些？

（2）如何对患者实施院内救护？

笔记

第十五章

意外伤害患者的急救

学习目的

通过学习中暑、电击伤、淹溺、毒蛇咬伤的临床表现、救治措施和护理要点,为今后临床实践护理工作奠定理论基础。

学习要点

中暑、电击伤、淹溺、毒蛇咬伤的临床表现、救治与监护。

意外伤害是指突然发生的各种灾害或事故对人体所造成的损伤,包括各种物理、化学和生物因素。国际疾病分类已将意外伤害单列为一类,其中包括交通事故、窒息、溺水、触电、自杀、中毒、暴力等大类。本章重点讲述中暑、电击伤、淹溺、毒蛇咬伤四种常见的意外伤害。

第一节　中　暑

中暑(heat illness)民间称之"发痧",是指高温环境影响下,人体体温调节中枢功能紊乱、排汗散热功能衰竭和(或)水、电解质损失过多而导致的以中枢神经系统和心血管障碍为主要表现的急性疾病。中暑是夏季常见急症,发病突然,高温、高湿是中暑的先决条件,严重者可并发多脏器功能障碍。

一、病情评估

对于中暑患者的病情评估主要包括病史、发病机制、临床表现及实验室检查四方面。

(一)病史

在高温、高湿环境中从事长时间的劳动、运动,而无足够防暑措施,或对高温环境的适应能力不良而致机体产热增加、散热不足的因素,均可引起中暑。

1. 产热增加　高气温、高热辐射、气流小、低气压、低风速环境下进行强体力劳动者、孕妇及肥胖者。

2. 散热障碍　环境温度超过体温、穿透气不良的衣服以及先天汗腺功能缺乏症、广泛皮肤烧伤后瘢痕形成及长时间应用抗胆碱能药物等。

3. 机体热适应能力降低　年老体弱、久病卧床者、慢性疾病患者如糖尿病、心血

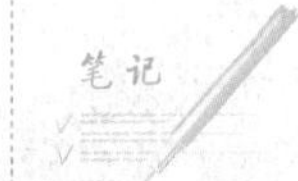

管疾病、下丘脑病变等。

（二）发病机制

正常情况下，当环境温度低于35℃时，通过辐射、传导与对流途径散发的热量约占人体总散热量的70%，而当环境温度高于35℃、空气干燥时，蒸发散热则成为了人体唯一的散热方式。在高温（气温>32℃）、高湿（相对湿度>60%）的环境中，汗液蒸发散热机制受到严重影响，导致机体热能蓄积，即可能发生中暑。根据发病机制不同，中暑分为三种类型：热痉挛、热衰竭和热射病。高温环境下机体大量出汗，可引起失水、失盐。若机体以失盐为主或单纯补水导致血钠降低，易发生热痉挛；若大量液体丧失导致失水、血液浓缩、血容量不足，同时出现血管舒缩功能障碍，则易发生外周循环衰竭；若外周环境增高，机体散热绝对或相对不足，汗腺疲劳时，易引起体温调节中枢功能障碍，导致体温急剧升高达40℃以上，产生严重的生理和生化异常而发生热射病。

（三）临床表现

1. 先兆中暑　指在高温环境下劳动工作一定时间后，出现大汗、乏力、口渴、头晕、胸闷、心悸、恶心、注意力不集中、体温正常或略升高，一般不超过38℃，如及时脱离高温环境，短时间休息后，即可恢复。

2. 轻度中暑　除有先兆中暑的症状外，体温升高至38.5℃以上，伴有面色潮红、皮肤皱热、或有早期循环衰竭的表现，如恶心、呕吐、多汗、脉搏快速、血压下降等表现，如及时有效处理，3～4小时可恢复正常。

3. 重度中暑　除上述表现外，伴有高热、痉挛、晕厥和昏迷，包括三种类型：

（1）热痉挛：多见于健康青壮年人，且往往已适应高温者，症状常在活动停止后发生，能自行缓解。由于在高温环境下大量出汗，体温无明显升高，但电解质丢失而导致肌肉痉挛，多发生于四肢肌肉、咀嚼肌、腹直肌，最常见于腓肠肌，也可发生于肠道平滑肌。

（2）热衰竭：此型最常见，多见于老年人及热适应能力差者。由于体液和钠盐丢失过多且补充不足所致，患者表现为头痛、头晕、面色苍白、皮肤湿冷、脉细或缓、血压下降、直立性晕厥等。此型口渴明显，体温可轻度升高，无明显中枢神经系统损害表现。

（3）热射病（中暑高热）：热射病是一种致命性急症，典型的临床表现为高热、无汗和意识障碍“三联症”。根据发病时患者所处的状态和发病机制，临床上分为两种类型：①劳力性热射病：主要是在高温环境下内源性产热过多所致，患者多为青壮年，伴有重体力活动，常伴有大量出汗；②非劳力性热射病：主要是在高温环境下体温调节功能障碍引起散热减少，常见于年老、体弱与慢性病患者，表现为皮肤干热和发红，直肠温度常在41℃以上，最高可达46.5℃，此型无汗，严重者可出现休克、脑水肿、肺水肿、心肝肾功能衰竭等。

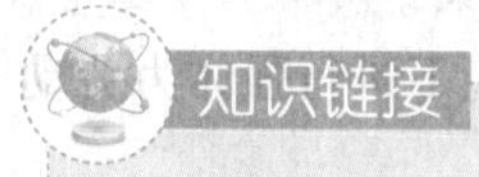

日　射　病

由于暴晒作用于头部，引起脑组织充血水肿，称为“日射病”（sun stroke），出现头痛、头晕、眼花、耳鸣、呕吐、烦躁不安，严重者也可有昏迷和惊厥，可与热射病同时存在。

笔记

（四）实验室检查

1. 血常规 血白细胞总数增加高达$(15 \sim 20) \times 10^9/L$，中性粒细胞增高伴核左移，可出现中毒颗粒。

2. 尿常规 尿蛋白阳性，可见红细胞和管型。

3. 血生化 血清电解质紊乱，出现低钠、低氯及低钾血症，血清谷丙转氨酶和谷草转氨酶活力轻度或中度增高，血尿素氮升高，热痉挛时尿中肌酸含量可增高。

二、救治与监护

包括现场救护和医院内的降温处理及并发症救护。

（一）现场救护

1. 脱离高温环境 迅速将患者搬离高热环境，安置到通风良好的阴凉处或20～25℃房间内，解开或脱去外衣，患者取平卧位。

2. 降温 轻症患者可反复用冷水擦拭全身，直至体温降至38℃以下，饮用含盐冰水或饮料。若体温持续在38.5℃以上者，可口服解热镇痛药，如阿司匹林、吲哚美辛等。

（二）院内救护

1. 降温 降温速度与预后密切相关。体温越高，持续时间越长，组织损害越严重，预后也越差。一般应在1小时内使直肠温度降至38℃左右。

（1）环境降温：将患者安置在20～25℃房间内。

（2）体表降温：可采用冰帽、冰槽进行头部降温；也可在颈、腋下、腹股沟等大血管暴露处放置冰袋；全身降温可采用冰毯、冰（冷）水或酒精擦拭、冰（冷）水浴等方法。

（3）体内降温：体外降温无效者，用冰盐水进行洗胃或灌肠，或用4℃葡萄糖生理盐水1000ml静脉滴注，开始滴速30～40滴/分，待患者适应后增快滴速。

（4）药物降温：可视患者体温情况酌情应用氯丙嗪、地塞米松或人工冬眠合剂等，药物降温必须与物理降温同时进行。

（5）中医药辅助降温：①可予发汗降温药，如柴胡、金银花、黄芩、大青叶等煎汤饮；或酌情服用人丹、藿香正气水、十滴水等；②面色苍白、皮肤湿冷者可用石膏、荆芥熬制的温水擦浴，同时用热毛巾敷关元、气海穴。③采用点按人中、内关、风池、承山等穴位或针刺疗法（大椎、委中、合谷或曲池、百会、人中等穴）；④刮痧疗法：适用于中暑轻证，用光滑平整的汤匙蘸食油或清水，刮背脊两侧、颈部、胸肋间隙、肩臂、胸窝及腘窝等处，刮至皮肤出现紫红色为度。

2. 对症及支持治疗

（1）纠正水、电解质紊乱：低血压时应及时输液补足血容量，但输液速度不宜过快，必要时应用升压药。

（2）及时发现和防治器官功能不全：积极防治肺水肿、脑水肿、急性肾功能不全、肝功能不全和心功能不全、DIC等并发症。

（3）适当使用抗生素预防感染。

（三）救护要点

1. 保持有效降温 采用体表降温时应注意以下事项：

（1）准确放置冰袋的位置，尽量避免同一部位长时间接触，以防冻伤，擦拭应顺

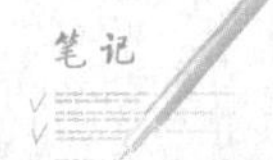

着动脉行走方向进行，大动脉处应适当延长时间，以提高降温效果。

（2）酒精擦拭的手法以拍打式擦拭背、臀及四肢，而不用按摩式手法，因摩擦易产热。擦拭前头部放冰袋，以减轻头部充血引起的不适，足底放置热水袋以增加散热。禁擦胸部、腹部、足底及阴囊处。

（3）冰水擦拭和冰水浴者，在降温过程中，必须用力按摩患者四肢及躯干，防止周围血管收缩，导致皮肤血流淤滞。

（4）老年人、新生儿、昏迷、休克及心血管基础疾病者禁用冰水浸浴。

（5）应用冰帽、冰槽行头部降温时，应及时放水和添加冰块。

2. 密切观察病情变化

（1）监测血压、呼吸、脉搏、神志、尿量及皮肤出汗情况。

（2）降温效果观察：①在降温过程中应密切监测肛温，每15～30分钟一次，根据肛温变化调整降温措施，尤其年老、体弱患者应注意，避免出现虚脱或休克。②观察末梢循环情况，如经治疗后体温下降、四肢末梢转暖、发绀减轻或消失，则提示治疗有效，如患者高热而四肢末梢厥冷、发绀，提示病情加重。③如有呼吸抑制，深昏迷、血压下降（收缩压<80mmHg）则停用药物降温。

3. 加强基础护理

（1）保持呼吸道通畅：休克与昏迷患者采取平卧位，头部偏向一侧以防止舌后坠阻塞气道，及时清除鼻咽分泌物，保持呼吸道通畅。

（2）口腔护理：保持口腔清洁，防止感染和溃疡发生。

（3）皮肤护理：高热大汗者应及时更换被褥和衣裤，保持床单位及皮肤清洁卫生，定时翻身防止压疮发生。

（4）安全的护理：高热惊厥时，应抬起床栏，防止坠床和碰伤，为防舌咬伤，床边应备开口器与舌钳。

（5）饮食：以清淡、易消化、高蛋白、高能量、高维生素、低脂肪半流质饮食，鼓励患者多饮水，多吃新鲜水果和蔬菜。

4. 并发症的救护

（1）昏迷：应进行气管内插管，保持呼吸道通畅，防止胃液吸入。

（2）心律失常、心力衰竭和代谢性酸中毒：应予对症治疗；心力衰竭合并肾衰竭有高钾血症时，应避免应用洋地黄。

（3）低血压：静脉输注生理盐水或乳酸林格液恢复血容量，提高血压，必要时可静滴异丙肾上腺素提高血压，慎用血管收缩药，以免影响皮肤散热。

（4）脑水肿和肾衰竭：疑有早期肾衰竭和脑水肿时，应快速应用甘露醇。

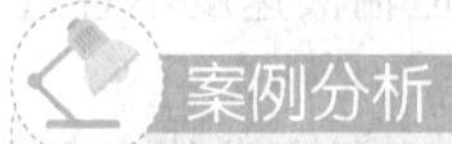

患者，男性，35岁。因在高温环境中劳动4小时后突觉发热、头晕、意识恍惚，伴四肢肌肉痉挛，急诊入院。查体：体温42℃，呼吸频率42次/分，心率130～150次/分，律齐，无杂音。神志不清，血压90/60mmHg，双侧瞳孔缩小，直径均为2mm，对光反射消失。双肺底可闻及少量细湿啰音。四肢肌张力高，四肢阵发性痉挛。血气分析pH 7.19，FiO_2 0.37，PaO_2 47.5mmHg，$PaCO_2$ 32.7mmHg，PaO_2/FiO_2=12。胸片示双肺多处斑片状阴影。血K^+ 2.5mmol/L，血Na^+ 133mmol/L，

血 Cl^- 97mmol/L。

问题：

1. 该患者发生了什么情况？

2. 如何对该患者进行紧急救护？

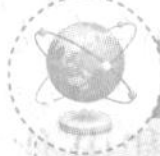

知识链接

中暑——中医急救方法

中医认为，中暑者，形同而病别，延医亦各不同。暑之为气，时应乎夏。在天为热，在地为火，在人为心。暑伤人，先着于心，治以清凉。可以通过穴位急救法治疗中暑。

穴位急救法

取穴：按摩太阳穴（有药油更佳）；如晕倒，用手指甲刺激人中穴（鼻唇中间上1/3处）；舒缓胸口不适，可加按内关穴（腕横纹上二寸）。用按摩或刮痧方式刺激中指尖端、百会穴（头顶部两耳尖边线之中点）、涌泉穴（足底心前1/3处），可令患者尽快苏醒。可用西瓜皮或湿毛巾为患者抹身，加速体温下降。

亦可取温开水（或用糖水）一杯给病人饮下，并扶到空气清新阴凉的地方，当患者出现热昏厥情况，可用一茶匙食盐混合600ml水慢慢饮下。

第二节　电　击　伤

电击伤（electric injury），俗称触电，指一定强度的电流通过人体时引起的全身性或局部性组织损伤与功能障碍，重者发生心跳和呼吸骤停。超过1000V（伏）的高压电还可引起灼伤。闪电损伤（雷击）属于高压电损伤范畴。

一、病情评估

对于电击伤患者的病情评估主要包括病史、发病机制及临床表现三方面。

（一）病史

了解触电经过，包括触电时间、地点、接触方式及电源情况等。

1. 触电原因　引起电击伤的原因很多，主要系缺乏安全用电知识，不按操作规程安装和维修电器、电线，电线上挂吊衣物，意外事故中电线折断落到人体以及雷雨时大树下躲雨而被闪电击中，都可引起电击伤。

2. 触电方式

（1）单相触电：人体接触一根电线后，电流通过人体与大地形成电流环形通路。此种触电是日常生活中最常见的电击方式。

（2）二相触电：人体不同的两个部位同时接触同一电路上的两根电线，电流从电位高的一根电线，经人体传导流向电位低的一根电线，形成环形通路而触电。此种触电方式常见于自杀。

（3）间接接触触电：主要是跨步电压触电。当电线断落地面，以落地点为中心的

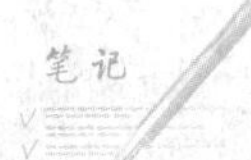

20m以内地面上形成多个同心圆，各圆周上的电压不同，电压由中心点向外周逐渐降低。当人走进距中心点10m以内的区域，两脚迈开达到0.8m时，就会形成电压差，称为跨步电压，电流从电压高的一只脚进入，从电压低的一只脚流出，引起肌肉痉挛，使人触电。

3. 电击损伤影响因素　电击对人体造成损伤的轻重，与电压高低、电流强弱、电流类型、频率高低、通电时间、接触部位、电流方向和所在环境的气象条件都有密切关系，其中与电压高低的关系最大。

（二）发病机制

人体作为导电体，在接触电流时，即成为电路中的一部分。电击通过产热和电化学作用引起人体器官生理功能障碍和组织损伤。电流击伤人对人的致命作用一是引起心室颤动，导致心搏骤停，此常为低电压触电死亡原因；二是对延髓呼吸中枢的损害，引起呼吸中枢抑制、麻痹，导致呼吸停止，此常为高压触电死亡原因。220～380V低压交流电触电最为常见。

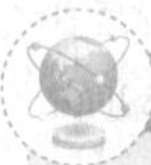

知识链接

电流危害

电压40V即有组织损伤的危险，220V可引起心室纤维颤动，1000V可使呼吸中枢麻痹。交流电能使肌肉持续抽搐，能被电源“牵住”，使触电者不能挣脱电源，低频交流电的危害比高频大，尤其每秒钟频率在50～60Hz时，易诱发心室纤维颤动，因此交流电的危害比直流电更大。

（三）临床表现

1. 全身症状　轻者表现为精神紧张、脸色苍白、表情呆滞、呼吸心跳增快，接触部位肌肉收缩，且有头晕、心动过速和全身乏力，一般很快可恢复；重者出现昏迷、持续抽搐、心跳和呼吸停止。有些严重电击患者当时症状虽不重，但在一小时后可突然恶化；有些患者触电后，心跳和呼吸极其微弱，甚至暂时停止，处于“假死状态”，因此要认真鉴别，不可轻易放弃对触电患者的抢救。

2. 局部症状　电击伤导致的局部症状与电压高低有关。

（1）低压电引起的损伤：常见于电流进入点与流出点，伤面小，直径0.5～2cm，呈椭圆形或圆形，焦黄或灰白色，干燥，边缘整齐，与健康皮肤分界清楚。一般不损伤内脏，致残率低。

（2）高压电引起的损伤：常有一处进口和多处出口，伤面不大，但可深达肌肉、神经、血管，甚至骨骼，有“口小底大，外浅内深”的特征。随着病情发展，可在一周或数周后出现坏死、感染、出血等；血管内膜受损，可有血栓形成，继发组织坏死、出血，甚至肢体广泛坏死，后果严重，致残率高达35%～60%。

3. 电击伤的并发症和后遗症　大量组织损伤和溶血可引起高钾血症；肌肉神经病变，亦可发生肢体单瘫或偏瘫；少数受高压电击伤患者可发生胃肠道功能紊乱、肠穿孔、胆囊局部坏死、胰腺灶性坏死、肝脏损害伴有凝血机制障碍、白内障和短期精神失常等。

笔记

二、救治与监护

救护原则为迅速将患者脱离电源，分秒必争，尽快进行有效抢救。

（一）现场救护

1. 脱离电源　迅速使患者脱离电源，最稳妥的方法为立即关闭电闸，切断电源，如电源开关离现场太远或仓促间找不到电源开关，则应用干燥的木器、竹竿、扁担、橡胶制器、塑料制品等不导电物品将患者与电线或电器分开。

2. 轻型触电者　就地休息观察 1～2 小时，以减轻心脏负担，促进恢复减少意外。

3. 重型触电者　对于无意识、呼吸心跳停止者必须立即进行心肺复苏，尽可能早期进行电除颤。遭受雷、电击的患者没有心肺基础疾病，立即实施 CPR，存活可能性较大，故不能轻易终止复苏。

4. 创面处理　在现场应保护好电烧伤创面，防止感染，可用清洁敷料或衣服包裹。

（二）院内救护

1. 维持有效呼吸　重症患者尽早做气管插管，给予呼吸机正压吸氧，及时清除气道内分泌物。此外，颌面部和颈前等部位有烧伤的患者，可能出现软组织肿胀而导致呼吸困难，即使存在自主呼吸，也应尽早气管插管建立人工气道。

2. 心电监护和纠正心律失常　建立心电监护，及时发现心律失常。发生心室颤动者先注射肾上腺素 1mg，心室颤动波粗大，即行电除颤，有利于恢复窦性节律。

3. 维持水、电、酸碱平衡　对低血容量性休克和组织严重烧伤患者，应迅速静脉补液，补液量较同等面积烧伤者要多。输液量应依据患者对输液治疗效果来决定，包括每小时尿量、周围循环情况及中心静脉压监测结果。此外，可适当使用 5% 碳酸氢钠碱化尿液，防止肌红蛋白及血红蛋白排出时沉积于肾小管，并纠正酸中毒。但对出现过心搏骤停或心电图异常的患者，输入量应适当控制，以防止输液过多，加重心脏负担。

4. 对症治疗　积极纠正心功能不全，防治脑水肿及急性肾功能不全等并发症。对高处触电下跌者，常伴有颅脑伤、气胸、血胸、内脏破裂、四肢骨折、骨盆骨折等，必须进行全面体格检查，及时处理内出血和骨折。

5. 创口处理　肢体经高压电灼伤后，大块软组织水肿、坏死和小血管内血栓形成，可使其远端肢体发生缺血性坏死，应按情况及时进行筋膜松解术以减轻周围组织的压力和改善远端血液循环，必要时应行截肢手术。

6. 预防感染　由于电击伤创面深，应早期应用抗生素预防感染，直至坏死组织完全清除，并常规应用破伤风抗毒素及破伤风类毒素以预防破伤风。

7. 创面处理　在现场应保护好电烧伤创面，防止感染，入院后应积极行清创术、植皮术修复创面，恢复功能。

（三）救护要点

1. 密切观察病情变化　监测生命体征变化，注意呼吸频率、心率和心律的变化，判断有无呼吸抑制及窒息发生、有无心律失常；观察尿的颜色及量的变化，准确记录尿量；观察患者电击后有无精神兴奋症状，防止坠床。

2. 电击伤肢体的护理　观察伤口有无渗血、渗液，并注意伤肢水肿严重程度及受

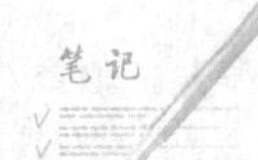

伤肢体远端的血液循环，抬高患肢。电击伤肢体制动，搬动患者时要平行移动，防止因外力引起的出血。

3. 疼痛的护理　对于疼痛严重者，及时给予止痛，并注意评估镇痛效果。

4. 合并伤的护理　由于患者触电后弹离电源或自高空跌落，常伴有颅脑损伤、气胸、血胸、内脏破裂、四肢骨折、骨盆骨折等，应配合医生做好抢救。

5. 加强基础护理　病情严重者注意口腔护理、皮肤护理，预防口腔炎和压疮的发生。

6. 心理护理　电击伤患者多有不同程度的伤残，应做好患者的心理疏导，并鼓励患者家属和朋友给予关心和支持，增强患者战胜疾病的信心。

第三节　淹　溺

淹溺(drowning)是指人淹没于水或其他液体中，由于液体或其他杂物(水、泥沙、杂草)等物堵塞呼吸道或喉头、气管发生反射性痉挛引起窒息、缺氧造成血流动力学及血液生化改变的状态。淹溺多发生在青少年、儿童及老年人，常因不慎落水、且无游泳自救能力；也可发生于企图自杀者；意外事故以洪水灾害、轮船沉没、水下作业、突发心、脑血管疾病、癫痫、体育运动时防护运动设备故障或违反操作规程等，严重者如抢救不及时可导致呼吸、心跳停止而死亡。现场救护是淹溺抢救成功与否的关键。

一、病情评估

对于淹溺患者的病情评估主要包括病史、发病机制、临床表现、实验室及辅助检查四个方面。

(一) 病史

向陪护人员收集淹溺发生的时间、地点和水源性质等相关信息，以指导急救；注意检查头颈部有无硬物碰撞痕迹，以便及时诊治颅脑外伤。

(二) 发病机制

当人淹没到水中后，为了避免水进入呼吸道，本能地出现反射性屏气和挣扎，不久，由于缺氧，不能坚持屏气而被迫深呼吸，从而大量水进入呼吸道和肺泡，阻滞气体交换，引起严重缺氧和二氧化碳潴留，导致低氧血症、高碳酸血症和酸中毒。根据发病机制，淹溺可分为两类：干性淹溺和湿性淹溺；根据发生水域不同，淹溺又可分为两类：淡水淹溺和海水淹溺。

知识链接

干性淹溺和湿性淹溺

(1) 干性淹溺：约占溺死者的10%。人入水后，因受强烈刺激如惊慌、恐惧、骤然寒冷等，引起喉头痉挛，以致呼吸道完全梗阻，造成窒息死亡。因窒息、心肌缺氧而致心脏停搏。

(2) 湿性淹溺：约占溺死者的90%。人淹没于水后，喉部肌肉松弛，吸入大量水分充塞呼吸道和肺泡而发生窒息，患者数秒后神志丧失，继之发生呼吸停止和心室颤动。

笔记

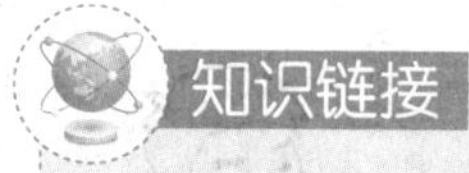

淡水淹溺和海水淹溺

(1) 淡水淹溺：江、河、湖、泊、池中的水一般属于低渗，统称淡水。淡水淹溺可导致肺不张。大量淡水迅速进入血循环，致血液稀释及溶血，导致低钠、低氯、低钙、低氧、低蛋白血症，溶血者血钾升高。一般死于心室颤动、心力衰竭、脑水肿。

(2) 海水淹溺：海水俗称碱水，约含3.5%氯化钠及大量钙盐和镁盐。海水淹溺时，由于海水为高渗液，使大量液体从血管腔渗出到肺泡将体液吸出，产生严重低血容量及血液浓缩，可引起高钠、高氯、高镁血症，患者一般死于急性肺水肿、心力衰竭。

(三) 临床表现

患者临床表现的严重程度与淹溺持续时间长短有关，缺氧是淹溺患者最重要的表现。

1. 一般表现　患者被救出水后往往处于昏迷状态，皮肤黏膜苍白和发绀、四肢厥冷、呼吸和心跳微弱或停止，口、鼻充满泡沫或污泥、杂草，腹部常因胃扩张而隆起。

2. 各系统表现　复苏过程中可出现各种心律失常，甚至心室颤动，并伴有心力衰竭和肺水肿，可有不同程度的精神症状，弥漫性脑实质损害，24～48小时后出现脑水肿、急性呼吸窘迫综合征、溶血性贫血、急性肾功能衰竭或DIC的各种临床表现，肺部感染较常见。淹溺者中约有15%死于继发的并发症。因此，应特别警惕迟发性肺水肿的发生，注意防治。

(四) 实验室及辅助检查

1. 动脉血气分析和pH测定　低氧血症和酸中毒。

2. 生化检查　可见电解质紊乱。淡水淹溺者，其血钠、钾、氯化物可有轻度降低，有溶血时血钾往往增高；海水淹溺者，其血钙和血镁增高。复苏后血中的钙和镁可重新进入组织，电解质紊乱可望恢复正常。

3. 尿常规　尿中出现游离血红蛋白。

4. 血常规　白细胞总数升高，中性粒细胞比例升高，溶血时可出现贫血。

5. 胸部X线检查　表现有肺门阴影扩大并加深，肺间质纹理增粗，肺野中有大小不等的絮状渗出或炎症改变，或有两肺弥漫性肺水肿的表现。

二、救治与监护

救护原则为迅速将淹溺者救出水面，立即恢复有效通气，实施心肺复苏，根据病情对症处理。

(一) 现场救护

缺氧时间和程度是决定淹溺预后最重要的因素。因此，尽快对淹溺者进行通气和供氧是最重要的急救措施。

1. 迅速将淹溺者救出水面　救护者应保持镇静，尽可能脱去衣裤、鞋靴，迅速游到淹溺者附近。救护者应从淹溺者背后接近，用一只手从背后抱住淹溺者的头颈，另一只手抓住淹溺者的手臂游向岸边(图15-1)。

笔记

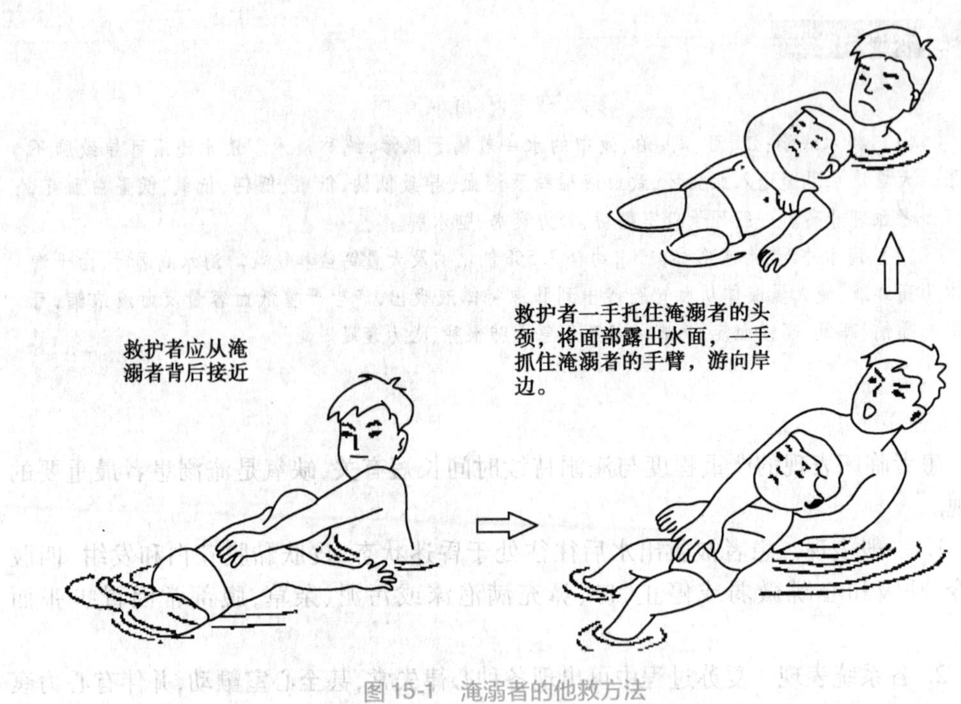

图 15-1　淹溺者的他救方法

2. 人工通气　人工通气是淹溺复苏的重要措施，如未发生心搏骤停迅速人工通气可增加淹溺者的存活机会。大多数淹溺者在溺水过程中只会吸入少量水，并不造成气道梗阻，人工呼吸前只适当清除溺水者口中可视异物，如口鼻腔内淤泥、杂草及呕吐物，而无需常规倒空淹溺者呼吸道中液体。当淹溺者有明显呼吸道阻塞时，可先实施倒水处理。

3. 倒水处理　倒水处理可选用下列方法迅速倒出呼吸道、胃内积水。

（1）膝顶法：急救者取半蹲位，一腿跪地，另一腿屈膝将淹溺者腹部横置于救护者屈膝的大腿上，使头部下垂，并用手按压其背部，使呼吸道及消化道内的水倒出。

（2）肩顶法：急救者抱住淹溺者的双腿，将其腹部放在急救者的肩部，使淹溺者头胸下垂，急救者快步奔跑，使积水倒出。

（3）抱腹法：急救者从淹溺者背后双手抱住其腰腹部，使淹溺者背部在上，头胸部下垂，摇晃淹溺者，以利倒水（图 15-2）。

（4）注意事项：①应尽量避免因倒水时间过长而延误心肺复苏等措施的进行；②倒水时注意使淹溺者头胸部保持下垂位置，以利积水流出。

4. 胸外按压　是淹溺抢救工作中最重要的措施，具体方法详见本书第四章。

5. 保温　对于淹溺者，水温越低，人体的代谢需要越小，存活机会越大。某些淹溺者在冷水中心脏停搏 30 分钟后仍可复苏，但是低温也是淹溺者死亡的常见原因，在冷水中超过 1 小时复苏很难成功，特别是海水淹溺者。对呼吸、心跳恢复者，应注意身体保温，脱下湿衣裤，加盖衣被、毛毯等，四肢可做向心性按摩，促进血液循环。清醒者，给予热饮料，对意识未恢复者，应设法给予头部降温。

6. 迅速转运　迅速转送医院，途中不可中断救护。搬运患者过程中，注意患者有无头、颈部损伤和其他严重创伤，怀疑有颈部损伤者要给予颈托保护。

笔记

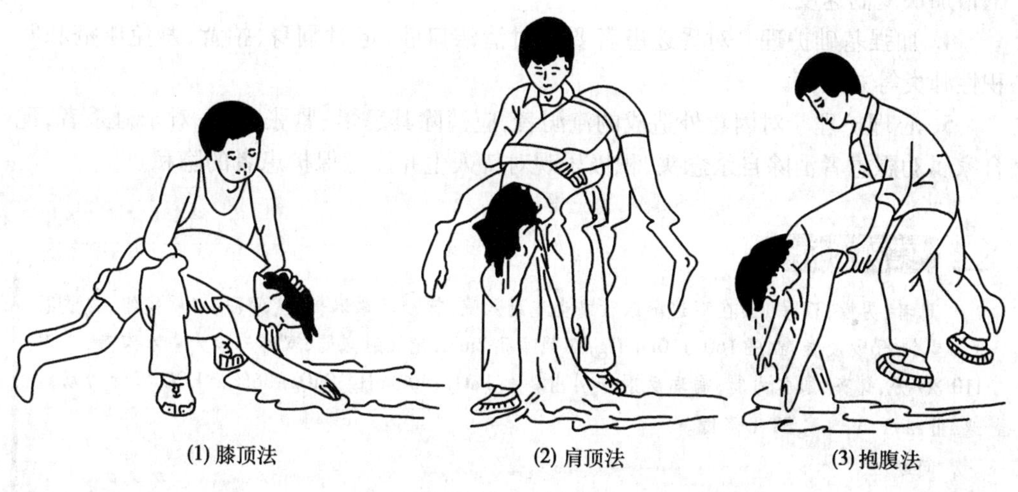

图 15-2　倒水处理

（二）院内救护

由现场至医院的转运途中应严密观察生命体征的变化，及时采取相应措施；对于意识已经清醒，肺部检查正常，但还存在缺氧、酸中毒或低温者，应留在观察室中进一步治疗，以防止病情反复和恶化。对于淹溺的危重患者，呼吸、心跳没有恢复或已恢复，但不稳定者，应送 ICU 抢救。

1. 维持呼吸功能　给予高流量吸氧，根据患者情况行气管插管并予人工机械通气，必要时行气管切开。

2. 补充血容量，维持水、电解质和酸碱平衡　淡水淹溺时，应适当限制入水量，并适当补充氯化钠溶液、浓缩血浆和白蛋白；海水淹溺时，由于大量液体渗入肺组织，血容量偏低，需及时补充液体，可用葡萄糖溶液。低分子右旋糖酐、血浆，严格控制氯化钠溶液；注意纠正高钾血症及酸中毒。

3. 防治低体温　对于冷水淹溺者及时复温对预后非常重要，可视具体情况采用体外或体内复温措施。

4. 对症处理　积极防治脑水肿、感染、溶血、急性肾功能不全以及多器官功能衰竭等并发症的发生。

5. 中医疗法　针刺人中、会阴、中冲等穴，有助于复苏。

（三）救护要点

1. 密切观察病情变化　密切监测生命体征，观察意识、瞳孔对光反射是否存在，注意有无咳痰，痰的颜色、性质，听诊肺部啰音情况等，并及早识别脏器衰竭及休克等并发症。

2. 输液护理　对淡水淹溺者，应严格控制输液速度，从小剂量、低速度开始，避免短时间内大量液体输入，加重血液稀释和肺水肿；对海水淹溺者，出现血液浓缩症状的，应及时保证 5% 葡萄糖和血浆液体等的输入，切忌输入生理盐水或使用利尿剂和脱水剂。

3. 复温护理　置患者与温暖环境中，换下湿衣裤，覆盖被毯保暖，可同时应用热水袋、加温静脉输液（43℃）等方法进行复温。复温速度要稳定、安全，重度低体温者，酌情加快复温速度。

4. 加强基础护理 对昏迷患者要及时清洁口腔,定时翻身、拍背,避免压疮和坠积性肺炎等并发症。

5. 心理护理 对因意外造成的淹溺者,应消除其恐惧、紧张心理;对于自杀者,配合家属劝慰患者消除自杀念头,积极乐观对待人生并注意保护患者的隐私。

案例分析

患者,男性,37 岁,因在海边游泳时发生淹溺入院,就诊时意识丧失,颜面、口唇发绀,皮肤苍白、湿冷,呼吸浅表,血压 160/110mmHg,双侧瞳孔 2mm,光反射减弱,双肺布满大中水泡音,心率 110 次/分,律齐,肌张力弱,病理反射未引出。血 PaO_2:40mmHg,SaO_2:36%。ECG 窦性心动过速,Ⅲ、aVF、V_3 ~ V_5ST-T 降低。

问题:

1. 目前医疗诊断是什么?
2. 如何采取救护措施?

第四节 毒蛇咬伤

毒蛇咬伤(toxicophidia bites and stings)是指蛇毒经排毒导管进入人体,并经淋巴和血循环扩散,引起局部和全身中毒症状。我国毒蛇种类有 50 余种,较常见的毒蛇有眼镜蛇科包括眼镜蛇、眼镜王蛇、金环蛇、银环蛇;海蛇科有海蛇;蝰蛇科有蝰蛇;蝮蛇科包括蝮蛇、五步蛇、竹叶青和烙铁头。毒蛇咬伤主要发生在农民、渔民、野外作业者和从事毒蛇养殖及研究人员,战争和野外训练时,战地官兵偶尔也被毒蛇咬伤。毒蛇咬伤以夏、秋两季为多见,咬伤部位以手、臂、足和下肢为常见。

一、病情评估

(一)病史

有接触毒蛇咬伤史,伤口有齿痕(图 15-3)。

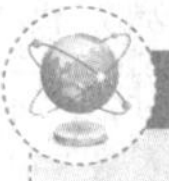
知识链接

蛇咬伤评估

了解蛇咬伤时间、部位及伤后处理经过;尽可能评估蛇的形态、种类、何种毒蛇。一般情况下,毒蛇咬伤后伤口局部留有明显成对的两个牙痕,局部有出血、瘀斑、水疱、血疱甚至坏死,且伤口周围有明显肿胀、疼痛、麻木感,全身症状也较明显。

毒蛇(左)和无毒蛇(右)咬伤牙痕

图 15-3 蛇咬伤的牙痕

（二）中毒机制

毒蛇咬伤中毒主要包括神经毒和血循毒两类。

1. 神经毒　毒素作用主要通过影响突触后膜上的乙酰胆碱受体或抑制突触前乙酰胆碱释放，从而阻断神经与神经、神经与肌肉间传导，导致横纹肌麻痹，最终因呼吸麻痹而死亡。

2. 血循毒　包括纤维蛋白溶解毒、溶血毒、心脏毒、出血毒、凝血素、抗凝血素、蛋白水解酶等，以上毒素可引起出血、溶血、凝血、毛细血管损伤、组织细胞溶解破坏、心肌变性坏死等，最终因颅内出血、循环衰竭、急性肾功能衰竭或休克而死亡。主要由蝰蛇、五步蛇、竹叶青等引起；咬伤局部肿胀、刺痛伴有水疱、出血、坏死，蔓延极快；全身症状有恶心、呕吐、口干、出汗，少数患者出现发热。美洲尖吻蝮蛇和亚洲蝰蛇咬伤引起广泛出血以及大量溶血。偶尔并见颅内出血者，大量溶血可表现血压下降、心律失常、急性肾功能衰竭等。

（三）临床表现

根据蛇毒的主要毒性作用，毒蛇咬伤患者的临床表现可归纳为以下四类：

1. 神经毒　主要由金环蛇、银环蛇、眼镜蛇引起。局部症状仅有麻痒感，数小时后出现全身中毒表现如视力模糊、眼睑下垂、声音嘶哑、言语和吞咽困难、流涎、共济失调和牙关紧闭等，严重者出现休克、昏迷、呼吸麻痹。呼吸衰竭是主要死亡原因。

2. 血循毒　主要由蝰蛇、五步蛇、竹叶青等引起。咬伤局部肿胀、刺痛伴有水疱、出血、坏死，蔓延极快；全身症状有恶心、呕吐、口干、出汗，少数患者出现发热。美洲尖吻蝮蛇和亚洲蝰蛇咬伤引起广泛出血以及大量溶血，偶尔并见颅内出血者，大量溶血可表现血压下降、心律失常、急性肾功能衰竭等。循环衰竭是主要死亡原因。

3. 肌肉毒　海蛇毒主要对横纹肌有严重破坏作用，局部症状不明显。一般在咬伤后 2 小时内出现全身肌肉酸痛无力、肌红蛋白尿，高血钾导致严重心律失常，周围呼吸衰竭和急性肾功能衰竭，可出现猝死，治愈后的肌力恢复亦较慢，常需数周。

4. 混合毒　眼镜蛇、蛇镜王蛇、蝮蛇等咬伤引起的中毒常兼有神经毒和血循毒表现。临床特点为发病急，局部与全身症状均较明显。

（四）实验室及器械检查

1. 全血细胞计数　白细胞总数增加、中性粒细胞比例升高，系继发感染和应激引起。

2. 生化检查　包括血电解质、肝肾功能、酸碱平衡等。

3. 心电图检查　高血钾时，可见各种心律失常。

4. 凝血功能检查　主要包括 PT、APTT、TT、Fg 等以排除 DIC。

5. 胸部 X 线　以排除肺水肿。

6. 免疫学检查　以伤口渗出液、血清或尿液为标本行免疫学检查可做出蛇种诊断。常用者有乳胶抑制试验、放射免疫、酶联免疫吸附试验等。

二、救治与监护

（一）现场救护

蛇咬伤后，应保持安静和镇定，如一时鉴别不清是否为毒蛇咬伤，应先按毒蛇咬伤进行初步处理和密切观察。被咬伤后，蛇毒在 3～5 分钟内就迅速进入体内，应尽早采

笔记

取有效措施,防止毒液吸收。

1. 伤口处理　立即用清水或肥皂水冲洗伤口,去除其周围黏附的毒液;用火直接烧灼伤口可破坏蛇毒,但应注意避免烧伤。

2. 绑扎法　是一种简便而有效的现场自救和互救的方法,即被咬伤后立即用鞋带、裤带或软绳绑扎伤口近心端,无需过紧,松紧度以能够使被绑扎肢体的远端动脉搏动减弱为宜。绑扎后每隔30分钟左右松解1次,每次1~2分钟,以免影响血液循环造成组织坏死。一般在到达医院开始有效治疗(如注射抗蛇毒血清、伤口处理)10~20分钟后方可去除绑扎。

3. 伤肢制动　被毒蛇咬伤后,患者和受伤的肢体应限制活动,可用夹板固定伤肢,伤口应保持在低于心脏水平。必要时,可给予适量的镇静剂,使患者保持安静。

知识链接

毒蛇咬伤伤口处理

(1) 吸出毒液:咬伤后立即用吸乳器或拔火罐等器械吸出毒液,应急情况下,可直接用口吸吮,保证吸者无口腔黏膜损伤,无龋齿,同时口含烧酒边吸边吐,再用清水漱口,每次吸吮时间30分钟至1小时,间隔1至数小时后可重复吸吮,直至吸不出毒液或肿胀消退为止,重症患者避免用口吸吮伤口。关于用口吸吮毒液的方法目前已不主张使用,因为毒液也可以通过口腔黏膜吸收。

(2) 冰敷法:有条件时,在绑扎的同时用冰块敷于伤肢,使血管及淋巴管收缩,减慢蛇毒的吸收;也可将伤肢或伤指浸入4~7℃的冷水中,3~4小时后再改用冰袋冷敷,持续24~36小时即可。由于咬伤部位长时间处于低温状态可引起组织坏死,目前已不主张使用该方法。

(二) 院内救护

1. 伤口处理

(1) 冲洗:及时冲洗伤口可以起到破坏、中和、减少蛇毒的目的。可选用1:5000高锰酸钾、3%过氧化氢、生理盐水、肥皂水等,冲洗后可行局部湿敷。冲洗时,可用负压吸引。

(2) 扩创排毒:将冲洗后的伤口以牙痕为中心做"一"字形或"十"字形切口,长约2~3cm,深达皮下但不伤及肌膜,使淋巴液及血液自行外渗。

(3) 针刺排毒:可针刺趾蹼间(八风穴)或指蹼间(八邪穴),对病情较轻,肢体肿胀轻微者,可单用针刺法;对病情较重,肢体肿胀明显者,可在指或趾蹼间行切开扩创排毒法。血循毒患者应慎用。

2. 局部解毒

(1) 伤口局部阻滞:可选用胰蛋白酶2000~5000U,加0.25%~0.5%普鲁卡因或蒸馏水环伤口作局部封闭注射,以降解蛇毒,减少毒液吸收。胰蛋白酶是一种广谱解毒药,宜早用,重症病例可重复局部应用。

(2) 伤口外敷蛇药:将蛇药片用水调成糊状,外敷在距离伤口2cm处成圆周形,勿将药膏涂在伤口上,并用纱布覆盖、包扎,以利消肿止痛。如咬伤创面有坏死组织及脓性分泌物,可用九一丹或脉血康胶囊中粉剂掺于创面,外敷红油膏,待脓腐脱尽后改用生肌散换药,直至伤口愈合。

笔记

3. 特殊解毒剂的应用　抗蛇毒血清是中和蛇毒的特效解毒药，用药后见效迅速，目前已成为治疗毒蛇咬伤的首选特效药物。在进行伤口处理的同时，要尽早足量应用抗蛇毒血清治疗。如已明确毒蛇的种类，宜使用单价抗蛇毒血清；如不能确认毒蛇种类，以多价抗蛇毒血清为宜。

使用方法：使用前做皮肤过敏试验，阳性者作常规脱敏后使用。国产抗蛇毒血清的单次剂量：抗蝮蛇毒血清8000U，五步蛇、银环蛇、眼镜蛇、尖吻蝮蛇抗蛇毒血清均为10 000U，抗金环蛇、蝰蛇毒血清均为5000U。将抗蛇毒血清溶于5%葡萄糖盐水中静脉滴注起效迅速，30分钟至数小时后可见神经症状和出血好转。由于蛇毒的半衰期为26～95小时，因此抗蛇毒血清需应用3～4天。使用过程中仍应注意血清过敏反应，特别是过敏性休克，一旦出现过敏反应应立即停止注射抗蛇毒血清，并给予肾上腺皮质激素、抗组胺药，重症者注射0.1%肾上腺素0.5～1ml，少数患者出现迟发性血清过敏反应，应引起重视。

4. 辅助治疗

（1）肾上腺皮质激素：能抑制和减轻组织过敏反应和坏死，对减轻伤口局部反应和全身中毒症状均有帮助。地塞米松10～20mg/d或氢化可的松200～400mg/d，连续3～5天。

（2）其他：如右旋糖酐40、甘露醇、利尿剂、维生素C等可减轻毒血症，促使毒液排出，减轻急性溶血。

（3）防治感染：常规注射破伤风抗毒素1500U，酌情应用抗生素防治感染。

5. 防治并发症　积极预防治疗呼吸衰竭、心力衰竭、心搏骤停、急性肾功能衰竭、休克及DIC等并发症。

6. 中医中药的运用　特别对于蛇毒已与体内组织结合而造成的病理损害，抗蛇毒血清已无能为力，此时中草药能调节人体内部环境，保护器官，提升其排毒能力，阻止蛇毒的扩散和吸收，从而达到消除症状和治愈的目的。我国各地有针对常见毒蛇为主的中成药制剂，如上海蛇药、南通蛇药、群生蛇药、广东蛇药等，均可及早选。蛇药既可口服亦可外敷。

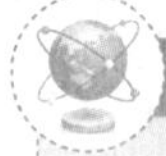

知识链接

毒蛇咬伤—中医辨证论治

毒蛇咬伤人体后，蛇毒内攻脏腑，从而导致一系列脏腑功能失调的中毒症状。因此，治疗当以清解蛇毒、通利二便为基本原则，兼顾五脏功能。基本方：半枝莲30g，半边莲30g，白花蛇舌草30g，七叶一枝花15g，车前草15g，玉米须15g，六月雪15g，土茯苓15g，生大黄15g，枳实12g。其中，半枝莲、半边莲、七叶一枝花、白花蛇舌草清热解毒；玉米须、车前草、六月雪、土茯苓清热渗湿利尿；生大黄、枳实清热攻下，通利二便解毒。诸药配合，相互协调，共奏清热解毒、通腑利尿之功。

风毒证以神经毒症状为主，治宜清热解毒、活血祛风、镇惊开窍，基本方加白芷、僵蚕、蝉衣、蜈蚣、全蝎；火毒证以血循毒症状为主，治宜清热解毒、凉血止血，基本方合犀角地黄汤、黄连解毒汤；风火毒证以混合毒症状为主，治宜清热解毒、祛风定惊、凉血止血，基本方加赤芍药、牡丹皮、白茅根、全蝎、僵蚕。

笔记

（三）救护要点

1. 观察病情 密切观察患者的神志、血压、脉搏、呼吸和尿量的变化，注意有无中毒性休克、急性肾功能衰竭等严重并发症。

2. 及时给氧 必要时给予气管插管和人工呼吸机辅助呼吸。

3. 输液的护理 蛇毒对心、肾的毒性较大，输液速度不宜过快、补液总量不宜过多，在补液的过程中应密切注意心肺功能。

4. 心理护理 患者入院时往往精神紧张、恐惧、焦虑，应及时向患者提供心理支持及疾病相关知识，消除紧张、焦虑、恐惧情绪，从而使其积极配合治疗。

5. 加强防护知识宣教 对多蛇地区居民和被蛇咬伤机会较多的人群进行蛇生活习惯和蛇咬伤防治知识的宣传教育。

（1）农民、渔民、野外工作者和毒蛇研究人员要根据情况穿戴防护手套和靴鞋，对住宅周围的杂草，乱石要经常清理，使蛇无藏身之地，并有计划地开展捕蛇活动。

（2）患者被蛇咬伤后，安抚患者，让患者保持镇定，不要惊慌失措，更不能奔跑走动。

（3）被毒蛇咬伤后应记住蛇的大小、颜色、花纹等，以便医生鉴别其种类，从而决定是否为伤者注射抗毒血清。

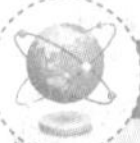

知识链接

毒蜘蛛咬伤

蜘蛛的螯肢（毒牙）是头胸部最前面的一对角质附肢，螯人时毒腺分泌的毒液通过毒牙注入伤口。毒蜘蛛种类繁多，在我国能引起严重损伤的毒蜘蛛中以黑寡妇蜘蛛（即红斑黑毒蛛）毒性最强。

急救处理：

（1）伤口局部处理同蛇咬伤。

（2）全身对症和综合治疗：及时补液；应用抗组胺药、肾上腺皮质激素；可酌情应用10%葡萄糖酸钙、地西泮、阿托品；疼痛剧烈时应用止痛剂；必要时可应用血液净化疗法；并积极防治感染、溶血、DIC及急性肾功能衰竭等严重并发症。

学习小结

1. 学习内容

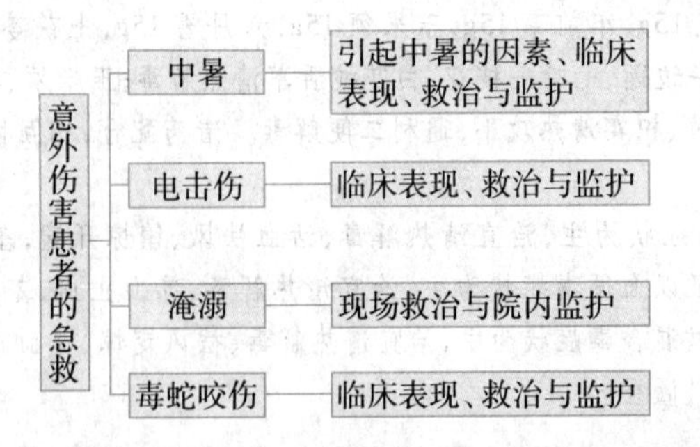

2. 学习方法 采用理论联系实际的学习方法，加强对中暑、电击伤、淹溺、毒蛇咬

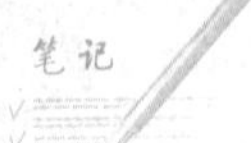

伤四种常见的意外伤害临床表现的理解，掌握其现场和院内救护要点。

（黄 琳）

复习思考题

1. 简述热射病死亡率高的原因，应该如何预防该病的发生？
2. 对电击伤患者进行现场紧急救护时，如何保证救护者自身的安全？
3. 如何对淹溺者进行现场紧急救护？
4. 在野外发生毒蛇咬伤后，应如何进行现场自救？

笔记

第十六章

系统性炎症反应综合征患者的监护

学习目的

通过学习系统性炎症反应综合征(SIRS)概念、治疗和监护相关知识,使学生能够对重症患者病情特点有整体、动态和系统性的认识。

学习要点

SIRS、脓毒症、严重脓毒症、脓毒症休克、多器官功能脏器衰竭的定义及其相互间关系;SIRS 临床表现、处理原则、监护要点。

随着医疗监测和治疗技术的进步,很多遭受创伤、感染或休克等严重打击的重症患者的生存率大大提高。影响这些重症患者后期生存率和预后的因素很多,其中非常重要的因素是有无发生系统性炎症反应综合征(systematic inflammatory reactive syndrome,SIRS)。SIRS 是机体对各种原因导致的严重损伤所产生的全身性炎症反应,炎症反应复杂且持续放大,失去控制。若原始病因得不到有效控制,支持治疗未及时实施,SIRS 会继续发展,生存率明显降低。及时诊断和处理 SIRS,对 SIRS 患者进行有效监护是提高重症患者生存率的重要途径。

第一节 概 述

系统性炎症反应综合征(SIRS)发病机制复杂,可动态发展。明确 SIRS 与其他相关综合征的概念,是理解 SIRS 临床特点的前提。

一、SIRS 概念

1991 年 8 月,美国胸科医师学会(American college of chest physicians, ACCP)和危重症监护医学学会(Society of Critical Care Medicine,SCCM)协作会议提出 SIRS 概念,用于描述机体对多种细胞因子和炎症介质的复杂而全身性的反应。国内学者亦将 SIRS 翻译为"全身性炎症反应综合征"或者"介质介导性炎症综合征"。

SIRS 指由各种严重感染、创伤、烧伤、缺氧及再灌注损伤等感染与非感染等致病因素作用于机体,引起各种炎性介质释放过量和炎症细胞过度激活,从而产生一系列级联反应或"瀑布样效应"的一种全身性过度炎症反应的病理生理状态。

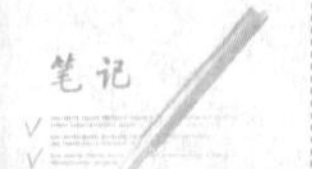

二、SIRS 相关概念

根据定义，SIRS 可由不同原因引起，包括感染、创伤、烧伤、胰腺炎、体外循环等，其中由感染导致的 SIRS 称为脓毒症（sepsis）（图 16-1）。SIRS 如果经过有效治疗，可以得到恢复；如果机体受损严重，没有得到及时的补液治疗、血容量扩充，炎症反应失控，SIRS 可发展为严重 SIRS/脓毒症（severe sepsis）、脓毒症休克（septic shock）、最后导致多器官功能障碍综合征（multiple organ dysfunction syndrome，MODS）（图 16-2）。从概念上讲，这些综合征存在线性发展关系。ACCP/SCCM 联合会议上界定了 SIRS 相关概念，具体如下：

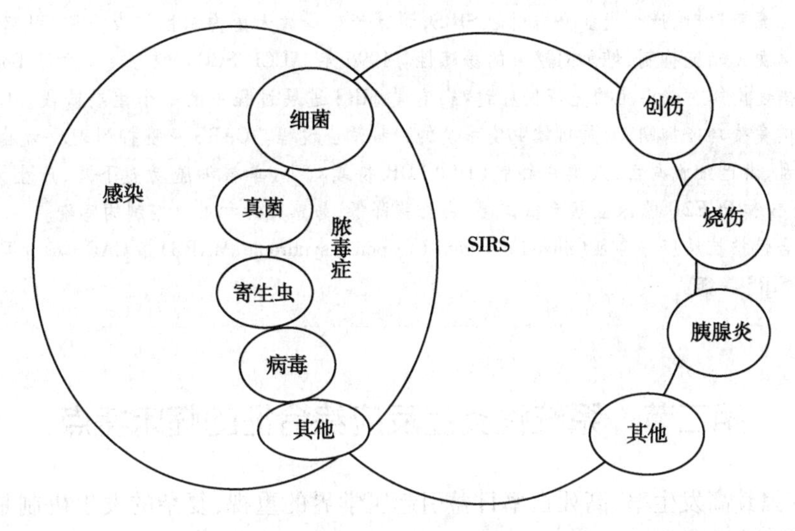

图 16-1　感染、SIRS、脓毒症关系图

1. 感染（infection）　微生物包括细菌、病毒、真菌、寄生虫等病原体侵入人体，并在体内定植、生长和繁殖，引起局部组织炎症反应和炎症病灶，但不伴有全身炎症反应。

2. 菌血症（bacteria）　各种细菌进入血液，血液中检测出活体细菌，血培养阳性。

3. 脓毒症　明确为感染因素所致的 SIRS，血培养阳性或者存在感染病灶，又称为全身性感染，即脓毒症＝感染＋SIRS。

4. 严重脓毒症　是指脓毒症伴由其导致的器官功能障碍和（或）组织灌注不足。

5. 脓毒症休克　是指脓毒症伴由其所致的低血压，经液体治疗后仍无法逆转。

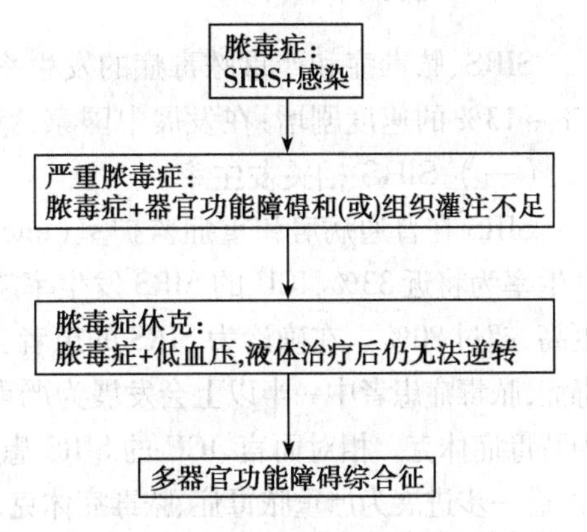

图 16-2　SIRS、脓毒症、严重脓毒症、脓毒症休克、多器官功能障碍综合征关系

6. MODS　指在某些原发疾病的进展过程中，同时或序贯出现两个或两个以上的系统及器官功能障碍或衰竭；需要注意的是功能障碍的器官之间没有直接关联，它们都与原发疾病所致的炎症介质代谢紊乱有关；如果两个器官功能障碍有前后相关性，则不属于 MODS 范畴，如心源性肺水肿、肝性脑病。另外，MODS 与休克关系比较复

笔记

杂，休克本身可以表现出多系统或器官的衰竭，也是MODS的诱因，此时，需要根据多器官衰竭发生的时间来区分；在休克24小时内出现两个或两个以上器官衰竭，则认为是休克引起的组织和器官的缺血性损害；在休克24小时后出现两个或两个以上器官衰竭则认为是休克导致的MODS。

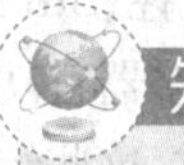

知识链接

代偿性抗炎反应综合征

代偿性抗炎反应综合征(compensatory anti-inflammatory response syndrome，CARS)是指机体受各种因素刺激时，产生炎症介质引起SIRS，同时产生释放大量内源性抗炎介质，引起CARS，导致机体免疫功能抑制，增加对感染的易感性。1996年，ACCP/SCCM联合会议主席Bone提出CARS，描述机体对脓毒症的免疫反应过程，它是SIRS进展过程中的一个重要阶段。CARS不是简单的免疫功能抑制，而是机体免疫系统的一种适应过程。CARS免疫抑制表现为淋巴细胞功能紊乱、淋巴细胞凋亡、人类白细胞(HLA)DR持续减少、单核细胞功能下降、产生大量IL-10、TGF-β和PGE2。临床症状为低体温、白细胞降低、易感染性和难以控制的感染。

混合性拮抗反应综合征(mixed antagonist response syndrome，MARS)指CARS患者同时出现明显的SIRS特征。

第二节 系统性炎症反应综合征的临床特点

SIRS因其高发生率、高死亡率日益引起医学界的重视，复杂的发生机制是目前难以得到有效控制的主要原因。

一、流行病学特征

SIRS、脓毒症和严重脓毒症的发生率有上升趋势，发达国家脓毒症发病率每年以8%～13%的速度剧增；在发展中国家，脓毒症的病死率也居高不下。

（一）SIRS相关发生率

SIRS在普通病房和重症监护室(intensive care unit，ICU)都比较常见；病房的SIRS发生率为将近33%，ICU的SIRS发生率超过50%；外科ICU(surgical ICU，SICU)发生率更高，超过80%。在确诊为SIRS的患者当中，超过四分之一的患者为感染原因引起的脓毒症，脓毒症患者中一半以上会发展为严重脓毒症，严重脓毒症患者将近四分之一会发展为脓毒症休克。相对而言，ICU的SIRS患者比普通病房的SIRS患者更容易发展为脓毒症，进一步进展为严重脓毒症、脓毒症休克，SIRS发展为MODS的概率为20.7%～28.3%。

（二）SIRS相关病死率

SIRS的28天病死率超过7%，随着病情发展，脓毒症、严重脓毒症和脓毒症休克28天死亡率逐渐上升，分别为16%、20%和46%。SIRS一旦发展为MODS，病死率为62.5%～85%，其中两个脏器功能障碍的平均病死率为59%，三个脏器功能障碍平均病死率为75%，四个或四个以上脏器功能障碍平均病死率几乎达到100%。

（三）脓毒症患者感染源

脓毒症的主要感染部位依次为呼吸道、胃肠道、泌尿道和原发菌血症，占了75%

笔记

的感染源；其他感染部位包括皮肤/软组织和骨组织。脓毒症50%以上的感染是社区获得性感染，40%以上是医院获得性感染；其中，肺是最常见的单个感染病灶；常见感染病菌包括革兰阳性菌金黄色葡萄球菌、革兰阴性菌大肠杆菌和假单胞菌以及真菌。

二、发病机制

SIRS的发生机制，有细胞因子风暴学说（cytokine storm）、正反馈学说和促炎/抗炎失衡学说。在各种强致病因素作用下，机体出现炎症反应，免疫系统激活，释放多种细胞因子。若炎症反应未得到控制，出现细胞因子级联效应，扩大炎症反应。各种炎症介质损伤细胞，引起细胞损伤和凋亡，细胞氧摄取功能下降；炎症介质损伤内皮，血管内凝血作用增强，导致微血管内血流阻塞，同时使毛细血管通透性增加，引起组织水肿和血管内液体容量改变。

促炎介质占优势表现为SIRS，抗炎介质占优势则表现为CARS。促炎介质包括肿瘤坏死因子（tumor necrosis factor，TNF）-α、白介素（interleukin，IL）-1、干扰素（interferon，IFN）-γ等，其中TNF-α是核心细胞因子，具有启动各类炎症细胞因子级联反应的功能；抗炎介质主要包括IL-4、前列腺素E_2（prostaglandin，PGE_2）、TNF-β等；其中，PGE_2起到核心作用。

“双相预激学说”解释了过度炎症反应问题，该学说认为，最初的致病因素，如感染、创伤、休克等为第一相打击；经受第一次打击时，机体各种免疫细胞和多种体液介质参与早期炎症反应，但反应有限，如果病情就此得到控制，炎症反应不继续发展，炎症反应消退，机体受损器官开始恢复；但机体若再次接受打击，即第二相打击（常见于创面、腹腔或肺部感染、肠源性感染、导管菌血症或治疗不当），处于激发状态的免疫细胞释放出超大量的炎症介质，出现级联反应，形成瀑布样的因子释放，机体出现强烈的炎症反应，出现SIRS相关症状。

三、临床表现

SIRS通常有明显致病因素存在，如烧伤、创伤、休克或感染，除了这些原发疾病症状，会表现为全身高代谢、高动力循环状态，伴有呼吸频率、心率的加快，以及过高或过低的体温、外周白细胞数的异常、机体组织灌注量的降低和过度的炎症反应，可归纳为两个增高、两个加快、两个异常、一个降低和一个过度。

（一）两个增高

1. 高代谢　SIRS高代谢主要表现是体内蛋白质大量分解，糖和脂肪类利用受到抑制。这种非正常营养物质代谢状态主要与TNF-α、IL-1、IL-6等细胞因子均具有强烈的促蛋白质分解的活性有关。高代谢状态主要表现为：①高耗氧量，氧耗与氧供依赖，通气量增加，基础代谢率可达到正常两倍以上，且不能通过减少活动而使代谢率下降；②高血糖、蛋白质分解，呈现负氮平衡与高乳酸血症，骨骼肌是机体重要蛋白库，肌蛋白被消耗，患者表现为肌肉组织消瘦；③SIRS高代谢状态对外源性补充营养反应差，不能有效阻止其高消耗，因此具有“自噬”性和强制性特点。

SIRS高代谢可以引起各种严重后果。首先，高代谢导致的蛋白质营养不良可扰乱器官结构，严重损害其正常功能；其次，蛋白质的高消耗可引起支链氨基酸与芳香族氨基酸失衡，这可使芳香族氨基酸竞争性进入中枢神经系统形成假性神经递质，从而

笔记

进一步导致神经传导冲动紊乱；再次，高代谢和循环系统功能紊乱可引起氧供和氧需矛盾，使机体细胞处于缺氧状态，影响细胞正常代谢；持续高代谢的 SIRS 患者，90% 以上将发展为 MODS。

2. 高动力状态　高动力循环状态是心血管系统对全身感染和过度炎症反应的一种反应，多数患者在病程的早、中期都会表现为高心排血量和低外周阻力，即“高排低阻”。患者的心脏指数可高于正常，常达 10L/(min·m^2)，有时甚至更高；外周阻力低与明显增高的扩血管物质如一氧化氮(NO)、组胺等大量释放有关，血管扩张造成低阻力，这也是低血压休克发生的主要原因。在扩血管物质释放的同时，缩血管物质如血栓素(TXA_2)、血清素等也释放，引起收缩扩张血管物质分泌紊乱。因此，SIRS 一方面有血管大量扩张引起的低阻；另一方面，某些微循环血管收缩引起器官灌注不足、细胞营养受损、外周组织摄氧障碍。

SIRS 过程中，患者机体虽然处于高动力循环状态，但由于各类炎症介质，如 TNF-α 等均具有抑制心肌收缩力的负性作用，患者仍普遍存在心功能损害；因此，高心输出量主要通过增加心率获得，而心脏每搏指数常低于正常；高动力循环状态的持续时间不定，主要取决于病情发展和心功能状态；若病情改善，高动力循环状态逐渐趋向正常；年轻患者可贯穿整个病程，其循环衰竭为外周性而非心源性；老年患者则可因心功能衰竭而较早陷入低动力循环状态。SIRS 后期，心脏高负荷地做功，受损的心肌负担不断加重，可导致心衰，“高排低阻”可逐渐演变为“低排高阻”以致循环衰竭。

(二) 两个加快

1. 呼吸频率加快　表现为呼吸频率>20 次/分钟或 $PaCO_2$<32mmHg。机体组织灌流量不足，使机体细胞供氧不足，处于缺氧状态，细胞低氧后进行无氧呼吸，产生乳酸，使酸碱平衡改变；机体开始肺的代偿调节，延髓呼吸中枢兴奋，呼吸加深、加快；随着肺通气量的增加，CO_2排出增多，血液 $PaCO_2$可随之下降，在一定程度上，有利于维持酸碱平衡。

2. 心率加快　表现为心率超过 90 次/分钟。SIRS 早期，全身血管舒张，静脉回血不足，使心搏量下降，机体为保证心排量，满足全身循环需要，肾上腺素水平上升，心率加快；因此，心率加快是代偿性反应。

(三) 两个异常

1. 体温异常　体温可表现为高温(>38℃)或低温(<36℃)。炎症反应占优势时，机体体温升高；若抗炎反应占优势，机体处于免疫抑制状态，可表现为低体温。

2. 外周白细胞总数或分数异常　白细胞数可高于正常水平(>12×10^9/L)或低于正常水平(<4×10^9/L)，或>10% 未成熟中性粒细胞(带状)；这也与 SIRS 中炎症反应和抗炎反应的平衡有关。

(四) 一个降低

SIRS 患者机体组织灌流量降低，可出现供氧-需氧平衡失调，出现低氧血症。脑组织低灌注表现为急性神志改变，如兴奋、烦躁或嗜睡；肾组织灌注不足表现为少尿，但少尿也可由于机体代偿性反应，即心排量下降，肾素-血管紧张素-醛固酮系统被激活，通过减少尿排出量增加血容量。

(五) 一个过度

过度炎症反应使血液中多种炎症介质的高水平，包括 TNF-α，IL-1，IL-6，IL-8，内

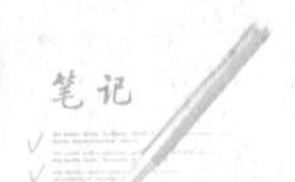

源性 NO,C 反应蛋白等。

四、SIRS 诊断标准

ACCP/SCCM 联合会议推荐,当临床上出现下述的两项或两项以上的表现时,即可诊断为 SIRS:①体温>38℃或<36℃;②心率>90 次/分钟;③呼吸频率>20 次/分钟或 $PaCO_2$<32mmHg;④白细胞数>12×10^9/L 或<4×10^9/L,或>10% 未成熟中性粒细胞(带状)。需要注意的是,并不是满足以上诊断条件的都要列为 SIRS,需要排除可明显导致这些体征改变的原因,如化疗、白细胞减少症、诱发性嗜中性细胞减少症;有这些明确原因的存在,不能根据 SIRS 标准来诊断 SIRS。

(一)脓毒症诊断标准(表 16-1)

表 16-1　脓毒症诊断标准

指标	临床特点
一般临床特征	发热(体温>38.3℃);低体温(体温<36.0℃);心率>90 次/分钟,或大于不同年龄段正常值的 2 个标准差;气促;意识的改变;明显水肿或液体正平衡(24h>20ml/kg);高血糖征(血糖>7.7mmol/L)且无糖尿病史
炎症反应指标	白细胞增多(白细胞计数>12×10^9/L);白细胞减少(白细胞计数<4×10^9/L;白细胞计数正常,但幼稚白细胞总数超过 10%;血浆 C 反应蛋白和血浆降钙素原均大于正常值的 2 个标准差
血流动力学变量	低血压(收缩压<90mmHg),平均动脉压<70mmHg,或成人收缩压下降超过 40mmHg 或低于年龄段正常值的 2 个标准差
器官功能障碍指标	动脉低氧血症(氧合指数<300mmHg);急性少尿,即使给予足够的液体复苏,尿量仍然<0.5ml/(kg·h)且至少持续 2 小时以上;血肌酐上升>44.2μmol/L;凝血功能异常(国际标准化比值>1.5 或活化部分凝血活酶时间>60 秒);肠梗阻(肠鸣音消失);血小板减少(血小板计数<100×10^9/L);高胆红素血症(血浆总胆红素>70μmol/L)
组织灌注指标	高乳酸血症(>1mmol/L);毛细血管再灌注能力降低或瘀斑形成

(二)严重脓毒症诊断标准

满足以下任何 1 项可诊断为严重脓毒血症(表 16-2)。

表 16-2　严重脓毒症诊断标准

指标	标　准
血压	脓毒症所致低血压
乳酸水平	超过实验室检测正常水平上限
尿量	在给予足够的液体复苏后,尿量在 2h 内仍<0.5ml/(kg·h)
氧合指数	非肺炎所致的急性肺损伤:氧合指数<250mmHg 肺炎所致急性肺损伤:氧合指数<200mmHg
血肌酐	>176.8μmol/L(2.0mg/dl)
总胆红素	>34.2μmol/L(2.0mg/dl)
血小板计数	<100×10^9/L
凝血功能	凝血功能障碍(国际标准化比值>1.5)

笔记

（三）脓毒性休克诊断标准

脓毒性休克是指脓毒症伴由其所致的低血压，虽经液体治疗后仍无法逆转。

第三节　系统性炎症反应综合征的治疗

由于SIRS的原因具有多重性，发生的人群也有很大差异。SIRS的治疗不能一概而论，而是针对具体原因和病情发展阶段采取有针对性的处理措施。SIRS总的处理原则为控制病因、维持生命体征支持治疗、维护各系统器官功能、防止进一步损伤。

一、诊断方法

缩短脓毒症的诊断时间是降低脓毒症相关病死率的关键，留取恰当的标本进行细菌学培养有助于脓毒症的病原学鉴别及抗菌药物方案的确定，而快速的诊断方法有助于鉴别重症患者是否合并系统性真菌（通常是念珠菌）感染的重要内容。

（一）细菌学标本

应用抗生素前，同时留取两个或两个以上不同部位的血培养，至少一份是外周血，每个血管通路内留取一份血标本（导管留置时间<48小时除外），不同部位血培养应同时抽取，建议抽血量≥10ml，并进行需氧瓶和厌氧瓶的培养；留取其他可能的感染源标本，如尿、脑脊液、伤口分泌物、呼吸道分泌物或其他体液的时间也应在使用抗生素前。

（二）侵袭性念珠菌

可通过检测1,3-β-D葡聚糖、甘露聚糖和抗甘露聚糖抗体对侵袭性念珠菌病进行鉴别诊断。

（三）影像学检查

及早进行CT和床旁超声等影像学检查以确定感染部位和引导留取培养标本。

二、支持治疗

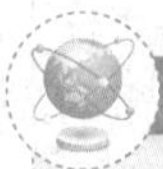

知识链接

严重脓毒症和脓毒症集束化（bundle）管理

2012版《拯救脓毒症运动：严重脓毒症和脓毒症休克管理指南》中对于重度脓毒症和脓毒症集束化(bundle)的内容进行了更新，将过去的6小时复苏bundle和24小时处理bundle更改为3小时脓毒症复苏和6小时脓毒症休克bundle，2015年指南又针对6小时脓毒症休克bundle中仍持续动脉低血压者和/或初始血乳酸≥4mmol/L者的评估内容进行了更新，见下表。

脓毒症复苏bundle(3h内完成)	脓毒症休克bundle(6h内完成)
(1) 检测血乳酸	(1) 初期液体复苏后仍低血压时，使用缩血管药物维持MAP≥65mmHg
(2) 抗生素使用前采集血培养标本	(2) 仍持续动脉低血压者和/或初始血乳酸≥4mmol/L者需重复评估容量状态和组织灌注(评估指标见下表)
(3) 使用广谱抗生素	(3) 如果初始乳酸升高，应复查乳酸
(4) 低血压和/或乳酸≥4mmol/L者，1h内启动液体复苏，输注晶体液30ml/kg	

笔记

评估指标	
以下两项任选其一：	
(1) ①生命体征	(2) ①测量 CVP
②心肺功能	②测量 $ScvO_2$
③毛细血管再充盈	③床旁超声(心肺)
④脉搏	④被动抬腿试验或液体负荷试验
⑤皮肤改变	(以上任选两项)

SIRS 尤其是感染引起的严重脓毒症和脓毒症休克，早期复苏是关键。一旦诊断为机体灌注不足，即积极补液后机体仍呈低血压状态或者乳酸升高≥4mmol/L，应立即开始早期目标导向治疗(early goal-directed therapy，EGDT)，对严重脓毒症和脓毒症进行集束化(bundle)管理，分别为3小时内和6小时内需完成的项目，通过纠正前负荷(中心静脉压)、后负荷(平均动脉压)、氧含量(血氧饱和度)，以达到血流动力学最适化和组织氧供需平衡的目标。治疗目标具体包括：中心静脉压(central venous pressure，CVP)达到8～12mmHg，即10.64～15.96cmH_2O(机械通气患者可放宽为12～15mmHg，即15.96～19.95cmH_2O)；平均动脉压(mean arterial pressure，MAP)≥65mmHg；尿量≥0.5ml/(kg·h)；中心静脉血氧饱和度(central venous oxygen saturation，$ScvO_2$)≥70%或混合静脉血氧饱和度(mixed venous oxygen saturation，SvO_2)≥65%。

(一)液体治疗

严重脓毒症和脓毒症休克患者存在不同程度的血容量不足，且常伴随静脉扩张和毛细血管漏。液体复苏时建议首选晶体液，需要大量晶体液时可考虑加用白蛋白，不建议应用羟乙基淀粉(HES)，部分患者可能需要快速大量补液，初始液体负荷试验时晶体液量至少给予30ml/kg(白蛋白可代替部分等效晶体量)。如基于动态指标(如脉压变化、每搏输出量变异率的变化)或静态指标(如动脉压、心率)判断，继续补液可改善血流动力学，则继续液体冲击治疗。

(二)血管活性药物的使用

如果充分液体复苏后，机体仍存在低血压和血流灌注不足，则需要使用血管紧张素等升压药使MAP≥65mmHg。脓毒症休克时：①去甲肾上腺素为首选升压药；②若需额外的药物维持血压，可使用肾上腺素补充或替代去甲肾上腺素；③当其他血管升压药不能维持足够MAP，则可联合使用血管加压素(vasopressin)0.03～0.04U/min，但不推荐单独使用血管加压素；④快速心律失常风险低和绝对或相对心动过缓的患者，可使用多巴胺替代去甲肾上腺素。三种血管活性药物升压原理不同，其中去甲肾上腺素主要通过增加外周阻力升高MAP，多巴胺通过增加心脏指数升高MAP，肾上腺素通过增加心输出量和每搏量升高MAP。使用血管活性药物时，由于机体血压变化较快，因此需要放置动脉测压管，以持续监测动脉压。

(三)正性肌力药物的使用

当心脏充盈压升高而心输出量低，提示心肌功能障碍或经充分补液并达到适当的MAP时，仍存在组织灌注不足的表现，可输注20μg/(kg·min)的多巴酚丁胺或联合

笔记

应用升压药物，但不建议使心排血指数超过正常水平。

（四）血制品的使用

早期液体复苏使组织低灌注改善，若血红蛋白<70g/L时，排除存在心肌缺血、严重低氧血症、急性出血或缺血性心脏病等情况，则应输注红细胞，使血红蛋白达到70～90g/L的目标；若没有出血或侵入性操作计划，不推荐使用新鲜冰冻血浆；严重脓毒症患者无明显出血时，可在血小板计数$<10\times10^9$/L时预防性输注血小板；有明显出血风险时，可在血小板计数$<20\times10^9$/L时预防性输注血小板；若有活动性出血、手术或侵入性操作，则需使血小板计数$\geqslant50\times10^9$/L。

（五）控制血糖

脓毒症患者若血糖连续两次超过10.0mmol/L，应接受胰岛素治疗，将血糖控制在10.0mmol/L范围之内，以降低死亡率；持续应用胰岛素的患者，同时需要通过多种途径补充葡萄糖；为预防低血糖，静脉滴注胰岛素的患者需要每1～2小时监测血糖水平，逐步稳定后过渡到每4小时监测1次。

（六）机械通气

SIRS大量的炎症介质可导致急性肺损伤（acute lung injury，ALI）和急性呼吸窘迫综合征（acute respiratory distress syndrome，ARDS）。SIRS患者机械通气要实行肺通气保护，防止肺的进一步损伤。

知识链接

脓毒症所致ARDS的机械通气治疗

SIRS患者机械通气时实行肺通气保护，避免高潮气量和高气道压力同时使用，2012版《拯救脓毒症运动：严重脓毒症和脓毒症休克管理指南》建议遵循以下原则实施机械通气：①潮气量目标是6ml/kg标准体重；②被动通气时平台压应$\leqslant30cmH_2O$；③低潮气量和吸气末气道压力使肺泡通气量减少，$PaCO_2$升高，会引起不同程度的高碳酸血症，一般以pH>7.25为酸碱平衡目标；④为避免呼气末广泛肺泡萎陷，增加血氧分压，通常使用呼气末正压通气（positive end expiratory pressure，PEEP）；对于中、重度的ARDS患者，建议应用较高水平PEEP；⑤肺复张用于伴有严重难治性低氧血症的患者；⑥俯卧位通气，可用于氧合指数$\leqslant$100mmHg的患者；⑦建议床头抬高30°～45°，以降低误吸风险并预防呼吸机相关性肺炎（ventilator associated pneumonia，VAP）的发生；⑧通过进行规律的自主呼吸实验，来评估是否可以脱机，在患者可以唤醒、血流动力学稳定、没有新发严重病情变化可能、通气和PEEP较低、动脉血氧饱和度良好、不需要高流量给氧的情况下，可更换为面罩或鼻导管吸氧，如果自主呼吸实验成功，可考虑拔管；⑨为减少机体的耗氧量，可给患者镇静和镇痛。对于需要镇静的患者可采取最低剂量进行持续或间断镇静，并不断调整剂量达到预期镇静的目标。

（七）肾脏替代疗法

SIRS患者血液中存在大量的中分子炎症介质，使用肾脏替代疗法（renal replacement therapy）可清除血浆内炎症介质，减少其对脏器功能的损害，同时纠正水电解质紊乱、维持酸碱平衡。肾脏替代疗法包括连续性肾脏替代治疗（continuous renal replacement therapy，CRRT）和间歇性血液透析（intermittent hemodialysis，IHD），两者在患者病死率指标上没有明显差异，治疗方式的选择应遵循个体化原则。对血流动

笔记

力学不稳定的脓毒症患者，宜使用连续性肾脏替代治疗进行液体平衡管理；对低灌注导致的高乳酸血症患者，当 pH≥7.15 时，不建议使用碳酸氢钠来改善血流动力学状态或减少血管活性药物的使用。

（八）营养支持

SIRS 患者以高代谢为特点，如不进行营养支持，患者会体重减轻，甚至发展为恶液质、器官功能障碍。SIRS 营养支持以尽可能肠内营养为原则，维持肠道功能；在诊断严重脓毒症或脓毒症休克 48 小时内，如患者能耐受，可经口进食或进行肠内营养，而非完全禁食或者单纯静脉输注葡萄糖；7 天内可应用肠内肠外联合喂养；第 1 周避免足热量喂养，宜小剂量喂养（500kcal/d），耐受后逐渐加量；肠内营养热量供给在急性期应保持 20～25kcal/（kg·d），脂肪乳剂控制在 0.5～1.0g/（kg·d），预防因脂类输入过多引起的医源性免疫抑制；严重脓毒症患者营养支持无需补充特殊免疫调节物质；营养支持期间，应用血浆转铁蛋白和前白蛋白监测肝脏蛋白合成功能。

（九）深静脉血栓的预防

ICU 患者深静脉血栓（deep vein thrombosis，DVT）发生率很高，脓毒症患者也不例外，临床指南建议：①严重脓毒症患者，可每日皮下注射低分子肝素（LMWH）预防静脉血栓栓塞（VTE）；②对于肌酐清除率<30ml/min 患者，建议应用达肝素或另一种在肾脏代谢低的 LMWH 或者普通肝素；③严重脓毒症患者建议应用药物及间断充气加压装置进行联合预防。

（十）应激性溃疡的预防

有出血危险因素的严重脓毒症或脓毒症休克患者，宜使用质子泵抑制剂（PPI）或 H_2 受体阻滞剂（H_2RA）预防应激性溃疡，首选 PPI，无出血危险因素的患者不进行预防用药。

三、抗感染

对于怀疑或确定由感染引起的 SIRS，现主张早期使用抗生素，严重脓毒症和脓毒症休克应 1 小时内给予有效静脉抗生素。在使用抗生素之前，抽血进行血培养，以避免由于使用抗生素使血培养假阴性；病毒导致的严重脓毒症、脓毒症休克患者尽早开始抗病毒治疗；对非感染原因导致的严重炎症状态不推荐应用抗生素。

除了全身应用抗生素，还需局部应用抗生素：①预防胃肠道细菌移位和胃肠道发生菌血症；②为及时控制坏死性软组织感染、腹膜炎、胆管炎、肠梗死等感染源，在明确解剖学诊断或排除诊断后 12 小时内进行干预；③当感染灶怀疑为胰周坏死感染时，在明确区分有活力组织和坏死组织后行局部处置；④当感染源需要处理时，采用损伤较小的有效干预措施，如脓肿行经皮穿刺引流而非手术切开引流；如血管内导管可能为感染源时，应在建立新的血管通路后立即拔除导管。

笔记

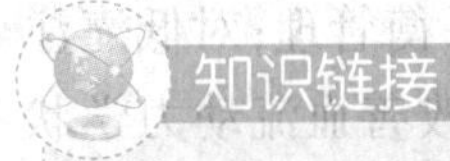

初始经验性抗感染治疗

根据严重脓毒症指南推荐，对于诊断为严重脓毒症或脓毒性休克的患者应该尽早(1小时内)经验性选用抗生素治疗。具体如下：①应选用可以覆盖全部可能病原菌的抗生素；②对中性粒细胞减少的严重感染患者和难治性多重耐药菌(如不动杆菌属和假单胞菌)感染的患者，可以经验性联合治疗；③因严重感染导致呼吸衰竭与脓毒症休克的患者，针对铜绿假单胞菌感染建议应用具有对抗超广谱内酰胺酶活性的药物，并联合氨基糖甙类或氟喹诺酮类药物；④肺炎球菌感染致感染性休克患者，可以联合应用β-内酰胺酶抑制剂和大环内酯类药物；⑤经验性抗生素联合治疗重症感染不要超过3～5天，应尽快根据治疗效果和血培养结果缩小抗菌谱，选择最适当的单药进行降阶梯治疗；⑥抗生素治疗应遵循剂量和疗程充足的原则，疗程通常为7～10天，对治疗反应缓慢、感染病灶无法通畅引流、金黄色葡萄球菌血症、部分真菌和病毒感染、免疫缺陷包括中性粒细胞减少的患者，可延长疗程以达到充分治疗的目的；⑦降钙素原或类似生物标记物水平过低，可作为对无其他感染证据的脓毒症患者停止经验性抗生素治疗的依据。

四、抗介质制剂治疗

SIRS最突出的特征是各种促炎性介质的过度释放，理论上讲，清除过多炎症介质，阻断或干扰机体对炎症介质的反应，促进促炎介质和抗炎介质的平衡，是控制SIRS进一步发展和减轻对机体损伤的关键。针对SIRS发生机制中主要促炎介质TNF-α，IL-1等，国外已将单克隆TNF-α抗体、重组IL-1受体拮抗剂、TNF受体、内毒素单克隆抗体等抗炎介质应用于临床，但是其效果不是很乐观；正如机制中所描述，SIRS的发展过程远非促炎介质的过度释放这么简单，同时产生的抗炎介质本身是机体对抗过度炎症反应的防御机制。这些促炎介质的拮抗剂可以从一定程度上抑制过度的促炎介质，减轻组织的炎症损伤，但同时也削弱了机体的免疫反应能力；如果足够的液体复苏和升压药物治疗能够使血流动力学稳定，就不需静脉应用氢化可的松来治疗脓毒症休克；脓毒症不伴有休克时，不宜使用糖皮质激素；如经充分液体复苏和升压药治疗后，脓毒症休克成年患者仍不能达到血流动力学目标，建议持续输注小剂量氢化可的松200mg/d，当不再需要升压药时建议逐渐停用。

五、基因治疗

根据SIRS发生机制，NF-κB是一种参与了多种炎症反应因子形成的调控蛋白质因子，具有基因转录调节作用。抑制NF-κB可以减少促炎基因的表达，从而减少炎症介质导致的炎症反应和组织损伤。体内IκB是NF-κB的天然抑制分子，对NF-kB的活化具有抑制作用。基因治疗主要通过抑制NF-κB或者上调IκB，减少炎症反应，包括糖皮质激素、IL-10和NO。

笔记

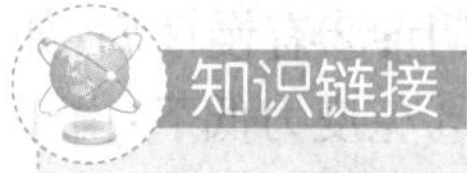

基因治疗

基因治疗(gene therapy)是指将外源正常基因导入靶细胞,以纠正或补偿因基因缺陷和异常引起的疾病,以达到治疗目的。通常所说的基因治疗是指用完整的基因进行基因替代治疗,主要的治疗途径是体外基因治疗,即在体外用基因转染病人靶细胞,然后将经转染的靶细胞输入病人体内,最终给予病人的疗效物质是基因修饰的细胞,而不是基因药物;除间接体内法外,还可以用基因药物进行直接体内途径治疗,这些基因药物可以是完整基因,也可以是基因片段(包括 DNA 或 RNA);可以是替代治疗,也可以是抑制性治疗(包括 DNA 转录水平和 mRNA 翻译水平)。

六、中医中药治疗

中医学在脓毒症的辨证治疗上有其独到的理念,包括使用人参、麦冬、党参、甘草、茯苓、附子等扶正,即提高机体免疫功能,抑制感染扩散;使用黄芩、金银花、连翘、鱼腥草等清热解毒抗炎;红花、赤芍、川芎、丹参、三七、当归等活血化淤,促进纤溶,降低血黏度;使用大黄通腑攻下,促进胃肠蠕动、保护胃肠道黏膜,减少促进脓毒症继续发展的胃肠道机制。

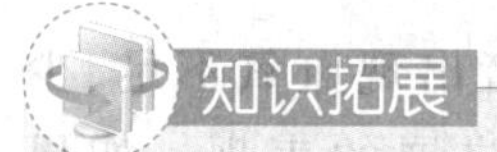

拯救脓毒症运动

对于有明确感染的脓毒症的处理,由于其发生率不断上升,死亡率很高,美国危重症监护医学学会(the Society of Critical Care Medicine,SCCM)、欧洲重症监护医学会(the European Society of Intensive Care Medicine,ESICM)、国际脓毒症论坛(the International Sepsis Forum,ISF)于 2003 年发起了"拯救脓毒症运动"(surviving sepsis campaign,SSC),呼吁全球医务人员、卫生机构和政府组织高度重视严重脓毒症和脓毒性休克;2004 年首次发表了"拯救脓毒症运动关于处理严重脓毒症和脓毒性休克的指南"(surviving sepsis campaign guideline for management of severe sepsis and septic shock),2012 年来自 30 个国际组织的 68 位专家更新了指南,2015 年指南对集束化管理的内容再次进行了更新;基于循证,指南在不断更新当中。

拯救脓毒症运动官方网站:

http://www.survivingsepsis.org/guidelines/Pages/default.aspx

第四节　系统性炎症反应综合征患者的监护

早期识别和治疗是预防 SIRS、脓毒血症继续发展成 MODS 的关键。作为与患者接触最多的护士,往往是第一个观察到 SIRS 症状和体征的人员。护士需要熟悉 SIRS 的危险因素、临床表现和处理原则,严密监测早期表现,预防 SIRS 进一步的发展。

一、脓毒症危险因素

评估脓毒症的危险因素,有助于有针对性的观察,以达到早期预防、诊断脓毒症的

笔记

目的。脓毒症危险因素包括：①高龄或低龄：1 岁以下或者 65 岁以上；②有慢性病：如糖尿病、肾衰、充血性心力衰竭、慢性阻塞性肺病、肝硬化、癌症等；③免疫力低下：由于获得性免疫缺陷综合征、酗酒或吸烟、化疗药物等引起；④长期使用抗生素；⑤正在使用静脉内置管；⑥刚刚手术后或侵入性操作后；⑦营养不良；⑧气管插管或经鼻插管；⑨低体温症；⑩使用抽吸或吸引管道；⑪怀疑或确诊有感染，尤其是呼吸道或腹部感染；⑫穿透伤。具有以上危险因素的重症监护室患者，应加强防护和观察，及早发现感染症状和体征。另外，冬季容易发生肺部感染，要加强防护意识和采取防护措施。

二、动态监测

在评估患者危险因素的基础上，对患者进行有针对性的生命体征监测是早期诊断 SIRS 的前提；确诊为 SIRS 之后，要对机体各系统的指标进行全面监测，以预防 SIRS 进一步发展为器官功能不全。

（一）生命体征监测

重症监护室患者 SIRS 发生率高，护士需要掌握 SIRS 诊断标准，动态监测体温、心率、呼吸和白细胞数等相关指标，以便早期诊断 SIRS。但在进行 SIRS 判断时，不可简单地考虑单个指标的异常，而需要综合多个指标进行判断。

（二）各系统监测

SIRS 确诊后，应继续监测生命体征和各系统变化，若患者出现血氧不足、少尿、严重水肿、机体输入量大于排出量的情况，往往是病情进展的表现。如果 SIRS 不能得到及时的处理和控制，会逐渐发展为 MODS。各个器官的衰竭呈现一个序贯性的特点，最容易受损的是肺。因此，患者易早期发生呼吸衰竭，继之肝衰竭，最后可能发展为肾衰竭。监测各个系统指标，早期识别脏器功能衰竭是 SIRS 护理监护重点。

1. 呼吸系统监测　SIRS 可引发 ALI/ARDS，主要是由于肺水肿引起的急性呼吸衰竭。应做好呼吸功能的监测，包括动脉血气分析、脉搏、血氧饱和度等；观察患者口唇是否发绀，呼吸频率是否加快、变浅，呼吸有无啰音；有无出现神志恍惚、烦躁、谵妄、抽搐、昏迷或者淡漠等症状。

2. 心血管系统监测　每小时监测血流动力学指标，连续监测动脉压、中心静脉压，必要时可以放置漂浮导管，以了解右房压、肺动脉压和肺毛细血管楔压，同时测定心排血量和混合静脉血的氧饱和度，尽早发现是否出现心力衰竭或低心排血量；在脓毒症休克补液期间，要根据血流动力学变化调整补液速度和量，尤其是心功能不好的患者，防止补液过量；若平均动脉压没有变化、中心静脉压上升，患者主诉有胸闷、气急，要考虑是否因补液过量而导致肺水肿。

3. 肝功能监测　严密监测肝功能，防止急性肝衰竭（acute liver failure，ALF）。监测指标包括天门冬氨酸转氨酶、丙氨酸转氨酶、血钾、肌酐及血凝指标、血小板计数、血红蛋白及红细胞比容等。另外，20% 的脓毒症患者会发展成弥散性血管内凝血（disseminated intravascular coagulation，DIC），D-二聚体（D-dimer）是诊断血栓形成的重要分子标志物。

笔记

4. 肾功能监测　严密观察患者尿液的颜色、性质和量，监测尿比重，如果出现尿量≤17ml/h 或<400ml/d，即可能出现急性肾衰竭；除尿液之外，还需监测血钾、血肌酐及尿素氮水平，以评定肾功能。

5. 肠胃功能监测　观察患者是否出现腹部胀气、肠鸣音减弱，是否有应激性消化道出血，评估胃肠功能情况。

6. 其他监测　创伤、烧伤、外科手术后的 SIRS，要观察伤口分泌物的颜色、气味和量，观察体液包括血、尿、痰、胸腔引流液、粪便等变化，及早确诊是否合并感染和脓毒症，尽早进行针对性治疗，控制病情进展。长期卧床患者，要监测皮肤完整性，有压疮、溃疡者加强管理，防止其进一步发展。

三、监护要点

SIRS 患者在病情进展的不同阶段，有不同的监护要点。急性期的优先顺序可以概括为 ABC 顺序，A 为气道（airway），确保呼吸道通畅，尤其对于昏迷患者要预防性气管插管；B 为呼吸（breath），有效的氧疗和通气支持，确保氧饱和度在 90% 以上；C 为循环（circulation），根据早期目标导向治疗快速输入液体。患者生命体征稳定后，监护的重点是预防进一步损伤和感染，维持逐渐衰竭的器官。

（一）一般护理

1. 病室环境　加强 ICU 环境管理是预防 SIRS 患者感染，使其机体避免遭受第二次打击的重要途径。完整的消毒隔离设施，严格的家属探视人数和时间的限制，可以减少患者医院获得性感染的机会。安静、舒适、整洁的环境，有利于患者休息和治疗。对于使用机械通气辅助呼吸的患者，为有效管理人工气道，应保持病房内空气流通和新鲜，保持室温在 20℃左右、湿度 50%～60%。

2. 基础护理　SIRS 患者有人工气道或机械通气时，口腔和胃肠的寄生菌群可引发感染，常见感染源有金黄色葡萄球菌、流感嗜血杆菌等；SIRS 患者应特别注意口腔护理，每天至少两次口腔清洁，防止口腔炎；有肾功能障碍的 SIRS 患者，可出现水肿，应做好皮肤护理，防止压疮形成。

3. 心理护理　由于病情危重且发展迅速，SIRS 患者及家属容易产生恐惧、焦虑、悲观心理。护士要有强烈的同情心，给予患者关心与耐心，及时跟患者和家属做好解释工作，使患者积极配合治疗。

（二）SIRS 加强护理

1. 标本采集　感染引起的 SIRS 的常见感染部位在肺、腹部伤口、尿道，在使用抗生素前，要做血、痰、尿、引流液等培养；应从不同部位抽取血标本以帮助确诊感染源，若两处血培养结果都为阳性，并且是同一致病菌，基本可确认感染源；如果中心静脉置管血培养阳性，外周血培养阴性，则考虑中心静脉置管受感染，应重新置管；由于 40% 的患者培养是阴性的，因此血培养阴性并不能完全排除没有感染。

2. 机械通气护理　SIRS 患者机械通气包括镇静剂的有效使用和常见并发症的预防，即预防 DVT、压力性溃疡（stress ulcer）和呼吸机相关性肺炎（ventilator associated pneumonia，VAP）；遵医嘱间断性停止使用镇静剂，避免镇静剂在体内堆积并早期脱

笔记

离呼吸机;除非有明确禁忌,机械通气患者应保持床头抬高(30°~45°),减少误吸危险,以此预防 VAP;除此之外,还要经常给患者翻身、拍背、吸痰;由于肠内营养会增加 VAP 的危险,在进行肠内营养时,一定要将床头抬高,平躺情况下避免进行肠内营养。

3. 伤口护理 创伤、烧伤等引起的 SIRS 要积极做好伤口护理,遵循无菌操作原则,确保敷料干燥,预防进一步感染发生;根据各血管通路要求,严格消毒穿刺部位,预防导管相关性感染的发生。

4. 管道护理 SIRS 患者通常需置入许多管道,如鼻胃管或鼻肠管、静脉通路、动脉导管、多腔中心静脉导管、胸腔或腹腔引流管、导尿管等;加强管道护理,预防感染是一项重要护理内容,包括正确、舒适的固定管道,防止压疮形成;观察管道是否受压、扭曲、打折,保持管道通畅;观察穿刺局部是否发红,有无脓性分泌物,动态观察血象变化,及早发现可能存在的感染;对意识清醒患者,应经常询问是否有不适,防止院内获得性感染。

5. 血液透析护理 CRRT 护士需要经过系统的理论学习、技能操作等专科培训,其主要职责包括机器、患者、药物的准备以及 CRRT 过程中的严密监控;在连接好各管道后,需要预冲管路,确保滤过器中无空气,测试成功后才能上机;患者的血管通路根据治疗模式可选择颈内静脉或股静脉;在药物的配置过程中,要严格遵循无菌操作原则;在 CRRT 进行过程中,抗凝要充分,防止体外循环及滤器凝血,包括使用普通肝素、低分子肝素抗凝,若患者合并有凝血机能障碍,则可使用 5000U/L 的等渗盐水冲洗滤器及血管通路的方法抗凝。

6. 用药护理 脓毒症治疗中常用的抗生素有青霉素类、头孢菌素类、β-内酰胺类、氨基糖苷类等;按时按量给药是确保脓毒症得到有效控制的关键护理措施。

7. 中医护理 脓毒症患者应用芒硝、吴茱萸等药物进行脐部外敷,并联合足三里穴位按摩,能有效避免或减少胃肠道功能障碍的发生发展。

8. 预防并发症

(1) 感染:SIRS 患者因免疫力的低下和各种有创管道的应用,感染危险性增加,预防进一步感染是阻止病情进展的关键;医务人员要严格遵循无菌操作原则、洗手规范,避免交叉感染。

(2) 应激性溃疡:SIRS 患者机体基础状况比较差,可能存在严重创伤、行机械通气等,在这种应激状态下,消化道易发生急性糜烂、溃疡等病变,甚至导致消化道出血、穿孔;重在预防,可遵医嘱给予胃黏膜保护剂,包括抑酸药和抗酸药,能够进行肠内营养时,尽早实行肠内营养,促进胃肠蠕动;同时,监测胃液 pH 值,观察大便颜色、胃液颜色以早期发现消化道出血。

(3) 深静脉血栓:SIRS 患者活动往往严重受限,导致血流缓慢、且处于高凝状态,增加了深静脉血栓形成的危险,应采取积极的预防措施,如对患者下肢进行主动和被动的运动、穿弹力袜、应用抗血栓压力泵,促进血液循环;遵医嘱应用抗凝药物,改善血液的高凝状态;观察患者下肢是否有肿胀、疼痛等血液回流障碍的症状。

笔记

学习小结

1. 学习内容

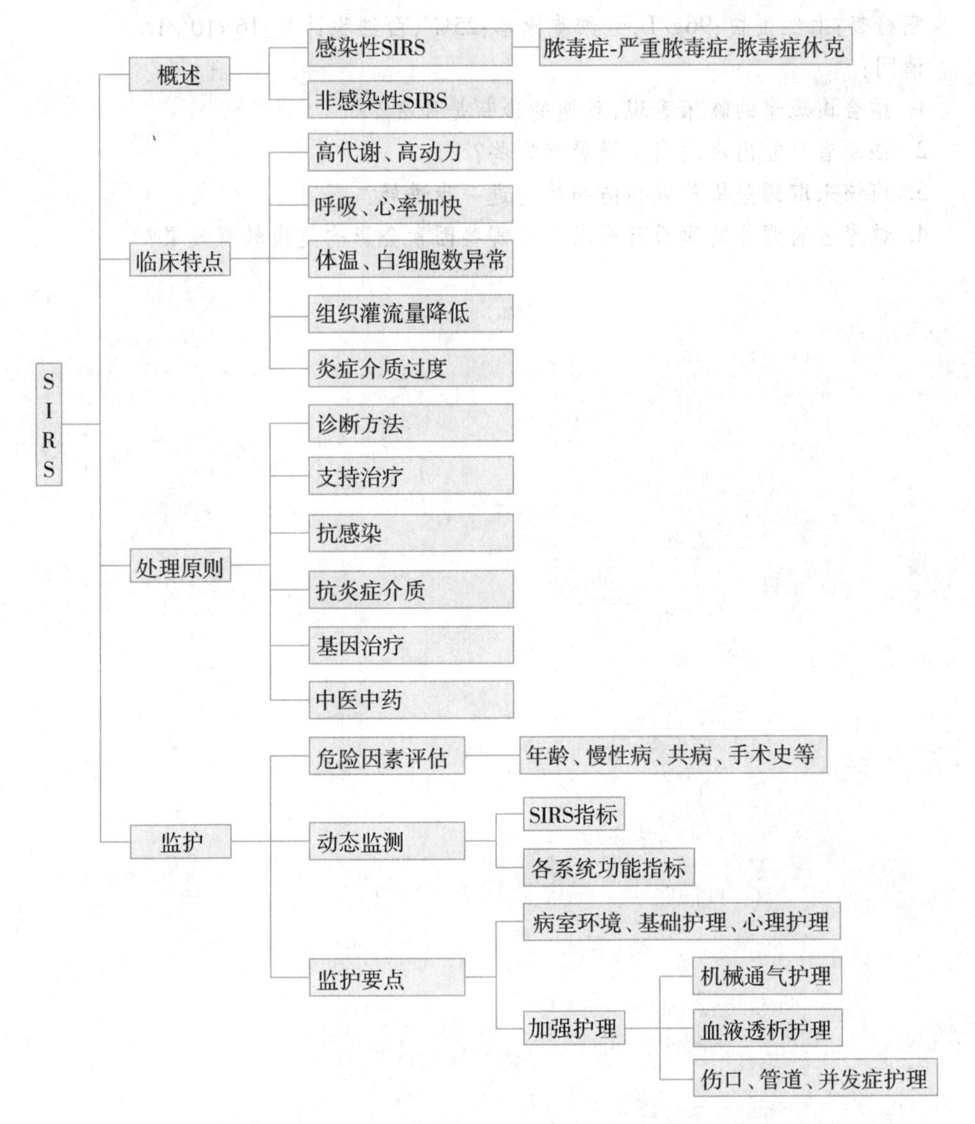

2. 学习方法　本章名词多、疾病复杂，学习需从掌握关键词的概念开始，通过理解 SIRS 的临床特点来掌握诊断要点，通过了解 SIRS 发病机制理解处理原则，通过了解 SIRS 及脓毒症的发展特点，以发展性和系统性为导向，掌握 SIRS 的监护要点。

（孙　莉）

复习思考题

患者王某，男，43 岁，建筑工人，在施工时因高处坠落，导致肝破裂。入院后，于全麻下行剖腹探查，脾切除术和肝脏修补术。既往无慢性病史，有吸烟史，平均每天 15 支。

四天后，患者出现呼吸急促、血压下降、腹部膨胀、无肠鸣音，胃肠减压有少许深绿

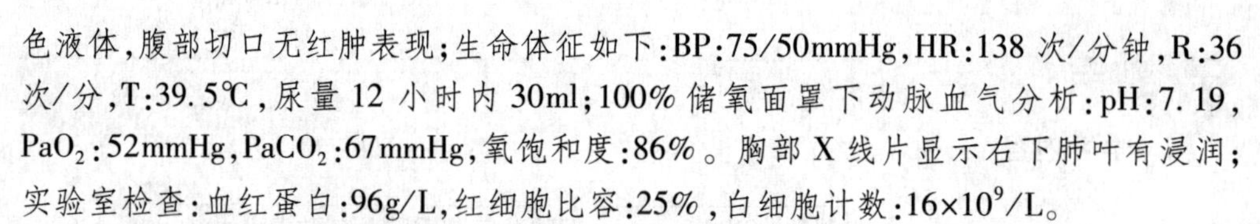

色液体，腹部切口无红肿表现；生命体征如下：BP：75/50mmHg，HR：138 次/分钟，R：36 次/分，T：39.5℃，尿量 12 小时内 30ml；100% 储氧面罩下动脉血气分析：pH：7.19，PaO_2：52mmHg，$PaCO_2$：67mmHg，氧饱和度：86%。胸部 X 线片显示右下肺叶有浸润；实验室检查：血红蛋白：96g/L，红细胞比容：25%，白细胞计数：16×10^9/L。

请问：

1. 结合该患者的临床表现，可能的诊断是什么？
2. 该患者可能出现的病情进展有哪些？
3. 应该采取哪些措施以预防病情的进一步进展？
4. 该患者有哪些健康教育需求？有哪些因素会影响健康教育效果？

主要参考文献

1. 杨晓霞,赵光红. 临床管道护理学. 北京:人民卫生出版社,2006.
2. 吕青,刘珊,霍丽莉. 现代急重症护理学. 北京:人民军医出版社,2007.
3. 刘淑媛,陈永强. 危重症护理专业规范化培训教程. 北京:人民军医出版社,2008.
4. Richard S. Irwin, James M. Rippe, Alan Lisbon, et al. 原著. 危重症医学的操作、技术和微创监测. 朱继红,余剑波. 主译. 北京:人民卫生出版社,2008.
5. 郑一宁,吴欣娟. 临床管道护理学. 北京:科学技术出版社,2008.
6. 李树东. 急救护理技术. 北京:人民卫生出版社,2008.
7. 孟庆义. 急诊护理学. 北京:人民卫生出版社,2009.
8. 何志捷,管向东. 重症医学. 北京:人民卫生出版社,2009.
9. Cavaillon J. M., Adrie C. Sepsis and Non-infectious Systemic Inflammation, Weinheim: Wiley-VCH Verlag GmbH & Co. KGaA, 2009.
10. Daniels R., Nutbeam T. ABC of Sepsis. Hoboken: John Wiley & Sons, Ltd., 2009.
11. 亚当,奥斯本. 危重病护理科学与实践. 第2版. 李宁,译. 北京:高等教育出版社,2011.
12. 许虹. 急危重症护理学. 第2版. 北京:人民卫生出版社,2011.
13. 王一镗. 急诊医学. 第2版. 北京:清华大学出版社,2015.
14. 李春盛. 急诊医学高级教程. 北京:人民军医出版社,2014.
15. 陈孝平,汪建平. 外科学. 第8版. 北京:人民卫生出版社,2013.
16. 许虹. 急救护理学. 北京:人民卫生出版社,2012.
17. 张波,桂莉. 急危重症护理学. 第3版. 北京:人民卫生出版社,2012.
18. 关青. 急危重症护理学. 北京:人民卫生出版社,2009.
19. 沈洪,刘中民. 急诊与灾难医学. 第2版. 北京:人民卫生出版社,2013.
20. 杨丽丽,陈小杭. 急重症护理学. 第2版. 北京:人民卫生出版社,2012.
21. 刘大为,邱海波. 重症医学. 北京:人民卫生出版社,2010.
22. 王正国. 灾难和事故的创伤救治. 北京:人民卫生出版社,2005.
23. 王志红,周兰姝. 危重症护理学. 第2版. 北京:人民军医出版社,2007.
24. 徐丽华,钱培芬. 重症护理学. 北京:人民卫生出版社,2010.
25. 周秀华,张静. 急危重症护理学. 第2版. 北京:人民卫生出版社,2007.
26. 李保春,俞卫峰,袁伟杰. 多器官功能衰竭新理论、新观点、新技术. 北京:人民军医出版社,2004.
27. 王振杰,石建华,方先业. 实用急诊医学. 北京:人民军医出版社,2012.
28. Craft, T. M., Nolan J. P., Parr M. J. A., et al. Key topics in critical care. Abingdon, Oxfordshire: Taylor & Francis, 2004.

29. Hall, J. B., Handbook of critical care. London: Springer, 2009.

30. Urden, L. D., Stacy, K. M., Lough, M. E. Critical Care Nursing: Diagnosis and Management. 7th ed. Maryland Heights: Mosby, Inc., 2013.

31. 中华医学会. 临床诊疗指南:重症医学分册. 北京:人民卫生出版社,2014.

32. 王质刚. 血液净化学. 北京:北京科学技术出版社,2010.

33. 王晓萍,田丽,李茵. 预防呼吸机相关性肺炎集束化干预策略的研究现状. 中华护理杂志,2015,49(1):1113-1116.

34. 刘会芳. 百草枯中毒机制及临床治疗现状与展望. 中国急救医学,2007,27(11):1042-1044.

35. 余万宇. 百草枯中毒机制及治疗研究进展. 临床急诊杂志,2006,7(4):208-212.

36. 杜成芬,李小燕. 百草枯中毒的急救护理体会. 职业卫生与应急救援,2015,33(1):57-58.

37. 王帅. 百草枯中毒患者预后相关因素分析. 吉林大学,2013.

38. 王汉斌,牛文凯,刘晓玲. 急性氰化物中毒的诊治现状. 中国全科医学,2009,12(10B):1882-1884.

39. 涂文校,向尼娟,李煜,等. 2014 年 8 月全国突发公共卫生事件及需关注的传染病风险评估. 疾病监测,2014,29(8):596-599.

40. 何金奎,王丹丹. 亚硝酸盐中毒临床分析. 中国社区医师,2013,15(1):176.

41. 王锐,高永军,丁凡,等. 中国 2004—2011 年毒蕈中毒事件分析. 中国公共卫生,2014,30(2):158-161.

42. 向寰宇,阙华发,刘晓鸫,等. 综合治疗毒蛇咬伤 75 例. 江苏中医药,2012,44(7):47-48.

指南与标准

43. Neumar RW, Shuster, M, Callaway, CW, et al. Part 1: Executive Summary: 2015 American Heart Association Guidelines Update for Cardiopulmonary Resuscitation and Emergency Cardiovascular Care. Circulation. 2015, 132(18 Suppl 2): S315-S367.

44. Morrison LJ, Gent LM, Lang E, et al. Part 2: Evidence Evaluation and Management of Conflicts of Interest: 2015 American Heart Association Guidelines Update for Cardiopulmonary Resuscitation and Emergency Cardiovascular Care. Circulation. 2015, 132(18 Suppl 2): S368-S382.

45. Kleinman ME, Brennan EE, Goldberger ZD, et al. Part 5: Adult Basic Life Support and Cardiopulmonary Resuscitation Quality: 2015 American Heart Association Guidelines Update for Cardiopulmonary Resuscitation and Emergency Cardiovascular Care. Circulation. 2015, 132(18 Suppl 2): S414-S435.

46. Link M. S., Berkow LC, Kudenchuk PJ, et al. Part 7: Adult Advanced Cardiovascular Life Support: 2015 American Heart Association Guidelines Update for Cardiopulmonary Resuscitation and Emergency Cardiovascular Care. Circulation. 2015, 132(18 Suppl 2): S444-S464.

47. Callaway CW, Donnino MW, Fink EL, et al. Part 8: Post-Cardiac Arrest Care: 2015 American Heart Association Guidelines Update for Cardiopulmonary Resuscitation and Emergency Cardiovascular Care. Circulation. 2015, 132(18 Suppl 2): S465-S482.

48. 国家卫生和计划生育委员会. 急诊科建设与管理指南(试行),2009.

49. 国家卫生和计划生育委员会. 三级综合医院评审标准(2011 年版),2011.

50. 国家中医药管理局. 中西医结合医院工作指南(2011 版),2011.

51. 国家中医药管理局. 中医医院急诊科建设与管理指南,2010.

52. 国家卫生和计划生育委员会. 医院急诊科规范化流程,2012.

全国中医药高等教育教学辅导用书推荐书目

一、中医经典白话解系列

书名	作者
黄帝内经素问白话解(第2版)	王洪图　贺娟
黄帝内经灵枢白话解(第2版)	王洪图　贺娟
汤头歌诀白话解(第6版)	李庆业　高琳等
药性歌括四百味白话解(第7版)	高学敏等
药性赋白话解(第4版)	高学敏等
长沙方歌括白话解(第3版)	聂惠民　傅延龄等
医学三字经白话解(第4版)	高学敏等
濒湖脉学白话解(第5版)	刘文龙等
金匮方歌括白话解(第3版)	尉中民等
针灸经络腧穴歌诀白话解(第3版)	谷世喆等
温病条辨白话解	浙江中医药大学
医宗金鉴·外科心法要诀白话解	陈培丰
医宗金鉴·杂病心法要诀白话解	史亦谦
医宗金鉴·妇科心法要诀白话解	钱俊华
医宗金鉴·四诊心法要诀白话解	何任等
医宗金鉴·幼科心法要诀白话解	刘弼臣
医宗金鉴·伤寒心法要诀白话解	郝万山

二、中医基础临床学科图表解丛书

书名	作者
中医基础理论图表解(第3版)	周学胜
中医诊断学图表解(第2版)	陈家旭
中药学图表解(第2版)	钟赣生
方剂学图表解(第2版)	李庆业等
针灸学图表解(第2版)	赵吉平
伤寒论图表解(第2版)	李心机
温病学图表解(第2版)	杨进
内经选读图表解(第2版)	孙桐等
中医儿科学图表解	郁晓微
中医伤科学图表解	周临东
中医妇科学图表解	谈勇
中医内科学图表解	汪悦

三、中医名家名师讲稿系列

书名	作者
张伯讷中医学基础讲稿	李其忠
印会河中医学基础讲稿	印会河
李德新中医基础理论讲稿	李德新
程士德中医基础学讲稿	郭霞珍
刘燕池中医基础理论讲稿	刘燕池
任应秋《内经》研习拓导讲稿	任廷革
王洪图内经讲稿	王洪图
凌耀星内经讲稿	凌耀星
孟景春内经讲稿	吴颢昕
王庆其内经讲稿	王庆其
刘渡舟伤寒论讲稿	王庆国
陈亦人伤寒论讲稿	王兴华等
李培生伤寒论讲稿	李家庚
郝万山伤寒论讲稿	郝万山
张家礼金匮要略讲稿	张家礼
连建伟金匮要略方论讲稿	连建伟
李今庸金匮要略讲稿	李今庸
金寿山温病学讲稿	李其忠
孟澍江温病学讲稿	杨进
张之文温病学讲稿	张之文
王灿晖温病学讲稿	王灿晖
刘景源温病学讲稿	刘景源
颜正华中药学讲稿	颜正华　张济中
张廷模临床中药学讲稿	张廷模
常章富临床中药学讲稿	常章富
邓中甲方剂学讲稿	邓中甲
费兆馥中医诊断学讲稿	费兆馥
杨长森针灸学讲稿	杨长森
罗元恺妇科学讲稿	罗颂平
任应秋中医各家学说讲稿	任廷革

四、中医药学高级丛书

书名	作者
中医药学高级丛书——中药学(上下)(第2版)	高学敏　钟赣生
中医药学高级丛书——中医急诊学	姜良铎
中医药学高级丛书——金匮要略(第2版)	陈纪藩
中医药学高级丛书——医古文(第2版)	段逸山
中医药学高级丛书——针灸治疗学(第2版)	石学敏
中医药学高级丛书——温病学(第2版)	彭胜权等
中医药学高级丛书——中医妇产科学(上下)(第2版)	刘敏如等
中医药学高级丛书——伤寒论(第2版)	熊曼琪
中医药学高级丛书——针灸学(第2版)	孙国杰
中医药学高级丛书——中医外科学(第2版)	谭新华
中医药学高级丛书——内经(第2版)	王洪图
中医药学高级丛书——方剂学(上下)(第2版)	李飞
中医药学高级丛书——中医基础理论(第2版)	李德新　刘燕池
中医药学高级丛书——中医眼科学(第2版)	李传课
中医药学高级丛书——中医诊断学(第2版)	朱文锋等
中医药学高级丛书——中医儿科学(第2版)	汪受传
中医药学高级丛书——中药炮制学(第2版)	叶定江等
中医药学高级丛书——中药药理学(第2版)	沈映君
中医药学高级丛书——中医耳鼻咽喉口腔科学(第2版)	王永钦
中医药学高级丛书——中医内科学(第2版)	王永炎等

59枚